U0236861

国家出版基金项目
NATIONAL PUBLICATION FOUNDATION

全国中药资源普查成果
National Survey of Chinese Materia Medica Resources
中国中药资源大典

"十三五"国家重点图书出版规划项目
国家新闻出版改革发展项目
国家出版基金项目
科技基础性工作专项
中央本级重大增减支项目

神农架
中药资源图志

|第二卷|

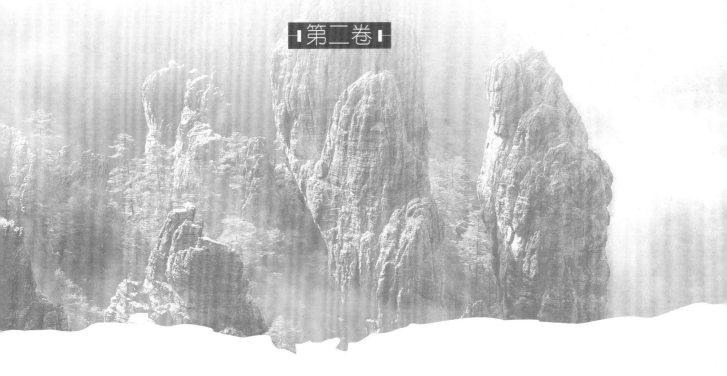

|主|编|

黄璐琦　詹亚华　张代贵

海峡出版发行集团
THE STRAITS PUBLISHING & DISTRIBUTING GROUP
福建科学技术出版社
FUJIAN SCIENCE & TECHNOLOGY PUBLISHING HOUSE

目录

第一卷

神农架药用被子植物资源

被子植物是当今植物界中最进化、种类最多、分布最广、适应性最强、经济价值最大的类群。

被子植物的主要特征如下：①孢子体（即被子植物的植物体）高度发达，配子体极度退化，孢子体有乔木、灌木、草本和藤本等类型，有多种生活方式，如水生、陆生、自养、异养等。②叶片大多宽阔，增强了光合作用功能。③具有真正的、高度特化的花。花通常由花被、雄蕊群和雌蕊群组成，多为虫媒花。④输导组织高度发达，木质部中有导管，韧皮部中有筛管和伴胞，增强了水分和养分的输送能力。⑤胚珠被心皮包被，即胚珠包藏在由心皮包卷而成的闭合的子房内，使胚珠得到很好的保护。⑥具有双受精过程。受精时，1枚精子与卵细胞结合形成合子，另1枚精子与2个极核结合，形成三倍体的胚乳，作为幼胚发育的养料，使新植物体具较强的生活能力。⑦具有真正的果实。在双受精后，心皮（子房壁）形成果皮，胚珠形成种子，二者合称果实。既保护了种子，又有利于种子的传播。

神农架可供药用的177科，957属，2510种。

三白草科 Saururaceae

多年生草本。茎直立或匍匐状，具明显的节。单叶互生，托叶贴生于叶柄上。花两性，聚集成穗状总状花序，具总苞或无总苞；苞片显著，无花被；雄蕊3、6或8枚，离生或贴生于子房基部或完全上位，花药2室，纵裂；雌蕊由3~4个心皮组成，离生或合生，花柱离生。果为分果片或蒴果，顶端开裂。

4属，约6种；我国3属，4种；湖北3属，3种；神农架2属，2种，均可供药用。

■ 分属检索表

1. 花序下无总苞片，雄蕊6枚，每心皮中有胚珠1~2枚····················1. 蕺菜属 Houttuynia
1. 花序下有总苞片4~6枚，雄蕊3枚，每心皮有胚珠多数····················2. 三白草属 Saururus

（一）蕺菜属 Houttuynia Thunberg

多年生草本。叶全缘，具柄；托叶贴生于叶柄上，膜质。花小，聚集成顶生或与叶对生的穗状花序，花序基部有4枚白色花瓣状的总苞片；雄蕊3枚；子房上位，1室，侧膜胎座，每一侧膜胎座具胚珠 6~8 枚，花柱 3 裂，柱头侧生。蒴果近球形，顶端开裂。

1 种，神农架有分布，可供药用。

蕺菜 ^{侧耳根} Houttuynia cordata Thunberg

本种特征同蕺菜属特征。花期 5~10 月，果期 6~10 月。

分布于神农架各地，生于低海拔地区的山坡林下、路边、草丛及沟边潮湿处。常见。

全草清热解毒，利水；用于肺痈、肺热咳嗽、小便淋痛、水肿，外用于痈肿疮毒、毒蛇咬伤等。

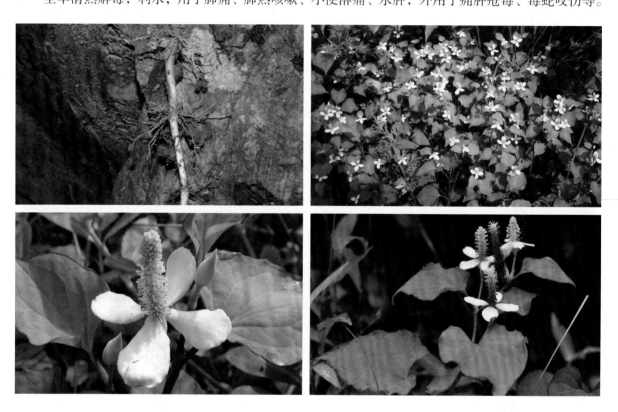

（二）三白草属 Saururus Linnaeus

多年生草本，具根茎。叶全缘，具柄；托叶着生于叶柄边缘。花小，聚集成与叶对生或兼有顶生的总状花序，无总苞片；苞片小，贴生于花梗基部；雄蕊通常 6 枚；雌蕊由 3~4 个心皮组成，分离或基部合生，子房上位，花柱 4 裂。果实分裂为 3~4 个分果爿。

2 种；我国 1 种；湖北 1 种；神农架 1 种，可供药用。

三白草 Saururus chinensis (Loureiro) Baillon

多年生草本，高达 1m。茎粗壮，下部伏地。叶纸质，阔卵形至卵状披针形，长 10~20cm，宽 5~10cm，先端渐尖，基部心形，两面均无毛，茎顶端的 2~3 枚叶于花期常为白色，后期变为绿色，基出脉 5~7 条；叶柄基部与托叶合生成鞘状。花序白色，苞片近匙形；雄蕊 6 枚。果近球形，表面多疣状突起。花期 4~6 月，果期 8~9 月。

分布于神农架下谷等地，生于低海拔地区的沟边。少见。

全草清热利尿，消肿解毒；用于小便淋痛、石淋、水肿、带下等，外用于疮痈、皮肤湿疹、毒蛇咬伤。

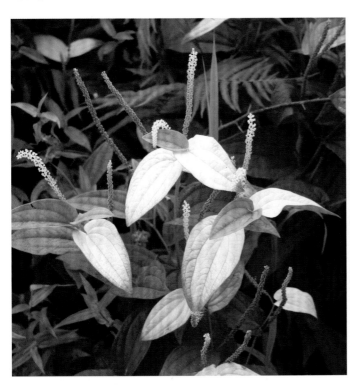
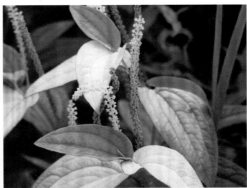
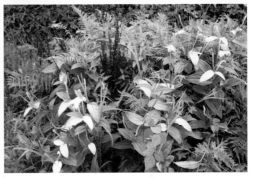

胡椒科 Piperaceae

草本、灌木或攀缘藤本，稀乔木，常有香气。单叶互生，少对生或轮生，两侧常不对称，具掌状脉或羽状脉。花小，两性或单性异株或间有杂性，密集成穗状花序或由穗状花序再排成伞形花序；苞片小；无花被；雄蕊 1~10 枚，花药 2 室；雌蕊由 2~5 个心皮组成，子房上位，1 室，胚珠 1 枚，柱头 1~5 裂。浆果小。种子具胚乳。

8 或 9 属，2000~3000 种；我国 3 属，68 种；湖北 1 属，2 种；神农架 1 属，1 种，可供药用。

胡椒属 Piper Linnaeus

灌木或攀缘藤本，稀有草本或小乔木。茎、枝有膨大的节。叶互生，全缘；托叶早落。花单性，雌雄异株，或稀有两性或杂性，聚集成穗状花序；苞片常离生，盾状或杯状；雄蕊 2~6 枚，着生于花序轴上，稀着生于子房基部，花药 2 室，2~4 裂；子房离生或有时嵌生于花序轴中而与其合生，胚珠 1 枚，柱头 2~5 裂。浆果卵形或球形。

1000~2000 种；我国约 60 种；湖北 2 种；神农架 1 种，可供药用。

石南藤 ^{巴岩香} Piper wallichii (Miquel) Handel-Mazzetti

攀缘藤本。叶硬纸质，卵形至椭圆形，长 5~14cm，宽 4~6.5cm，先端渐尖，基部钝圆，下表面被疏粗毛，叶脉 5~7 条；叶柄长 1~2.5cm。花单性，雌雄异株，穗状花序与叶对生；雄花序总梗与叶柄近等长，花序轴被毛，苞片常圆形，盾状，雄蕊 2 枚；雌花序长 4cm，苞片柄密被白色长毛，子房离生，柱头 3~4 裂。浆果球形。花期 4~6 月，果期 8~9 月。

分布于神农架红坪、木鱼、下谷、新华，生于海拔 600m 的山谷、沟边岩石上或树上。常见。

茎祛风寒，强腰膝，补肾壮阳；用于风寒湿痹、筋骨疼痛、腰痛、痛经、咳嗽气喘、术后疼痛等。

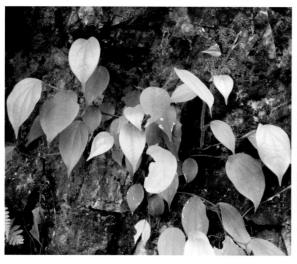
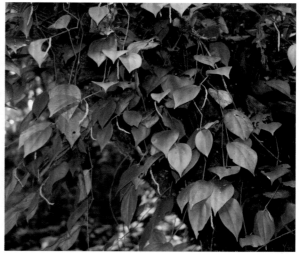

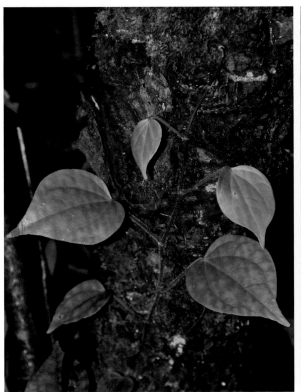 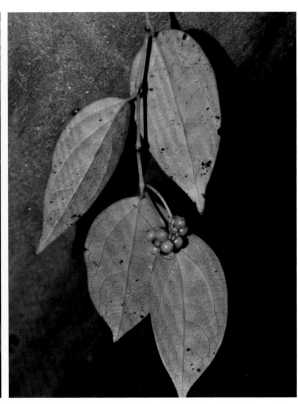

金粟兰科 Chloranthaceae

草本、灌木或小乔木。茎节常稍膨大。单叶对生，叶柄基部常合生。花小，两性或单性，排成穗状、头状或圆锥花序，无花被或在雌花中有浅杯状的花被；两性花具雄蕊 1（3）枚，雌蕊 1 枚，心皮 1 个，子房下位，1 室，含 1 枚胚珠；单性花其雄花多数，雄蕊 1 枚，雌花少数，有与子房贴生的 3 齿萼状花被。核果卵形或球形。

5 属，约 70 种；我国 3 属，15 种；湖北 2 属，8 种；神农架 2 属，5 种，均可供药用。

■ 分属检索表

1. 木质部无导管；果成熟时红色或橙色·······························1. 草珊瑚属 Sarcandra
1. 木质部有导管；果成熟时白色·······························2. 金粟兰属 Chloranthus

（一）草珊瑚属 Sarcandra Gardner

常绿半灌木。叶对生；叶柄短，基部合生；托叶小。穗状花序顶生，组成圆锥花序状；花两性，无花被和花梗；苞片 1 枚，三角形；雄蕊 1 枚，花药 2 室，稀 3 室；子房卵形，含 1 枚下垂的直生胚珠。核果球形或卵形。

3 种；我国 1 种；湖北 1 种；神农架 1 种，可供药用。

草珊瑚 **Sarcandra glabra** (Thunberg) Nakai

常绿半灌木。茎节常膨大。叶革质，椭圆形至卵状披针形，长 6~17cm，宽 2~6cm，先端渐尖，基部楔形，边缘具粗锐锯齿，两面均无毛；叶柄基部合生成鞘状；托叶钻形。穗状花序顶生；花黄绿色；雄蕊 1 枚，花药 2 室；子房球形或卵形。核果球形，熟时亮红色。花期 6 月，果期 8~10 月。

分布于神农架下谷，生于海拔 400~500m 的林下。少见。

全草（肿节风）清热解毒，祛风活血，消肿止痛，抗菌消炎；用于感冒、流行性乙型脑炎、肺热咳嗽、痢疾、肠痈、疮疡肿毒、风湿关节痛、跌打损伤等。

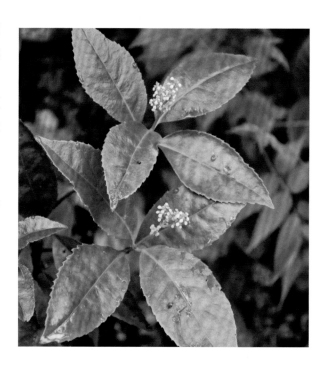

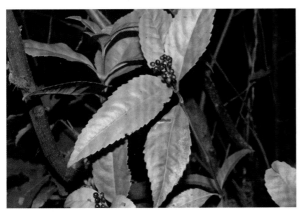
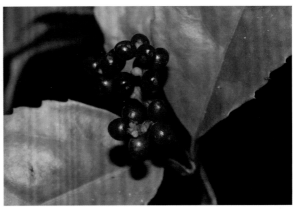

（二）金粟兰属 Chloranthus Swartz

多年生草本或半灌木。叶对生或呈轮生状，边缘具锯齿；叶柄基部通常合生；托叶小。花序穗状或圆锥花序状，顶生或腋生；花小，两性，无花被；雄蕊通常3枚，稀1枚，具短肉质花丝或无，连合，中间花药2室，侧生花药1室；子房上位，1室，内有胚珠1枚，通常无花柱。核果球形、倒卵形或梨形。

17种；我国13种；湖北7种；神农架4种，均可供药用。

■ 分种检索表

1. 穗状花序多个，偶1个，顶生和腋生；雄蕊1~3枚·················1. **多穗金粟兰 C. multistachys**
1. 穗状花序1个，顶生；雄蕊3枚。
　　2. 药隔卵形至披针形，长为花药的1~2倍。
　　　　3. 花序梗长不超过2.5cm；药隔3浅裂，裂片卵形·················2. **及己 C. serratus**
　　　　3. 花序梗长2.5~16cm；药隔裂至基部，裂片披针形·················3. **宽叶金粟兰 C. henryi**
　　2. 药隔线形，长为花药的4倍以上·················4. **丝穗金粟兰 C. fortunei**

1　多穗金粟兰 Chloranthus multistachys Pei

多年生直立草本。叶对生，通常4枚，椭圆形至宽椭圆形，长10~20cm，宽6~11cm，先端渐尖，基部宽楔形，边缘具粗锯齿，下表面沿叶脉有鳞屑状毛。穗状花序多个，顶生和腋生，单一或分枝；花小，白色，排列稀疏；雄蕊1~3枚；子房卵形，无花柱。核果球形。花期5~7月，果期8~10月。

分布于神农架红坪、木鱼、宋洛、新华等地，生于海拔1100~1500m的沟边灌丛。常见。

根、根茎祛湿散寒，理气活血，散瘀解毒；用于跌打损伤、腰腿痛、感冒、带下、疖肿、皮肤瘙痒等。

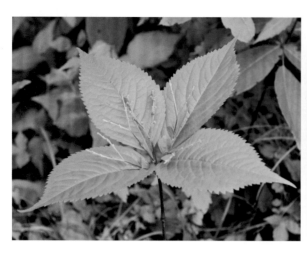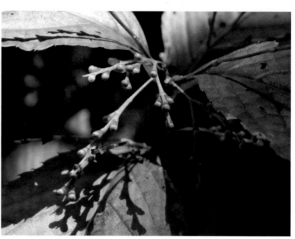

2 | 及已 Chloranthus serratus (Thunberg) Roemer & Schultes

多年生草本。茎具明显的节。叶对生，常 4~6 枚，卵形或卵状披针形，长 7~15cm，宽 3~6cm，先端渐尖，基部楔形，边缘具密锯齿，两面无毛。穗状花序顶生，单一或 2~3 分枝；总花梗长 1~2.5cm；花白色；雄蕊 3 枚；子房卵形。核果近球形或梨形。花期 4~5 月，果期 6~8 月。

分布于神农架木鱼、宋洛等地，生于海拔 1800m 以下的林下湿润处。常见。

全草活血散瘀，祛风消肿，解毒；用于跌打损伤、痈疮肿毒、风湿疼痛。

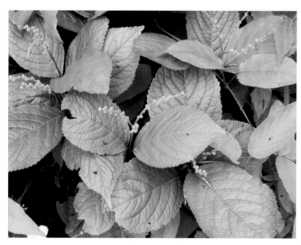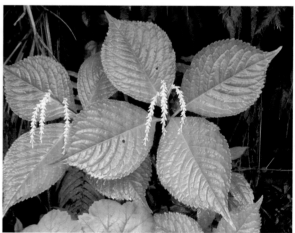

3 | 宽叶金粟兰 Chloranthus henryi Hemsley

■ 分变种检索表

1. 叶缘有锯齿；花序梗 10~16cm ···············3a. 宽叶金粟兰 C. henryi var. henryi

1. 叶缘具粗圆齿；花序梗 2.5~5cm ···············3b. 湖北金粟兰 C. henryi var. hupehensis

3a 宽叶金粟兰（原变种）Chloranthus henryi var. henryi

　　多年生草本。叶对生，通常4枚生于茎上部，阔卵形，长9~18cm，宽5~9cm，顶端渐尖，基部楔形，边缘具锯齿。花序梗长10~16cm，顶生；花白色；雄蕊3枚；子房卵形。核果球形。

　　分布于神农架各地，生于海拔1900m以下的山坡林下或路边草丛。常见。

　　全草舒筋活血，消肿止痛，解毒；用于跌打损伤、痛经、风寒咳嗽、痈疮肿毒。

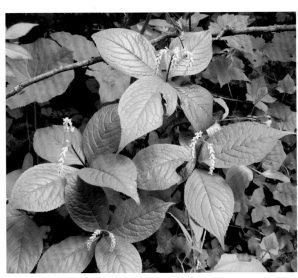
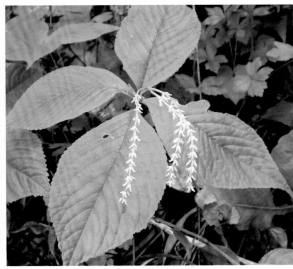

3b 湖北金粟兰（变种）Chloranthus henryi var. hupehensis (Pampanini) K. F. Wu

　　本变种与宽叶金粟兰（原变种）的区别为叶宽倒卵形或近圆形，边缘具粗圆齿，两面无毛。穗状花序顶生和腋生；总花梗较短，长2.5~5cm。花期5~6月，果期7~8月。

　　分布于神农架木鱼等地，生于海拔1800m的山谷林下。少见。

　　全草舒筋活血，消肿止痛，解毒；用于跌打损伤、痛经、风寒、咳嗽、痈疮肿毒。

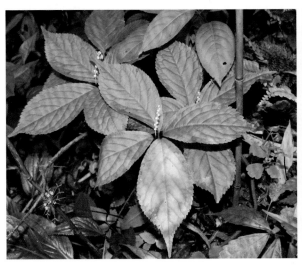
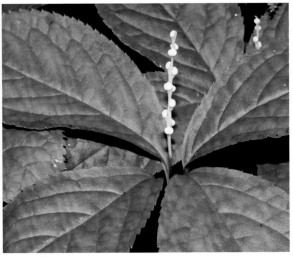

4 │ 丝穗金粟兰 ^{四块瓦} **Chloranthus fortunei** (A. Gray) Solms Laubach

多年生草本。叶对生，通常4枚，纸质，宽椭圆形、长椭圆形或倒卵形，长5~11cm，宽3~7cm，先端短尖，基部宽楔形，边缘具齿。穗状花序单一，顶生，连总花梗长4~6cm；花白色；雄蕊3枚；子房倒卵形，无花柱。核果球形，有纵条纹，长约3mm，近无柄。花期4~5月，果期5~6月。

分布于神农架红坪，生于海拔1400m的山坡林下或山沟草丛中。少见。

全草抗菌消炎，活血化瘀；用于风湿关节痛、痢疾、泄泻、胃痛、跌打损伤、经闭等。

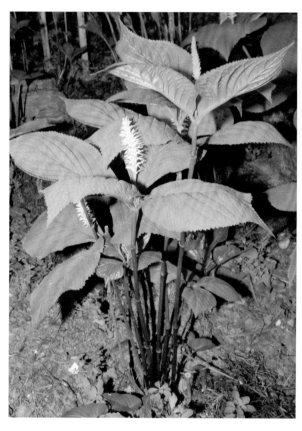
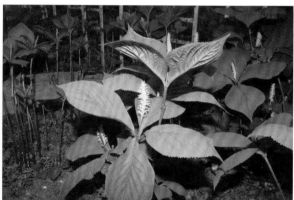
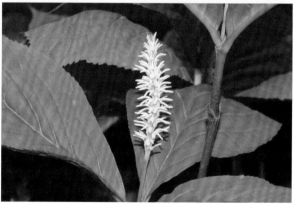

杨柳科 Salicaceae

落叶乔木或灌木。单叶互生，不分裂或浅裂，全缘或具锯齿；托叶早落或宿存。花单性，雌雄异株，稀杂性；柔荑花序，直立或下垂；花着生于苞片与花序轴间；苞片脱落或宿存；基部有杯状花盘或腺体；雄蕊2枚至多枚，花药2室；雌花子房无柄或有柄，雌蕊由2~5个心皮合成，子房1室，侧膜胎座，胚珠多数，柱头2~4裂。蒴果2~5瓣裂。种子常具毛。

3属，约620种；我国3属，347种；湖北2属，34种；神农架2属，26种，可供药用的2属，14种。

■ 分属检索表

1. 小枝有顶芽，芽鳞多数；花苞片先端分裂，花盘杯状··1. 杨属 Populus
1. 小枝无顶芽，芽鳞1枚；花苞片全缘，无杯状花盘··2. 柳属 Salix

（一）杨属 Populus Linnaeus

落叶乔木。枝有顶芽，芽鳞多数，常有黏脂；枝有长短枝之分，萌生枝髓心五角形。叶互生；叶柄侧扁或圆柱形，顶端有或无腺点。柔荑花序下垂，雄花序较雌花序稍早开放；苞片膜质，早落；花盘斜杯状；雄花有雄蕊4至多枚，着生于花盘内；花柱短，柱头2~4裂。蒴果2~5裂。种子小，多数。

约100种；我国71种；湖北8种；神农架6种，可供药用的5种。

■ 分种检索表

1. 叶缘具波状齿。
  2. 叶下表面密被白色或灰色绒毛层··1. 毛白杨 **P. tomentosa**
  2. 叶下表面无毛或嫩时被微柔毛··4. 山杨 **P. davidiana**
1. 叶缘具锯齿。
  3. 叶柄顶端具腺体。
    4. 叶较上，长常不及15cm，基部截形或近心形··2. 响叶杨 **P. adenopoda**
    4. 叶柄顶端有腺体，叶大，长达30cm以上，基部深心形··3. 大叶杨 **P. lasiocarpa**
  3. 叶柄顶端无腺体··5. 小叶杨 **P. simonii**

---

1 毛白杨 **Populus tomentosa** Carrière

落叶乔木。树干散生菱形皮孔。长枝上的叶阔卵形或三角状卵形，长10~15cm，宽8~13cm，先端渐尖，基部常心形，边缘具牙齿，下表面密生毡毛，后渐脱落；叶柄顶端通常具2~4个腺点。

短枝叶通常较小。雄花序长 10~20cm，雄蕊 6~12 枚；雌花序长 4~7cm，子房长椭圆形，柱头 2 裂。蒴果圆锥形或长卵形。花期 3 月，果期 4~5 月。

原产于我国华北，神农架有栽培。

树皮、花序清热利湿，祛痰，止痢；用于肝炎、痢疾、淋浊、咳嗽痰喘。

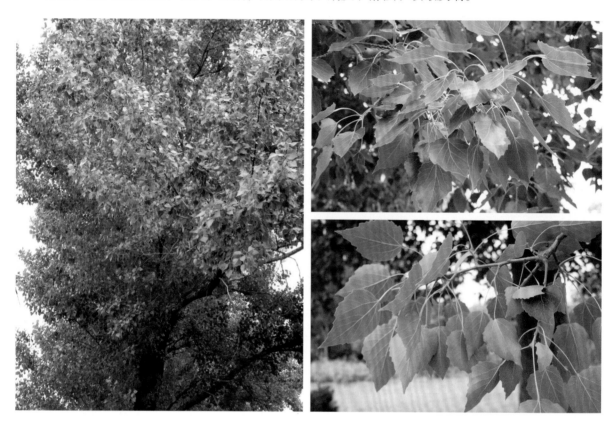

2 | 响叶杨 **Populus adenopoda** Maximowicz

落叶乔木。芽圆锥形，有黏质。叶卵状圆形，长 5~15cm，宽 4~7cm，先端长渐尖，基部截形或心形，边缘有圆锯齿，齿端有腺点，下表面灰绿色，幼时被密柔毛；叶柄侧扁，被毛，顶端具 2 个显著腺点。雄花序长 6~10cm，花序轴有毛。果序长 12~30cm，蒴果卵状长椭圆形。花期 3~4 月，果期 4~5 月。

分布于神农架红坪、木鱼、阳日等地，生于海拔 500~1500m 的山坡。常见。

树皮、根皮、叶用于风湿关节痛、四肢不遂、损伤瘀血肿痛。

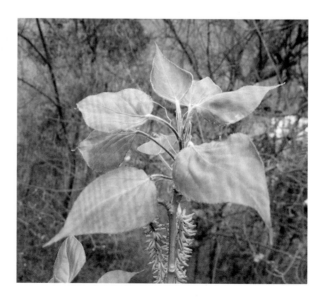

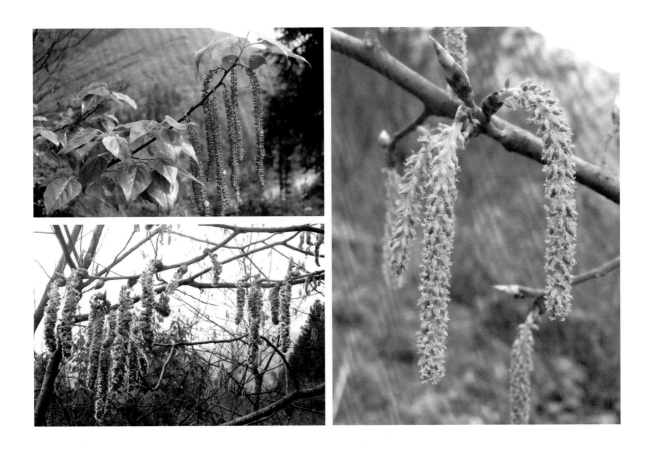

3　大叶杨　*Populus lasiocarpa* Oliver

　　落叶乔木。芽大，卵状圆锥形，具黏质。叶卵形，长 15~30cm，宽 10~15cm，先端渐尖，基部深心形，常具 2 个腺点，边缘具腺锯齿，上表面无毛，下表面具柔毛，沿脉尤为显著；叶柄圆，通常与中脉同为红色。雌、雄花序轴具柔毛。果序长 15~24cm，果序轴具毛；蒴果卵形，密被绒毛。花期 4~5 月，果期 5~6 月。

　　分布于神农架红坪、木鱼、宋洛等地，生于海拔 600m 以上的山地林中。常见。

　　根皮止咳，驱虫。

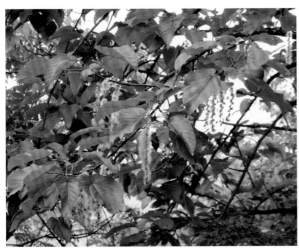
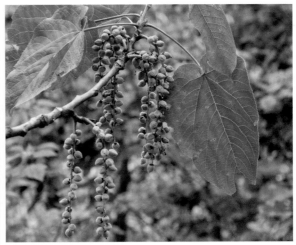

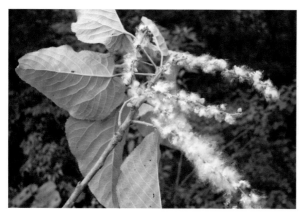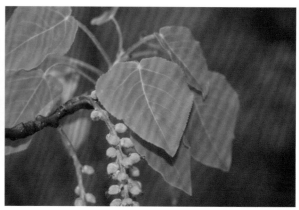

4 │ 山杨 *Populus davidiana* Dode

　　落叶乔木。芽微有黏质。叶三角状卵圆形或近圆形，长 3~6cm，先端渐尖，基部截形至浅心形，边缘有密波状浅齿；叶柄侧扁，长 2~6cm。花序轴有疏毛或密毛；雄花序长 5~9cm，雄蕊 5~12 枚；雌花序长 4~7cm，子房圆锥形，柱头 2 深裂，带红色。果序长达 12cm，蒴果卵状圆锥形。花期 3~4 月，果期 4~5 月。

　　分布于神农架大九湖、红坪、木鱼、下谷等地，生于海拔 1600~2400m 的山坡。常见。

　　树皮祛风，行瘀，消痰。根皮用于肺热咳嗽、淋浊、蛔虫病、腹痛、带下、妊娠下痢。枝用于腹痛、疮疱。叶用于龋齿。

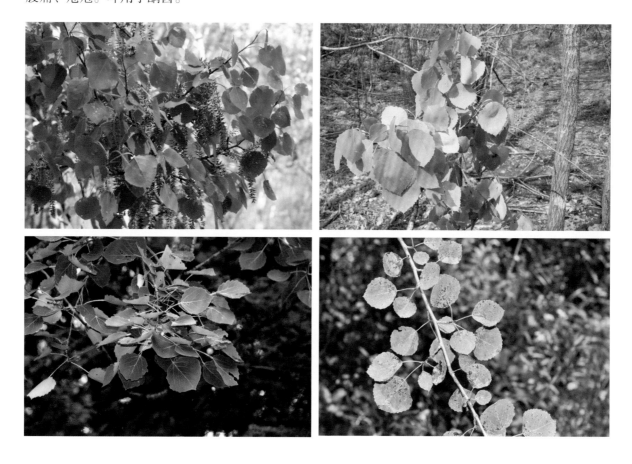

5　小叶杨　*Populus simonii* Carrière

落叶乔木。芽细长，有黏质。叶菱状卵形、菱状椭圆形或菱状倒卵形，长 3~12cm，宽 2~8cm，先端渐尖，基部楔形或窄圆形，边缘具细锯齿，无毛，下表面灰绿色；叶柄圆筒形，黄绿色或带红色。雄花序长 2~7cm，花序轴无毛，雄蕊 8~9 枚；雌花序长 2.5~6cm。果序长达 15cm；蒴果小，无毛。花期 3~5 月，果期 4~6 月。

原产于我国华北，神农架木鱼有栽培。

树皮祛风活血，清热利湿；用于风湿痹证、跌打肿痛、肺热咳嗽、小便淋沥、口疮、牙痛、痢疾、脚气等。

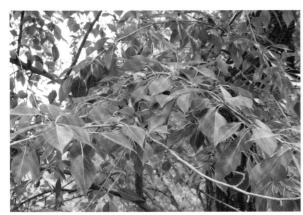 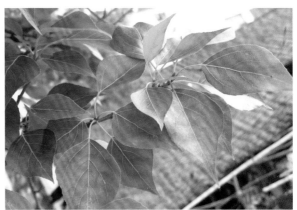

（二）柳属　Salix Linnaeus

落叶乔木或灌木。枝无顶芽。叶互生，稀对生，通常狭而长；托叶常早落。柔荑花序直立或斜展，先叶开放，或与叶同时开放；苞片全缘，宿存；雄蕊 2 至多枚，花丝离生或部分或全部合；腺体 1~2 个；雌蕊由 2 个心皮组成，子房无柄或有柄，花柱单 1 或分裂，柱头 1~2 裂。蒴果 2 瓣裂。种子小。

约 520 种；我国 275 种；湖北 25 种；神农架 20 种，可供药用的 9 种。

■ 分种检索表

1. 雄蕊 3~5 枚 ···1. 紫柳 S. wilsonii
1. 雄蕊 1~2 枚。
　2. 雄蕊花丝合生。
　　3. 叶卵状披针形至长圆形，长 1.5cm ················2. 秋华柳 S. variegata
　　3. 叶线状匙形，长 5~10cm ······················3. 红皮柳 S. sinopurpurea
　2. 雄蕊花丝分离。
　　4. 雄花有背腹 2 个腺体。
　　　5. 叶卵形、倒卵形或近椭圆形 ··············4. 川鄂柳 S. fargesii

5. 叶披针形至线状披针形。

　6. 小枝细长下垂；叶基楔形；苞片线状披针形，外面无毛……………5. 垂柳 **S. babylonica**

　6. 小枝直立或斜上；叶基部窄圆形或楔形；苞片卵形，外面被短柔毛…6. 旱柳 **S. matsudana**

4. 雄花只有 1 个腹腺体。

　7. 子房无毛，无梗或有短梗。

　　8. 叶卵状长圆形或披针形，叶柄长 ~6mm……………………………7. 小叶柳 **S. hypoleuca**

　　8. 叶长椭圆形或椭圆状披针形，叶柄长 5~12mm………………8. 中华柳 **S. cathayana**

　7. 子房具疏毛或绒毛，有长梗……………………………………………9. 皂柳 **S. wallichiana**

1　紫柳　**Salix wilsonii** Seemen ex Diels

　　落叶乔木。嫩枝有毛，后无毛。叶广椭圆形至长圆形，长 4~6cm，宽 2~3cm，先端渐尖，基部楔形至圆形，幼叶常发红色，上表面绿色，下表面苍白色，边缘有锯齿；叶柄长 7~10mm，通常上端无腺点；托叶早落。雄花序长 2~6cm，雄蕊 3~5（6）枚。雌花序长 2~4cm；子房狭卵形或卵形，有长柄。蒴果卵状长圆形。花期 3~4 月，果期 5 月。

　　分布于神农架红坪、木鱼等地，生于海拔 500~1600m 的山地沟边。常见。

　　根皮祛风除湿，活血化瘀。

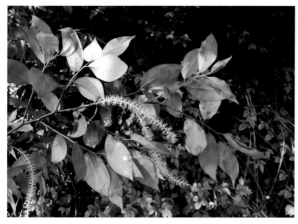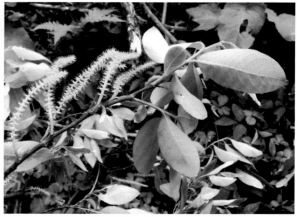

2　秋华柳　**Salix variegata** Franchet

　　落叶灌木。幼枝粉紫色，有绒毛，后无毛。叶通常为长圆状倒披针形，长 1.5cm，宽 4mm，先端急尖或钝，上表面散生柔毛，下表面有伏生绢毛，全缘或有锯齿。雄花序长 1.5~2.5cm，雄蕊 2 枚，花丝合生；雌花序较粗，子房卵形，有密柔毛。果序长达 4cm，蒴果狭卵形。花期不定，通常在秋季开花，果期 5 月。

分布于神农架下谷，生于低海拔的河边。常见。

枝皮祛风除湿，活血化瘀。

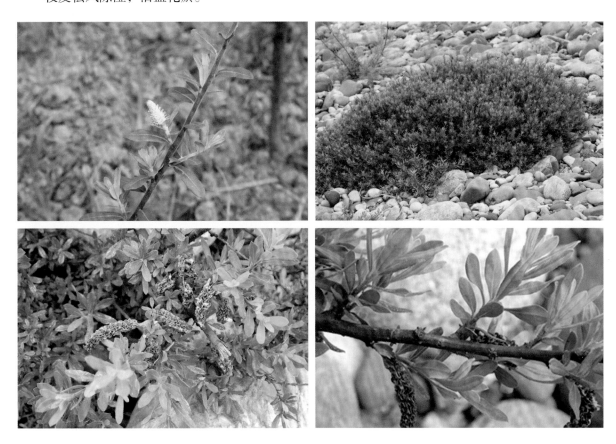

3 红皮柳 *Salix sinopurpurea* C. Wang & Chang Y. Yang

　　落叶灌木。小枝无毛。叶对生或斜对生，披针形，长5~10cm，宽1~1.2cm，先端短渐尖，基部楔形，边缘有腺锯齿，上表面淡绿色，下表面苍白色，成熟叶两面无毛。雄花序圆柱形，长2~3cm，无花序梗；雄蕊2枚，花丝合生。雌花序子房卵形，密被灰绒毛，柄短，柱头头状。花期4月，果期5月。

　　分布于神农架宋洛，生于海拔1300m的河边。常见。

　　根用于乳痈等。树皮用于金疮诸痛。枝、叶清热解毒。

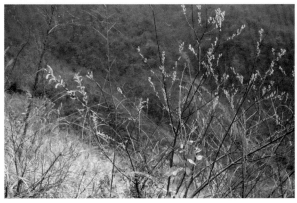
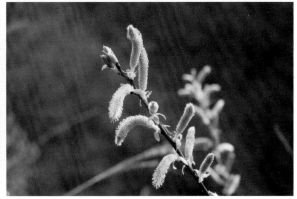

4 川鄂柳 **Salix fargesii** Burkill

■ 分变种检索表

1. 子房和果实具毛⋯⋯⋯⋯⋯⋯⋯⋯⋯⋯⋯⋯⋯⋯⋯⋯⋯⋯⋯**4a. 川鄂柳 S. fargesii** var. **fargesii**

2. 子房和果实无毛⋯⋯⋯⋯⋯⋯⋯⋯⋯⋯⋯⋯⋯⋯⋯⋯⋯⋯⋯**4b. 甘肃柳 S. fargesii** var. **kansuensis**

4a 川鄂柳（原变种）**Salix fargesii** var. **fargesii**

落叶乔木或灌木。叶椭圆形或狭卵形，长达 11cm，宽达 6cm，先端急尖至圆形，基部圆形至楔形，边缘有细腺锯齿，下表面淡绿色，脉上被长柔毛；叶柄长达 1.5cm，通常有数个腺体。花序长 6~8cm；雄蕊 2 枚；子房有长毛，有短柄，花柱长约 1mm，柱头 2 裂。果序长 12cm；蒴果长圆状卵形，有毛。花期 3~4 月，果期 5 月。

分布于神农架大九湖、红坪、木鱼，生于海拔 1400~1600m 的山坡和路旁。常见。

根、叶祛风湿，解毒。

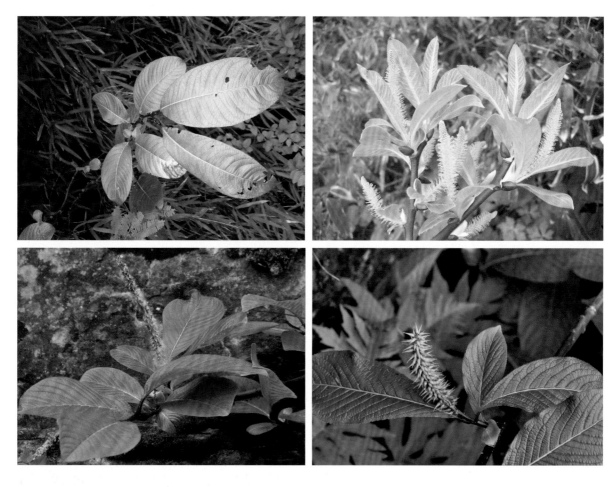

4b 甘肃柳（变种） Salix fargesii var. kansuensis (K. S. Hao ex C. F. Fang & A. K. Skvortsov) G. Zhu

本变种与川鄂柳（原变种）的主要区别为子房和果无毛。

分布于神农架红坪，生于海拔 1800~2500m 的山坡林中。少见。

根、叶祛风湿，解毒。

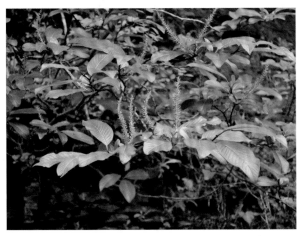 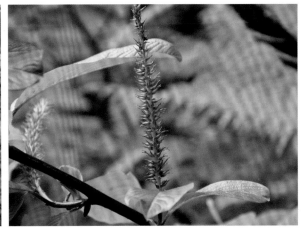

5 垂柳 Salix babylonica Linnaeus

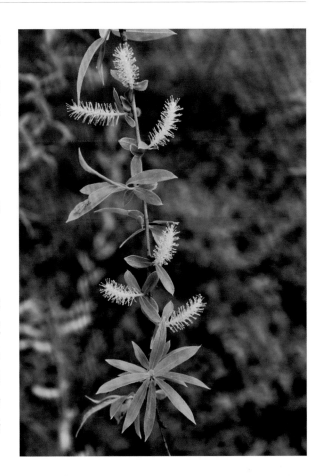

落叶乔木。枝细长下垂。叶狭披针形或线状披针形，长 9~16cm，宽 0.5~1.5cm，先端长渐尖，基部楔形，两面无毛，边缘具锯齿。雄花序长 1.5~3cm，雄蕊 2 枚，腺体 2 个；雌花序长达 2~5cm，轴有毛，子房椭圆形，花柱短，柱头 2~4 深裂。蒴果长 3~4mm。花期 3~4 月，果期 4~5 月。

原产于我国长江流域与黄河流域，神农架各地均有栽培。

叶、根、枝、花序、果序凉血止血，解毒消痈，清热利尿，祛风除痛，泻火。

垂柳是"药用植物三棵树"之一，1828年，法国药学家 Henri Leroux 和意大利化学家 Raffaele Piria 成功地从柳树树皮里分离提纯出了活性成分水杨苷（Salicin）。1897 年，德国化学家费利克斯·霍夫曼（Felix Hoffman）给水杨酸分子加了一个乙酰基，发明了乙酰水杨酸，也就是现在的阿司匹林。

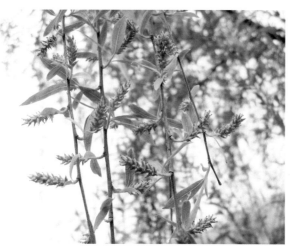
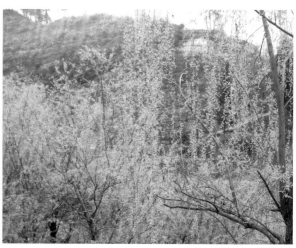

6 旱柳 **Salix matsudana** Koidzumi

落叶乔木。叶披针形，长 5~10cm，宽 1~1.5cm，先端长渐尖，基部窄圆形或楔形，下表面苍白色，有细腺锯齿缘。雄花序圆柱形，长 1.5~3cm，雄蕊 2 枚，花丝基部有长毛；雌花序较雄花序短，长达 2cm，轴有长毛，子房长椭圆形，无毛，柱头卵形，近圆裂。果序长达 2（~2.5）cm。花期 4 月，果期 4~5 月。

分布于神农架木鱼（老君山），生于海拔 1300m 的山坡林中。少见。

根、皮、枝、种子清热除湿，消肿止痛。

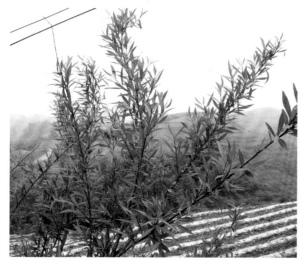
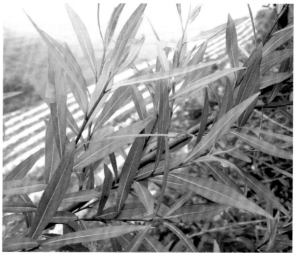

7 小叶柳 **Salix hypoleuca** Seemen ex Diels

落叶灌木。枝无毛。叶披针形或椭圆状长圆形，长 2~4cm，宽 1.2~2.4cm，先端急尖，基部宽楔形，上表面深绿色，下表面苍白色，全缘。雄花序长 2.5~4.5cm，雄蕊 2 枚，花丝中下部有长柔毛；雌花序长 2.5~5cm，密花，子房长卵圆形，花柱 2 裂，柱头短。蒴果卵圆形，长约 2.5mm，近无柄，花期 4 月，果期 5 月。

分布于神农架红坪、木鱼等地，生于海拔 1900~2500m 的山坡。少见。

根、叶祛风除湿，活血化瘀；用于风湿痹痛、疔疮、劳伤、蛇头疔。

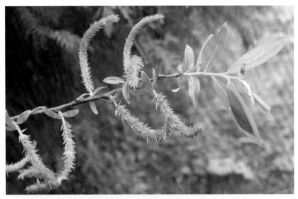

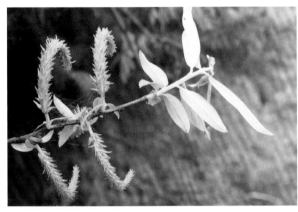

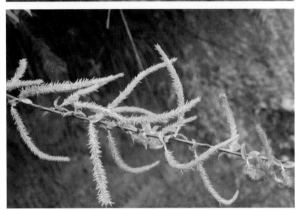

8　中华柳　**Salix cathayana** Diels

落叶灌木。当年生小枝具绒毛。叶长椭圆形或椭圆状披针形，长 1.5~5.2cm，宽 6~15mm，两端钝或急尖，下表面苍白色，无毛，全缘。雄花序长 2~3.5cm，雄蕊 2 枚，花丝下部有疏长柔毛；雌花序狭圆柱形，长 2~5cm，子房无柄，无毛，花柱短，顶端 2 裂。蒴果近球形，无柄或近无柄。花期 5 月，果期 6~7 月。

分布于神农架各地，生于海拔 1000m 以上的林中。常见。

枝叶清热，解毒，利尿，平肝，止痛，透疹；用于慢性支气管炎、尿道炎、膀胱炎、膀胱结石、白浊、高血压、痈疽肿毒、烫火伤、关节肿痛、牙痛、皮肤瘙痒等。

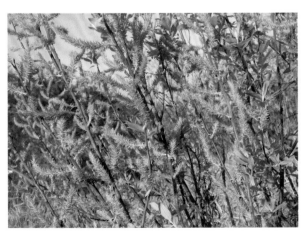

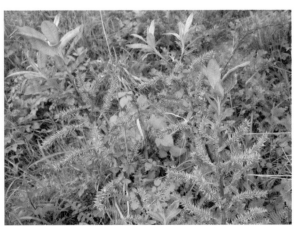

9 皂柳 *Salix wallichiana* Andersson

落叶灌木或小乔木。叶披针形，长 4~10cm，宽 1~3cm，先端渐尖，基部宽楔形，上表面初有毛，下表面有短柔毛或无毛，全缘。雄花序长 1.5~2.5（~3）cm，雄蕊 2 枚，花丝离生；雌花序圆柱形，长 2.5~4cm，子房狭圆锥形，密被短柔毛，花柱短至明显，2~4 裂。蒴果开裂后果瓣反卷。花期 4 月，果期 5 月。

分布于神农架大九湖、红坪、木鱼、宋洛等地，生于海拔 900~1900m 的山坡林中。常见。

根祛风除湿，解热止痛；用于风湿关节痛、头风头痛等。

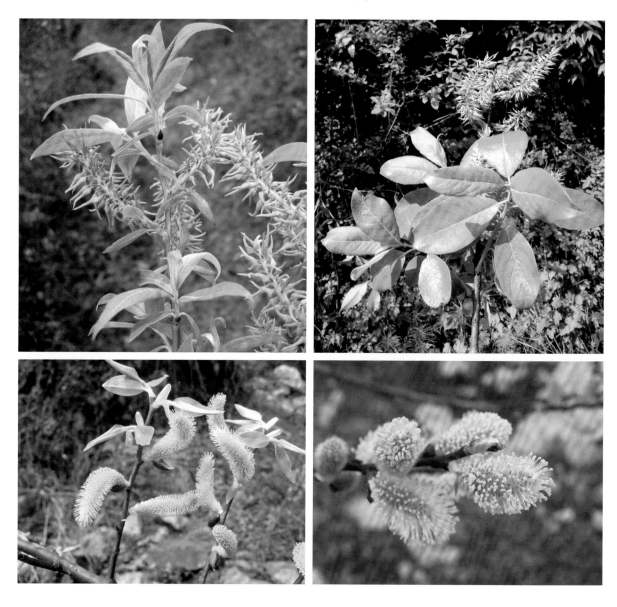

杨梅科 Myricaceae

　　灌木或乔木。单叶，互生。花单性，雌雄异株；无花被；外有苞片；雄花集成圆柱状的柔荑花序，先叶开放或与叶同时开放，雄蕊 4~6 枚，稀 2 枚或多数，花药 2 室；雌花序球形或卵形，子房 1 室，下有 2~4 枚小苞片，胚珠 1 枚，花柱短，柱头 2 个。核果球形或卵形；外果皮干燥或肉质，常具树脂颗粒或蜡被；内果皮硬。

　　2 属，约 50 种；我国 1 属，4 种；湖北 1 属，1 种；神农架 1 属，1 种，可供药用。

杨梅属 Myrica Linnaeus

　　常绿乔木，雌雄同株或异株。单叶常聚枝顶，全缘或具锯齿。穗状花序；雄花常具雄蕊 2~8 枚，花丝分离或基部合生；雌花具 2~4 枚小苞片，子房外表面具略规则排列的凸起，凸起物随子房发育而逐渐增大，形成蜡质腺体或肉质乳头状凸起。核果小坚果状。

　　50 种；我国 4 种；湖北 1 种；神农架 1 种，可供药用。

杨梅 **Myrica rubra** (Loureiro) Siebold & Zuccarini

　　常绿乔木，高可达 10m。叶革质，倒披针形或宽倒披针形，全缘或仅上部有稀锯齿，下表面有明显的黄色油腺点。雄花序单生或数个丛生叶腋；雌花序单生叶腋。核果球形，直径 1.2~1.5cm；外果皮多汁，密生乳头状突起，成熟时紫红色；核坚硬粗糙。花期 3~4 月，果期 5~6 月。

　　分布于神农架松柏、阳日，栽培。

　　果实（杨梅）生津止渴，和胃消食。根理气，止血，化瘀。根皮散瘀止痛。

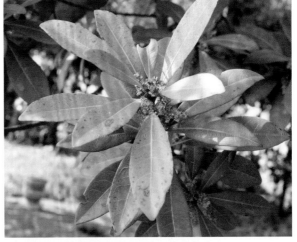

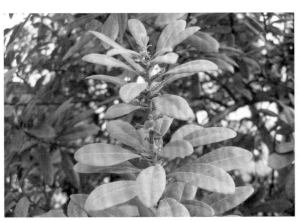

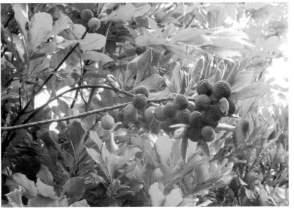

胡桃科 Juglandaceae

落叶稀常绿乔木。羽状复叶，互生，无托叶。花单性，雌雄同株；雄花序呈下垂的柔荑花序，具苞片、2枚小苞片及3~6枚花被片，有时花被片及小苞片均退化，雄蕊3至多枚，花丝短；雌花序穗状，顶生，常直立，或呈下垂的柔荑花序，每花具1枚苞片和2枚小苞片，雌蕊1枚，由2个心皮合生，子房下位。果为核果状坚果或具翅坚果。

9属，约60种；我国7属，20种；湖北6属，10种；神农架5属，8种，均可供药用。

■ 分属检索表

1. 小枝髓心层片状。
　2. 果小，具翅坚果。
　　3. 果具2个向两侧伸展的翅·····················1. 枫杨属 Pterocarya
　　3. 果周围具翅·····························2. 青钱柳属 Cyclocarya
　2. 果大，核果状，无翅························3. 胡桃属 Juglans
1. 小枝髓心充实。
　4. 果序为总状，果实具3裂的膜质翅··············4. 黄杞属 Engelhardia
　4. 果序为球状，坚果两侧具狭翅················5. 化香树属 Platycarya

（一）枫杨属 Pterocarya Kunth

落叶乔木。枝具片状髓。冬芽具柄，裸露或具数个脱落的芽鳞。奇数羽状复叶，互生，无托叶。花雌雄同株，柔荑花序下垂；雄花由1个伸长的苞片及2个小苞片与1~4枚花被片构成，雄蕊6~18枚；雌花具1枚线形苞片和2枚小苞片，花被片4枚，子房下位，1室，花柱2枚。果为坚果，基部具1枚宿存的鳞状苞片及2个革质翅。

6种；我国5种；湖北2种；神农架3种，均可供药用。

■ 分种检索表

1. 芽裸露，常数个叠生。
　2. 小叶5~11（~15）枚，叶轴无翅；小坚果翅较宽，椭圆状卵形········1. 湖北枫杨 **P. hupehensis**
　2. 小叶常10~25枚，叶轴具翅；小坚果翅狭窄，条形或阔条形·········2. 枫杨 **P. stenoptera**
1. 芽单生，具2~4枚脱落性的芽鳞·······················3. 甘肃枫杨 **P. macroptera**

1 湖北枫杨 柳树、麻柳
Pterocarya hupehensis Skan

落叶乔木。芽裸出，密被腺体。奇数羽状复叶，叶轴无翅，叶柄长 5~7cm；小叶 5~11 枚，长椭圆形至卵状椭圆形，叶缘具单锯齿，中脉具星芒状短毛，下表面侧脉腋内具 1 束星芒状短毛。雄花无柄，花被片仅 2（~3）枚发育，雄蕊 10~13 枚。果序长达 30~45cm；果翅椭圆状卵形，平展，长 10~15mm。花期 4~5 月，果期 8~9 月。

分布于神农架大九湖、红坪、木鱼、宋洛、下谷、阳日等地，生于海拔 500~2000m 的山坡或沟谷林中。常见。

根皮、茎皮、叶杀虫止痒，利尿消肿；用于血吸虫病、疮癣。

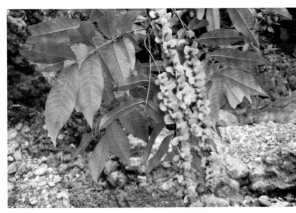
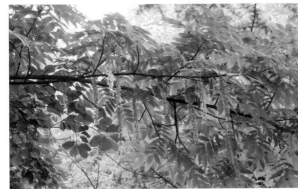
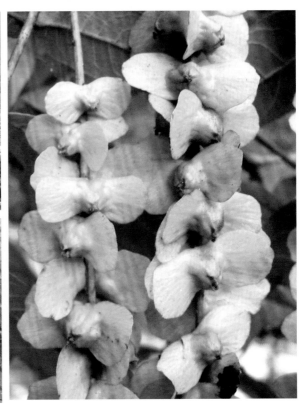

2 枫杨 柳树、麻柳
Pterocarya stenoptera C. de Candolle

落叶乔木。芽密被腺体。偶数羽状复叶，叶轴具狭翅；小叶 10~25 枚，长椭圆形至长椭圆状披针形，长 8~12cm，宽 2~3cm，顶端常钝圆，基部歪斜，边缘有细锯齿。雄花常具 1 枚发育的花被片，雄蕊 5~12 枚。果序长 20~45cm，果翅条形或阔条形。花期 4~5 月，果期 8~9 月。

分布于神农架大九湖、红坪、木鱼、松柏、新华等地，生于海拔 1300m 以下的河谷。常见。

树皮用于龋齿痛、疥癣、烧烫伤。根皮用于疥癣、牙痛、风湿筋骨痛。叶用于咳嗽痰喘、关节痛、痈疽疔肿、皮肤湿疹、血吸虫病。果实散寒，止咳。

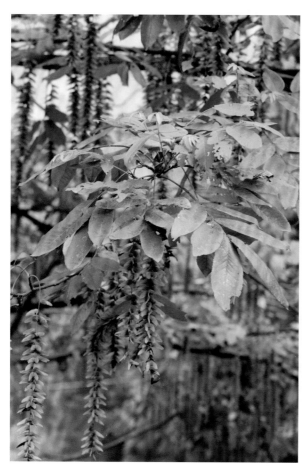
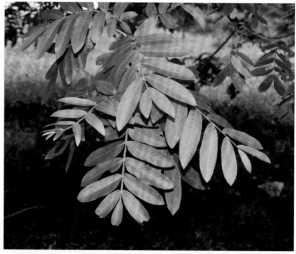
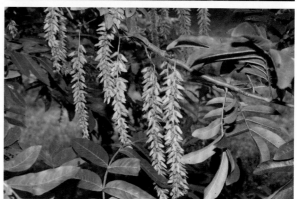

3 甘肃枫杨 Pterocarya macroptera Batalin

■ 分变种检索表

1. 果序轴无毛, 小坚果无毛或近无毛·····················3a. 华西枫杨 P. macroptera var. insignis
2. 果序轴被短柔毛, 小坚果或多或少有毛·····················3b. 云南枫杨 P. macroptera var. delavayi

3a 华西枫杨（变种） 柳树、麻柳
Pterocarya macroptera var. insignis (Rehder & E. H. Wilson) W. E. Manning

　　落叶乔木。奇数羽状复叶, 具小叶 7~13 枚; 小叶椭圆形至长椭圆形, 长 9~18cm, 宽 3~6cm, 基部歪斜, 边缘具细锯齿, 上表面被星芒状毛及腺体; 叶脉密生星芒状毛, 侧脉腋内具星芒状丛毛。果序长 45~60cm, 果序轴无毛; 果实无梗, 基部圆形, 顶端阔锥形, 果翅呈不整齐椭圆状菱形, 无毛或近无毛。花期 4~5 月, 果期 8~9 月。

　　分布于神农架各地, 生于海拔 1100~2500m 的沟谷。常见。

　　叶、树皮杀虫, 用于脚癣、疥疮。

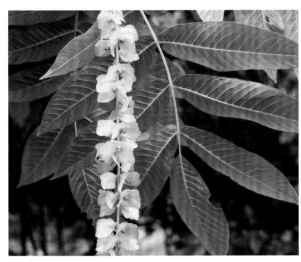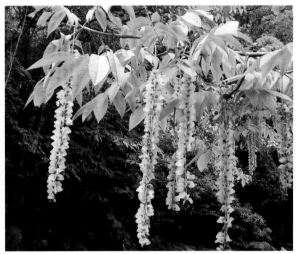

3b | **云南枫杨**（变种）^{麻柳} **Pterocarya macroptera** var. **delavayi** (Franchet) W. E. Manning

本变种与华西枫杨（变种）的主要区别为果序轴和小坚果被短柔毛。

分布于神农架各地，生于海拔 800~1500m 的山地林中。常见。

叶、树皮杀虫，用于脚癣、疥疮。

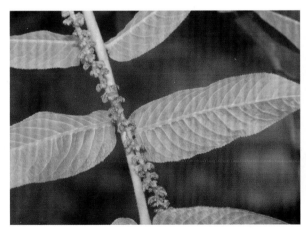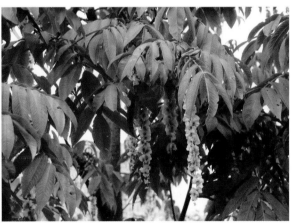

（二）青钱柳属 Cyclocarya Iljinskaya

落叶乔木。冬芽裸露，具柄。枝条髓心片状分离。叶互生，奇数羽状复叶，小叶边缘有锯齿，叶轴无狭翅。雄花序 2~4 个成束，雄花辐射对称，花被片 4 枚，雄蕊 20~30 枚；雌花序单生枝顶，花被片 4 枚，位于子房上端，花柱短，子房下位，1 室，柱头 2 枚。果为坚果，周围具盘状的圆翅。

1 种，我国特有，分布于长江以南各地，神农架亦产，可供药用。

青钱柳 Cyclocarya paliurus (Batalin) Iljinskaya

本种特征同青钱柳属。花期 4~5 月，果期 7~9 月。

分布于神农架各地，生于海拔 500~1800m 的山坡、路旁、林中。少见。

树皮、叶清热消肿，祛风止痒。

初春嫩叶制成的青钱柳保健茶，具降血压、降血糖、降血脂的功能，同时对增强人体免疫力、抗氧化、抗衰老具有独特作用，被誉为药用植物"第三棵树"。

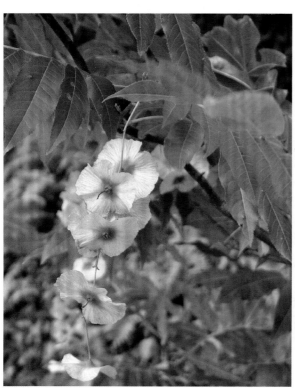
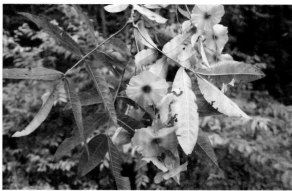
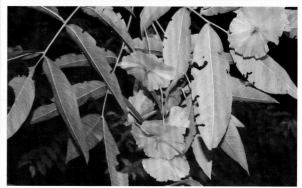

（三）胡桃属 Juglans Linnaeus

落叶乔木，稀呈灌木状。枝具片状髓心。奇数羽状复叶互生。雄花具 1 枚苞片、2 枚小苞片和 1~4 枚花被片，雄蕊 8~40 枚；雌花数朵集生成顶生总状花序，具 1 枚不明显的苞片、2 枚小苞片和 4 枚的花被片，子房下位，1 室，每室具 1 枚胚珠，花柱 2 枚。果实为核果状坚果；外果皮肉质；内果皮骨质，具不规则槽纹。

约 20 种；我国 3 种；湖北 2 种；神农架 2 种，均可供药用。

■ **分种检索表**

1. 小叶全缘；雌花序具 1~4 朵雌花·······················1. **胡桃 J. regia**

1. 小叶具明显锯齿；雌花序具 4~10 朵雌花·······················2. **胡桃楸 J. mandshurica**

1　胡桃 ^{核桃} Juglans regia Linnaeus

落叶乔木。奇数羽状复叶；小叶 5~11 枚，椭圆状卵形至长椭圆形，长 6~15cm，宽 3~6cm，基部歪斜，先端渐尖，全缘。雄花柔荑状，下垂；雌花序总状。果实近球形，具 2 条纵棱，成熟时呈不规则浅裂。花期 4~5 月，果期 9~10 月。

原产于中亚、西亚、南亚和欧洲，神农架广为栽培。

种仁温补肺肾，润肠通便。根杀虫，攻毒。嫩枝用于瘰疬。叶解毒消肿。外果皮消肿止痒。内果皮用于血崩、乳痈。种子隔膜固肾涩精。种仁油用于绦虫病。

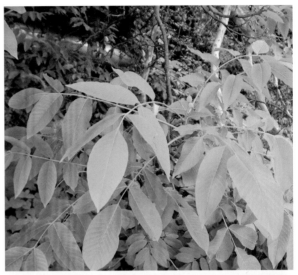

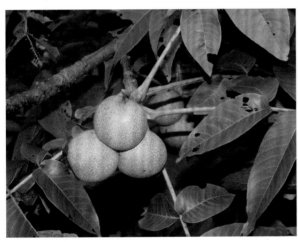

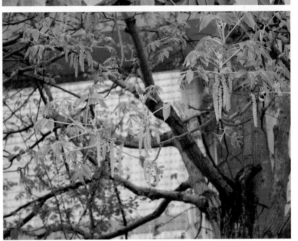

2　胡桃楸 ^{野核桃} Juglans mandshurica Maximowicz

落叶乔木。幼枝有毛，顶芽被毛。奇数羽状复叶；小叶 9~25 枚，卵状或长圆状椭圆形，长 6~18cm，宽 2~7cm，先端渐尖，基部圆形或浅心脏形，边缘有细锯齿，上表面仅中脉有毛，下表面被毛，后变无毛。雄花序柔荑状，下垂；雌花序穗状，直立，有 4~10 朵花，密被毛。果卵形或椭圆形，果核有 8 条纵棱。花期 4~5 月，果期 8~9 月。

分布于神农架各地，生于海拔 600~1900m 的山坡、沟谷林中及路边。常见。

种仁补气养血，润燥化痰，益命门，利三焦，温肺润肠。叶用于脚气。

《Flora of China》将野核桃 J. cathayensis 并入本种，但实际上二者是有区别的，其分类地位有待进一步研究。

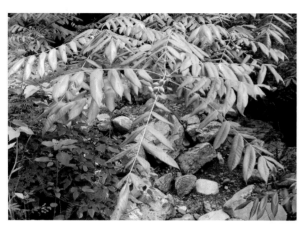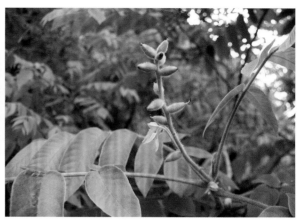

（四）黄杞属 Engelhardia Leschenault ex Blume

常绿乔木。芽无芽鳞，具柄。枝条髓部为实心。叶互生，常偶数羽状复叶。雌性花和雄性花序均为柔荑状，长而具多花，常为 1 条顶生的雌花序及数条雄花序排列成圆锥式花序束；雄花苞片常3 裂，小苞片有或无，花被片 4 枚或退化，雄蕊 3~15 枚；雌花苞片 3 裂，小苞片 2 枚，花被片 4 枚，子房下位，2 个心皮合生。果实坚果状，有膜质翅，3 裂。

7 种；我国 4 种；湖北 1 种；神农架 1 种，可供药用。

黄杞 Engelhardia roxburghiana Wallich

半常绿无毛乔木。偶数羽状复叶；小叶 3~5 对，近对生，长 6~14cm，宽 2~5cm，长椭圆形，全缘，顶端渐尖，基部歪斜。雌花序 1 条及雄花序数条长而俯垂，顶端为雌花序，下方为雄花序，或雌雄花序分开；雌花花被片 4 枚；子房近球形，柱头 4 裂。长达 15~25cm；果实坚果状，球形，基部具3 裂的苞片，中间裂片长约为两侧裂片的 2 倍。花期 5~6 月，果期 8~9 月。

分布于神农架宋洛，生于海拔 1200m 的山坡。少见。

树皮行气，化湿，导滞；用于脾胃湿滞、脘腹胀闷、泄泻。叶清热，止痛；用于感冒发热、疝气腹痛。

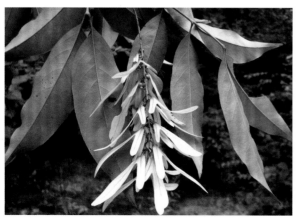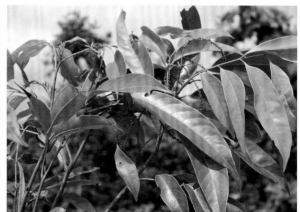

（五）化香树属 **Platycarya** Siebold & Zuccarini

　　落叶乔木。叶互生，奇数羽状复叶。雌雄柔荑花序均直立，雄花序常排成总状，雌花序单生或 2~3 个簇生，有时雌花序位于雄花序的下部；雄花生于苞腋内，无花被，雄蕊 8~10 枚；雌花生于苞腋内，无花被，小苞片与子房合生，发育后变为坚果的翅。果序球果状，直立，苞片宿存；坚果小，扁平，两侧具狭翅。

　　1 种，神农架有分布，可供药用。

化香树　**Platycarya strobilacea** Siebold & Zuccarini

　　本种特征同化香树属。花期 5~6 月，果期 7~8 月。

　　分布于神农架各地，生于海拔 1800m 以下的山坡林中。常见。

　　叶解毒疗疮，杀虫止痒；用于疮痈肿毒、骨痛流脓、顽癣、阴囊湿疹、癞头疮。果序活血行气，止痛，杀虫止痒；用于内伤胸胀、腹痛、跌打损伤、筋骨疼痛、痈肿、湿疮、疥癣、消肿止痛、燥湿杀虫。

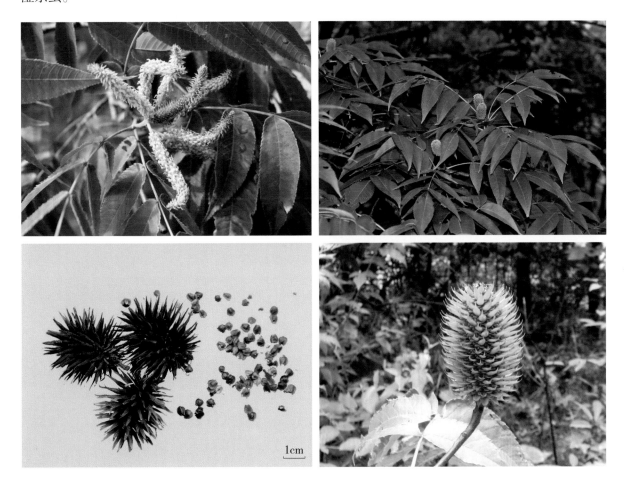

1cm

桦木科 Betulaceae

落叶乔木或灌木。单叶互生，叶脉羽状，叶缘常具锯齿；托叶早落。花单性，常雌雄同株；雄花为下垂柔荑花序，顶生或侧生，常在叶前开放，每苞腋聚生雄花 3~6 朵，雄蕊 2~4 枚；雌花序为球果状、穗状、总状或头状，具多数苞鳞，雌花 2~3 朵生于苞鳞内，子房 2 室，花柱 2 枚。果苞宿存或脱落，果为坚果。

6 属，150~200 种；我国 6 属，89 种；湖北 5 属，23 种；神农架 5 属，24 种，可供药用的 4 属，14 种。

■ 分属检索表

1. 小坚果扁平，具翅。
  2. 果苞厚，木质，5 裂，宿存；冬芽常具柄 ························· 1. 桤木属 Alnus
  2. 果苞薄，3 裂，常与果实同落；冬芽无柄 ··················· 2. 桦木属 Betula
1. 小坚果卵形或球形，无翅。
  3. 坚果簇生，果序呈头状，直立 ···························· 3. 榛属 Corylus
  3. 坚果聚生为穗状或总状，下垂 ························· 4. 鹅耳枥属 Carpinus

（一）桤木属 Alnus Miller

落叶木本。芽具柄。单叶互生，边缘具锯齿，脉羽状；托叶早落。花单性，雌雄同株；雄花每 3 朵生于 1 枚苞鳞内，花被片常 4 枚，雄蕊 4；雌花序单生或聚成总状或圆锥状，每 2 朵花生于 1 枚苞鳞内，无花被，子房 2 室。果序球果状；果苞与小苞片愈合，木质，鳞片状，每个果苞内具 2 枚两侧具狭翅的小坚果。

约 40 种；我国 10 种；湖北 2 种；神农架 1 种，可供药用。

桤木 Alnus cremastogyne Burkill

落叶乔木。叶倒卵形、倒卵状椭圆形，长 4~14cm，宽 2.5~8cm，先端锐尖，基部楔形，边缘具不规则锯齿，上表面无毛，下表面脉腋幼时被簇生柔毛，后脱落。果序矩圆形，长 1~3.5cm；序梗细瘦，下垂；果苞木质，长 4~5mm，顶端具 5 枚浅裂片；小坚果卵形，长约 3mm，具膜质宽翅。

原产于我国西南部，神农架木鱼等地有栽培。

树皮凉血止血，清热解毒；用于吐血、衄血、崩漏、肠炎、痢疾、风火赤眼、黄水疮。

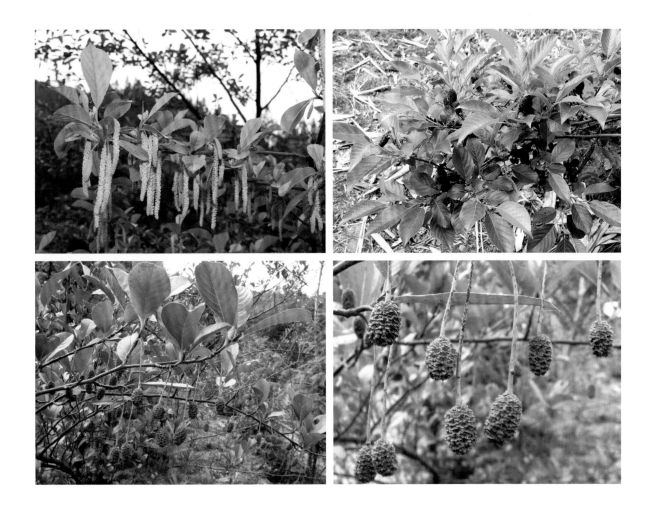

（二）桦木属 Betula Linnaeus

落叶乔木或灌木。冬芽无柄，具数枚芽鳞。单叶互生，边缘具锯齿，羽状脉；托叶早落。雄花序每苞鳞内具 3 朵花，雄蕊 2 枚；雌花序单一或 2~5 枚排成总状，生于短枝的顶端，每苞鳞内有 3 朵雌花，无花被，子房扁平，2 室，每室有 1 枚胚珠。果苞革质，鳞片状，脱落，坚果小，扁平，具膜质翅。

50~60 种；我国 32 种；湖北 8 种；神农架 6 种，可供药用的 4 种。

■ 分种检索表

1. 果苞侧裂片不明显或不发育·······················1. 亮叶桦 **B. luminifera**
1. 果苞侧裂片明显。
　2. 果序圆柱形，单生或 2~4 个簇生，或排成总状。
　　3. 小枝密生树脂状腺体及短柔毛·······················2. 糙皮桦 **B. utilis**
　　3. 小枝有时疏生树脂状腺体，无毛·······················3. 红桦 **B. albosinensis**
　2. 果序近球形或长圆形，单生·······················4. 香桦 **B. insignis**

1 | 亮叶桦 **Betula luminifera** H. Winkler

　　落叶乔木。树皮具明显横条纹皮孔。叶矩圆形或矩圆披针形，长4.5~10cm，宽2.5~6cm，先端渐尖，基部圆形至近心形，边缘具刺毛状重锯齿，幼叶两面被柔毛，下表面沿脉疏生长柔毛，侧脉12~14对。果序常单生，长圆柱形，下垂；果苞侧裂片小或不发育，具翅小坚果倒卵形，膜质翅宽为果的1~2倍。花期5~6月，果期6~8月。

　　分布于神农架各地，生于海拔800~2000m的山坡林中。常见。

　　根清热利尿。树皮除湿消食，解毒；用于食积停滞、乳痈红肿、风疹、小便短赤等。叶清热解毒，利尿。

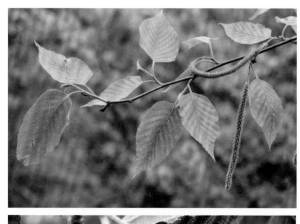
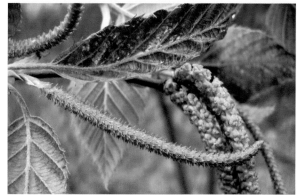
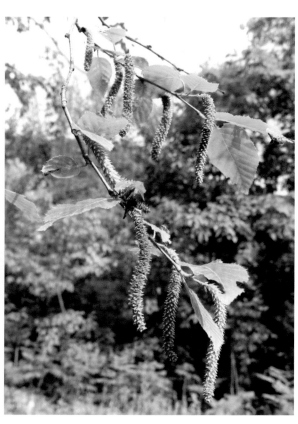

2 | 糙皮桦 **Betula utilis** D. Don

　　落叶乔木。树皮暗红褐色，呈层剥落。叶卵形至长圆形，长4~9cm，宽2.5~6cm，先端渐尖，基部圆形或近心形，边缘具锐尖重锯齿，上表面幼时密被长柔毛，后无毛，下表面密生腺点，沿脉密被白色长柔毛，脉腋间具密髯毛，侧脉8~14对。果序单生或2~4个排成总状，圆柱形；小坚果倒卵形，上部疏被短柔毛，膜质翅与果近等宽。花期5~6月，果期7~8月。

　　分布于神农架红坪、木鱼等地，生于海拔2500m以上的山地林中。常见。

　　树皮清热利湿，驱虫。

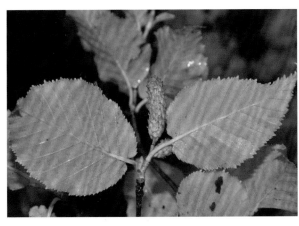
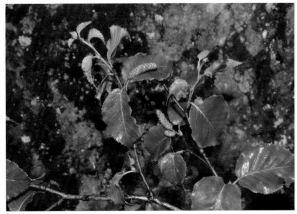

3 | 红桦 **Betula albosinensis** Burkill

　　落叶乔木。树皮淡红褐色或紫红色，呈薄层状剥落。小枝有时疏生树脂状腺体，无毛。叶卵形或卵状矩圆形，长 3~8cm，宽 2~5cm，先端渐尖，基部圆形或微心形，边缘具重锯齿；叶柄长 5~15cm。果序圆柱形，单生或 2~4 个排成总状；小坚果卵形，上部疏被短柔毛，膜质翅宽为果的 1/2。花期 5~6 月，果期 7~8 月。

　　分布于神农架红坪、木鱼等地，生于海拔 1300m 以上的山地林中。常见。

　　树皮、芽清热利湿，解毒；用于胃病。

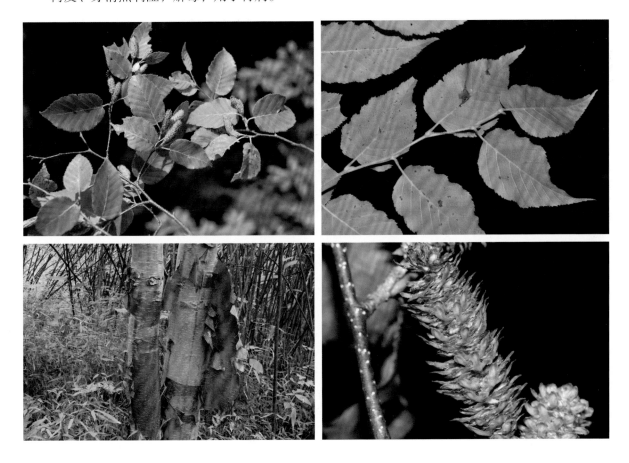

4 | 香桦 **Betula insignis** Franchet

落叶乔木。树皮纵裂。小枝初被短柔毛，后无毛。叶椭圆形或卵状披针形，长 8~13cm，宽 3~6cm，先端渐尖，基部圆形或近心形，边缘具尖锯齿，上表面幼时疏被毛，下表面密被腺点，沿脉密被长柔毛，侧脉 12~15 对；叶柄长 8~20mm。果序单生，直立或下垂；果苞上部具 3 枚披针形裂片；小坚果狭矩圆形，膜质翅极狭。花期 5~6 月，果期 7~8 月。

分布于神农架红坪、木鱼等地，生于海拔 1400~2000m 的山坡林中。常见。

根用于狂犬咬伤、泄泻。

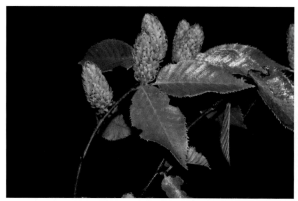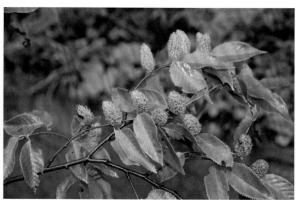

（三）榛属 **Corylus** Linnaeus

落叶乔木或灌木。单叶互生，边缘具重锯齿或浅裂，羽状脉；托叶早落。花单性，雌雄同株；雄花序每苞鳞内具 2 枚与苞鳞贴生的小苞片及 1 朵雄花，无花被，雄蕊 4~8 枚；雌花序头状，每苞鳞内具 2 朵雌花，每朵雌花具 1 枚苞片和 2 枚小苞片，子房下位，2 室。坚果球形，大部分或全部被钟状或管状的果苞所包。种子 1 枚。

约 20 种；我国 7 种；湖北 7 种；神农架 6 种，可供药用的 5 种。

■ 分种检索表

1. 果总苞外面，刺分枝 ·· 1. 藏刺榛 **C. ferox** var. **thibetica**
1. 果苞不被刺，呈管状或钟状及杯状。
  2. 果苞管状。
    3. 乔木 ·· 2. 华榛 **C. chinensis**
    3. 灌木 ·· 3. 毛榛 **C. mandshurica**
  2. 果苞钟状。
    4. 叶柄密被绒毛，幼时密生刺状腺体 ·············· 4. 滇榛 **C. yunnanensis**
    4. 叶柄无毛或疏被柔毛 ·· 5. 榛 **C. heterophylla**

1　藏刺榛（变种）　^{猴板栗}**Corylus ferox var. thibetica** (Batalin) Franchet

落叶小乔木。小枝疏被长柔毛。叶宽椭圆形,长5~15cm,宽3~9cm,先端尾状,基部近心形或近圆形,边缘具刺毛状重锯齿,上表面幼时疏被长柔毛,后脱落,下表面沿脉密被长柔毛。雄花序1~5个排成总状,苞鳞背面密被长柔毛。果常3~6个簇生,果总苞外有密集的分枝针刺,坚果扁球形。花期3~4月,果期8~10月。

分布于神农架木鱼、红坪等地,生于海拔1000m以上的山地林中。常见。

果实滋补强壮。种仁用于痢疾、咳喘。

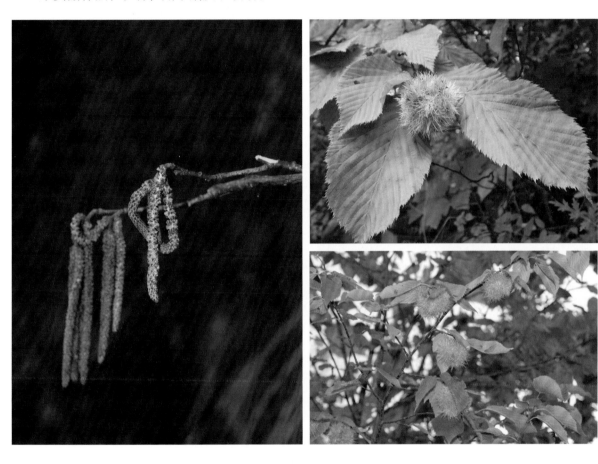

2　华榛　**Corylus chinensis** Franchet

落叶乔木。小枝密被长柔毛和刺状腺体。叶椭圆形或宽卵形,长8~18cm,宽6~12cm,先端骤尖至短尾状,基部心形,两侧显著不对称,边缘具不规则的重锯齿,上表面无毛,下表面沿脉疏被长柔毛。果2~6个簇生成头状;果苞管状,上部缢缩,较果长2倍,外面疏被长柔毛及刺状腺体,上部具3~5枚裂片;坚果球形,无毛。花期3~4月,果期9~10月。

分布于神农架大九湖、红坪、木鱼等地,生于海拔1400~2000m的山地林中。常见。

种仁调中,开胃,明目。

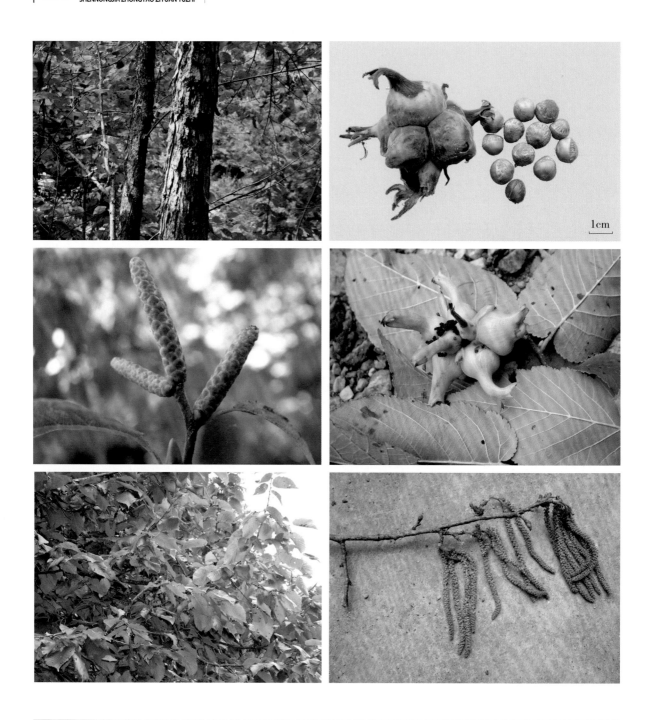

3 毛榛 *Corylus mandshurica* Maximowicz

　　落叶灌木。小枝被长柔毛。叶宽卵形或矩圆形，长6~12cm，宽4~9cm，先端骤尖或尾状，基部心形，边缘具粗锯齿，中部以上浅裂，上表面疏被毛或无毛，下表面疏被短柔毛，沿脉的毛较密。果单生或2~6枚簇生，长3~6cm；果苞管状，上部缢缩，较果长2~3倍，外面密被黄色刚毛，上部浅裂；坚果近球形，外面密被白色绒毛。花期5~6月，果期8~9月。

　　分布于神农架木鱼等地，生于海拔1600m以下的山地林中。常见。

　　雄花序收敛，消肿。果仁益气，开胃，明目。

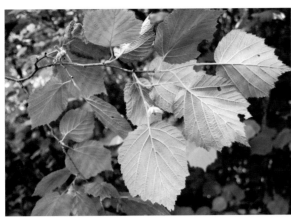
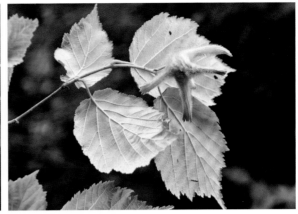

4　滇榛　Corylus yunnanensis (Franchet) A. Camus

落叶灌木或小乔木。小枝密被绒毛和刺状腺体。叶圆形或宽卵形，长 4~12cm，宽 3~9cm，先端骤尖或尾状，基部几心形，边缘具不规则的锯齿，上表面疏被短柔毛，幼时具刺状腺体，下表面密被绒毛。果单生或 2~3 个簇生成头状；果苞钟状，外面密被绒毛和刺状腺体，通常与果等长或较果短，上部浅裂；坚果球形，密被绒毛。花期 5~6 月，果期 8~9 月。

分布于神农架大九湖，生于海拔 1800m 左右的山坡林中。少见。

果实健脾开胃，润肺。

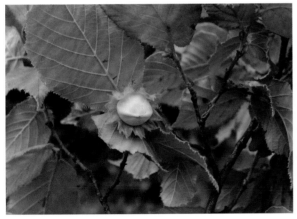
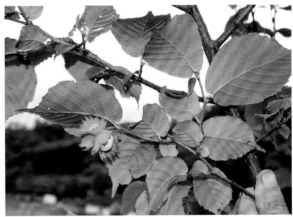

5　榛　Corylus heterophylla Fischer ex Trautvetter

■ **分变种检索表**

1. 果苞的裂片几全缘·······················5a. 榛 **C. heterophylla** var. **heterophylla**

1. 果苞的裂片常有粗齿，少全缘·······················5b. 川榛 **C. heterophylla** var. **sutchuanensis**

5a 榛（原变种）Corylus heterophylla var. heterophylla

落叶灌木或小乔木。小枝密被短柔毛。叶为矩圆形或宽倒卵形，长 4~13cm，宽 2.5~10cm，先端凹缺或截形，基部心形，边缘具重锯齿，中部以上具浅裂，上表面无毛，下表面于幼时疏被短柔毛，以后仅沿脉疏被短柔毛。果单生或 2~6 个簇生成头状；果苞钟状，密被柔毛和刺状腺体，较果长但不超过 1 倍，上部浅裂，几全缘；坚果近球形。花期 5~6 月，果期 8~9 月。

分布于神农架大九湖、木鱼，生于海拔 1100~1600m 的山坡林中。常见。

种仁健脾和胃，润肺止咳；用于病后体弱、脾虚泄泻、食欲不振、咳嗽。雄花序止血，消肿，敛疮；用于外伤出血、冻伤、疮疖等。

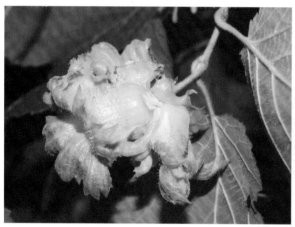 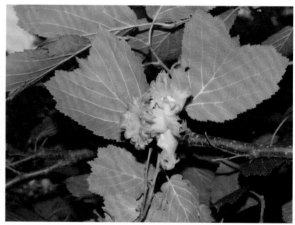

5b 川榛（变种）Corylus heterophylla var. sutchuanensis Franchet

本变种与榛（原变种）的区别为叶椭圆形、宽卵形或几圆形，先端尾状。花药红色。果苞裂片的边缘具疏齿，很少全缘。花期 5~6 月，果期 8~9 月。

分布于神农架大九湖、红坪、木鱼、宋洛、新华、松柏等地，生于海拔 1300~2100m 的山坡林中。常见。

种仁调中，开胃，明目；用于食欲不振、视物昏花。

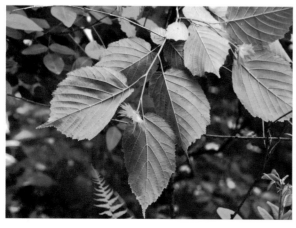 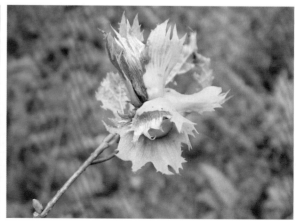

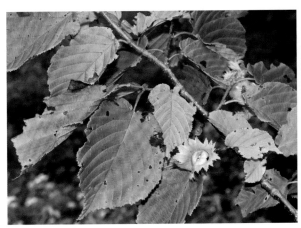
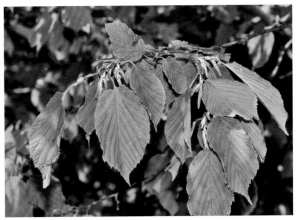

（四）鹅耳枥属 Carpinus Linnaeus

　　落叶乔木。冬芽具多数覆瓦状芽鳞。单叶互生，边缘具重锯齿或单齿，羽状脉；托叶常早落。雄柔荑花序生于上年生枝顶，每苞鳞内具 1 朵花，无花被，雄蕊 3~13 枚；雌花序生于上部的枝顶，单生，每苞鳞内具花 2 朵，雌花基部具 1 枚苞片和 2 枚小苞片，三者愈合成叶状总苞，花被与子房贴生，顶端具不规则的浅裂。小坚果着生于果苞的基部。

　　约 50 种；我国 33 种；湖北 6 种；神农架 10 种，可供药用的 4 种。

■ 分种检索表

1. 果苞紧密排列成覆瓦状，两侧近于对称·······················1. 千金榆 C. cordata
1. 果苞不紧密排列成覆瓦状，中脉多偏于一侧。
　　2. 果苞内缘有小裂片或内折的小耳突·······················2. 川陕鹅耳枥 C. fargesiana
　　2. 果苞内缘无小裂片，有时内缘基部微向内折。
　　　　3. 叶缘具重锯齿，或呈单锯齿状，锯齿一般不呈细刺毛状·······3. 云贵鹅耳枥 C. pubescens
　　　　3. 叶缘有整齐或不整齐细刺毛状重锯齿·····················4. 多脉鹅耳枥 C. polyneura

1　千金榆 Carpinus cordata Blume

■ 分变种检索表

1. 小枝初时疏被长柔毛，后渐变无毛·······················1a. 千金榆 C. cordata var. cordata
1. 小枝被长柔毛或密的短毛·······························1b. 华千金榆 C. cordata var. chinensis

1a 千金榆（原变种）Carpinus cordata var. cordata

落叶乔木。小枝被疏长柔毛，后脱落。叶卵形，长 8~15cm，宽 3~5cm，先端渐尖，基部浅心形，边缘具刺毛状重锯齿，上表面疏被长柔毛或无毛，下表面沿脉疏被短柔毛，侧脉 15~20 对。果苞卵状矩圆形，全部遮盖着小坚果；小坚果矩圆形。花期 5~6 月，果期 7~8 月。

分布于神农架大九湖、红坪、木鱼、宋洛等地，生于海拔 1100~2200m 的山坡林中。常见。

树皮用于跌打损伤、痈肿。

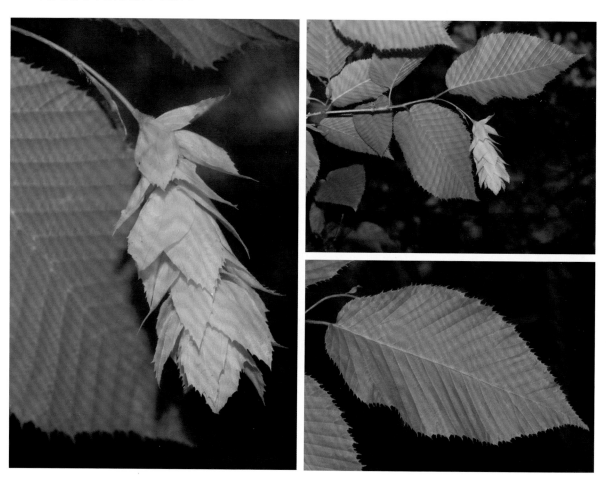

1b 华千金榆（变种）Carpinus cordata var. chinensis Franchet

本变种与千金榆（原变种）的区别为小枝密被短柔毛及稀疏长柔毛。

分布于神农架大九湖、红坪、木鱼、宋洛、松柏，生于海拔 1300~1800m 的山坡。常见。

根皮用于劳倦疲乏、跌打损伤、淋证。果穗健胃消食。

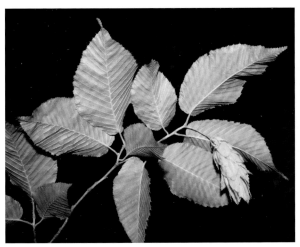
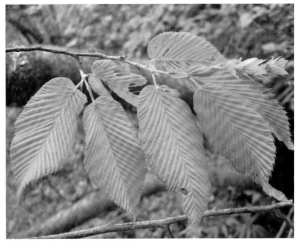

2 川陕鹅耳枥 **Carpinus fargesiana** H. Winkler

落叶乔木。小枝疏被长柔毛。叶卵状披针形至卵状椭圆形，长 2.5~7cm，宽 2~3cm，先端渐尖，基部近圆形，边缘具重锯齿，下表面沿脉被长柔毛，脉腋间具髯毛，侧脉 12~18 对。果苞半卵形，外侧基部无裂片，内侧基部具耳突或缘微内折，中裂片内侧边缘直立，全缘，外侧边缘具疏齿。小坚果宽卵圆形。花期 5~6 月，果期 7~8 月。

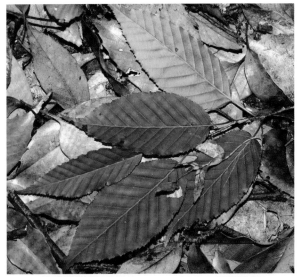

分布于神农架红坪、木鱼，生于海拔 1000~2000m 的山地林中。常见。

根、茎皮解毒，祛瘀。

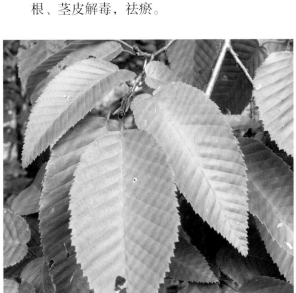
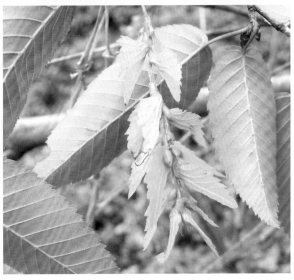

3　云贵鹅耳枥　Carpinus pubescens Burkill

落叶乔木。幼枝被毛，后脱落。叶卵形或卵状披针形，长 3~9cm，宽 2~4cm，先端渐尖，基部圆楔形，边缘具细密重锯齿，下表面沿脉疏被长柔毛，脉腋具髯毛，侧脉 12~14 对。果苞半卵形，两面沿脉被长柔毛，外侧基部无裂片，内侧基部边缘微内折或具耳突，中裂片内侧边缘直或微内弯，外侧边缘具锯齿。小坚果宽卵圆形，密被短柔毛。花期 5~6 月，果期 7~9 月。

分布于神农架红坪、木鱼等地，生于海拔 1000~2000m 的山坡或山谷林中。少见。

树皮用于痢疾。

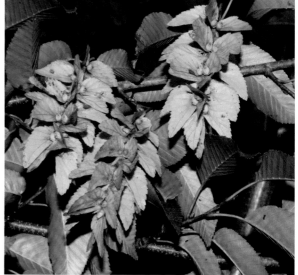

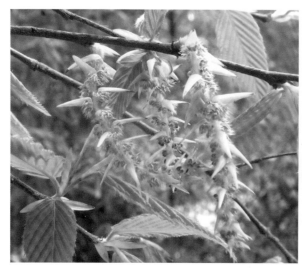

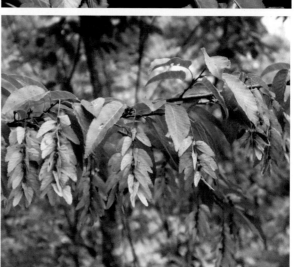

4　多脉鹅耳枥　Carpinus polyneura Franchet

落叶乔木。小枝初被长柔毛，后脱落。叶长卵形或卵状披针形，长 4~8cm，宽 1.5~2.5cm，先端长渐尖，基部圆楔形，边缘具刺毛状重锯齿，上表面幼时被柔毛，后变无毛，下表面脉腋具髯毛，侧脉 16~20 对。果苞半卵形或半卵状披针形，外侧基部无裂片，内侧基部的边缘微内折，中裂片外侧边缘仅具 1~2 枚疏锯齿或近全缘，内侧边缘直，全缘。小坚果卵圆形。花期 5~6 月，果期 7~9 月。

分布于神农架木鱼，生于海拔 900~1600m 的山地林中、林缘、沟旁。少见。

根皮活血散瘀，利湿通淋。

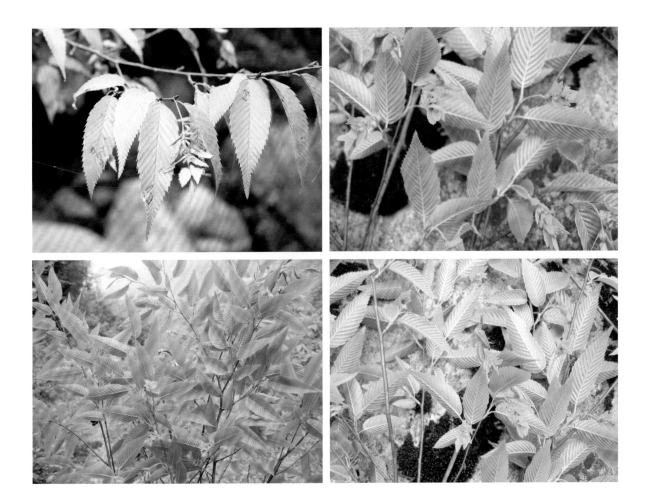

壳斗科 Fagaceae

常绿或落叶乔木，稀灌木。单叶互生，托叶早落。花单性同株，稀异株，单被，4~8裂，基部合生；雄花为细长柔荑花序，稀头状，苞片腋内有1朵雄花，雄蕊4~20枚，花丝纤细；雌花1~3（5）朵聚生于总苞内，总苞单生或2~3个集生，或在短轴上呈穗状，子房下位，3~7室，每室有1~2枚胚珠，仅1枚发育。坚果部分或全部包于有刺或鳞状总苞内。

7属，900余种；我国7属，约320种；湖北6属，49种；神农架6属，36种，可供药用的6属，20种。

■ 分属检索表

1. 雄花排列成下垂的头状花序；坚果有3条棱 ······························1. 水青冈属 Fagus
1. 雄花排列成直立或下垂的柔荑花序；坚果卵球形至球形。
  2. 雄花序为直立的柔荑花序。
    3. 雌花单生，总苞杯状，无刺，被有覆瓦状鳞片 ·················2. 柯属 Lithocarpus
    3. 雌花序多花，总苞球形，外被以分枝的刺或疣状突起。
      4. 冬季落叶；子房6室；无顶芽 ·····························3. 栗属 Castanea
      4. 常绿；子房3室；有顶芽 ·························4. 锥栗属 Castanopsis
  2. 雄花序为下垂的柔荑花序。
    5. 壳斗的小苞片不连生成圆环状 ·····················5. 栎属 Quercus
    5. 壳斗的小苞片连生成圆环状 ···············6. 青冈属 Cyclobalanopsis

（一）水青冈属 Fagus Linnaeus

落叶乔木。芽具长而尖的鳞片。叶互生，2列，边缘有锯齿，侧脉直伸齿端。雄花序为下垂头状花序，有长梗，着花7~11朵，雄花萼5~7裂，雄蕊8~16枚；雌花花萼5~6裂，子房3室，花柱3裂。壳斗3~4裂，具瘤状、鳞状、舌状、钻形的苞片，每壳斗内具1~2个坚果，果卵状三棱形。

10种；我国5种；湖北3种；神农架3种，可供药用的2种。

■ 分种检索表

1. 叶缘锯齿不明显；壳斗苞片二型 ·····················1. 米心水青冈 F. engleriana
1. 叶缘锯齿明显；壳斗苞片一型 ·····················2. 水青冈 F. longipetiolata

1 米心水青冈 **Fagus engleriana** Seemen

落叶乔木。叶互生，纸质，卵形至椭圆状卵形，长 4~10cm，宽 3~5cm，先端渐尖，基部楔形，先端截形，边缘浅波状，下表面灰绿色，除中脉外均被长柔毛。总苞片二型，呈刺状和绿色叶状。花期 4~5 月，果期 8~10 月。

分布于神农架大九湖、红坪、木鱼、宋洛、新华，生于海拔 1300~1600m 的山坡林中。常见。

茎皮祛风除湿；用于风湿疼痛。

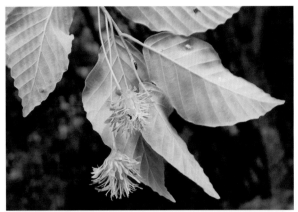

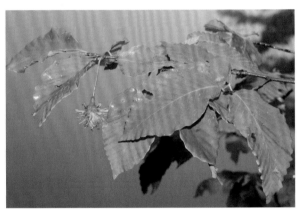
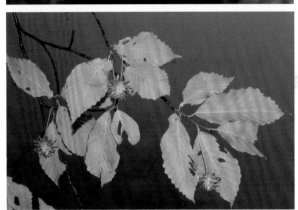

2 水青冈 **Fagus longipetiolata** Seemen

落叶乔木。叶片卵形或卵状披针形，长 6~15cm，宽 3~6cm，先端渐尖，基部楔形，略偏斜，边缘具锯齿，下表面苍白色，侧脉直达齿端。壳斗 4 瓣裂，密被褐色绒毛，有极多向外弯的锐刺，刺长 4~6mm，下弯或呈"S"字形。花期 4~5 月，果期 8~10 月。

分布于神农架各地，生于海拔 1000m 以上的山坡林中。常见。

种子补脾健胃；用于身体虚弱无力。树皮祛风除湿；用于风湿麻木。

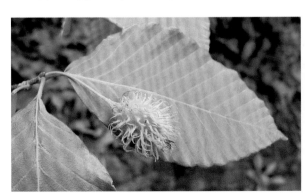
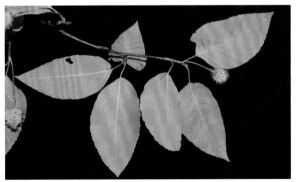

（二）柯属 Lithocarpus Blume

常绿乔木。叶互生，下表面常有鳞秕或鳞腺。穗状花序直立；雄花 3~4 朵簇生于花序轴上，花被杯状，4~6 深裂，雄蕊 10~12 枚；雌花序生于雄花序之下或另成一花序，雌花 1~5 朵生于总苞内，花被 4~6 裂，子房 3 室，花柱 3 裂。壳斗盘状、杯状或碗状；苞片鳞片状，覆瓦状排列或结合成同心环带，全包或包着坚果一部分。

300 余种；我国 123 种；湖北 9 种；神农架 5 种，可供药用的 1 种。

绵柯 Lithocarpus henryi (Seemen) Rehder & E. H. Wilson

常绿乔木。叶革质，狭长椭圆形，长 12~22cm，宽 3~6cm，先端渐尖，基部楔形，常偏斜，全缘，叶下表面有较厚的蜡鳞层。壳斗浅碗状，包着坚果很少或一半；小苞片三角形，覆瓦状排列；坚果常椭圆形或卵形，果脐内陷。花期 8~10 月，果翌年同期成熟。

分布于神农架各地，生于海拔 2000m 以下的山地林中。常见。

果实祛风除湿。

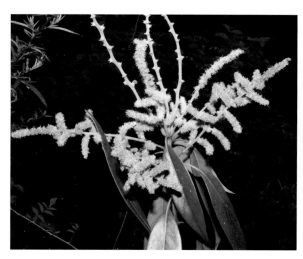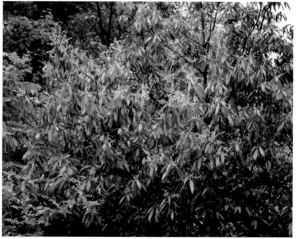

（三）栗属 Castanea Miller

落叶乔木。小枝无顶芽。叶互生，通常 2 列，羽状脉，叶缘具锯齿，齿尖常呈刺毛状。穗状花序直立，雄花单生或 2~3 朵簇生于花序轴上，雌花生于雄花序的基部或单独成花序，单朵或 2~5 朵生于壳斗中；花被 5~6 裂；雄蕊 10~20 枚；子房 6 室，花柱 6~9 裂。壳斗球形，外被针状长刺，有坚果 1~3 个；坚果圆锥形或扁卵形，暗褐色，有光泽。

10 种；我国 4 种；湖北 3 种；神农架 3 种，均可供药用。

■ **分种检索表**

1. 雌花单独成花序；总苞内具 1 个坚果·····················1. 锥栗 **C. henryi**
1. 雌花常生于雄花序基部；总苞内具 2~3 个坚果。
  2. 叶下表面密被绒毛或老后无毛·····················2. 板栗 **C. mollissima**
  2. 叶下表面有褐黄色或浅黄色的腺鳞·····················3. 茅栗 **C. seguinii**

| 1 | **锥栗** Castanea henryi (Skan) Rehder & E. H. Wilson |

    落叶乔木。小枝无毛，具皮孔。单叶互生，纸质，披针形或长圆状披针形，长 7~19cm，宽 3~6cm，先端长渐尖，基部圆形或楔形，边缘有疏锯齿，齿端有刺毛状尖头，叶下表面无毛。雌花单独成花序；总苞内有坚果 1 个。花期 5~6 月，果期 9~10 月。

    分布于神农架木鱼、红坪、宋洛、新华等地，生于海拔 1700m 以下的山坡林中。常见。

    果实、果壳、鲜叶安神，健脾，解毒；用于失眠、消化不良、丹毒、疮毒等。

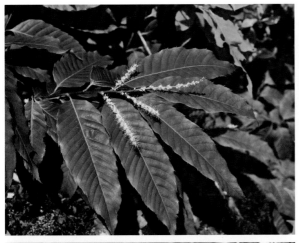

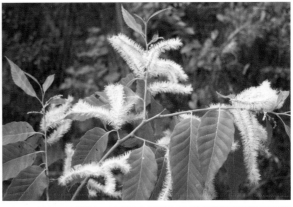

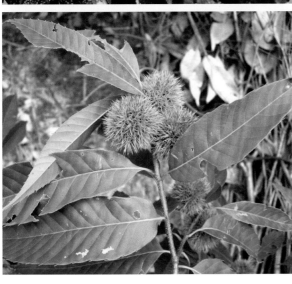

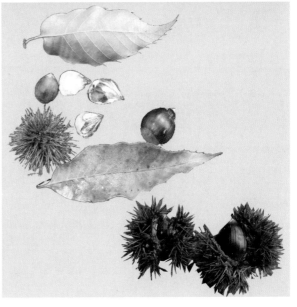

2 | 板栗 **Castanea mollissima** Blume

　　落叶乔木。小枝被灰色绒毛。叶互生，纸质，椭圆形至长圆状披针形，长9~22cm，宽5~9cm，先端渐尖，基部宽楔形，边缘疏生锯齿，齿有短刺状尖头，下表面被白色绒毛。雌花生于枝条上部的雄花序基部；总苞内常具2~3个坚果。花期4~5月，果期8~10月。

　　分布于神农架各地，生于海拔1500m的山坡林中。常见。

　　果实益气健胃，补肾强筋，活血消肿，止血。花清热燥湿，止血，散结。果壳降逆生津，化痰止咳，清热散结，止血。栗壳清热散结，化痰，止血。树皮解毒消肿，收敛止血。根行气止痛，活血调经。叶清肺止咳，解毒消肿。栗荴（栗子的内果皮）散结下气，养颜。

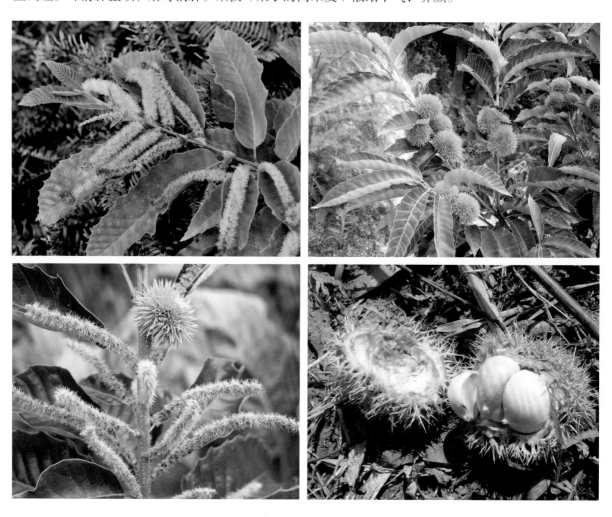

3 | 茅栗 **Castanea seguinii** Dode

　　落叶小乔木。幼枝被微毛。叶互生，纸质，椭圆状长圆形或倒卵状长圆形，长8~16cm，宽3~8cm，先端渐尖，基部圆形或楔形，边缘有疏锯齿，有小尖头，下表面苍白色，密被褐黄色或淡黄色腺鳞。雌花生于枝条上部的雄花序基部；总苞内有坚果2~3个。花期5~6月，果期9~11月。

分布于神农架各地，生于海拔 2000m 以下的山坡林中。常见。

叶消食健胃；用于消化不良。果实安神；用于失眠。根清热解毒，消食；用于肺炎、肺结核、消化不良。

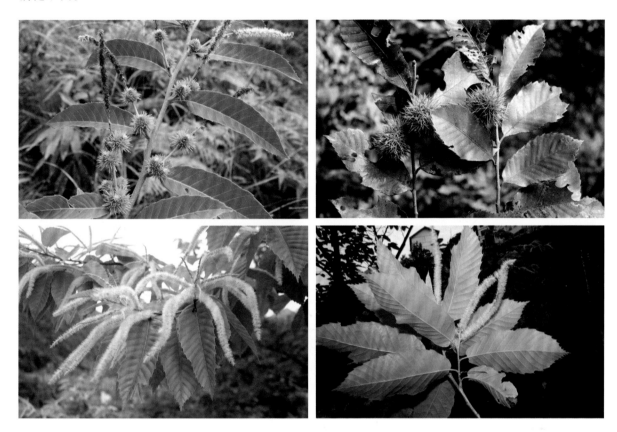

（四）锥栗属 Castanopsis (D. Don) Spach

常绿乔木。枝有顶芽。叶下表面被毛或鳞腺，托叶早落。花雌雄异序或同序；花序直立，穗状或圆锥花序；花被裂片常 5~6 枚；雄花单生或 3~7 朵簇生，雄蕊 8~12 枚；雌花单生或 2~5 朵聚生，子房 3 室，柱头 3 裂。壳斗全包或包着坚果的一部分，外壁有疏或密的刺，坚果 1~3 个翌年成熟，稀当年成熟。

约 120 种；我国约 58 种；湖北 6 种；神农架 5 种，可供药用的 4 种。

■ 分种检索表

1. 叶长 18~30cm ·······································1. 钩锥 **C. tibetana**

1. 叶长 15cm 以下。

　2. 总苞外面被以疣状鳞片，排列成环形 ··········2. 苦槠 **C. sclerophylla**

　2. 总苞外面被刺。

　　3. 叶两面同色，二年生叶下表面淡银白灰色 ··········3. 甜槠 **C. eyrei**

　　3. 叶下表面红褐色、黄棕色至淡黄绿色 ··········4. 栲 **C. fargesii**

1 钩锥 **Castanopsis tibetana** Hance

常绿乔木。小枝无毛。叶厚革质，卵状椭圆形至长椭圆形，长 15~30cm，宽 5~10cm，先端渐尖，基部宽楔形，中部以上具锐齿，上表面无毛，下表面密被棕褐色鳞秕。壳斗具 1 个坚果，圆球形；苞片针刺形，常在基部合生成束，全包坚果；坚果扁圆锥形。花期 4~5 月，果熟期翌年 8~10 月。

分布于神农架下谷，生于海拔 450m 的常绿阔叶林中。少见。

果实用于痢疾。

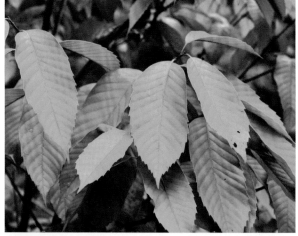

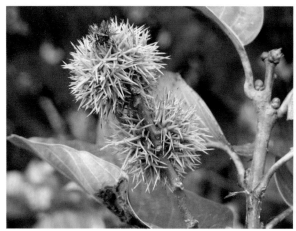

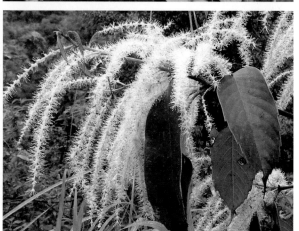

2 苦槠 **Castanopsis sclerophylla** (Lindley & Paxton) Schottky

常绿乔木。叶椭圆状披针形，长 7~15cm，宽 3~6cm，先端渐尖，基部宽楔形，常偏斜，中部以上具疏锯齿，老叶下表面淡银灰色。果序长 8~15cm，壳斗内有坚果 1 个，壳斗全包或半包坚果；小苞片鳞片状，大部分退化并横向连生成脊肋状圆环；坚果近圆球形。花期 4~5 月，果期翌年 10~11 月。

分布于神农架木鱼、下谷等地，生于海拔 700m 的山坡林中。常见。

种子止泻痢，除恶血，止渴。树皮、叶止血。

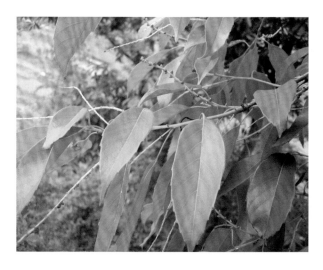

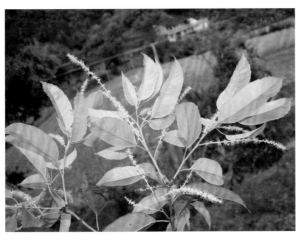
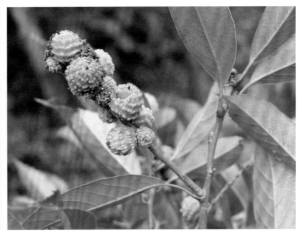

3　甜槠 Castanopsis eyrei (Champion ex Bentham) Tutcher

　　常绿乔木。枝叶无毛。叶革质，卵形、披针形或长椭圆形，长 5~13cm，宽 1.5~5.5cm，先端渐尖，常向一侧弯斜，基部偏斜，全缘或顶部有少数锯齿，侧脉每边 8~11 条，二年生叶的叶下表面淡银灰色。壳斗球形；小苞片刺状，内有 1 个坚果；坚果阔圆锥形，顶部锥尖。花期 4~6 月，果熟期翌年 9~11 月。

　　分布于神农架下谷，生于海拔 1000m 以下的山地林中。少见。

　　根皮止泻。种仁健胃燥湿。

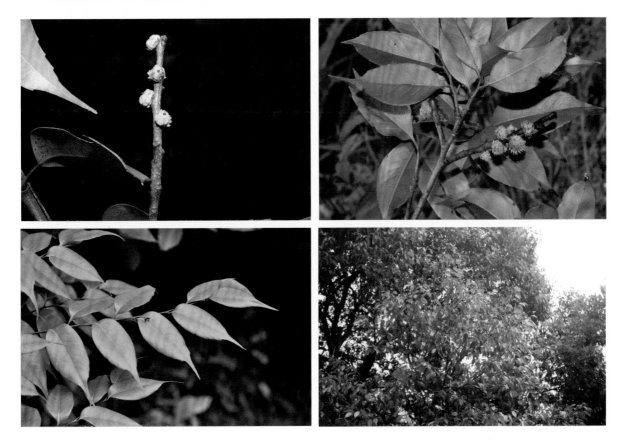

4 栲 **Castanopsis fargesii** Franchet

常绿乔木，小枝无毛。叶长椭圆形或披针形，长 7~15cm，宽 2~5cm，先端渐尖，基部宽楔形，稍偏斜，全缘或先端具 1~3 对浅齿，下表面密生锈褐色鳞秕。壳斗近球形或宽卵形，连刺直径 25~30mm，每壳斗有 1 个坚果；苞片刺形，鹿角状；坚果球形。花期 4~6 月，果熟期翌年 8~10 月。

分布于神农架木鱼、下谷，生于海拔 500m 左右的山地林中。少见。

总苞清热，消肿，止痛。

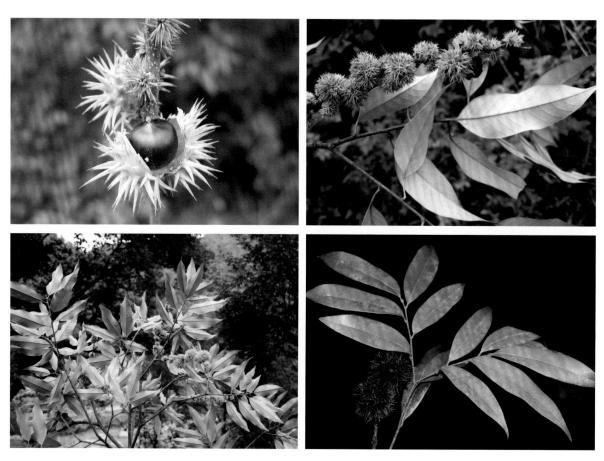

（五）栎属 **Quercus** Linnaeus

常绿或落叶木本。叶缘具锯齿或全缘或羽状缺裂。花单性同株；雄花序为下垂的柔荑花序，花被 4~7 裂，雄蕊常 4~6 枚；雌花单生或数个排成穗状花序，单生于总苞内，花被 6 裂，子房 3~5 室。壳斗盘状、杯状、钟状，包着坚果一部分，稀全包坚果，每壳斗内具 1 个坚果；小苞片鳞形、线形或钻形，紧贴或开展。

约 300 种；我国 35 种；湖北 17 种；神农架 13 种，可供药用的 8 种。

■ 分种检索表

1. 常绿、半常绿乔木或灌木。
  2. 叶缘锯齿呈硬刺状，侧脉在叶上表面强度下凹陷…………………………1. 刺叶高山栎 **Q. spinosa**
  2. 叶缘锯齿不呈硬刺状，侧脉在叶两表面微凹起…………………………2. 橿子栎 **Q. baronii**
1. 落叶乔木或灌木。
  3. 叶片长椭圆状披针形或卵状披针形，叶缘有刺芒状锯齿。
    4. 成熟叶下表面密被灰白色星状毛；小枝无毛…………………………3. 栓皮栎 **Q. variabilis**
    4. 成熟叶两面无毛；幼枝被毛……………………………………………4. 麻栎 **Q. acutissima**
  3. 叶片椭圆状倒卵形、长倒卵形或椭圆形，叶缘具粗锯齿或波状齿。
    5. 壳斗小苞片窄披针形，直立或反曲…………………………………5. 槲树 **Q. dentata**
    5. 壳斗小苞片三角形、长卵形或卵状披针形，紧贴壳斗壁。
      6. 成熟叶下表面被星状毛或兼有单毛………………………………6. 白栎 **Q. fabri**
      6. 成熟叶下表面无毛或有极少毛。
        7. 叶缘有腺状锯齿………………………………………………7. 枹栎 **Q. serrata**
        7. 叶缘锯齿无腺点………………………………………………8. 槲栎 **Q. aliena**

---

1 刺叶高山栎 Quercus spinosa David ex Franchet

    常绿乔木或灌木。小枝初被星状毛，后脱落。叶片倒卵形、椭圆形，长 2.5~7cm，宽 1.5~4cm，先端圆钝，基部圆形或心形，叶缘有刺状锯齿或全缘，叶上表面皱褶不平，老叶仅叶下表面中脉被星状毛。壳斗杯形，包着坚果的 1/4~1/3；小苞片三角形，排列紧密；坚果卵形至椭圆形。花期 5~6 月，果期翌年 9~10 月。

    分布于神农架大九湖、红坪、木鱼、新华等地，生于海拔 1000m 以上的山坡林中。常见。

    树皮、叶止泻痢，止血等。

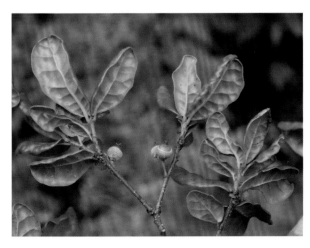
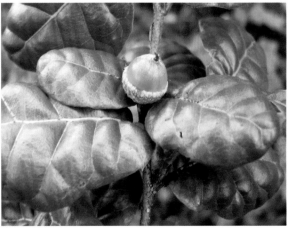

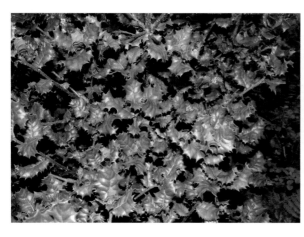 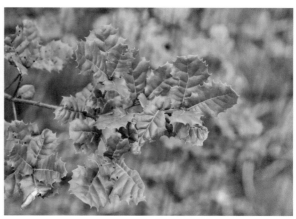

2 | **檞子栎** Quercus baronii Skan

　　半常绿灌木或乔木。小枝初被柔毛，后脱落。叶片卵状披针形，长 3~6cm，宽 1.3~2cm，先端渐尖，基部宽楔形，叶缘 1/3 以上有锐锯齿，叶片幼时两面被柔毛，后脱落。壳斗杯形，包着坚果的 1/2~2/3；小苞片钻形，反曲，被短柔毛；坚果卵形或椭圆形。花期 4 月，果期翌年 9 月。

　　分布于神农架木鱼、红坪、新华等地，生于海拔 1300m 以上的山地。常见。

　　根皮用于牙痛、黄疸。叶用于肿毒、难产。

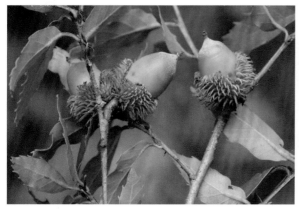 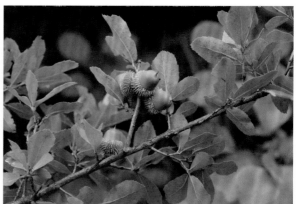

3 | **栓皮栎** Quercus variabilis Blume

　　落叶乔木。树皮深纵裂，木栓层发达。小枝无毛。叶片卵状披针形或长椭圆形，长 8~20cm，宽 2~8cm，先端渐尖，基部宽楔形，叶缘具刺芒状锯齿，叶下表面被绒毛，侧脉每边 13~18 条；叶柄长 1~5cm。壳斗杯形，包着坚果的 2/3；小苞片钻形，反曲；坚果近球形或宽卵形。花期 3~4 月，果期翌年 9~10 月。

　　分布于神农架各地，生于海拔 600~900m 的山坡。常见。

　　果壳、种子健胃，收敛，止血痢。

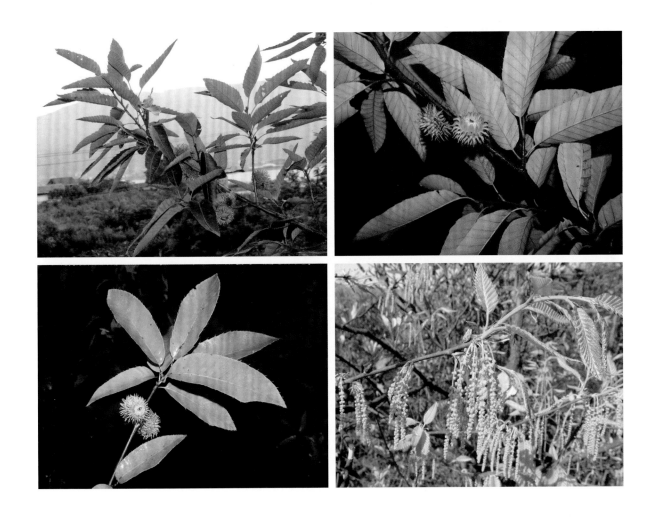

4 麻栎 **Quercus acutissima** Carruthers

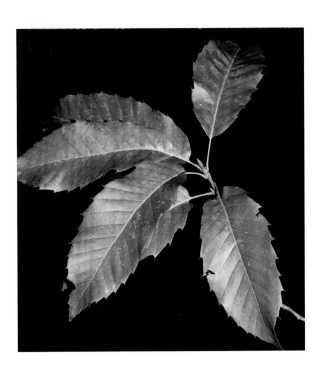

落叶乔木。树皮深纵裂。幼枝被柔毛，后脱落。叶片长椭圆状披针形，长 8~19cm，宽 2~6cm，先端渐尖，基部宽楔形，叶缘有芒状锯齿，幼时被柔毛，老时仅叶下表面脉上被毛。壳斗杯形，约包着坚果的 1/2；小苞片钻形，反曲，被绒毛；坚果卵形。花期 3~4 月，果期翌年 9~10 月。

分布于神农架各地，生于海拔 1800m 以下阳坡山地林中。常见。

果实用于泻痢脱肛、痔血。树皮用于泻痢、瘰疬、恶疮。壳斗收敛止血等。

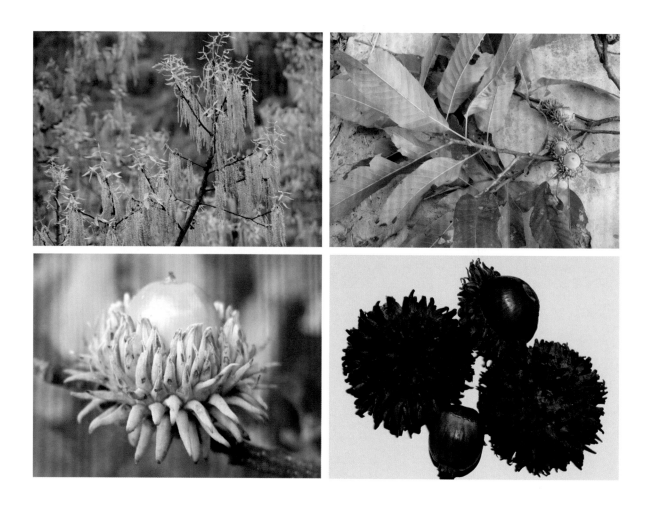

5 | 槲树 **Quercus dentata** Thunberg

落叶乔木。树皮深纵裂。小枝被绒毛。叶片倒卵形，长 10~30cm，宽 6~20cm，先端钝尖，基部耳形，叶缘波状裂片或粗锯齿，叶上表面幼时被毛，后脱落，叶下表面密被星状绒毛。壳斗杯形，包着坚果的 1/3~1/2；小苞片革质，窄披针形；坚果卵形。花期 4~5 月，果期 9~10 月。

分布于神农架各地，生于海拔 2000m 以下的山地林中。常见。

种仁涩肠止痢。树皮用于恶疮、瘰疬、痢疾、肠风下血。叶用于吐血、衄血、血痔、淋证等。

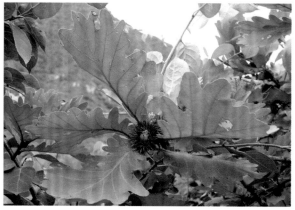
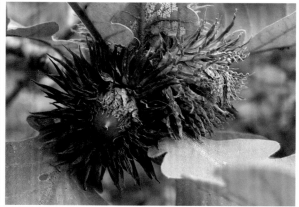

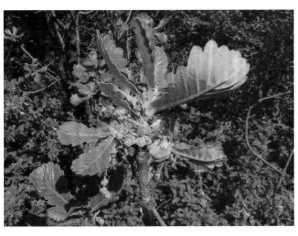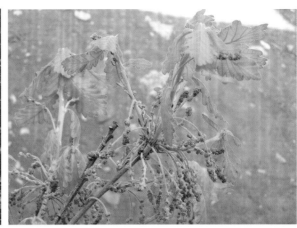

6 ｜ 白栎　**Quercus fabri** Hance

　　落叶乔木或灌木状。小枝密被绒毛。叶片倒卵形或椭圆状倒卵形，长 7~15cm，宽 3~8cm，先端钝或短渐尖，基部楔形或圆形，叶缘具波状锯齿或粗锯齿，幼时两面被星状毛。壳斗杯形，约包着坚果的 1/3；小苞片卵状披针形，排列紧密；坚果长椭圆形。花期 4 月，果期 10 月。

　　分布于神农架各地，生于海拔 800m 以下的山地林中。常见。

　　带虫瘿总苞健胃消积，理气，清火，明目。

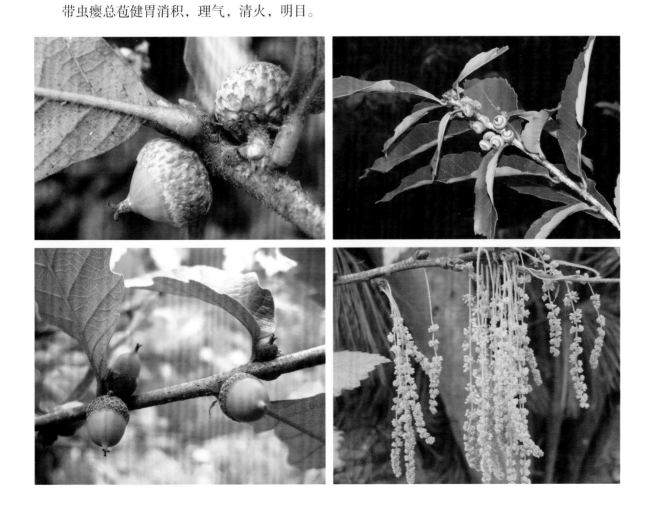

7 | 枹栎 Quercus serrata Murray

落叶乔木。幼枝被柔毛，后脱落。叶片薄革质，倒卵形或倒卵状椭圆形，长 7~17cm，宽 3~9cm，先端渐尖，基部楔形或近圆形，叶缘有腺状锯齿，幼时被伏贴单毛，老时叶下表面被平伏单毛或无毛。壳斗杯状，包着坚果的 1/4~1/3；小苞片长三角形，贴生；坚果卵形至卵圆形。花期 3~4 月，果期 9~10 月。

分布于神农架红坪、木鱼等地，生于海拔 800~1700m 的山坡。常见。

果壳收敛固涩，涩肠止泻。

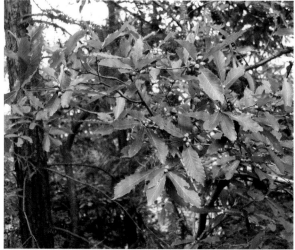

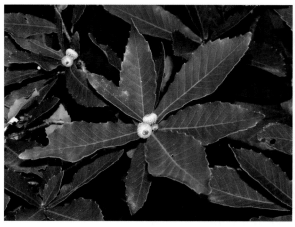

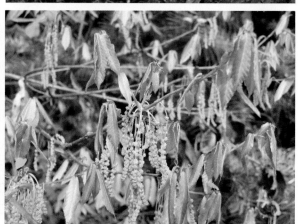

8 | 槲栎 Quercus aliena Blume

■ 分变种检索表

1. 叶先端钝圆，叶缘具波状齿，齿尖钝圆⋯⋯⋯⋯⋯⋯⋯⋯8a. 槲栎 Q. aliena var. aliena

1. 叶先端微尖，叶缘具波状齿，齿尖具微内弯的尖头⋯⋯8b. 锐齿槲栎 Q. aliena var. acutiserrata

8a | 槲栎（原变种）Quercus aliena var. aliena

落叶乔木。小枝近无毛。叶片长椭圆状倒卵形至倒卵形，长 10~30cm，宽 5~16cm，先端微钝或短渐尖，基部楔形或圆形，叶缘具波状钝齿，叶下表面被细绒毛。壳斗杯形，约包着坚果的

1/2；小苞片卵状披针形；坚果椭圆形至卵形。花期 3~5 月，果期 9~10 月。

分布于神农架各地，生于海拔 2000m 以下的山地林中。常见。

根、树皮、壳斗收敛，止痢；用于痢疾。叶用于恶疮。

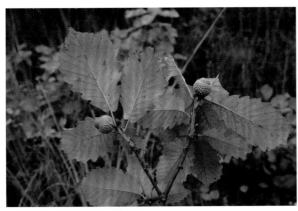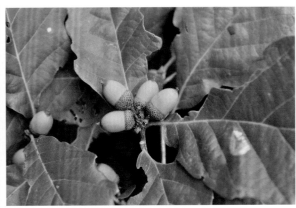

| 8b | **锐齿槲栎**（变种）**Quercus aliena** var. **acutiserrata** Maximowicz ex Wenzig |

本变种与槲栎（原变种）的区别为叶缘具粗大锯齿，齿端尖锐，内弯，叶下表面密被灰色细绒毛，叶片形状变异较大。花期 3~4 月，果期 10~11 月。

分布于神农架各地，生于海拔 500~2100m 的山坡林中。常见。

果壳收敛固涩，涩肠止泻。

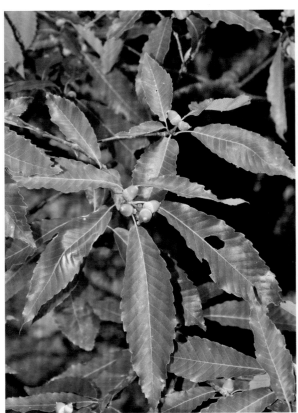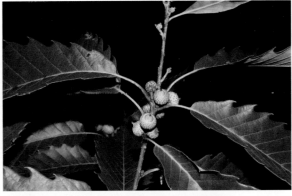
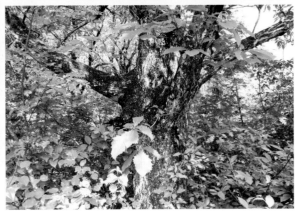

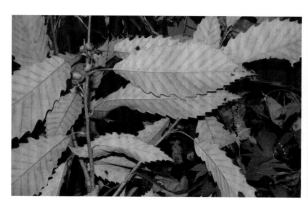 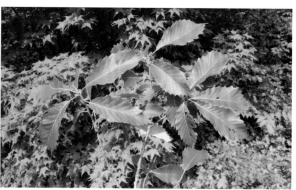

（六）青冈属　Cyclobalanopsis Oersted

常绿乔木。树皮平滑。单叶互生，全缘或有锯齿，羽状脉。花单性同株；雄花序为下垂柔荑花序，雄花花被5~6深裂，雄蕊与花被裂片同数；雌花单生或排成穗状，花被具5~6裂片，子房3室。壳斗呈碟形、杯形、碗形、钟形，包着坚果一部分，稀全包；小苞片愈合为同心环带，每一壳斗内通常只有1个坚果。

150种；我国69种；湖北9种；神农架7种，可供药用的2种。

■ **分种检索表**

1. 成熟叶下表面多少被绢毛，叶下表面具白色鳞秕·······································1. **青冈 C. glauca**
1. 成熟叶下表面无毛，叶下表面粉白色·······································2. **小叶青冈 C. myrsinifolia**

| 1 | **青冈** Cyclobalanopsis glauca (Thunberg) Oersted |

常绿乔木。叶片长椭圆形，长6~13cm，宽2~5.5cm，先端渐尖，基部宽楔形，中部以上有疏锯齿，叶上表面无毛，叶下表面多少被绢毛，常有白色鳞秕。壳斗碗形，包着坚果的1/3~1/2；小苞片合生成5~6条同心环带；坚果卵形或椭圆形。花期4~5月，果期10月。

分布于神农架各地，生于海拔1600m以下的山地或丘陵林中。常见。

种仁涩肠止泻，生津止渴。树皮、叶止血，敛疮。

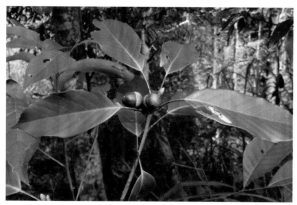 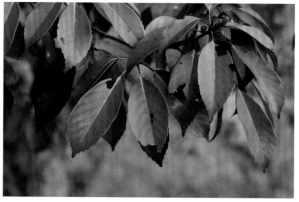

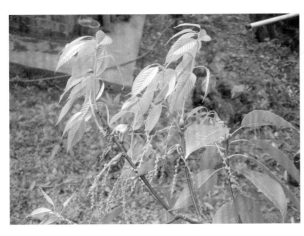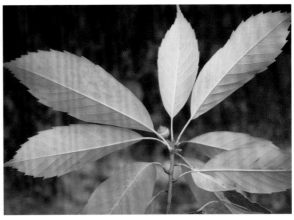

2　小叶青冈　*Cyclobalanopsis myrsinifolia* (Blume) Oersted

　　常绿乔木。叶卵状披针形或椭圆状披针形，长 6~11cm，宽 1.8~4cm，先端渐尖，基部楔形或近圆形，叶缘中部以上有细锯齿，叶下表面粉白色。壳斗杯形，包着坚果的 1/3~1/2；小苞片合生成 6~9 条同心环带，环带全缘；坚果卵形或椭圆形。花期 6 月，果期 10 月。

　　分布于神农架红坪、木鱼、松柏等地，生于海拔 500~1800m 的山坡林中。常见。

　　种仁止泻痢，除恶血，止渴。叶、树皮止血。

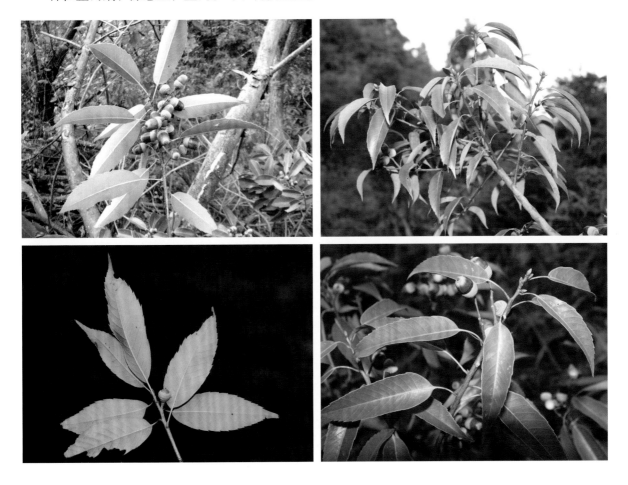

榆科 Ulmaceae

乔木或灌木。单叶互生，具锯齿，稀全缘，基部偏斜，羽状脉或三出脉；膜质托叶常早落。花小，两性、杂性或单性异株，腋生聚伞花序、总状花序或单生或簇生；花被裂片常 4~8 枚；雄蕊常与花被裂片同数而对生；雌蕊由 2 个心皮连合而成，柱头 2 裂，子房上位，通常 1 室，胚珠 1 枚。果为翅果、核果或小坚果。

16 属，230 种；我国 8 属，46 种；湖北 7 属，21 种；神农架 5 属，15 种，均可供药用。

■ 分属检索表

1. 叶脉羽状。
　2. 叶常有重锯齿；果为翅果 ·· 1. 榆属 Ulmus
　2. 叶常有单锯齿；果为核果 ·· 2. 榉属 Zelkova
1. 叶脉基部三出。
　3. 果为小坚果，有翅 ·· 3. 青檀属 Pteroceltis
　3. 果为核果，无翅。
　　4. 雌花单生或 2 朵着生 ·· 4. 朴属 Celtis
　　4. 花呈聚伞花序 ·· 5. 山黄麻属 Trema

（一）榆属 Ulmus Linnaeus

落叶乔木或灌木，稀常绿。单叶互生，羽状脉直达叶缘；托叶条形，早落。花两性，簇生或呈聚伞花序；花被钟形，4~9 裂；雄蕊与花被片同数而对生；子房由 2 个心皮合成，1 室，花柱短，柱头 2 裂。翅果扁平。种子位于中部及上部，顶端有缺口及宿存花柱。

约 40 种；我国 21 种；湖北 8 种；神农架 5 种，均可供药用。

■ 分种检索表

1. 叶缘具单锯齿，少有重锯齿；花、果期秋、冬二季 ····························· 1. 榔榆 U. parvifolia
1. 叶常有显著的重锯齿，花、果期春、夏二季。
　2. 种子位于翅果的上部，或接近顶端的凹缺 ····························· 2. 多脉榆 U. castaneifolia
　2. 种子位于翅果的中部或近中部，不接近顶端弯缺处。
　　3. 叶先端尾状渐尖或长渐尖，侧脉 14~23 对 ························· 3. 兴山榆 U. bergmanniana
　　3. 叶先端突短尖至渐尖，侧脉 5~16 对。
　　　4. 翅果基部突狭成细柄 ··· 4. 大果榆 U. macrocarpa
　　　4. 翅果基部不成细柄 ··· 5. 榆树 U. pumila

1 榔榆 **Ulmus parvifolia** Jacquin

落叶乔木。树皮裂成不规则鳞状，呈薄片剥落，露出红褐色内皮。当年生枝密被短柔毛。叶披针状卵形或窄椭圆形，长 2.5~5cm，宽 1~3cm，先端渐尖，基部偏斜，楔形，叶缘具单锯齿，侧脉每边 10~15 条。翅果椭圆形，果核部分位于翅果的中上部，上端接近缺口。花、果期 8~10 月。

分布于神农架阳日，生于海拔 600m 的沟边。少见。

树皮、根皮利水通淋，消痈；用于小儿解颅。茎叶用于疮肿、腰背酸痛、牙痛。

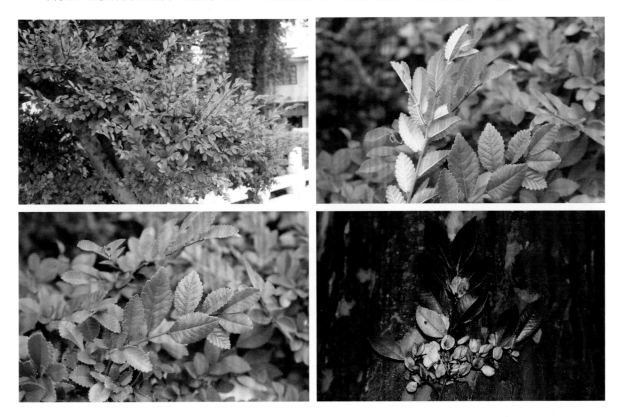

2 多脉榆 **Ulmus castaneifolia** Hemsley

落叶乔木。当年生枝密被长柔毛。叶长椭圆形或倒卵状椭圆形，长 8~15cm，宽 3.5~6.5cm，先端渐尖，基部明显偏斜，一边耳状，一边圆形或楔形，叶上表面幼时被硬毛，后脱落，叶下表面密被长柔毛，脉腋有簇毛，边缘具重锯齿，侧脉每边 16~35 条。翅果长圆状倒卵形或倒卵形。花、果期 3~4 月。

分布于神农架各地，生于海拔 1500m 以下的林中。常见。

树皮清热解毒，利尿消肿，祛痰。

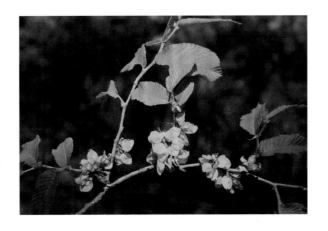

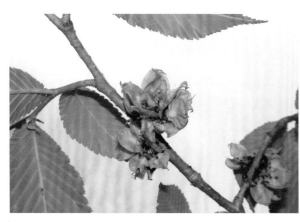
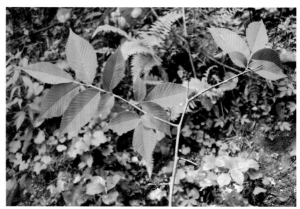

3 兴山榆 **Ulmus bergmanniana** C. K. Schneider

　　落叶乔木。当年生枝无毛，无木栓翅。叶椭圆形，长 6~16cm，宽 2.5~8.5cm，先端渐尖，基部楔形，偏斜，边缘具重锯齿，表面微粗糙，背面仅脉腋有簇生毛，侧脉每边 14~23 条。翅果宽倒卵形或倒卵状圆形，先端浅凹或近圆形，基部楔形，两面近无毛，种子位于中部。花、果期 3~5 月。

　　分布于神农架木鱼、下谷、新华、阳日等地，生于海拔 800m 以上的山坡林中或河边。常见。

　　树皮用于胃病。叶用于水肿。

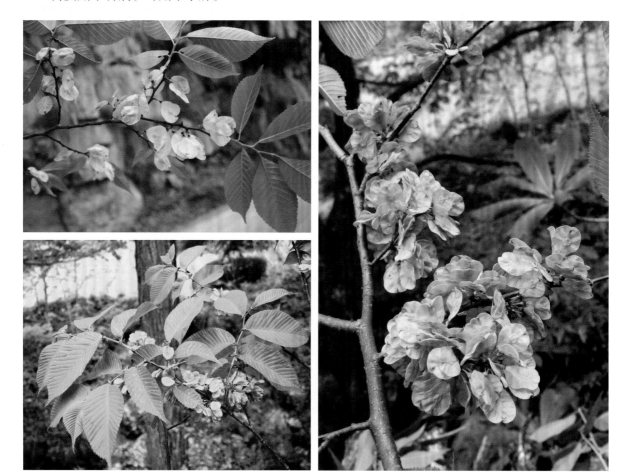

4 | 大果榆 Ulmus macrocarpa Hance

落叶乔木或灌木。树皮纵裂粗糙。小枝常具木栓翅，幼枝有疏毛。叶宽倒卵形或椭圆状倒卵形，长 5~9cm，宽 3.5~7cm，先端突尖或长尖，基部偏斜或近对称，边缘常具重锯齿，两面有短硬毛，粗糙，侧脉 8~16 对。翅果宽，顶端凹或圆，两面及边缘有毛。种子位于翅果中部。花、果期 4~5 月。

分布于神农架大九湖、红坪、木鱼、松柏，生于海拔 1500~1700m 的山坡或沟边。常见。

果实的加工品（芜荑）杀虫消积。

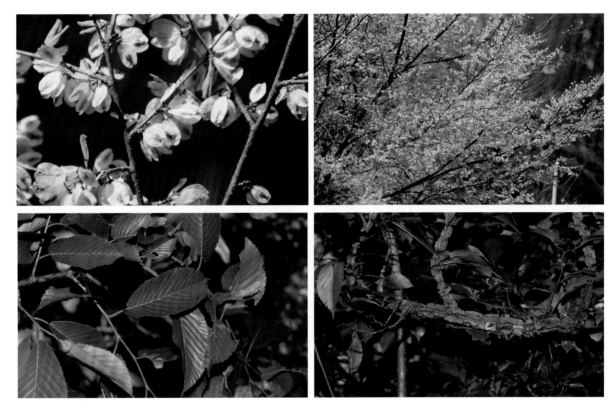

5 | 榆树 Ulmus pumila Linnaeus

落叶乔木。树皮纵裂粗糙。小枝无毛。叶椭圆状卵形或椭圆状披针形，长 2~8cm，宽 1.2~3.5cm，先端渐尖，基部偏斜，边缘具重锯齿或单锯齿，侧脉 9~16 对，上表面无毛，下表面无毛或脉腋微有簇毛。翅果近圆形，成熟时白黄色，无毛。种子位于翅果的中部或近上部。花、果期 3~6 月。

分布于神农架各地，生于海拔 1500m 以下的林中。常见。

树皮、根皮利水，通淋，消肿。叶利小便。花用于伤热、小便不利。果实、种子清湿热，杀虫。

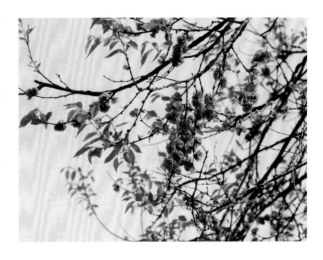

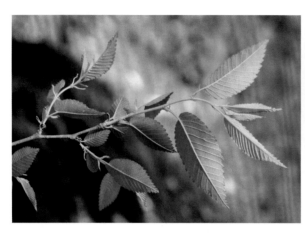 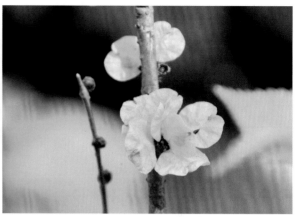

（二）榉属 Zelkova Spach

落叶乔木。叶脉羽状；托叶成对离生，早落。花杂性，雄花数朵簇生于幼枝的下部叶腋，雌花或两性花通常单生于幼枝的上部叶腋；雄花钟形，4~6 浅裂，雄蕊与花被裂片同数；雌花或两性花的花被 4~6 深裂，退化雄蕊缺或多少发育，子房无柄，柱头 2 枚。果为核果，偏斜，宿存的柱头呈喙状。

5 种；我国 3 种；湖北 3 种；神农架 3 种，均可供药用。

■ 分种检索表

1. 核果较小，直径 2.5~4mm，几乎无果梗。
  2. 当年生枝紫褐色或棕褐色，无毛或疏被短柔毛·····························1. 榉树 **Z. serrata**
  2. 当年生枝灰色或灰褐色，密生灰白色柔毛·····················2. 大叶榉树 **Z. schneideriana**
1. 核果较大，直径 5~7mm，果梗长 2~3mm·····························3. 大果榉 **Z. sinica**

1 | 榉树 **Zelkova serrata** (Thunberg) Makino

落叶乔木。当年生枝疏被短柔毛，后脱落。叶卵形、椭圆形或卵状披针形，长 3~10cm，宽 1.5~5cm，先端渐尖，基部稍偏斜，圆形或浅心形，边缘具锯齿，侧脉 7~14 对。核果几乎无梗，斜卵状圆锥形，上面偏斜，凹陷，表面被柔毛，具宿存花被。花期 4 月，果期 9~11 月。

分布于神农架木鱼等地，生于海拔 900m 以下的山坡。少见。

树皮利水，安胎。叶用于肿烂、恶疮。

本种为国家二级重点保护野生植物。

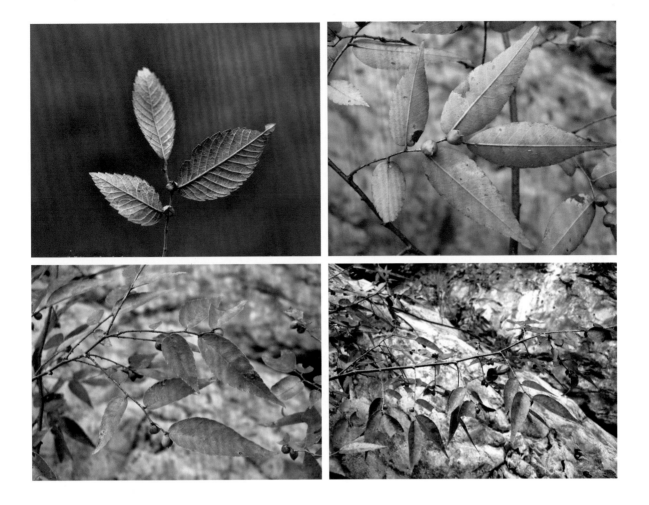

2 | 大叶榉树 *Zelkova schneideriana* Handel-Mazzetti

　　落叶乔木。当年生枝密生柔毛。叶厚纸质，卵形至椭圆状披针形，长 3~10cm，宽 1.5~4cm，先端渐尖，基部稍偏斜，圆形、宽楔形，叶上表面被糙毛，叶下表面密被柔毛，边缘具圆齿状锯齿，侧脉 8~15 对。核果斜卵状圆锥形，上面偏斜，凹陷，直径 2.5~3.5mm。花期 4 月，果期 9~11 月。

　　分布于神农架阳日，生于海拔 800m 以下的山坡林中。少见。

　　树皮清热，利水；用于时行头痛、热毒下痢、水肿。叶用于汤火烂疮、疔疮等。

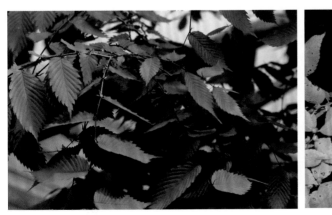
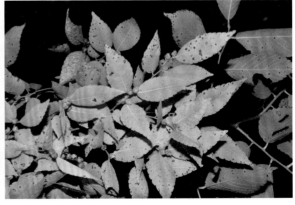

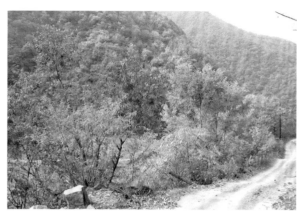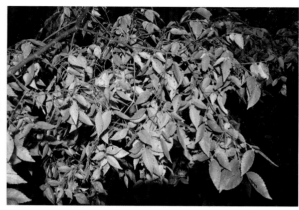

3 大果榉 *Zelkova sinica* C. K. Schneider

落叶乔木。一年生枝被柔毛，后脱落。叶纸质，卵形或椭圆形，长 3~8cm，宽 1.5~3.5cm，先端渐尖，基部宽楔形，稍偏斜，边缘具锯齿，侧脉 6~10 对。核果不规则倒卵状球形，直径 5~7mm。花期 4 月，果期 8~9 月。

分布于神农架木鱼，生于海拔 1000m 以下的山坡林中。少见。

树皮生肌止血；用于烧烫伤。

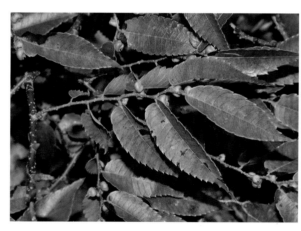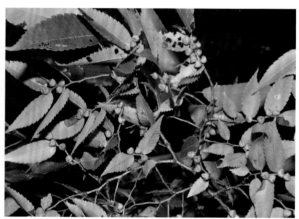

（三）青檀属 *Pteroceltis* Maximowicz

落叶乔木。叶互生，有锯齿，基部三出脉；托叶早落。花单性同株；雄花数朵簇生于当年生枝的下部叶腋，花被 5 深裂，裂片覆瓦状排列，雄蕊 5 枚；雌花单生于当年生枝的上部叶腋，花被 4 深裂，子房侧向压扁，花柱短，柱头 2 裂。坚果周围具翅。

1 种，神农架有分布，可供药用。

青檀 **Pteroceltis tatarinowii** Maximowicz

本种特征同青檀属。花期 3~5 月，果期 8~10 月。

分布于神农架木鱼、新华、下谷等地，生于海拔 1500m 以下的石灰岩疏林中。常见。

茎、叶祛风，止血，止痛。

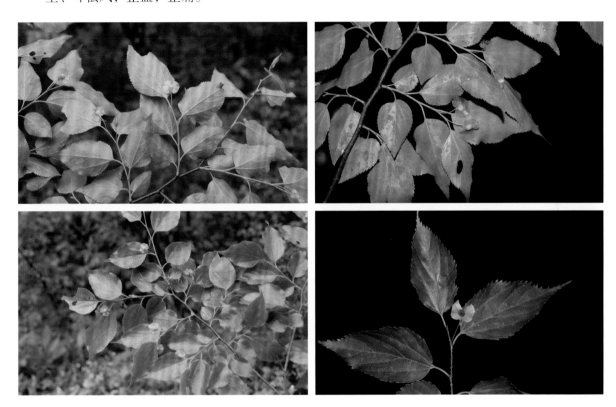

（四）朴属 **Celtis** Linnaeus

落叶稀常绿乔木。叶具三出脉，托叶早落。花小，两性或单性，具柄，集成小聚伞花序或圆锥花序，或簇生状，稀单生；雄花序多生于当年生枝的下部无叶处或叶腋，两性花或雌花多生于花序顶端；花被片 4~5 枚，仅基部合生；雄蕊与花被片同数；雌蕊具短花柱，柱头 2 裂，子房 1 室。核果。

约 60 种；我国 11 种；湖北 9 种；神农架 6 种，可供药用的 4 种。

■ 分种检索表

1. 冬芽的内层芽鳞密被较长的柔毛。

  2. 果较小，直径约 5mm，幼时被柔毛⋯⋯⋯⋯⋯⋯⋯⋯⋯⋯⋯⋯1. 紫弹树 **C. biondii**

  2. 果较大，长 10~12mm，幼时无毛⋯⋯⋯⋯⋯⋯⋯⋯⋯⋯⋯⋯2. 珊瑚朴 **C. julianae**

1. 冬芽的内层芽鳞无毛或仅被微毛。

  3. 果梗长为果长的 2 倍以上⋯⋯⋯⋯⋯⋯⋯⋯⋯⋯⋯⋯⋯⋯3. 黑弹树 **C. bungeana**

  3. 果梗短，长不到果长的 2 倍，常更短⋯⋯⋯⋯⋯⋯⋯⋯⋯⋯4. 朴对 **C. sinensis**

1 紫弹树 *Celtis biondii* Pampanini

落叶乔木。当年生枝密被短柔毛，后脱落。叶宽卵形至卵状椭圆形，长 2.5~7cm，宽 2~3.5cm，基部近圆形，稍偏斜，先端渐尖，中部以上疏具浅齿，两面被微糙毛。果序单生叶腋，通常具 2 个果，总梗极短；果幼时疏被柔毛，后脱净，成熟时黄色至橘红色，近球形，直径约 5mm。花期 4~5 月，果期 9~10 月。

分布于神农架木鱼、松柏、阳日、新华，生于海拔 500~1750m 的山坡灌丛或沟边。常见。

根皮、茎枝、叶清热解毒，祛痰，利小便；用于小儿脑积水、腰骨酸痛、乳痈，外用于疮毒、溃烂。

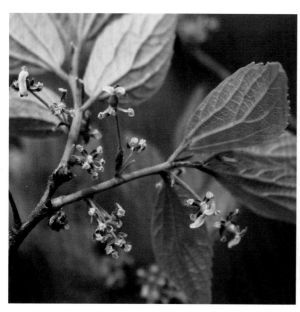 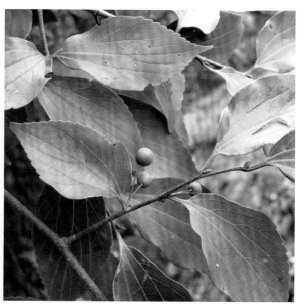

2 珊瑚朴 *Celtis julianae* C. K. Schneider

落叶乔木。当年生小枝密生茸毛，后脱净。叶厚纸质，宽卵形至尖卵状椭圆形，长 6~12cm，宽 3.5~8cm，基部近圆形或稍不对称，先端短渐尖至尾尖，叶上表面粗糙，叶下表面密生短柔毛，近全缘至上部以上具浅钝齿。果单生叶腋；果梗粗壮，长 1~3cm；果椭圆形至近球形，长 10~12mm，金黄色至橙黄色。花期 3~4 月，果期 9~10 月。

分布于神农架木鱼、新华等地，生于海拔 1300m 以下的山坡林中。常见。

茎叶用于咳喘。

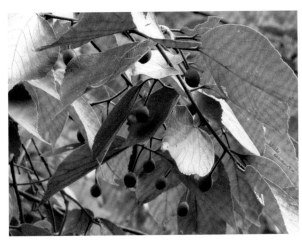 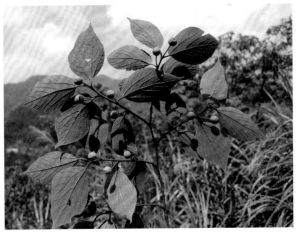

3 　黑弹树 　**Celtis bungeana** Blume

　　落叶乔木。叶厚纸质，卵形至卵状椭圆形，长 3~7cm，宽 2~5cm，基部宽楔形至近圆形，稍偏斜，先端渐尖，中部以上疏具浅齿，无毛。果常单生叶腋；果柄较细软，无毛，长 10~25mm；果成熟时蓝黑色，近球形，直径 6~8mm；核近球形。花期 4~5 月，果期 10~11 月。

　　分布于神农架木鱼、新华、宋洛等地，生于海拔 900~1300m 的山坡林中。常见。

　　树干、树皮、枝条祛痰，止咳，平喘；用于咳嗽痰喘。

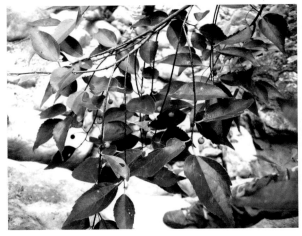 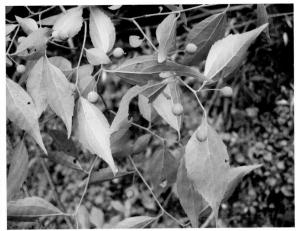

4 　朴树 　**Celtis sinensis** Persoon

　　落叶乔木。一年生枝条密被毛。叶革质，宽卵形至狭卵形，长 3~10cm，宽 3.5~6cm，中部以上边缘有浅锯齿，三出脉，下表面无毛或有毛。核果近球形，直径 4~5mm，红褐色；果柄与叶柄近等长。花期 3~4 月，果期 9~10 月。

　　分布于神农架各地，生于海拔 1500m 以下的山地林中。常见。

　　树皮用于月经不调、瘾疹、肺痈。叶用于漆疮。

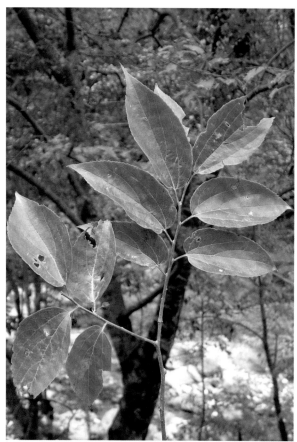
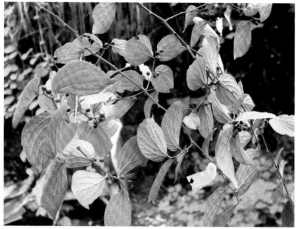
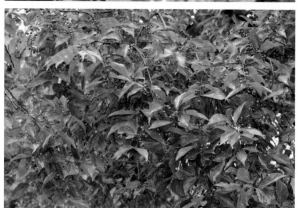

（五）山黄麻属 Trema Loureiro

乔木或灌木。叶互生，基出脉3（~5）条，稀羽状脉；托叶早落。花单性或杂性，多数密集成聚伞花序；雌雄花的花被片（4~）5枚；雄蕊与花被片同数，雄花具退化子房；雌花子房无柄，花柱短，柱头2个。核果小，卵圆形或近球形，常具宿存的花被片和柱头。

15种；我国6种；湖北2种；神农架2种，均可供药用。

■ 分种检索表

1. 叶卵状披针形，上表面被糙毛·······················1. **山油麻 T. cannabina** var. **dielsiana**
1. 叶狭长披针形，上表面不被糙毛·······················2. **羽脉山黄麻 T. levigata**

---

1 山油麻（变种）Trema cannabina var. dielsiana (Handel-Mazzetti) C. J. Chen

落叶灌木。小枝被柔毛，后脱落。叶卵状披针形，长4~9cm，宽1.5~4cm，先端尾状渐尖，基部圆或浅心形，边缘具圆齿状锯齿，叶上表面疏生糙毛，常脱落，叶下表面脉上疏生柔毛，三出脉，侧脉 2（~3）对。核果近球形，微压扁，熟时橘红色。花期 3~6 月，果期 9~10 月。

分布于神农架低海拔地区，生于路边或溪边灌丛中。少见。

根、嫩叶清热解毒，止痛，止血；用于疮毒、风湿麻木、风湿关节痛、外伤出血。

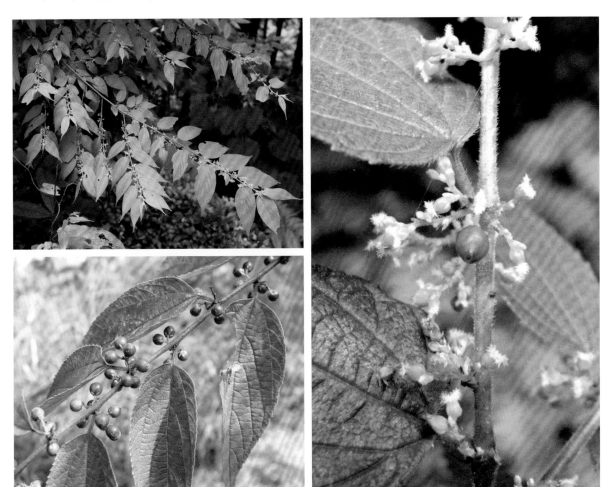

2 羽脉山黄麻 **Trema levigata** Handel-Mazzetti

小乔木或灌木。小枝被灰白色柔毛。叶纸质，狭长披针形，长 5~11cm，宽 1.5~2.5cm，先端渐尖，基部对称或微偏斜，边缘有细锯齿，叶上表面被稀疏的柔毛，后渐脱落，近光滑，叶下表面脉上疏生柔毛，羽状脉，侧脉 5~7 对。小核果近球形，微压扁，熟时由橘红色渐变成黑色。花期 4~5 月，果期 9~12 月。

分布于神农架新华，生于海拔 500m 的沟谷林缘。少见。

皮、叶清热泻火；用于风湿关节痛。

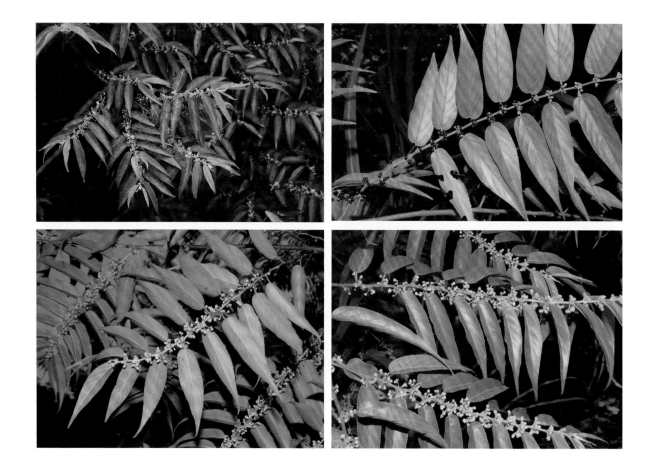

桑科 Moraceae

乔木、灌木或藤本，稀为草本，通常具白色乳液。单叶，稀复叶，互生，稀对生，全缘、具锯齿或分裂；托叶 2 枚，通常早落。花小，单性，雌雄同株或异株；无花瓣；雄蕊通常与花被片同数而对生；子房上位或下位，1~2 室，柱头 1~2 裂。果为瘦果或核果状，围以肉质变厚的花被，或藏于其内，呈聚花果，或隐藏于壶形花序托内壁，形成隐花果，或陷入发达的花序轴内，形成大型的聚花果。

37~43 属，1100~1400 种；我国 9 属，144 种；湖北 5 属，28 种；神农架 5 属，21 种，可供药用的 5 属，19 种。

分属检索表

1. 草本；聚伞花序疏松··1. 水蛇麻属 Fatoua
1. 乔木、灌木或木质藤本；花序通常紧密，少穗状和聚伞花序。
    2. 托叶合生，脱落后有环状托叶痕；隐头花序·······························2. 榕属 Ficus
    2. 托叶离生，脱落后无环状托叶痕；柔荑花序或头状花序。
        3. 枝无刺；叶缘有锯齿；雄花及雌花集生成柔荑花序或头状花序。
            4. 雄花与雌花均呈柔荑花序·······································3. 桑属 Morus
            4. 雄花为下垂的柔荑花序或球形头状花序；雌花密生成球状头状花序···4. 构属 Broussonetia
        3. 枝有刺；叶全缘；雄花与雌花均呈头状花序·······················5. 柘属 Maclura

（一）水蛇麻属 Fatoua Gaudichaud-Beaupré

一年生草本。单叶互生，边缘具锯齿；托叶早落。花单性同株，雌雄花混生，组成腋生聚伞花序；雄花花被片 4 深裂，雄蕊 4 枚；雌花花被 4~6 裂，子房歪斜，柱头 2 裂，丝状。瘦果小，斜球形，微扁，为宿存花被包围。

2 种；我国 2 种；湖北 1 种；神农架 1 种，可供药用。

水蛇麻 Fatoua villosa (Thunberg) Nakai

一年生直立草本。叶膜质，卵圆形至宽卵圆形，长 5~10cm，宽 3~5cm，先端急尖，基部心形至楔形，稍下延成柄，边缘锯齿三角形，两面被粗糙贴伏柔毛。花单性，聚伞花序腋生；雄蕊 4 枚；雌花子房近扁球形，花柱侧生，丝状。瘦果具 3 条棱，表面散生细小瘤体。花期 5~8 月，果期 9~10 月。

分布于神农架木鱼、下谷等地，生于海拔 500~1000m 的山坡路旁草丛中、园圃地边。常见。

叶用于风热感冒。全草用于刀伤、无名肿毒。

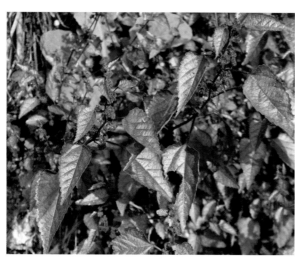
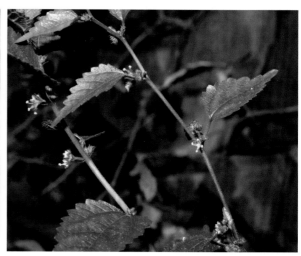

（二）榕属 Ficus Linnaeus

乔木、灌木、攀缘或附生，具乳液。叶互生，稀对生，全缘或具锯齿或分裂；托叶合生，早落，遗留环状痕。花雌雄同株或异株，生于肉质壶形花序托内壁，呈隐头花序；雄花花被片2~6枚，雄蕊1~3枚；雌花花被片与雄花同数或不完全，花柱偏斜；瘿花相似于雌花，但柱头极短。聚花果外形同花序，球形、椭圆形或梨形，肉质，口部苞片呈覆瓦状排列，基生苞片3枚。

约1000种；我国约99种；湖北14种；神农架11种，可供药用的9种。

■ 分种检索表

1. 直立乔木或灌木。
　2. 叶广卵圆形，通常呈掌状3~5裂·······················1. 无花果 F. carica
　2. 叶全缘或琴状分裂。
　　3. 叶全缘。
　　　4. 乔木。
　　　　5. 常绿乔木；叶狭椭圆形·····················2. 榕树 F. microcarpa
　　　　5. 半常绿乔木；叶卵状披针形至椭圆状卵形·······3. 黄葛树 F. virens
　　　4. 灌木；叶纸质，叶形多样···················4. 异叶榕 F. heteromorpha
　　3. 叶缘全部或至少上部具锯齿。
　　　6. 叶缘上部边缘有波状疏齿，下部全缘·············5. 尖叶榕 F. henryi
　　　6. 叶缘全部有牙齿···························6. 岩木瓜 F. tsiangii
1. 攀缘或匍匐灌木或木质藤本。
　7. 匍匐地面的木质藤本；叶缘有细齿·················7. 地果 F. tikoua
　7. 用气生根攀缘的灌木或木质藤本；叶全缘。
　　8. 基生叶脉伸长，到达叶中部或中部以上；果长2cm以上·······8. 薜荔 F. pumila
　　8. 基生叶脉短，不伸长；果长不到2cm·············9. 匍茎榕 F. sarmentosa

1 无花果 Ficus carica Linnaeus

　　落叶灌木。叶互生，广卵圆形，长宽近相等，10~20cm，通常 3~5 裂，边缘具不规则钝齿，表面粗糙，基部浅心形，基生侧脉 3~5 条。榕果单生叶腋，梨形，直径 3~5cm。花、果期 5~7 月。

　　原产于印度，神农架木鱼、松柏、新华、阳日等地庭院有栽培。

　　果实健胃清肠，祛湿，凉血。根、叶散瘀消肿，止泻。

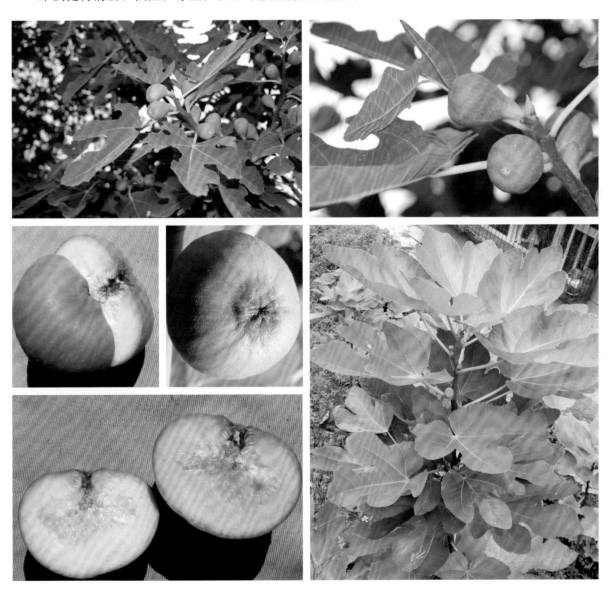

2 榕树 Ficus microcarpa Linnaeus f.

　　常绿大乔木。老树常有气根。叶薄革质，狭椭圆形，长 4~8cm，宽 3~4cm，先端钝尖，基部楔形，全缘。雄花、雌花、瘿花同生于 1 个花序内。榕果成对腋生或生于已落叶枝的叶腋，成熟时黄色或微红色，扁球形，直径 6~8mm，无总梗，基生苞片 3 枚。花、果期 4~11 月。

原产于我国华南，神农架松柏、阳日等地有栽培。

气生根祛风清热，活血解毒。叶清热利尿，活血散瘀。树皮用于泄泻、疥癣、痔疮。果实用于臁疮。树乳汁用于目翳、目赤、牛皮癣。

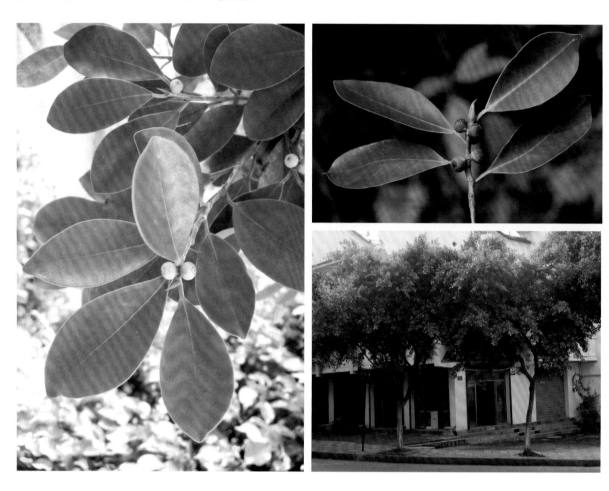

3 黄葛树 **Ficus virens** Aiton

半常绿乔木。具板根或支柱根。叶纸质，卵状披针形至椭圆状卵形，长 10~15cm，宽 4~7cm，先端渐尖，基部楔形至浅心形，全缘；托叶披针状卵形，长可达 10cm。雄花、雌花、瘿花生于同 1 个花序内。榕果单生或成对腋生，球形，直径 7~12mm，成熟时紫红色。花期 5~8 月，果期 8~11 月。

原产于我国华南等地，湖北宜昌有野生，神农架松柏有栽培。

根祛风除湿，清热解毒。叶消肿止痛；外用于跌打损伤。

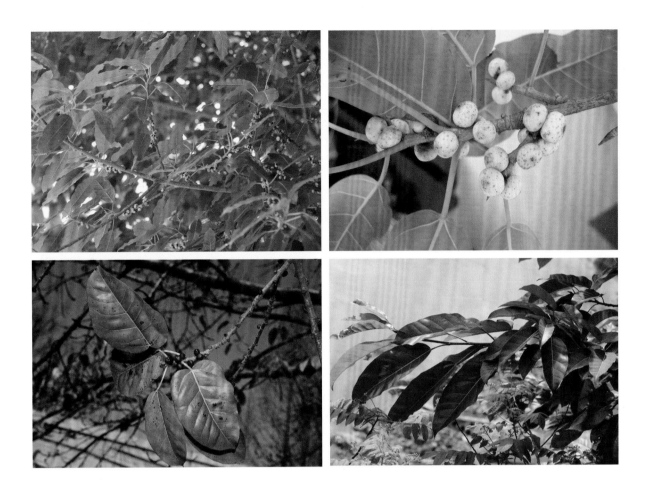

4　异叶榕 **Ficus heteromorpha** Hemsley

　　落叶灌木。小枝红褐色。叶卵状矩圆形、琴形、椭圆状披针形，长 10~18cm，宽 2~7cm，先端渐尖，基部圆形或浅心形，全缘。雄花和瘿花生于同 1 个花序中，雌花生于另 1 个花序内。榕果球形，直径 6~10mm，成对生于短枝叶腋，稀单生。花期 4~5 月，果期 5~7 月。

　　分布于神农架各地，生于海拔 500~1900m 的山坡林中或沟谷边。常见。

　　果实下乳，补血。根用于牙痛、久痢。

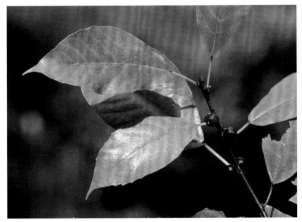
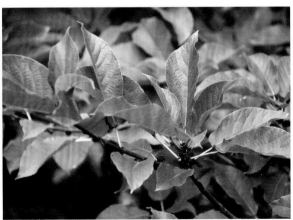

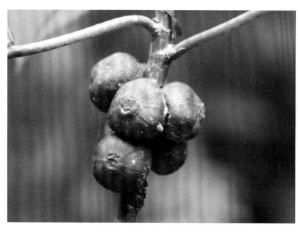
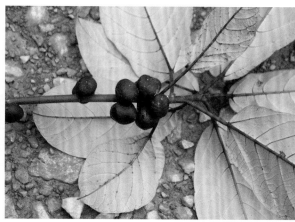

5 | 尖叶榕 *Ficus henryi* Warburg ex Diels

常绿小乔木。叶倒卵状长圆形至长圆状披针形，长 7~16cm，宽 2.5~5cm，先端渐尖，基部楔形，两面被点状钟乳体，全缘或中部以上有疏锯齿。雄花生于榕果内壁，花被片 4~5 枚，雄蕊 4 枚；雌花生于雌株榕果内壁，子房卵圆形，柱头 2 裂；瘿花生于雌花下部，花被片 5 枚。榕果单生叶腋，球形至椭圆形，直径 1~2cm，成熟时橙红色。花期 5~6 月，果期 7~9 月。

分布于神农架木鱼、松柏、新华，生于海拔 700~1000m 的山坡灌丛中或沟谷林中。常见。

果实清热利湿，解毒消肿，催乳。

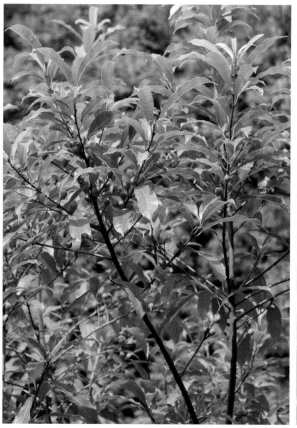
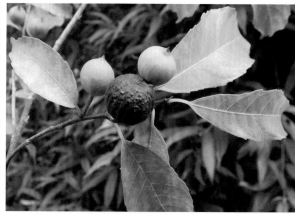
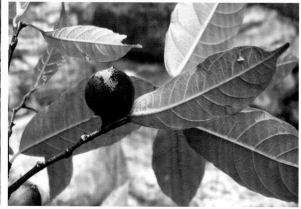

6 │ 岩木瓜 Ficus tsiangii Merrill ex Corner

半常绿灌木或小乔木。小枝密生硬毛。叶螺旋状排列，卵形至倒卵状椭圆形，长 8~23cm，宽 5~15cm，先端尾尖，基部圆形至浅心形，两面被粗糙硬毛。雄花两型，无柄雄花生于口部，有柄雄花散生，花被片 3~5 枚，雄蕊 2 枚；雌花子房无柄，柱头浅 2 裂；不育花小。榕果球状椭圆形，被粗糙短硬毛，成熟时红色。花期 5~8 月。

分布于神农架下谷，生于低海拔的沟谷中。少见。

叶、茎皮用于糖尿病、肿瘤、炎症、调血脂、降血压等。

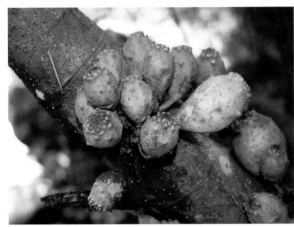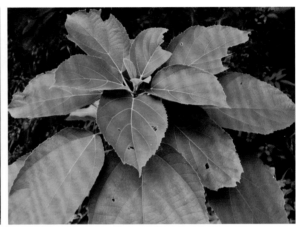

7 │ 地果 _{地枇杷} Ficus tikoua Bureau

地果 ^(地枇杷) **Ficus tikoua** Bureau

常绿匍匐木质藤本。茎上具不定根。叶倒卵状椭圆形，长 2~8cm，宽 1.5~4cm，先端急尖，基部圆形至浅心形，边缘具波状疏浅圆锯齿，侧脉 3~4 对，表面被短刺毛，下表面沿脉有细毛。榕果成对或簇生于匍匐茎上，常埋于土中，球形至卵球形，直径 1~2cm，基部收缩成狭柄，成熟时深红色，表面多瘤点。花期 5~6 月，果期 7 月。

分布于神农架木鱼、下谷等地，生于海拔 700m 的山坡草丛中。常见。

茎叶清热利湿，活血解毒。根清热利尿。花用于遗精、滑精。果实清热散寒，祛风除湿。

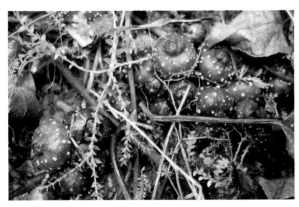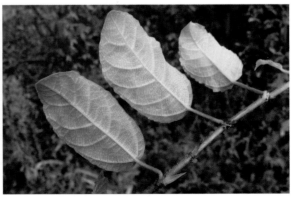

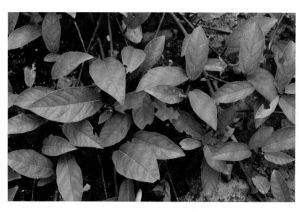
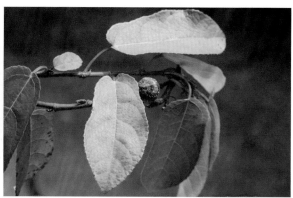

8 | 薜荔 **Ficus pumila** Linnaeus

常绿攀缘或匍匐灌木。不育枝有不定根，枝上的叶卵状心形，长约 2.5cm；能育枝无不定根，枝上的叶卵状椭圆形，长 5~10cm，宽 2~3.5cm，先端急尖至钝形，基部圆形至浅心形，全缘，上表面无毛，下表面被柔毛。榕果单生叶腋，幼时被黄色短柔毛，成熟时黄绿色或微红色。瘿花果梨形；雌花果近球形，长 4~8cm，直径 3~5cm。花、果期 5~8 月。

分布于神农架红坪、木鱼、阳日等地，生于海拔 500~700m 的山坡林中。常见。

茎、叶祛风，利湿，活血，解毒。根祛风除湿，舒筋通络。花托、果实通乳，利湿，活血，消肿。

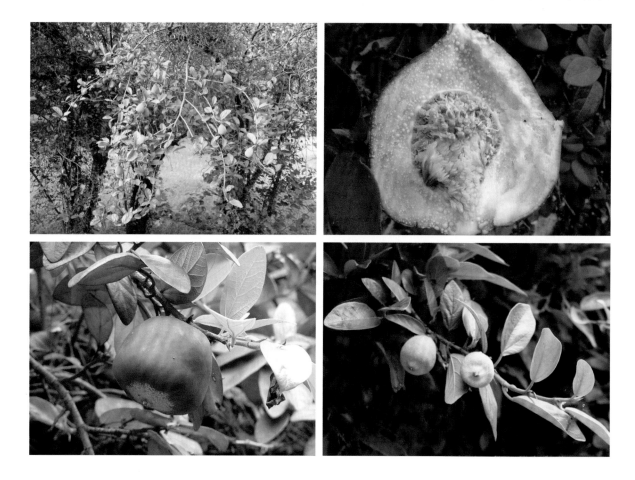

9 | 匍茎榕 Ficus sarmentosa Buchanan-Hamilton ex Smith

■ 分变种检索表

1. 叶宽达 5cm·······················9a. 珍珠莲 F. sarmentosa var. henryi

1. 叶宽不到 2.5cm。

　2. 叶下表面白色至浅灰褐色；果梗被棕色毛··········9b. 爬藤榕 F. sarmentosa var. impressa

　2. 叶下表面黄绿色；果梗有淡黄棕色毛··········9c. 尾尖爬藤榕 F. sarmentosa var. lacrymans

9a | 珍珠莲（变种）Ficus sarmentosa var. henryi (King ex Oliver) Corner

　　常绿木质攀缘匍匐藤状灌木。幼枝被长柔毛。叶革质，卵状椭圆形，长 8~10cm，宽 3~4cm，先端渐尖，基部圆形至楔形，上表面无毛，下表面密被柔毛，侧脉 5~7 对，小脉网结成蜂窝状。榕果成对腋生，圆锥形，直径 1~1.5cm，表面密被褐色长柔毛，成长后脱落；顶生苞片直立，长约 3mm，基生苞片卵状披针形，长 3~6mm。花、果期 5~11 月。

　　分布于神农架木鱼、宋洛、新华、阳日等地，生于海拔 500~900m 的山坡灌丛中或沟边岩石上。常见。

　　根、藤茎祛风除湿，消肿解毒，杀虫。花托用于睾丸偏坠、内痔、便血。

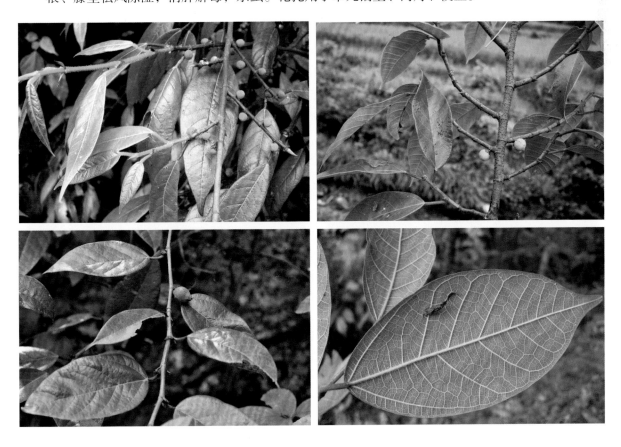

9b 爬藤榕（变种） Ficus sarmentosa var. impressa (Champion ex Bentham) Corner

　　常绿藤状匍匐灌木。叶革质，披针形，长 4~7cm，宽 1~2cm，先端渐尖，基部钝，下表面白色至浅灰褐色，侧脉 6~8 对，网脉明显。榕果成对腋生或生于落叶枝叶腋，球形，直径 7~10mm，幼时被柔毛。花期 4~5 月，果期 6~7 月。

　　分布于神农架红坪、木鱼、松柏、阳日等地，生于海拔 500~1400m 的山坡岩石上。常见。

　　根茎祛风湿，舒血气，消肿止痛；用于风湿关节痛、神经痛、跌打损伤、消化不良、血气亏虚。

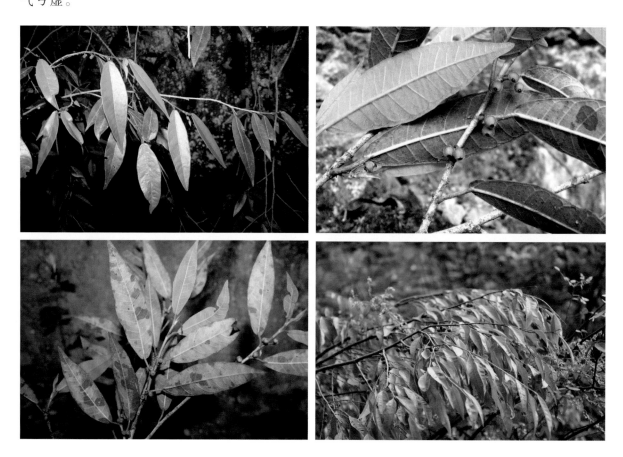

9c 尾尖爬藤榕（变种） Ficus sarmentosa var. lacrymans (H. Léveillé) Corner

　　常绿藤状匍匐灌木。叶薄革质，披针状卵形，长 4~8cm，宽 2~2.5cm，先端渐尖至尾尖，基部楔形，两面绿色，干后绿白色至黄绿色，侧脉 5~6 对，网脉两面平。榕果成对腋生或生于落叶枝叶腋，球形，直径 5~9mm，表面无毛或薄被柔毛。花期 4~5 月，果期 6~7 月。

　　分布于神农架木鱼、宋洛、阳日等地，生于海拔 800m 以下的山坡灌丛中或沟边岩石上。常见。

　　根、藤、种子清热解毒，祛风通络，舒筋活血。

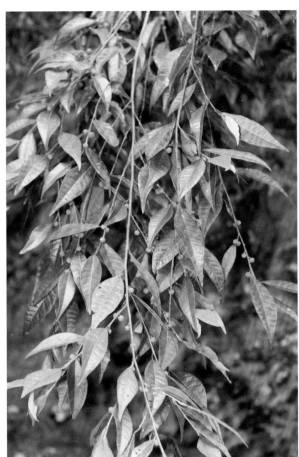
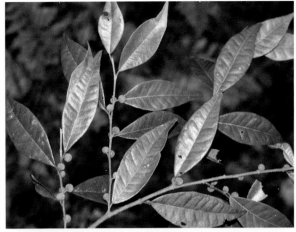
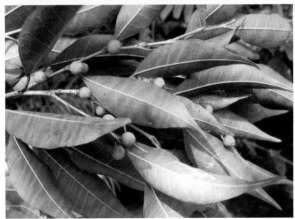

（三）桑属 **Morus** Linnaeus

落叶乔木或灌木。叶互生，边缘具锯齿，叶脉三至五出，侧脉羽状；托叶早落。花雌雄异株或同株，或同株异序，雌雄花序均为穗状；雄花花被片4枚，覆瓦状排列，雄蕊4枚，退化雌蕊陀螺形；雌花花被片4枚，覆瓦状排列，子房1室，柱头2裂。聚花果为多数包藏于肉质花被片内的核果组成，外果皮肉质，内果皮壳质。

16种；我国11种；湖北4种；神农架4种，均可供药用。

■ 分种检索表

1. 叶上表面粗糙，下表面密被细柔毛⋯⋯⋯⋯⋯⋯⋯⋯⋯⋯⋯⋯⋯⋯⋯⋯1. 华桑 **M. cathayana**

1. 叶下表面光滑，或有微细柔毛。

  2. 叶上表面光滑，下表面脉腋有须状毛；花柱甚短⋯⋯⋯⋯⋯⋯⋯⋯⋯⋯2. 桑 **M. alba**

  2. 叶下表面光滑无毛，或仅有微细毛，无腋生须状毛；花柱明显。

    3. 叶边缘有锐利或钝圆锯齿；雌花序长约1cm⋯⋯⋯⋯⋯⋯⋯⋯⋯3. 鸡桑 **M. australis**

    3. 叶边缘锯齿有针刺状芒尖；雌花序长1.5~2.5cm⋯⋯⋯⋯⋯⋯⋯4. 蒙桑 **M. mongolica**

1 华桑 **Morus cathayana** Hemsley

　　落叶乔木。叶广卵形或近圆形，长 8~20cm，宽 6~13cm，先端渐尖，基部心形或截形，略偏斜，边缘具疏浅锯齿，有时分裂，表面疏生短伏毛，下表面密被柔毛。花雌雄同株异序，雄花序长 3~5cm，雌花序长 1~3cm。聚花果圆筒形，长 2~3cm。花期 4~5 月，果期 5~6 月。

　　分布于神农架红坪、木鱼、宋洛等地，生于海拔 1400~1700m 的山坡林中或沟谷中。常见。

　　根皮、叶清热解表；用于感冒咳嗽。

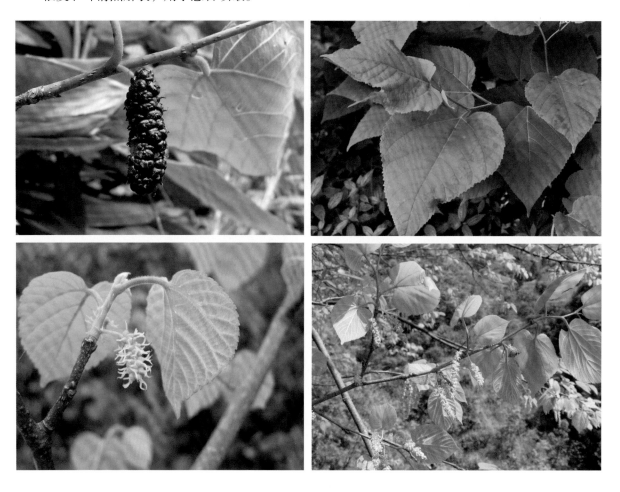

2 桑 **Morus alba** Linnaeus

　　落叶乔木或为灌木。叶卵形或广卵形，长 5~15cm，宽 5~12cm，先端渐尖或圆钝，基部圆形至浅心形，边缘粗锯齿，有时叶为各种分裂，叶下表面脉腋有簇毛。花单性；雄花序下垂，长 2~3.5cm；雌花序长 1~2cm。聚花果卵状椭圆形，长 1~2.5cm。花期 4~5 月，果期 5~8 月。

　　分布于神农架各地，生于海拔 1000m 以下的溪边灌丛中，也有栽培。常见。

　　根皮（桑白皮）泻肺平喘，利水消肿。嫩枝（桑枝）祛风湿，利关节。叶（桑叶）疏散风热，清肺润燥，清肝明目。果穗（桑椹）补血滋阴，生津润燥。

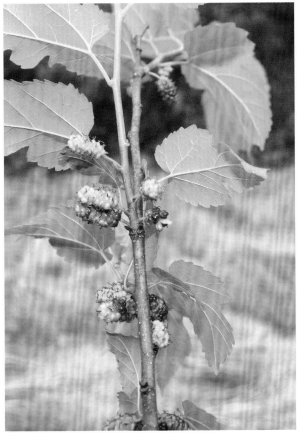
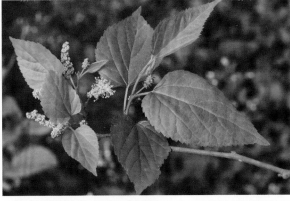
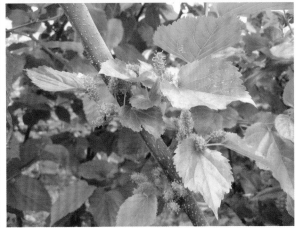

| 3 | **鸡桑** Morus australis Poiret |

　　落叶灌木。叶卵形，长 5~14cm，宽 3.5~12cm，先端急尖或尾状，基部楔形或心形，边缘具粗锯齿，或 3~5 裂，表面粗糙，密生短刺毛，下表面疏被粗毛。雄花序长 1~1.5cm，被柔毛；雌花序球形，长约 1cm，密被白色柔毛。聚花果短椭圆形，直径约 1cm。花期 3~4 月，果期 4~5 月。

　　分布于神农架各地，生于海拔 600~1900m 的山坡林中、沟边或灌丛中。常见。

　　根皮、叶清热解表；用于感冒咳嗽。

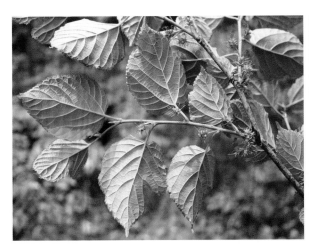
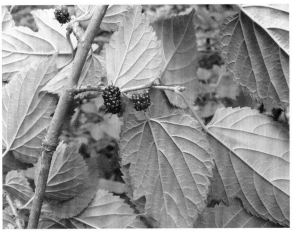

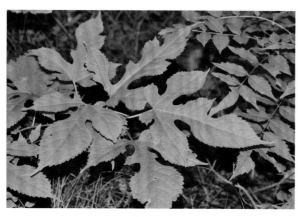 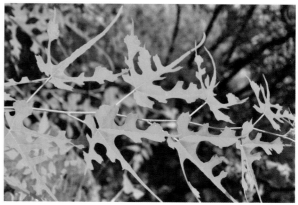

4 蒙桑 Morus mongolica (Bureau) C. K. Schneider

落叶小乔木或灌木。叶长椭圆状卵形，长 8~15cm，宽 5~8cm，先端尾尖，基部心形，边缘具三角形单锯齿，稀重锯齿，齿尖有长刺芒，两面无毛。雄花序长 3cm；雌花序短圆柱状，长 1.5~2.5cm；总花梗纤细，长 1~1.5cm。聚花果长 1.5cm。花期 3~4 月，果期 4~5 月。

分布于神农架木鱼、宋洛、松柏、阳日、新华等地，生于海拔 600~1600m 的山坡悬崖疏林中。常见。

根皮消炎利尿。叶清热解毒。

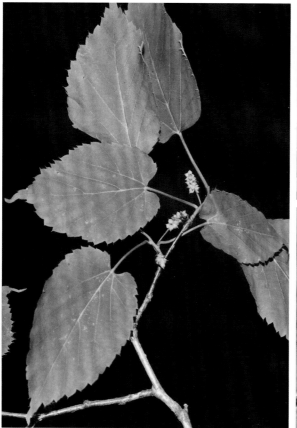

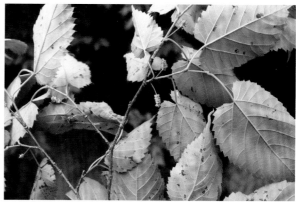

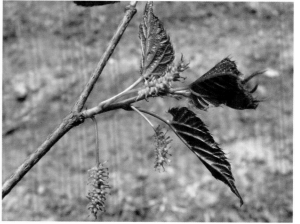

（四）构属 Broussonetia L'Héritier ex Ventenat

乔木、灌木或为攀缘藤状灌木，有乳液。叶互生，边缘具锯齿，基生叶脉三出，侧脉羽状；托叶侧生，早落。花雌雄异株或同株；雄花为下垂柔荑花序或球形头状花序，花被片 4 或 3 裂，雄蕊与花被裂片同数而对生；雌花密集成球形头状花序，苞片棍棒状，宿存，花被管状，顶端 3~4 裂或全缘，宿存，子房内藏，花柱侧生，线形。聚花果球形。

4 种；我国 4 种；湖北 3 种；神农架 3 种，均可供药用。

■ 分种检索表

1. 乔木；聚花果直径 1.5~3cm ·······························1. 构树 B. papyrifera
1. 灌木或攀缘状蔓生灌木；聚花果直径不到 1cm。
　2. 雌雄同株；叶基部歪斜 ·······························2. 楮 B. kazinoki
　2. 雌雄异株；叶基部近对称 ··················3. 藤构 B. kaempferi var. australis

---

1 构树 Broussonetia papyrifera (Linnaeus) L'Héritier ex Ventenat

落叶乔木。小枝密生柔毛。叶广卵形至长椭圆状卵形，长 6~18cm，宽 5~9cm，先端渐尖，基部心形，两侧常不相等，边缘具粗锯齿，不分裂或 3~5 裂，表面粗糙，下表面密被绒毛，基生叶脉三出；托叶大，卵形。花雌雄异株，雄花序为柔荑花序，雌花序呈球形头状。聚花果直径 1.5~3cm，成熟时橙红色，肉质。花期 4~5 月，果期 6~7 月。

分布于神农架各地，生于海拔 1400m 以下的山谷路旁、沟边或林中。常见。

果实补肾，清肝明目，利尿。根清热利湿，活血祛瘀。叶凉血，利尿。乳汁用于水肿、癣疾。树枝用于风疹、目赤肿痛、小便不利。

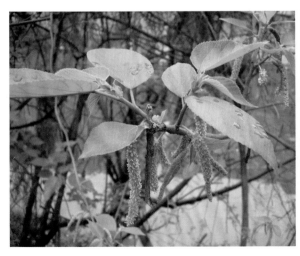
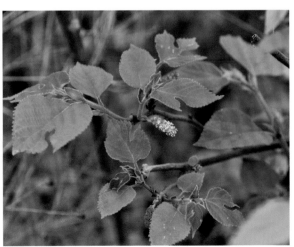

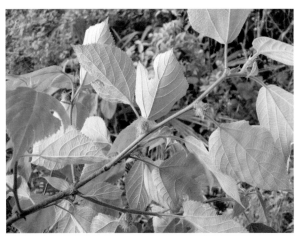
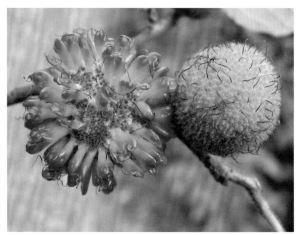

2 | 楮 **Broussonetia kazinoki** Siebold

落叶灌木。小枝幼时被毛，后脱落。叶卵形至斜卵形，长 3~7cm，宽 3~4.5cm，先端渐尖，基部近圆形或斜圆形，边缘具三角形锯齿，表面粗糙，下表面近无毛。花雌雄同株；雄花序球形头状；雌花序球形，被柔毛，花被管状，花柱单生。聚花果球形，直径 8~10mm。花期 4~5 月，果期 5~6 月。

分布于神农架木鱼、新华、阳日等地，生于海拔 500~800m 的山坡灌丛中。常见。

根皮祛风，活血，利尿。嫩枝叶、乳汁解毒，杀虫；外用于神经性皮炎、顽癣。

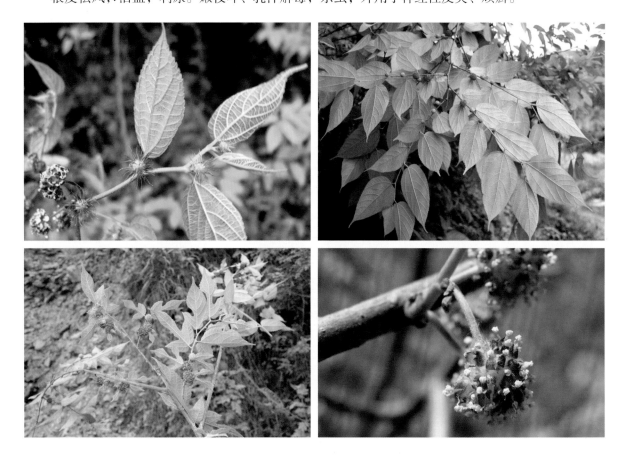

3 | 藤构（变种） **Broussonetia kaempferi** Siebold var. **australis** Suzuki

落叶蔓生藤状灌木。小枝幼时被柔毛，后脱落。叶互生，螺旋状排列，近对称的卵状椭圆形，长 3.5~8cm，宽 2~3cm，先端渐尖，基部心形或截形，边缘锯齿细，稀为 2~3 裂，表面无毛。花雌雄异株；雄花序短穗状，雄花花被片 4 枚，退化雌蕊小；雌花集生为球形头状花序。聚花果直径 1cm。花期 4~6 月，果期 5~7 月。

分布于神农架木鱼、新华、阳日，生于海拔 600~1400m 的沟边灌丛中。常见。

全株清热，止咳，利尿。

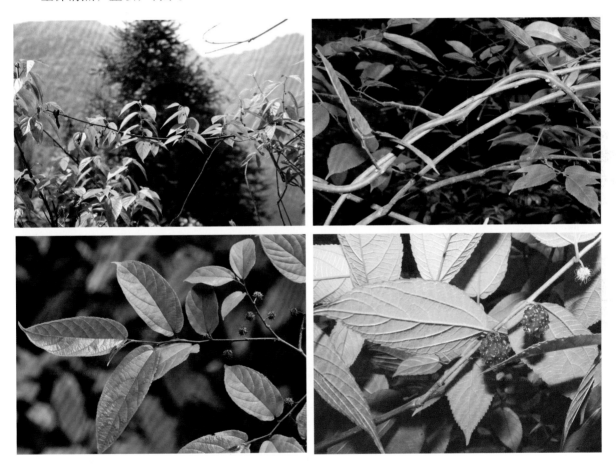

（五）柘属 **Maclura** Nuttall

乔木或为攀缘藤状灌木。有乳液，具枝状刺。叶互生，全缘；托叶 2 枚，侧生。雌雄异株，均为具苞片的球形头状花序；每花常 2~4 枚苞片，附着于花被片上；花被片通常为 4 枚，分离或下半部合生；雄蕊与花被片同数；雌花无梗，花被片肉质，盾形，花柱短，2 裂或不分裂，子房有时埋藏于花托的陷穴中。聚花果肉质。

约 12 种；我国 5 种；湖北 2 种，神农架 2 种，均可供药用。

■ **分种检索表**

1. 常绿攀缘状灌木；侧脉 7~10 对··1. 构棘 **M. cochinchinensis**

1. 落叶小乔木；侧脉 4~6 对··2. 柘 **M. tricuspidata**

| 1 | 构棘 **Maclura cochinchinensis** (Loureiro) Corner |

常绿直立或攀缘状灌木。叶革质，椭圆状披针形或长圆形，长 3~8cm，宽 2~2.5cm，全缘，两面无毛。雌雄异株，雌雄花序均为具苞片的头状花序，每花具 2~4 枚苞片；雄花序直径 6~10mm，花被片 4 枚，雄蕊 4 枚；雌花序微被毛。聚合果肉质，成熟时橙红色。花期 4~5 月，果期 6~7 月。

分布于神农架新华、阳日，生于海拔 500~1100m 的沟边或山坡灌丛中。常见。

根祛风利湿，活血通经。棘刺用于血瘕、痰痞。果实用于疝气。

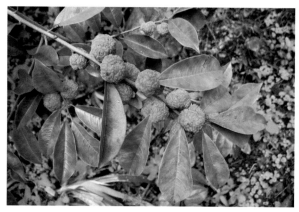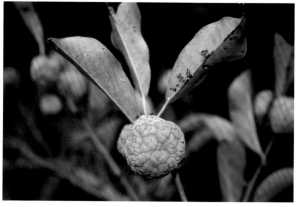

| 2 | 柘 穿破石 **Maclura tricuspidata** Carrière |

落叶灌木或小乔木。叶卵形或菱状卵形，偶 3 裂，长 5~14cm，宽 3~6cm，先端渐尖，基部楔形至圆形。雌雄异株，雌雄花序均为球形头状花序；雄花序有苞片 2 枚，花被片 4 枚，雄蕊 4 枚；雌花序花被片与雄花同数，子房埋于花被片下部。聚花果近球形，肉质，成熟时橘红色。花期 5~6 月，果期 6~7 月。

分布于神农架红坪、宋洛、新华等地，生于海拔 1000m 的山坡林中。常见。

根祛风利湿，活血通经。棘刺用于血瘕、痰痞。木材用于崩中、疟疾。树干内皮补肾固精，活血，舒筋。茎叶用于疮疖、湿疹。果实清热凉血，舒筋活络。

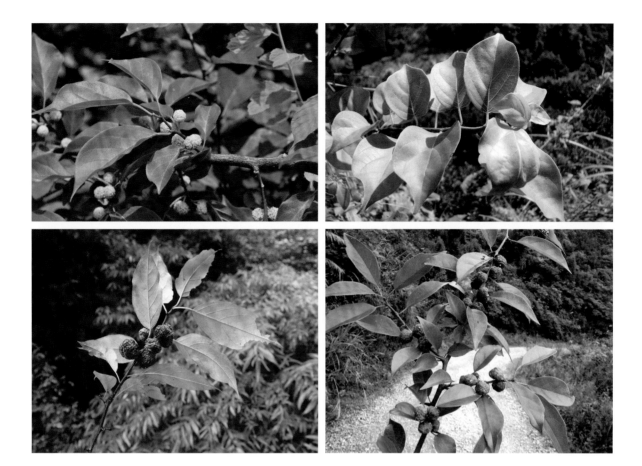

大麻科 Cannabaceae

　　直立或攀缘草本。单叶互生或对生，掌状分裂或幼叶不分裂，边缘有锯齿；托叶宿存。花单性异株，稀同株，花序腋生；雄花呈圆锥花序，花被片5枚，雄蕊5枚；雌花无柄，聚生成球果状穗状花序；每1朵或2朵花有1枚显著的宿存苞片，子房无柄，1室，柱头2裂。瘦果包以宿存花被内。

　　2属，4种；我国2属，4种；湖北2属，2种；神农架2属，2种，均可供药用。

■ 分属检索表

1. 一年生直立草本；叶互生或下部的叶对生，掌状全裂⋯⋯⋯⋯⋯⋯⋯⋯⋯⋯⋯⋯⋯⋯1. **大麻属 Cannabis**
1. 多年生草质藤本；叶对生，3~5浅裂或掌状深裂⋯⋯⋯⋯⋯⋯⋯⋯⋯⋯⋯⋯⋯⋯2. **葎草属 Humulus**

（一）大麻属 **Cannabis** Linnaeus

　　一年生直立草本。叶互生或下部对生，掌状全裂，裂片为狭披针形，边缘具锯齿；托叶分离。花单性异株，稀同株；雄花为疏散圆锥花序，花被片5枚，雄蕊5枚，退化子房小；雌花丛生于叶腋，每花有1枚叶状苞片，花被退化，子房无柄，柱头2裂，胚珠悬垂。瘦果单生于苞片内，宿存花被紧贴，外包以苞片。

　　1种，神农架有栽培，可供药用。

大麻 **Cannabis sativa** Linnaeus

　　本种特征同大麻属。花期5~6月，果期7月。

　　原产于锡金、不丹、印度和中亚细亚，神农架多有栽培。

　　根用于崩中带下。叶驱蛔虫。花通经。果实润燥滑肠，通便。

　　神农架栽培的是生产纤维和种子油的亚种，具较高而细长的茎和长而中空的节间，另一亚种 *C. sativa* subsp. *indica* 植株较小，多分枝而具短而实心的节间，乃是生产"大麻烟"违禁品的原植物，神农架无栽培。

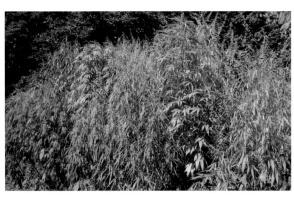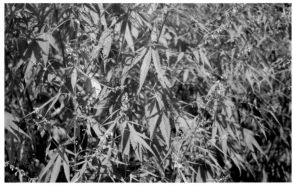

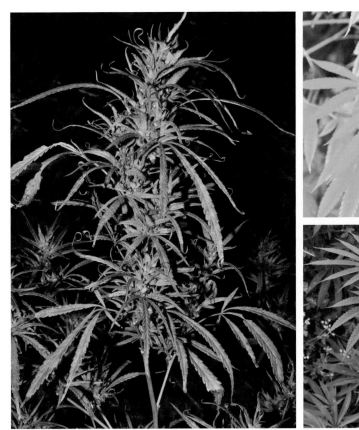
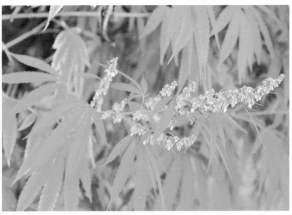
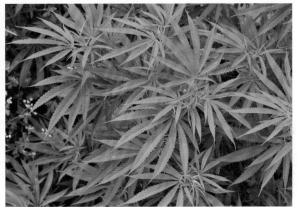

（二）葎草属 Humulus Linnaeus

一年生或多年生草质藤本。茎粗糙，具棱。叶对生，3~7裂。花单性，雌雄异株；雄花为圆锥花序式的总状花序，花被5裂，雄蕊5枚，在花芽时直立；雌花少数，生于宿存覆瓦状排列的苞片内，排成1个假柔荑花序，结果时苞片增大，变成球果状体，每花有1枚全缘苞片包围子房，花柱2裂。果为扁平的瘦果。

3种；我国3种；湖北1种；神农架1种，可供药用。

葎草 Humulus scandens (Loureiro) Merrill

一年生草质藤本。茎、枝、叶柄均具倒钩刺。叶纸质，肾状五角形，常掌状5~7深裂，长宽均为7~10cm，基部心脏形，表面粗糙，下表面有柔毛和黄色腺体，裂片卵状三角形，边缘具锯齿。雄花为圆锥花序；雌花序球果状，苞片三角形，子房为苞片包围，柱头2裂，伸出苞片外。瘦果成熟时露出苞片外。花期春、夏二季，果期秋季。

分布于神农架各地，生于海拔500~1700m的山坡草丛或路边。常见。

全草清热解毒，利尿消肿。根用于石淋、疝气、瘰疬。花用于肺结核。果穗用于肺结核、潮热、盗汗。

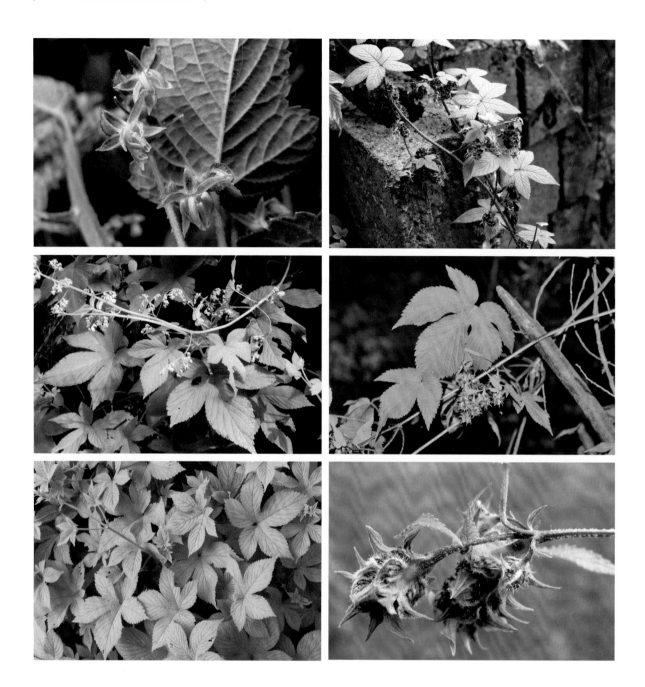

荨麻科 Urticaceae

草本，稀木本。茎常具坚韧纤维。单叶对生或互生，基部常不对称，具托叶，表皮细胞内多具显著的钟乳体。花小，单性，雌雄同株或异株，稀两性，常腋生集成聚伞花序，稀单生；雄花被2~5裂，雄蕊与其裂片同数而对生；雌花被2~5裂，果时常增大，退化雄蕊鳞状或不存在，子房上位，1室，花柱单生，柱头头状、画笔状或羽毛状，有时呈丝状。果实为瘦果或核果。

47属，1300种；我国25属，341种；湖北16属，64种；神农架16属，54种，可供药用的16属，46种。

■ 分属检索表

1. 植株有螫毛；雌花被片多为4枚或4裂。
  2. 叶对生 ···1. 荨麻属 Urtica
  2. 叶互生。
    3. 瘦果长方形至圆球形或近球形，两侧不压扁 ······················2. 征镒麻属 Zhengyia
    3. 瘦果宽卵形或近半圆形，两侧压扁。
      4. 雌花柱头画笔状；瘦果包在宿存花被内 ·······················3. 花点草属 Nanocnide
      4. 雌花柱头线形；瘦果不包在花被内。
        5. 雌花被4枚或4裂，外面2枚通常较小 ·······················4. 艾麻属 Laportea
        5. 雌花被2裂，其中1枚裂片明显较大 ·······················5. 蝎子草属 Girardinia
1. 植株无螫毛；雄花被片大多数为3枚或3裂，少数无花被。
  6. 子房无花柱，柱头有多数放射状的细毛，呈画笔状。
    7. 叶对生。
      8. 瘦果边缘无附属物 ·······································6. 冷水花属 Pilea
      8. 瘦果顶端或上部边缘有马蹄形或鸡冠状附属物 ··············7. 假楼梯草属 Lecanthus
    7. 叶互生。
      9. 雄花和雌花皆成聚伞花序 ·······························8. 赤车属 Pellionia
      9. 雄花和雌花皆生在肉质盘状或杯状的花托上 ··············9. 楼梯草属 Elatostema
  6. 子房大多数有花柱，柱头多样，有毛，不呈画笔状。
    10. 雌花被管状，在果时干燥或呈膜质。
      11. 柱头宿存。
        12. 花成穗状或圆锥状花序，柱头线形 ·····················10. 苎麻属 Boehmeria
        12. 花成腋生团集成聚伞花序，柱头画笔状或头状。
          13. 叶对生，边缘有锯齿 ·····························11. 微柱麻属 Chamabainia
          13. 叶互生，全缘 ·································12. 墙草属 Parietaria
      11. 柱头脱落。

（一）荨麻属 Urtica Linnaeus

多年生草本，具刺毛。叶对生，边缘有齿或分裂，钟乳体点状或条形；托叶离生或合生。花单性，雌雄同株或异株，花序单性或雌雄同序，数朵花聚成团伞花簇，排成穗状、总状或圆锥状；雄花花被片 4 枚，雄蕊 4 枚；雌花花被片 4 枚，子房直立，花柱短或无，柱头画笔头状。瘦果直立，两侧压扁。

30 种；我国 14 种；湖北 3 种；神农架 3 种，均可供药用。

■ 分种检索表

1 荨麻 Urtica fissa E. Pritzel

多年生草本。茎密生螫毛和被微柔毛。叶对生，宽卵形或近五角形，长及宽均为 5~15cm，先端渐尖，基部截形或心形，近掌状浅裂，裂片三角形；托叶在叶柄间合生。雌雄同株或异株；雄花序长约 10cm，在雌雄同株时生雌花序之下，雄花花被片 4 枚；雌花小，柱头画笔状。瘦果近圆形。花期 8~10 月，果期 9~11 月。

分布于神农架各地，生于海拔 700~900m 的沟边阴湿处。常见。

全草祛风除湿。根活血止痛。

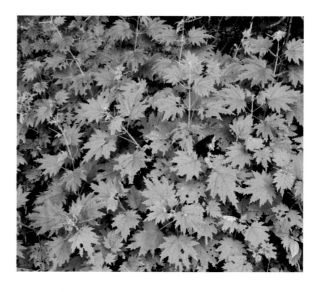

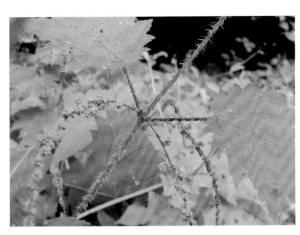
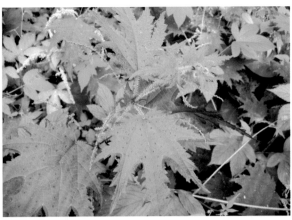

2 宽叶荨麻 **Urtica laetevirens** Maximowicz

多年生草本。茎疏生螫毛和柔毛。叶对生，狭卵形至宽卵形，长 4~10cm，宽 2~6cm，先端渐尖，基部圆形或宽楔形，边缘具锐牙齿，两面疏短毛，基出脉 3 条；托叶每节 4 枚，离生。雌雄同株；雄花序生于茎上部，长达 8cm；雌花序生于下部叶腋，较短，花被片 4 枚，柱头画笔状。瘦果卵形，稍扁。花期 6~8 月，果期 8~9 月。

分布于神农架大九湖、红坪、木鱼等地，生于海拔 1200~2400m 的山坡林下或沟边。常见。

全草祛风除湿，消积通便；外用于蛇咬伤。

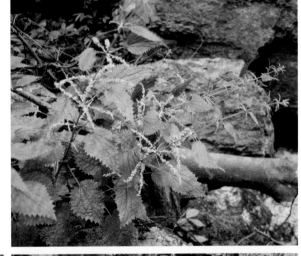

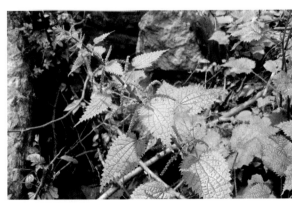
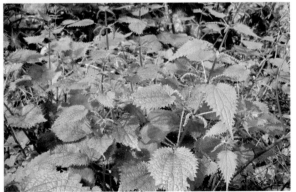

3 狭叶荨麻 **Urtica angustifolia** Fischer ex Hornemann

多年生草本。茎疏生刺毛和细糙毛。叶披针形，长 4~15cm，宽 1~3.5cm，先端渐尖，基部圆形，边缘有粗牙齿，上表面粗糙，下表面沿脉疏生细糙毛，基出脉3条；托叶每节4枚，离生，条形。雌雄异株；花序圆锥状，长2~8cm。瘦果卵形或宽卵形，双凸透镜状。花期6~8月，果期8~9月。

　　分布于神农架红坪、木鱼，生于海拔800~2200m的山地河谷溪边或台地潮湿处。少见。

　　全草祛风通络，平肝定惊，消积通便，解毒等。

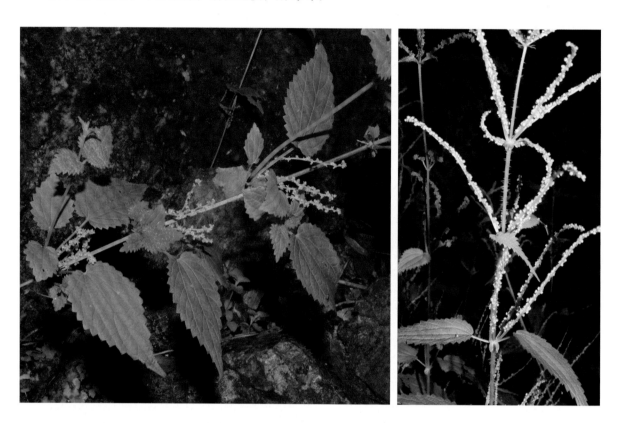

（二）征镒麻属　Zhengyia T. Deng, D. G. Zhang & H. Sun

　　多年生草本。叶互生，叶缘具牙齿或浅裂，基出脉3条，钟乳体细小点状；托叶叶片状，宿存。花单性，雌雄同株，成对腋生；雄花序圆锥状，生于下部叶腋，长15~25cm，雄花花被片4枚，雄蕊4枚；退化雌蕊圆柱状，雌花近生于顶部叶腋，雌花花被片4枚，不等大，基部合生，近无柄，花后紧包被着果实。瘦果直立，长圆球形或近球形，两侧不压扁。

　　本属为2012年第四次全国中药资源普查发现的新属，仅1种，神农架阳日（武山湖）特有。

征镒麻　Zhengyia shennongensis T. Deng, D. G. Zhang & H. Sun

　　本种特征同征镒麻属。花期8~9月，果期9~10月。

　　仅分布于神农架阳日（武山湖），生于海拔600m左右的路边。罕见。

　　茎叶在民间用于风湿性关节炎，其他药用价值有待研究。

　　本种为2012年第四次全国中药资源普查发现的新种。

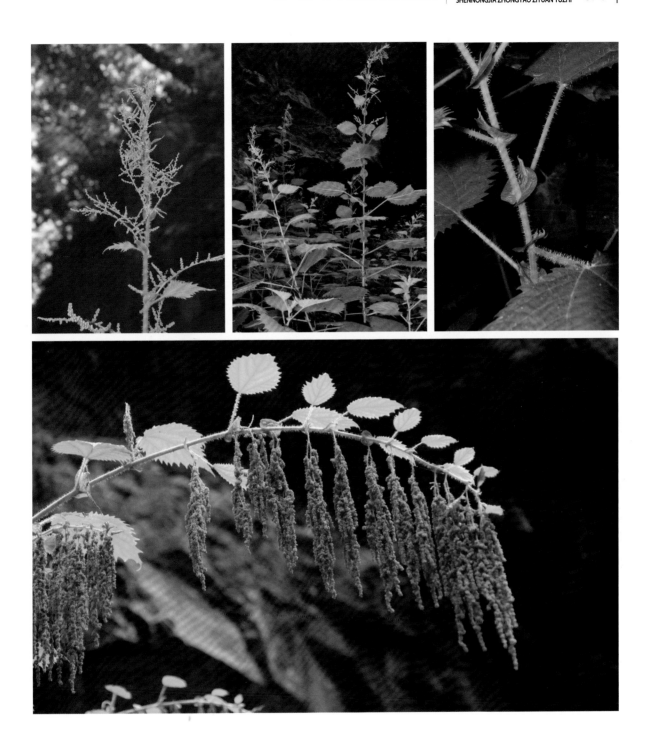

（三）花点草属 Nanocnide Blume

一年生或多年生草本。茎具毛。叶互生，边缘具粗齿，不规则三至五出脉。花单性，雌雄同株，雄花序聚伞状，雌花序团伞状；雄花花被5裂，稀4裂，雄蕊与花被裂片同数，退化雌蕊宽倒卵形；雌花花被不等4深裂，子房直立，椭圆形，花柱缺，柱头画笔头状。瘦果宽卵形，两侧压扁，有疣点状突起。

2种；我国2种；湖北2种；神农架2种，均可供药用。

■ **分种检索表**

1. 茎上的细螯毛向上生长；花粉红色⋯⋯⋯⋯⋯⋯⋯⋯⋯⋯⋯⋯⋯⋯⋯⋯⋯1. 花点草 **N. japonica**

1. 茎上的细螯毛向下生长；花淡黄绿色⋯⋯⋯⋯⋯⋯⋯⋯⋯⋯⋯⋯⋯⋯⋯2. 毛花点草 **N. lobata**

1 花点草 **Nanocnide japonica** Blume

　　多年生直立小草本，被向上倾斜的螯毛。叶互生，三角状卵形，长 1.5~4cm，宽 1.3~4cm，边缘有圆齿，两面疏生短柔毛和螯毛。雌雄同株或异株，花序生于茎上部叶腋；雄花序具长梗，花被 5 枚，雄蕊 5 枚；雌花序近无梗，分枝短而密集，雌花花被片 4 枚，柱头画笔状。瘦果卵形，有疣点状突起。花期 4~5 月，果期 6~7 月。

　　分布于神农架各地，生于海拔 1500m 以下的山坡林下或路边。常见。

　　全草清热止咳，止血。

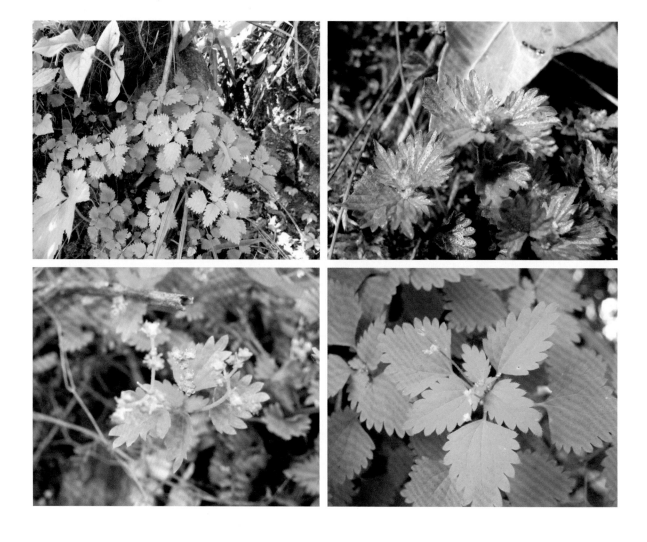

2 | 毛花点草 Nanocnide lobata Weddell

本种与花点草 *Nanocnide japonica* 极相似，区别为本种茎被向下的螫毛，花淡黄绿色。

分布于神农架各地，生于海拔 1200m 以下的沟边和路边潮湿处。常见。

全草清热解毒；可作蛇药，用于毒蛇咬伤。

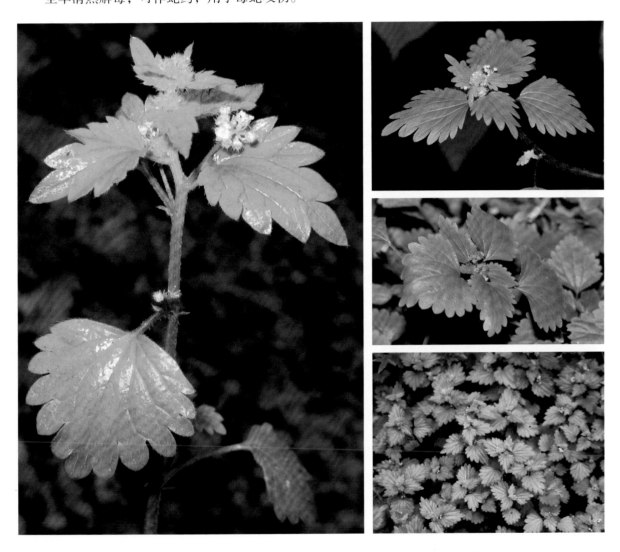

（四）艾麻属 Laportea Gaudichaud-Beaupre

多年生草本，稀灌木。植株有刺毛。叶互生，边缘有齿，基出三脉或具羽状脉，钟乳体点状或短秆状；托叶于叶柄处合生，后脱落。花单性，雌雄同株，稀异株；花序聚伞圆锥状；雄花花被片 4 或 5 枚，雄蕊同数，具退化雌蕊；雌花花被片 4 枚，极不等大。瘦果偏斜，两侧压扁，果柄常成翅状。

28 种；我国 7 种；湖北 2 种；神农架 2 种，均可供药用。

■ **分种检索表**

1 珠芽艾麻 Laportea bulbifera (Siebold & Zuccarini) Weddell

　　多年生草本。茎具柔毛和刺毛，珠芽 1~3 个生于叶腋。叶互生，卵形至披针形，长 6~16cm，宽 3~8cm，先端渐尖，基部宽楔形，边缘具牙齿，两面疏生毛，基出脉 3 条。花序圆锥状；雄花序生于茎顶部；雌花序生于近顶部叶腋，花梗果时膨大成膜质翅。瘦果圆状倒卵形或近半圆形，偏斜。

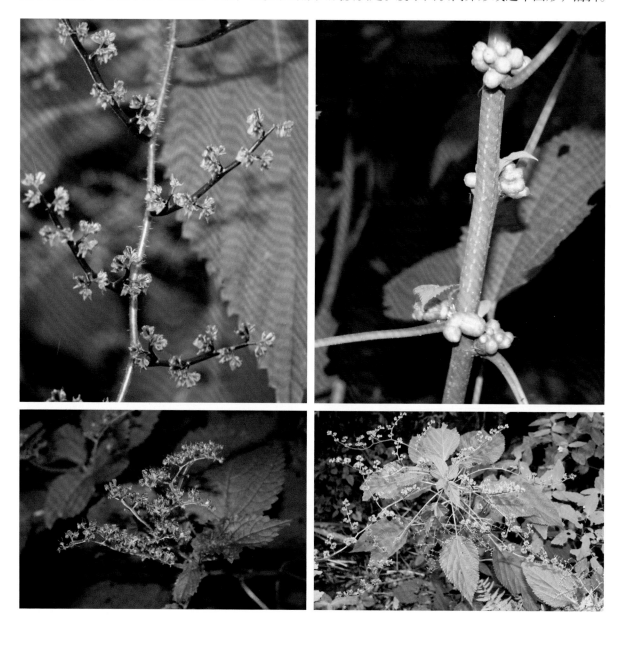

花期 6~8 月，果期 8~12 月。

分布于神农架大九湖、木鱼、红坪、宋洛、松柏、新华，生于海拔 1400~2200m 的山坡林下、沟谷或潮湿的岩石上。常见。

块根祛风除湿，调经，利水消肿，活血。全草用于疳积。

2 │ 艾麻 Laportea cuspidata (Weddell) Friis

多年生草本。茎疏生刺毛和短柔毛。叶互生，宽卵形或近圆形，长 6.5~22cm，宽 3.5~17cm，先端长尾状，基部心形或圆形，边缘具锐牙齿，两面疏生毛，基出脉 3 条。雌雄同株；雌花序生于茎梢叶腋，雄花序生于雌花序之下；雄花花被片 5 枚，雄蕊 5 枚；雌花花被片 4 枚，柱头丝形，花梗在果期膨大，无翅。瘦果斜卵形。花期 6~7 月，果期 8~9 月。

分布于神农架大九湖、木鱼、宋洛、松柏、新华等地，生于海拔 900~1800m 的林下草丛及沟边。常见。

根祛风除湿，通经活络，解毒消肿。

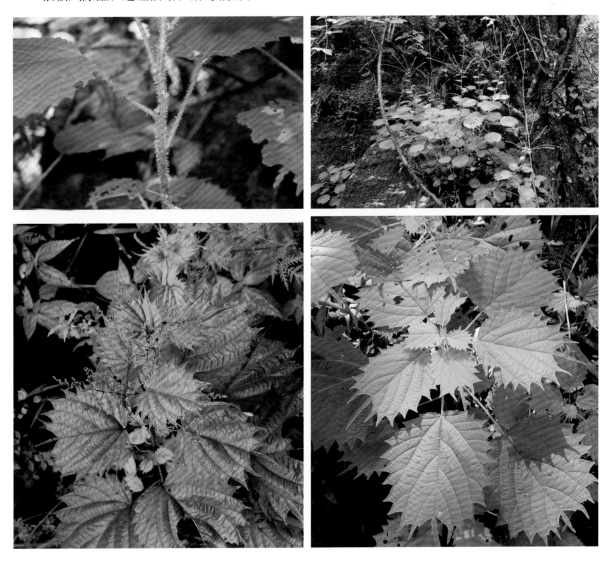

（五）蝎子草属 Girardinia Gaudichaud-Beaupré

一年生或多年生草本，具螫毛。叶互生，边缘有齿或分裂，基出脉3条。花单性，雌雄同株或异株；雄花序穗状，雌团伞花序密集或稀疏，呈蝎尾状着生于序轴上；雄花花被片4~5枚，雄蕊4~5枚；雌花花被片3~4枚，子房直立，花后渐变偏斜，柱头线形。瘦果压扁，稍偏斜，宿存花被包被着增粗的雌蕊柄。

2种；我国1种；湖北1种；神农架1种，可供药用。

---

1 | 大蝎子草 Girardinia diversifolia (Link) Friis

■ 分亚种检索表

1. 叶片常为阔卵形，通常5~7深裂··················1a. 大蝎子草 G. diversifolia subsp. diversifolia
1. 叶宽卵形，但大多为梯形，在中部3裂··················1b. 红火麻 G. diversifolia subsp. triloba

---

1a | 大蝎子草（原亚种） Girardinia diversifolia subsp. diversifolia

多年生草本，高达2m。茎生刺毛。叶片宽卵形，长和宽均为8~25cm，基部宽心形，常具5~7枚深裂片，边缘有不规则的牙齿，上表面疏生刺毛和糙伏毛，下表面生糙伏毛；叶柄长

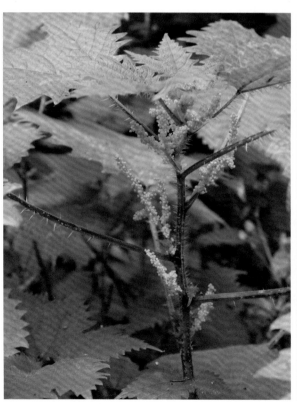
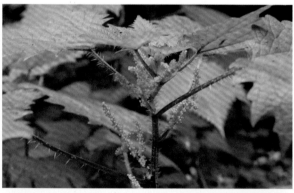
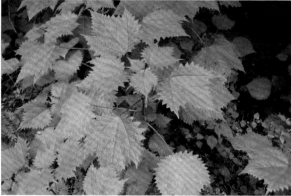

3~15cm；托叶合生，宽卵形。雌雄花序排成总状或近圆锥状；雄花近无梗，花被片 4 枚，退化雌蕊杯状；雌花密集，花被片 2 枚，子房狭长圆状卵形。瘦果近心形，稍扁。花期 9~10 月，果期10~11 月。

分布于神农架木鱼、宋洛，生于海拔 1400~1900m 的山坡林下或沟边。常见。

全草祛风，利水消肿，解毒。根用于风湿。

1b 红火麻（亚种）Girardinia diversifolia subsp. *triloba* (C. J. Chen) C. J. Chen & Friis

一年生草本。茎疏生螫毛。叶二型，宽卵形，但大多倒梯形，在中部 3 裂，裂片三角形，中央1 枚长 3~7cm，侧面的 2 枚长 1.5~3cm，边缘具多数较整齐的牙齿，有时下部的为重牙齿，中下部的齿较大，基部截形或心形。茎、叶柄和下表面的叶脉常带紫红色。雌花序轴密生伸展的粗毛。花期 7~9 月，果期 9~11 月。

分布于神农架下谷，生于海拔 1000m 以下的沟谷中。少见。

全草祛风除湿，活血，清热解表。

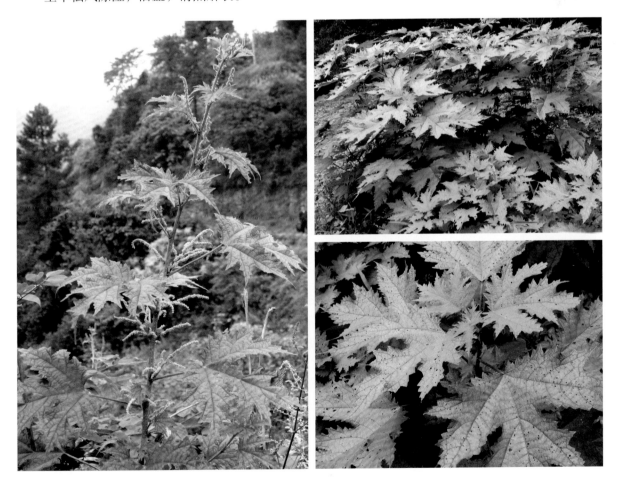

（六）冷水花属 Pilea Lindley

一年生或多年生草本，稀灌木。茎无螯毛。叶对生，常具柄，同对近等大或极不等大，边缘具齿或全缘，常具三出脉；托叶合生，早落。花单性，雌雄同株或异株，腋生团伞状或聚伞花序，稀圆锥状；雄花花被片 4~5 枚，雄蕊与花被片同数而对生，退化雌蕊小；雌花花被片 3 或 5 枚，子房直立，柱头呈画笔头状。瘦果卵形或近圆形，多少压扁，常稍偏斜。

约 400 种，我国 80 种；湖北 21 种；神农架 14 种，可供药用的 11 种。

■ 分种检索表

1. 雌花花被片 5 枚，近等大······1. 山冷水花 **P. japonica**
1. 雌花花被片 2、3 或 4 枚，常不等大。
  2. 雌花花被片 2 枚。
    3. 叶菱状圆形，先端钝······2. 苔水花 **P. peploides**
    3. 叶宽卵形或近正三角形，先端锐尖······3. 玻璃草 **P. swinglei**
  2. 雌花花被片 3 枚。
    4. 聚伞花序蝎尾状，雄花花被片与雄蕊 2 枚，稀 3 或 4 枚······4. 透茎冷水花 **P. pumila**
    4. 花序各式，但不为蝎尾聚伞状，雄花花被片与雄蕊 4 枚。
      5. 雄花序为聚伞花序，常密集成近头状······5. 石油菜 **P. cavaleriei**
      5. 雄花序二歧聚伞状、聚集成圆锥状或串珠状，但不为头状。
        6. 雄花序呈串珠状······6. 念珠冷水花 **P. monilifera**
        6. 雄花序为二歧聚伞状或聚伞圆锥状。
          7. 雌花花被片等大或近等大，多少合生，先端常钝圆。
            8. 托叶小，三角形，长 1~4mm······7. 粗齿冷水花 **P. sinofasciata**
            8. 托叶较大，长圆形，长 7~20mm······8. 冷水花 **P. notata**
          7. 雌花花被片不等大，常离生，先端常锐尖。
            9. 托叶长圆形或长圆状披针形······9. 大叶冷水花 **P. martini**
            9. 托叶三角形。
              10. 叶全缘······10. 石筋草 **P. plataniflora**
              10. 叶缘有齿······11. 喙萼冷水花 **P. symmeria**

1 山冷水花 Pilea japonica (Maximoricz) Handel-Mazzetti

一年生草本。茎肉质，无毛。叶对生，常在茎顶部集生，同对叶不等大，菱状卵形或卵形，长 1~6cm，宽 0.8~3cm，先端锐尖，基部楔形，稍不对称，基部以上具锯齿，基出脉 3 条，钟乳体细条形。

花单性，雌雄同株或异株，雄聚伞花常紧缩成头状或近头状。瘦果卵形。花期7~9月，果期8~11月。

分布于神农架红坪、木鱼等地，生于海拔1500~1700m的山坡路边或沟谷边。常见。

全草清热解毒，渗湿利尿。

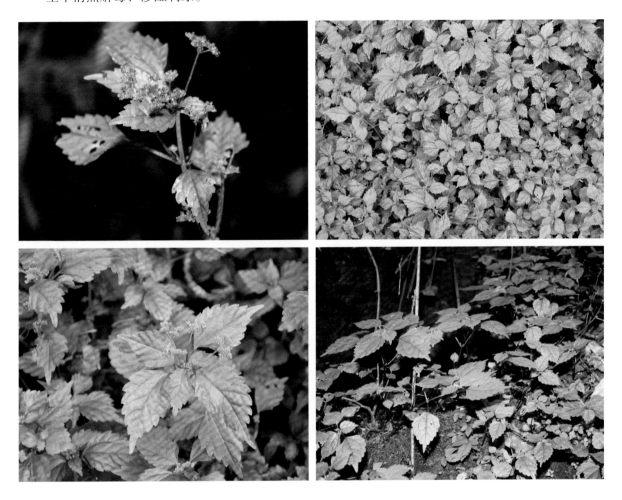

| 2 | **苔水花** Pilea peploides (Gaudichaud-Beaupré) W. J. Hooker & Arnott |

一年生小草本。茎肉质，带红色。叶常集生于茎和枝的顶部，对生，同对的近等大，菱状圆形，长3.5~18mm，宽3~16mm，先端钝，基部常楔形，边缘全缘或波状，稀上部具钝齿，下表面具明显的紫褐色斑点，钟乳体条形，基出脉3条。雌雄同株，雌花序与雄花序常同生于叶腋，聚伞花序密集成头状。瘦果卵形。花期4~7月，果期7~8月。

分布于神农架木鱼、阳日等地，生于海拔600m左右的路旁及沟边。常见。

全草清热解毒，祛瘀止痛。

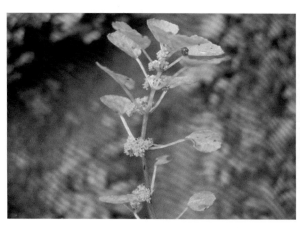
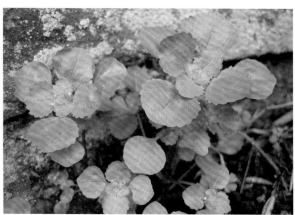

3 | 玻璃草 Pilea swinglei Merrill

　　无毛直立小草本。茎肉质。叶近膜质，对生，同对的稍不等大，宽卵形或近正三角形，长1~5.5cm，宽0.8~3cm，先端锐尖，基部心形或钝圆，边缘疏生浅牙齿或近全缘，钟乳体条形，较密，基出脉3条。花雌雄同株，团伞花簇呈头状，雄花序长过叶或稍短于叶，雌花序较短。瘦果宽卵形。花期6~8月，果期8~11月。

　　分布于神农架木鱼（老君山），生于海拔1600m的山坡林下。少见。

　　全草清热解毒，消肿；外用于毒蛇咬伤。

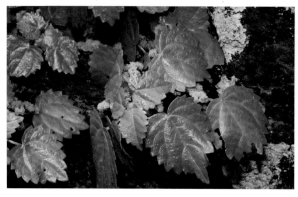
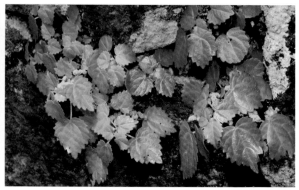

4 | 透茎冷水花 Pilea pumila (Linnaeus) A. Gray

　　一年生草本。茎肉质，无毛。叶近膜质，对生，同对的近等大，菱状卵形或宽卵形，长1~9cm，宽0.6~5cm，先端渐尖、短渐尖或锐尖，基部常宽楔形，边缘在基部上具密生牙齿，两面疏生透明硬毛，钟乳体条形，基出脉3条。雌雄同株并常同序，雄花常生于花序的下部。瘦果三角状卵形。花期6~8月，果期8~10月。

　　分布于神农架红坪、木鱼等地，生于海拔800~1300m的山坡、沟谷、沟边阴湿地。常见。

　　全草清热利尿，消肿解毒，安胎。叶止血。

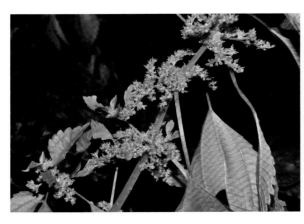
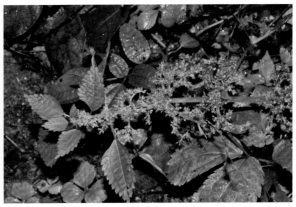

5 | 石油菜 **Pilea cavaleriei** Léveillé

　　无毛直立小草本。茎肉质。叶对生，集生于枝顶部，同对的常不等大，宽卵形或菱状卵形，长和宽均为 8~20mm，先端钝或近圆形，基部宽楔形，边缘全缘或稍呈波状，钟乳体密生，三出脉不明显；托叶小，三角形，宿存。雌雄同株，聚伞花序常密集成近头状，偶具少数分枝。瘦果卵形，稍扁，顶端稍歪斜。花期 5~8 月，果期 8~10 月。

　　分布于神农架松柏，生于海拔 900~1500m 的阴湿岩石上。常见。

　　全草清热解毒，润肺止咳，消肿。

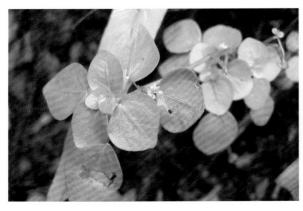
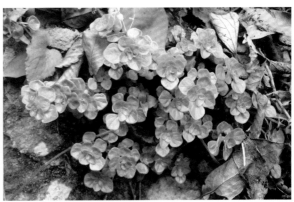

6 | 念珠冷水花 **Pilea monilifera** Handel-Mazzetti

　　一年生无毛草本。叶对生，同对的不等大，椭圆形或卵状椭圆形，常不对称，长 5~13cm，宽 3~7cm，先端长渐尖，基部圆形或浅心形，基部以上有粗锯齿，钟乳体条形，基出脉 3 条。雌雄异株或同株；雄花序呈串珠状排列；雌花序具团伞花簇数个，呈串珠状或穗状。瘦果卵形，扁。花期 6~8 月，果期 7~9 月。

　　分布于神农架红坪、木鱼，生于海拔 900~2400m 的山谷林下。常见。

　　全草清热解毒，利湿。

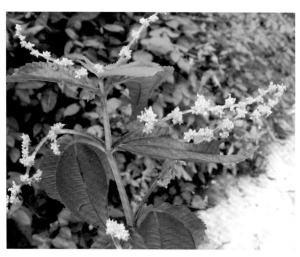
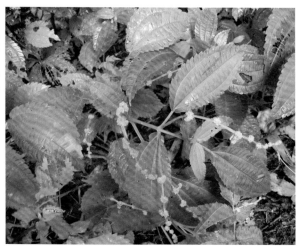

7 粗齿冷水花 *Pilea sinofasciata* C. J. Chen

无毛草本。茎肉质，高 25~100cm。叶对生，同对的近等大，卵形、宽卵形或椭圆形，长 4~17cm，宽 2~7cm，先端长渐尖，基部宽楔形或近圆形，边缘在基部以上密生粗牙，钟乳体疏生，狭条形，基出脉 3 条。花雌雄异株或同株，花序聚伞圆锥状；雄花花被片 4 枚，雄蕊 4 枚；雌花小，花被片 3 枚，近等大。瘦果圆卵形，顶端歪斜。花期 6~7 月，果期 8~10 月。

分布于神农架大九湖、红坪、木鱼、阳日等地，生于海拔 600~1900m 的山坡林下、沟谷或沟边等阴湿处。常见。

全草清热解毒，祛风止痛，理气止血。

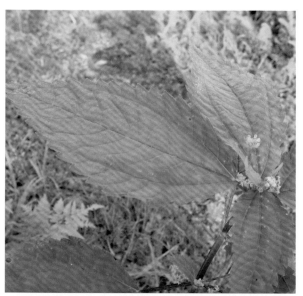

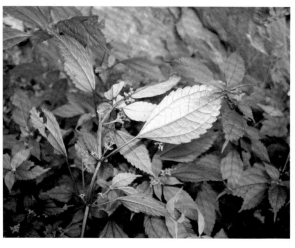
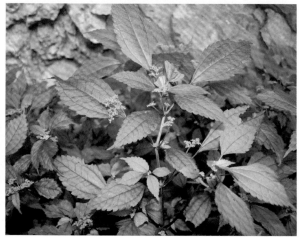

8 | 冷水花 **Pilea notata** C. H. Wright

多年生无毛草本。叶纸质，对生，同对的近等大，卵状披针形或卵形，长 4~11cm，宽 1.5~4.5cm，先端长渐尖，基部圆形，边缘有浅锯齿，钟乳体条形，两面明显，基出脉 3 条；叶柄纤细；托叶长圆形，脱落。花雌雄异株，雄花序聚伞总状，雌聚伞花序较短而密集。瘦果小，圆卵形，顶端歪斜，宿存花被片 3 深裂。花期 6~9 月，果期 9~11 月。

分布于神农架大九湖、红坪、木鱼、宋洛等地，生于海拔 800~1800m 的湿地岩缝中、沟边林下或草丛中。常见。

全草清热利湿，破瘀消肿。

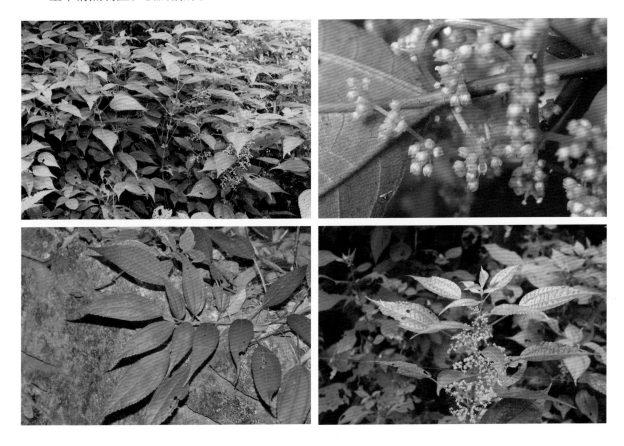

9 | 大叶冷水花 **Pilea martini** (H. Léveillé) Handel-Mazzetti

多年生草本。叶对生，同对的常不等大，卵形或卵状披针形，两侧常不对称，长 7~20cm，宽 3.5~12cm，先端长渐尖，基部圆形或浅心形，边缘具牙齿，钟乳体条形，基出脉 3 条。花雌雄异株，有时雌雄同株，花序聚伞圆锥状，单生于叶腋，有时雌花序呈聚伞总状。瘦果狭卵形，顶端歪斜，两侧微扁。花期 5~9 月，果期 8~10 月。

分布于神农架红坪、木鱼，生于海拔 1100~2000m 的山地林下。常见。

全草清热解毒，消肿止痛，接骨，利尿；用于扭伤、骨折。

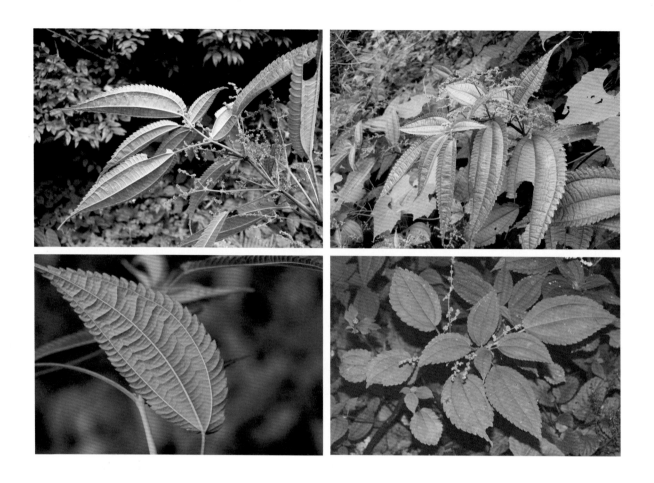

10 石筋草 *Pilea plataniflora* C. H. Wright

多年生无毛草本。茎肉质。叶对生，同对的不等大或近等大，卵形或椭圆状披针形，长 1~15cm，宽 0.6~5cm，先端长渐尖，基部常偏斜，圆形至心形，稀楔形，全缘，钟乳体梭形，基出脉 3（~5）条。花雌雄同株或异株，有时雌雄同序，花序聚伞圆锥状或总状。瘦果卵形，顶端稍歪斜。花期（4~）6~9 月，果期 7~10 月。

分布于神农架木鱼、松柏、新华、阳日，生于海拔 500~1000m 的山坡潮湿地、林下岩石上。常见。全草舒筋活络，祛风除湿，消肿止痛。根利尿解毒，消炎。

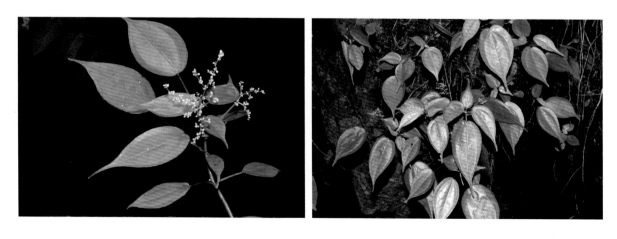

11 喙萼冷水花 *Pilea symmeria* Weddell

多年生无毛草本，高可达 120cm。叶卵形或卵状披针形，长 4~14cm，宽 2~7cm，先端长渐尖，基部浅心形或圆形，边缘具锯齿，钟乳体不明显，基出脉 3 条；托叶小，三角形，宿存。花雌雄异株或同株，花序单生于叶腋，聚伞圆锥状，具长梗或短梗。瘦果卵形，顶端偏斜，微扁。花期 6~7 月，果期 8~9 月。

分布于神农架木鱼、宋洛、新华，生于海拔 800~2400m 的山谷林下或沟边湿处。常见。

全草散瘀止痛，活血。

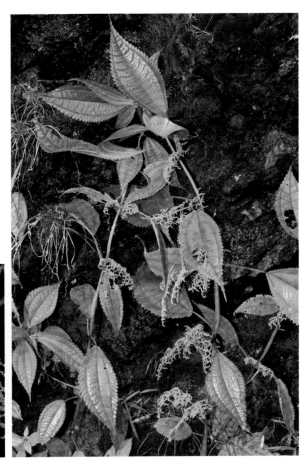

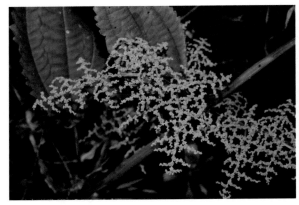

（七）假楼梯草属 *Lecanthus* Weddell

草本，无螫毛。叶对生，具柄，边缘有锯齿，基出三脉，钟乳体条形；托叶草落。花单性，花序盘状，花生于多少肉质的花序托上，稀雄花序不具花序托；总苞片呈 1 或 2 列生于花序托盘的边缘；雄花花被片 4~5 枚，雄蕊 4~5 枚，退化雌蕊小，不明显；雌花花被片常 4 枚，不等大，柱头画笔头状。瘦果椭圆状卵形，表面常有疣状突起。

3 种；我国 3 种；湖北 1 种；神农架 1 种，可供药用。

假楼梯草 *Lecanthus peduncularis* (Wallich ex Royle) Weddell

多年生草本。茎上部有短柔毛。叶同对的常不等大，卵形，长 4~15cm，宽 2~6.5cm，先端渐尖，基部稍偏斜，宽楔形，边缘有锯齿，上表面疏生硬毛，下表面脉上疏生短柔毛，具基出三脉。花序雌雄同株或异株，单生叶腋，具盘状花序托。瘦果椭圆状卵形，表面散生疣点。花期 7~8 月，果期 9~10 月。

分布于神农架各地，生于海拔 2000m 以下的林下。常见。

全草清热解毒，祛瘀止痛。

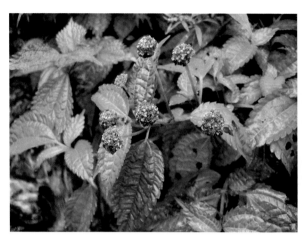
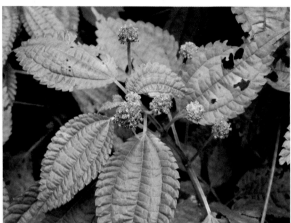

（八）赤车属 Pellionia Gaudichaud-Beaupré

草本或亚灌木。叶 2 列，互生，两侧不相等。花序雌雄同株或异株，排成腋生的聚伞花序，或雌花组成无或有总花梗的团伞花序，无膨大或肉质的花托；雄花花被片 4 或 5 枚，常不等大，雄蕊与花被片同数且对生；雌花花被片 4 或 5 枚，具退化雄蕊，子房椭圆形，柱头画笔头状。瘦果小，卵形或椭圆形，稍扁，常有小瘤状突起。

约 60 种；我国约 20 种；湖北 5 种；神农架 3 种，均可供药用。

■ 分种检索表

1. 叶较小，长 0.5~3.2cm，宽 0.4~2cm ·····················1. **短叶赤车 P. brevifolia**
1. 叶较大，长 2.5~10cm，宽 0.9~4cm。
　2. 多年生草本；根茎横走；叶柄长 1~4mm ·····················2. **赤车 P. radicans**
　2. 亚灌木；根茎直立或斜上；叶无柄或近无柄 ·····················3. **蔓赤车 P. scabra**

1 短叶赤车 Pellionia brevifolia Bentham

平卧小草本。茎被长毛。叶斜倒卵形，长 0.5~3.2cm，宽 0.4~2cm，顶端钝或圆形，基部在狭侧钝或楔形，在宽侧耳形，中部以上有稀疏浅钝齿，下表面沿脉有短毛；叶柄短。花序雌雄异株或同株；雄花序有长梗，有开展的短毛；雌花序具短梗，有多数密集的花。瘦果狭卵球形，有小瘤状突起。花期 5~7 月，果期 7~8 月。

分布于神农架下谷，生于溪边林下的潮湿地。少见。

全草用于跌打损伤。

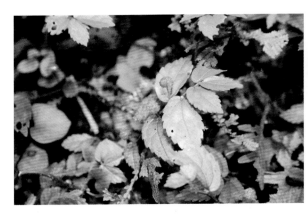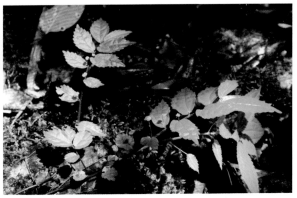

2 赤车 Pellionia radicans (Siebold & Zuccarini) Weddell

多年生草本。茎下部卧地，常无毛。叶片斜狭菱状卵形或披针形，长 2.4~8cm，宽 0.9~2cm，顶端渐尖，基部在狭侧钝，在宽侧耳形，边缘有小牙齿，两面无毛或近无毛，半离基三出脉。花序通常雌雄异株；雄花序为稀疏的聚伞花序；雌花序通常有短梗，花密集多数。瘦果近椭圆球形，有小瘤状突起。花、果期 5~10 月。

分布于神农架木鱼、下谷等地，生于海拔 1500m 以下的沟边或林下。常见。

全草消肿，祛瘀，止血。

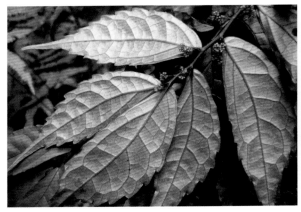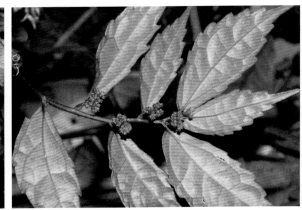

3 蔓赤车 Pellionia scabra Bentham

常绿亚灌木。茎上部有开展的糙毛。叶片斜狭菱状倒披针形，长 3.2~10cm，宽 1.3~4cm，顶端渐尖，基部在狭侧微钝，在宽侧宽楔形或耳形，上部有少数小牙齿，两面具短糙毛，半离基三出脉。花常雌雄异株；雄花为稀疏的聚伞花序；雌花序近无梗，有多数密集的花。瘦果近椭圆球形，有小瘤状突起。花期春季至夏季，果期 7~8 月。

分布于神农架木鱼至兴山一带，生于溪边林下的潮湿地带。常见。

全草清热解毒，活血散瘀；用于眼热红肿、扭挫伤、牙痛、缠腰火丹、闭经、毒蛇咬伤。

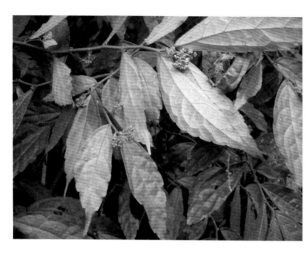
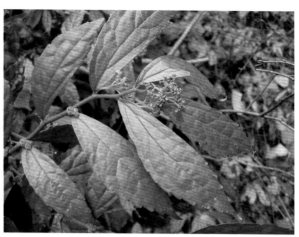

（九）楼梯草属 Elatostema J. R. Forster & G. Forster

常绿灌木、亚灌木或多年生草本。叶互生，2列，两侧不对称，具三出脉、半离基三出脉或羽状脉，常具钟乳体；托叶存在。花单性，雌雄同株或异株，雌花和雄花均生于肉质盘状或杯状的花序托上；雄花花被片3~5枚，雄蕊与花被片对生且同数；雌花花被片3~5枚，子房柱头小，画笔头状。瘦果狭卵球形或椭圆球形。

约300种；我国146种；湖北17种；神农架14种，可供药用的10种。

■ 分种检索表

1. 雄花序分枝，无花序托，苞片互生，不形成总苞 ··················1. 长圆楼梯草 E. oblongifolium
1. 雄花序不分枝，具明显或不明显的花序托，苞片多少合生，形成总苞。
  2. 雄花序极小，不明显，不呈盘状或梨状。
    3. 雌花序的花序托不明显，有花1~20朵 ··················2. 钝叶楼梯草 E. obtusum
    3. 雌花序有明显的花序托和30朵以上的雌花。
      4. 叶具三出脉或半离基三出脉。
        5. 雌花序有细长梗 ··················3. 疣果楼梯草 E. trichocarpum
        5. 雌花序无梗或具短梗。
          6. 雄花序无梗或具短梗 ··················4. 宜昌楼梯草 E. ichangense
          6. 雄花序有超过花序本身的长花序梗 ··················5. 托叶楼梯草 E. nasutum
      4. 叶具羽状脉。
        7. 雄花序具短梗 ··················6. 庐山楼梯草 E. stewardii
        7. 雄花序有长梗，其长度超过花序本身 ··················7. 楼梯草 E. involucratum
  2. 雄花序的花序托明显，呈盘状或梨状。
    8. 雄花序托呈梨形 ··················8. 短齿楼梯草 E. brachyodontum
    8. 雄花序托平，通常盘状。

9. 托叶宽 2~8mm，长 5~18mm，中脉明显·····················9. 骤尖楼梯草 **E. cuspidatum**

9. 托叶宽 1mm 以下，长 5~7mm，中脉不明显············10. 锐齿楼梯草 **E. cyrtandrifolium**

1 长圆楼梯草 **Elatostema oblongifolium** Fu ex W. T. Wang

多年生草本。茎无毛。叶纸质，斜狭长圆形，长 6~14cm，宽 1.4~3.5cm，顶端渐尖，基部在狭侧钝或楔形，在宽侧圆形或浅心形，下部全缘，上部有浅钝齿，叶上表面散生糙伏毛，钟乳体稍明显，叶脉羽状。雌雄同株或异株；雄花序具极短梗，聚伞状；雌花成对腋生。瘦果椭圆球形或卵球形。花期 4~5 月。

分布于神农架木鱼、下谷等地，生于海拔 900m 以下的沟谷或湿处。常见。

全草清热解毒。

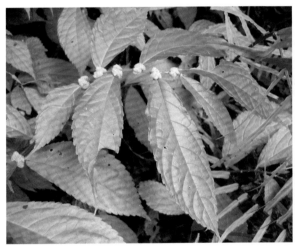
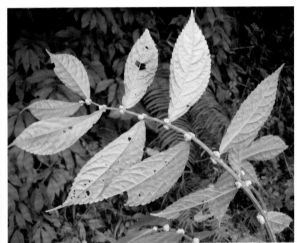

2 钝叶楼梯草 **Elatostema obtusum** Weddell

小草本。茎平卧或渐升，被短糙毛。叶片草质，斜倒卵形，长 0.5~3cm，宽 0.4~1.6cm，顶端钝，基部在狭侧楔形，在宽侧心形或近耳形，中部以上具钝齿，两面无毛或上表面疏被短伏毛，钟乳体明显或不明显，基出脉 3 条。雌雄异株；雄花序由 1 至数朵花组成腋生头状花序；雌花序无梗，生茎上部叶腋。瘦果狭卵球形。花期 6~9 月。

分布于神农架红坪、木鱼等地，生于海拔 1500~2500m 的山地林下。常见。

全草清热解毒，祛瘀止痛。

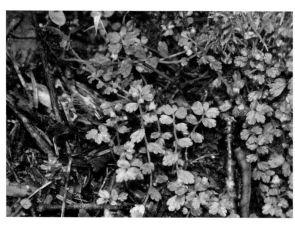
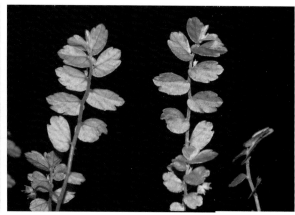

3 疣果楼梯草 Elatostema trichocarpum Handel-Mazzetti

多年生小草本。叶具短柄；叶片草质，斜卵状长圆形，长 1.5~4cm，宽 0.8~1.8cm，先端微尖或钝，基部在狭侧钝，在宽侧近耳形，边缘下部全缘，上部具小牙齿，上表面散生糙伏毛，下表面无毛，钟乳体不明显，半离基三出脉。花序雌雄同株或异株，雌雄花序头状，腋生。瘦果狭卵球形，表面有疣点。花期 5~6 月。

分布于神农架各地，生于海拔 600~1000m 的山坡密林下。常见。

全草清热解毒，祛瘀止痛。

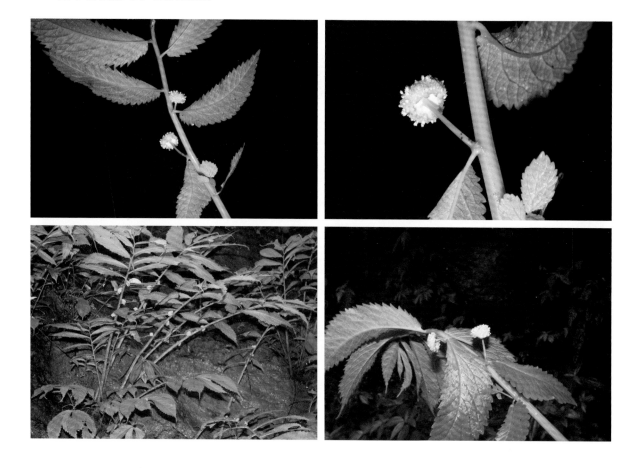

4 宜昌楼梯草 Elatostema ichangense H. Schroeter

多年生小草本。叶片草质，斜倒卵状长圆形或斜长圆形，长 6~12.4cm，宽 2~3cm，顶端尾状渐尖，基部在狭侧楔形或钝，在宽侧钝或圆形，中下部全缘，上部有浅牙齿，钟乳体明显，三出脉；叶具短柄或无柄；托叶条形或长圆形。雌雄异株或同株，雄花序无梗或近无梗，雌花序有梗。瘦果椭圆球形，有纵肋。花期 8~9 月。

分布于神农架木鱼、下谷等地，生于海拔 800m 以下的林下或石上。常见。

全草消炎，拔毒，接骨。

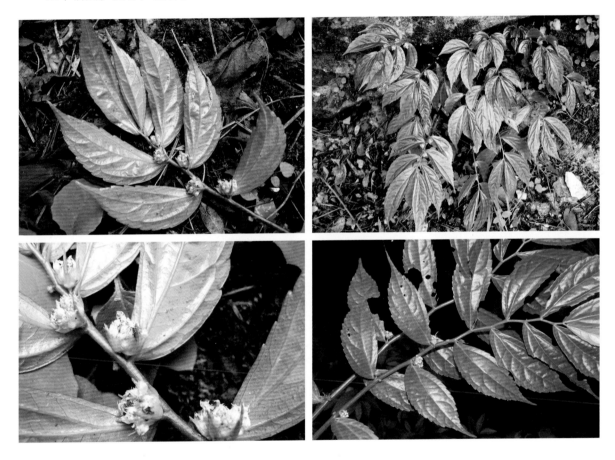

5 托叶楼梯草 Elatostema nasutum J. D. Hooker

多年生草本。叶片草质，斜椭圆形，长 3.5~10cm，宽 2~5cm，顶端渐尖，基部在狭侧近楔形，在宽侧心形或近耳形，中部以上在宽侧有牙齿，钟乳体不太明显，叶脉三出；叶柄短；托叶狭卵形至条形，长 9~18mm。雌雄异株，雌雄花序头状，雄花序有长达 3.6cm 的梗，雌花序无梗或具极短梗。瘦果椭圆球形，有纵肋。花期 7~10 月。

分布于神农架下谷，生于海拔 450~1000m 的山坡密林下的阴湿地。常见。

全草清热解毒，接骨；用于骨髓炎。

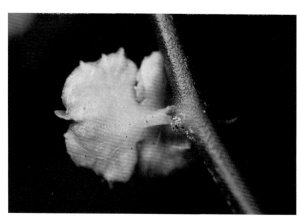
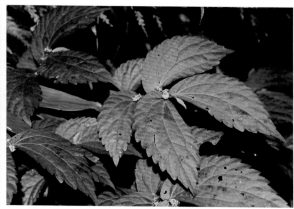

6　庐山楼梯草 *Elatostema stewardii* Merrill

多年生草本。叶腋常具球形珠芽，叶片草质，斜椭圆状倒卵形或斜长圆形，长 7~12.5cm，宽 2.8~4.5cm，先端骤尖，基部在狭侧楔形，在宽侧耳形，下部全缘，上部有牙齿，钟乳体明显，羽状脉。雌雄异株，单生叶腋，雄花序具短梗，雌花序无梗。瘦果卵球形，纵肋不明显。花期 7~9 月。

分布于神农架各地，生于海拔 800~1600m 的山坡林下阴湿地。常见。

全草活血祛瘀，消肿解毒，止咳；用于挫伤、扭伤、骨折、痄腮、发热咳嗽。

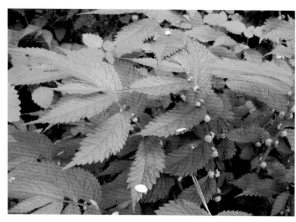
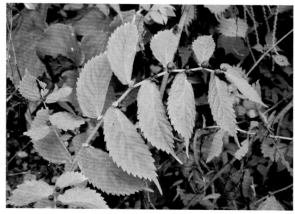

7　楼梯草 *Elatostema involucratum* Franchet & Savatier

多年生草本。茎肉质，常无毛。叶片草质，斜倒披针状长圆形，稍镰状弯曲，长 4.5~19cm，宽 2.2~6cm，顶端骤尖，基部在狭侧楔形，在宽侧圆形或浅心形，边缘有较多牙齿，上表面散生糙伏毛，下表面沿脉有短毛，钟乳体明显，叶脉羽状。雌雄同株或异株，雄花序有长梗，雌花序具极短梗。瘦果卵球形。花期 5~10 月。

分布于神农架红坪、木鱼等地，生于海拔 1700m 以下的山谷林下、沟边。常见。

全草清热利湿，活血消肿。

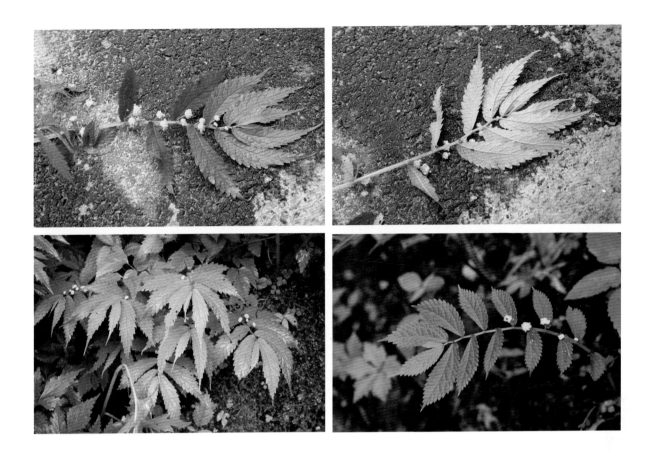

8 | 短齿楼梯草 Elatostema brachyodontum (Handel-Mazzetti) W. T. Wang

多年生草本。叶片草质，斜长圆形，稍镰状弯曲，长 7~17cm，宽 2.4~5.2cm，顶端突渐尖，基部在狭侧楔形或钝，在宽侧楔形，下部全缘，上部有浅钝牙齿，上表面稀生短毛，钟乳体明显，叶脉羽状。雌雄同株或异株，单生叶腋；雄花序托呈梨形，具长梗；雌花序具极短梗，有多花。瘦果狭卵球形，纵肋不明显。花期 6~9 月。

分布于神农架下谷、阳日，生于海拔 700m 以下的山谷林下、沟边。常见。

全草祛风除湿，清热解毒。

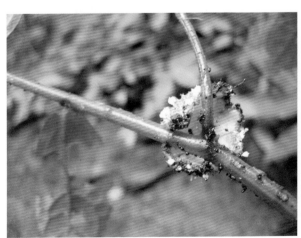
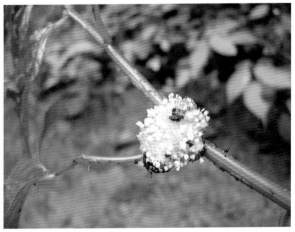

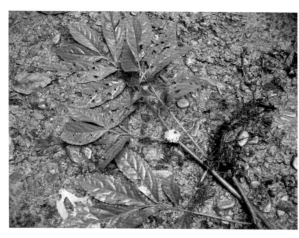
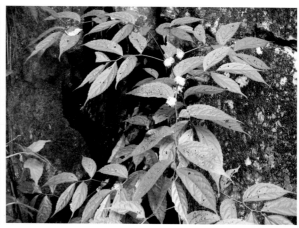

9　骤尖楼梯草　**Elatostema cuspidatum** Wight

　　多年生草本，植株无毛。叶片草质，斜椭圆形或斜长圆形，稍镰状，长 4.5~13.5cm，宽 1.8~5cm，顶端骤尖，基部在狭侧楔形或钝，在宽侧宽楔形或近耳形，边缘有尖牙齿，上表面疏被短伏毛，钟乳体稍明显，半离基三出脉。雌雄同株或异株，单生叶腋，雌雄花序具短梗。瘦果狭椭圆球形，有纵肋。花期 5~8 月。

　　分布于神农架下谷、阳日，生于海拔 400~600m 的山坡林下。常见。

　　全草祛风除湿，清热解毒。

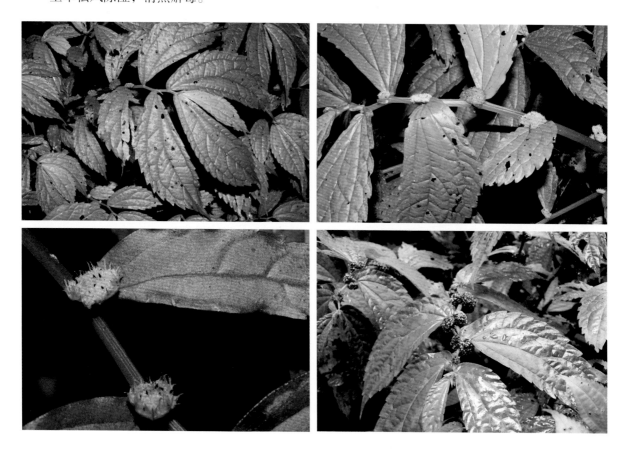

10 锐齿楼梯草 **Elatostema cyrtandrifolium** (Zollinger & Moritzi) Miquel

多年生草本。叶片草质，斜椭圆形，长 5~12cm，宽 2.2~4.7cm，顶端渐尖，基部在狭侧楔形，在宽侧宽楔形或圆形，边缘有牙齿，上表面散生短硬毛，下表面沿中脉及侧脉有少数短毛，钟乳体稍明显，三出脉。雌雄异株；雄花序单生叶腋，有梗；雌花序近无梗或有短梗。瘦果卵球形，有纵肋。花期 4~9 月。

分布于神农架大九湖、木鱼、新华等地，生于海拔 600~1800m 的山坡林下或沟边。常见。

全草消炎，拔毒，接骨。

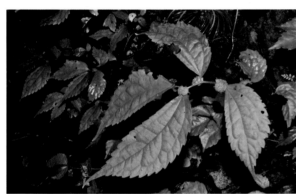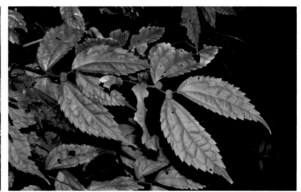

（十）苎麻属 **Boehmeria** Jacquin

木本或多年生草本。叶互生或对生，边缘有牙齿，常不分裂，表面平滑或粗糙，基出脉 3 条。团伞花序生于叶腋，或成穗状花序或圆锥花序；雄花花被片常 4 枚，下部常合生，雄蕊与花被片同数；雌花花被管状，顶端缢缩，有 2~4 个小齿，子房通常卵形，柱头丝形，密被柔毛，宿存。瘦果卵形，包于宿存花被之中。

65 种；我国约 25 种；湖北 10 种；神农架 6 种，均可供药用。

■ 分种检索表

1. 叶互生。
　2. 叶下表面密被白色毡毛；圆锥花序腋生·······················1. 苎麻 **B. nivea**
　2. 叶下表面无白色毡毛；花呈穗状花序，花序上有叶片···2. 序叶苎麻 **B. clidemioides** var. **diffusa**
1. 叶对生。
　3. 叶缘有较规则的锯齿，叶先端无 3 浅裂或 3 尖裂。
　　4. 叶缘上部有重锯齿·······················3. 野线麻 **B. japonica**
　　4. 叶缘无重锯齿·························4. 小赤麻 **B. spicata**
　3. 叶缘有较大不规则的锯齿，先端 3 浅裂或 3 尖裂。
　　5. 茎黄绿色；叶先端 3 浅裂···················5. 八角麻 **B. tricuspis**
　　5. 茎通常带红色；叶先端通常 3 尖裂，中央裂片长尾状·······6. 赤麻 **B. silvestrii**

1 苎麻 Boehmeria nivea (Linnaeus) Gaudichaud-Beaupre

灌木或亚灌木，全株密被长硬毛和短糙毛。叶互生，草质，通常宽卵形，长 6~15cm，宽 4~11cm，先端骤尖，基部近截形或宽楔形，边缘有牙齿，上表面稍粗糙，下表面密被白色毡毛。花雌雄同株，圆锥状，雄花序位于雌花序之下。瘦果近球形，光滑。花期 8~10 月。

分布于神农架各地，生于海拔 500~1500m 的山沟或山坡林缘。常见。

根利尿解热，安胎。叶止血；用于创伤出血。根、叶用于急性淋浊、尿道炎出血等。

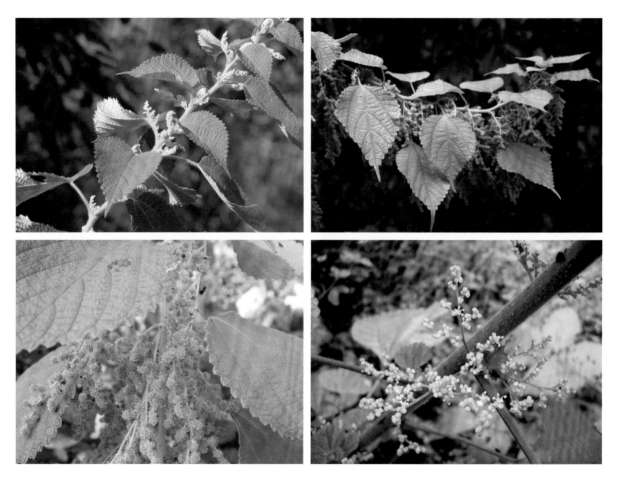

2 序叶苎麻（变种）Boehmeria clidemioides var. diffusa (Weddell) Handel-Mazzetti

多年生草本或亚灌木。叶互生，纸质，卵形或长圆形，长 5~14cm，宽 2.5~7cm，先端长渐尖，基部圆形，稍偏斜，中部以上具锯齿，两面有短伏毛，上表面常粗糙，基出脉 3 条。穗状花序单生叶腋，通常雌雄异株。瘦果卵圆形，有宿存花被。花期 6~8 月，果期 9~10 月。

分布于神农架各地，生于海拔 1800m 以下的山坡路旁草丛中或沟边。常见。

根、茎祛风解毒，止痒消肿，止血安胎。全草祛风除湿；用于水肿。

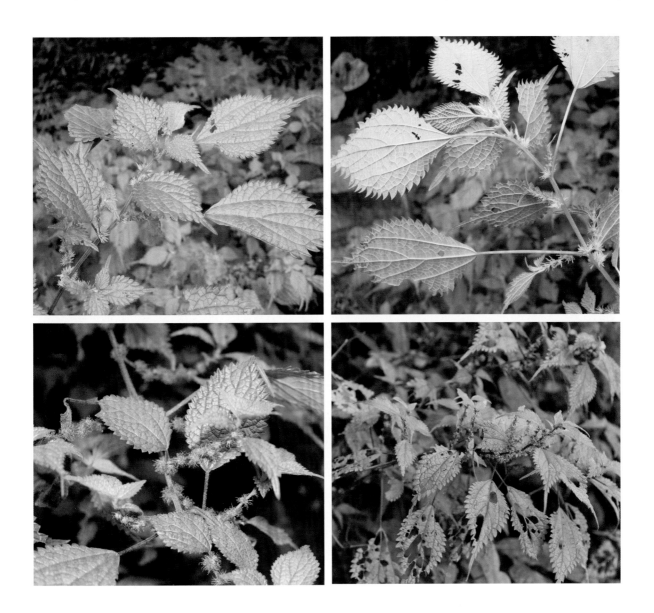

3 | 野线麻 Boehmeria japonica (Linnaeus f.) Miquel

亚灌木或多年生草本，上部具糙毛。叶对生，纸质，圆卵形或卵形，长 7~17cm，宽 5.5~13cm，先端渐尖或尾尖，基部宽楔形或截形，边缘有锯齿，上表面有短糙伏毛，下表面沿脉网有短柔毛，侧脉 1~2 对。团伞花序集成腋生穗状花序，单一或有分枝；雄花花被片 4 枚，雄蕊 4 枚；雌花序比叶长。瘦果倒卵球形光滑。花、果期 6~9 月。

分布于神农架下谷，生于海拔 600m 以下的灌丛中。少见。

叶清热解毒，消肿；用于疮疥。

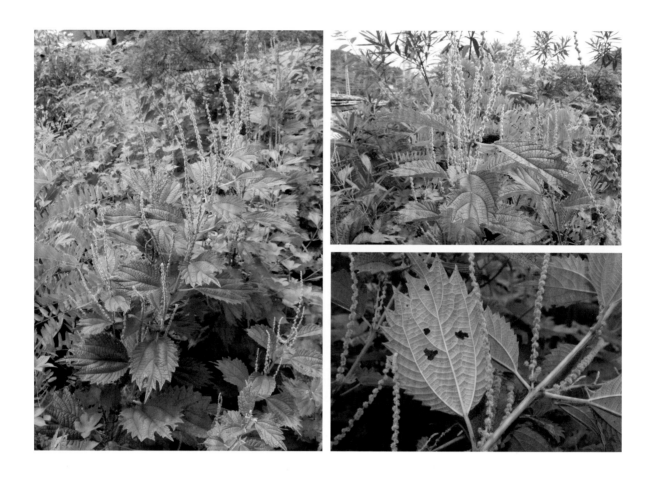

4 小赤麻 Boehmeria spicata (Thunberg) Thunberg

多年生草本或亚灌木。叶对生，草质，卵状菱形，长 2.4~7.5cm，宽 1.5~5cm，先端长骤尖，基部宽楔形，边缘具 3~8 枚大锯齿，两面疏被短伏毛或近无毛，基脉三出。团伞花序聚成穗状，单生叶腋，雌雄异株，或雌雄同株时雌花序位于雄花序之上。瘦果倒卵形，花被宿存。花期 6~8 月。

分布于神农架大九湖、红坪、木鱼、新华等地，生于海拔 1200~2000m 的山坡林下、沟边或草丛中。常见。

全草用于跌打损伤、痔疮。

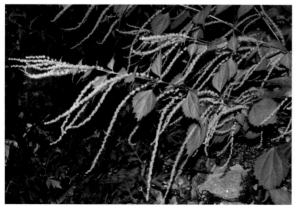
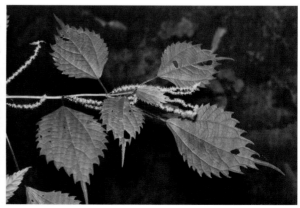

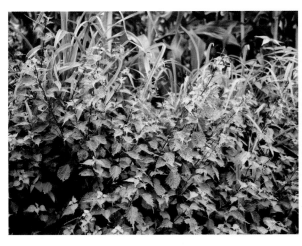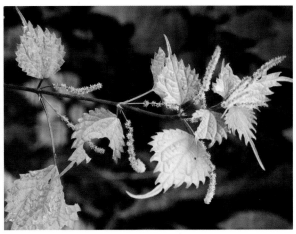

5　八角麻　Boehmeria tricuspis (Hance) Makino

　　多年生草本。上部密被短毛。叶对生，纸质，扁五角形或扁圆卵形，茎上部叶常为卵形，长8~12cm，宽7~14cm，先端通常具3片尖形裂片，基部圆形至截形，边缘具不整齐锯齿，两面均被硬毛，基脉三出。花单性同株，团伞花序组成腋生穗状或穗状圆锥花序，雌花序位于雄花序之上。瘦果扁倒卵形。花期6~7月，果期9~10月。

　　分布于神农架大九湖、红坪、木鱼、松柏、新华、阳日等地，生于海拔500~1900m的山坡、沟谷或沟边阴湿处。常见。

　　叶解表，生肌；用于头风、发热。根用于关节痛。全草解表，生肌；用于头痛发热、跌打损伤、痔疮。

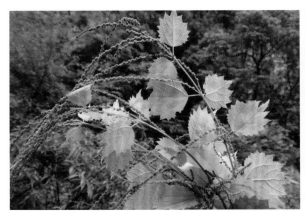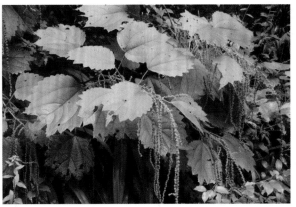

6　赤麻　Boehmeria silvestrii (Pampanini) W. T. Wang

　　多年生草本。茎上部疏被短伏毛。叶对生，草质，近五角形或圆卵形，长5~8cm，宽4.8~7.5cm，先端3或5骤尖，基部宽楔形，向上叶渐变小，常为卵形，边缘有牙齿，两面疏被短伏毛。团伞花序聚成穗状，单生叶腋，雌雄异株，或雌雄同株时雌花序位于雄花序之上。瘦果近卵球形，光滑。花期 6~8 月。

分布于神农架各地，生于海拔 2000m 以下的山坡林下或沟边。常见。

全草用于跌打损伤。

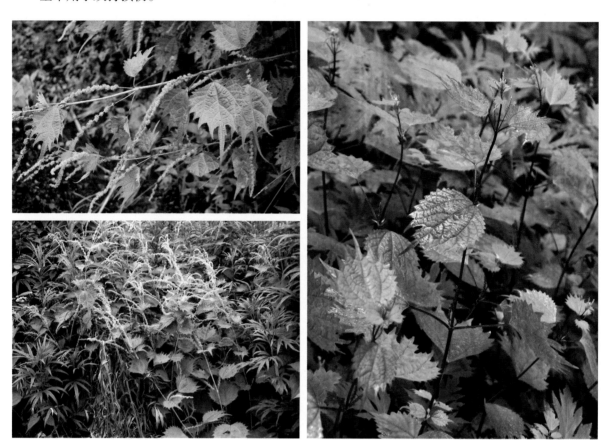

（十一）微柱麻属 Chamabainia Wight

多年生草本。叶对生，边缘有牙齿，基出脉 3 条，钟乳体点状；托叶宿存。团伞花序单性，雌雄同株或异株，稀两性；雄花花被片 3~4 枚，镊合状排列，下部合生，雄蕊与花被片对生，退化雌蕊倒卵形；雌花花被管状，子房包于花被内，柱头近无柄，小，近卵形，有密毛。瘦果近椭圆球形，包于宿存花被内，果皮硬壳质，稍带光泽。

1 种，神农架有分布，可供药用。

微柱麻 Chamabainia cuspidata Wight

本种特征同微柱麻属。花期 6~8 月。

分布于神农架各地，生于海拔 1000~2000m 的林下。常见。

全草行气止痛，止血生肌；用于刀伤、痢疾。

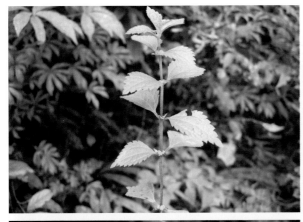

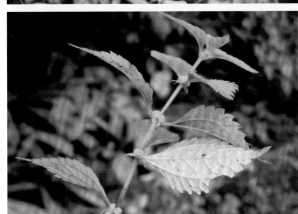

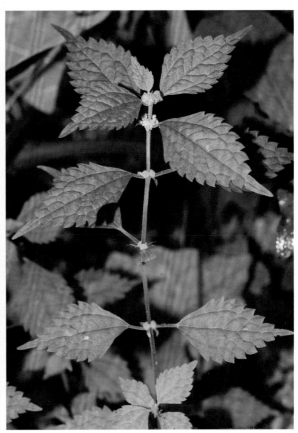

（十二）墙草属 Parietaria Linnaeus

草本，稀亚灌木。叶互生，全缘，基出三脉或离基三出脉，钟乳体点状；托叶缺。聚伞花序腋生，常由少数几朵花组成，花杂性；两性花花被片4深裂，镊合状排列；雄花花被片4枚，雄蕊4枚；雌花花被片4枚，合生成管状，4浅裂，子房直立，柱头画笔头状或匙形，退化雄蕊不存在。瘦果卵形，稍压扁，果皮壳质，有光泽，包藏于宿存的花被内。

约20种；我国1种；湖北1种；神农架1种，可供药用。

墙草 Parietaria micrantha Ledebour

一年生铺散草本。茎被短柔毛。叶卵形或卵状心形，长0.5~3cm，宽0.4~2.2cm，先端锐尖，基部圆形或浅心形，上表面疏生短糙伏毛，下表面疏生柔毛，基出脉3条。花杂性，聚伞花序近簇生状，花被片4深裂；雄蕊4枚；雌花花被片合生成钟状，子房柱头画笔头状。果实坚果状，卵形，黑色，具宿存的花被片。花期6~7月，8~10月。

分布于神农架大九湖（南天门）、木鱼（老君山），生于海拔1800m的山坡林下。少见。

全草拔脓消肿。

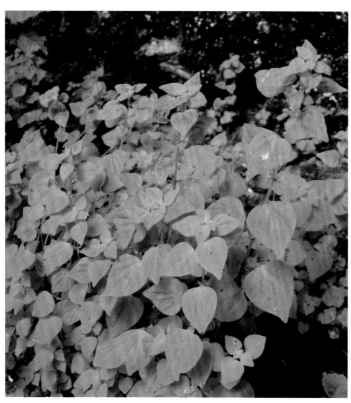
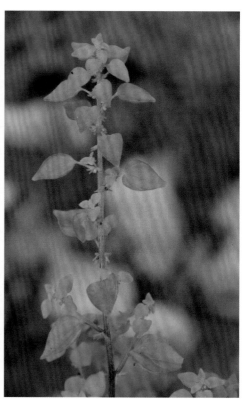

（十三）雾水葛属 Pouzolzia Gaudichaud-Beaupré

灌木、亚灌木或多年生草本。叶常互生，边缘有牙齿或全缘，基出脉 3 条；托叶宿存。团伞花序通常两性，稀单性，生于叶腋，稀形成穗状花序；雄花花被片 3~5 枚，镊合状排列，基部合生，雄蕊与花被片对生，退化雌蕊倒卵形或棒状；雌花花被管状，顶端缢缩，有 2~4 个小齿，果期多少增大，有时具纵翅。瘦果卵球形；果皮壳质，常有光泽。

37 种；我国 4 种；湖北 2 种；神农架 1 种，可供药用。

雾水葛 Pouzolzia zeylanica (Linnaeus) Bennett

多年生草本。枝具伏毛。叶对生，卵形或宽卵形，长 1.2~3.8cm，宽 0.8~2.6cm，顶端短渐尖，基部圆形，全缘，两面有疏伏毛。团伞花序花被片 4 枚，雄蕊 4 枚；雌花花被椭圆形或近菱形，顶端有 2 枚小齿。瘦果卵球形。花期秋季。

分布于神农架下谷等地，生于海拔 700m 以下的灌丛中或沟边。常见。

全草清热利湿，去腐生肌，消肿散毒；用于疮疡、风火牙痛、肠炎。

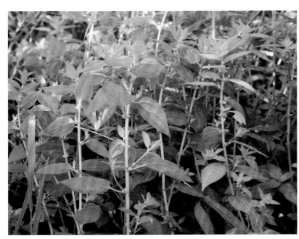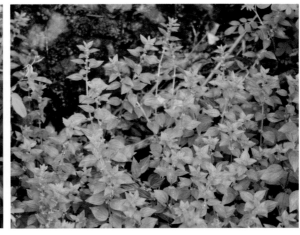

（十四）糯米团属 Gonostegia Turczaninow

多年生草本或亚灌木。叶对生或上部互生，边缘全缘，基出脉 3~5 条，2 条侧生基脉不分枝。雌雄同株，簇生为团伞花序，生于叶腋；雄花花被片 4~5 枚，离生，雄蕊与花被片同数并对生；雌花花被管状，有 2~4 枚小齿，在果期有数条至 12 条纵肋，有时有纵翅，子房卵形，柱头丝形，有密柔毛，脱落。瘦果卵球形；果皮硬壳质，常有光泽。

3 种；我国 3 种；湖北 1 种，神农架 1 种，可供药用。

糯米团 Gonostegia hirta (Blume ex Hasskarl) Miquel

多年生草本。茎蔓生，略四棱形，有短柔毛。叶对生，宽披针形至狭披针形，长 3~10cm，宽 1.2~2.8cm，先端长渐尖，基部浅心形或圆形，全缘，上表面稍粗糙，下表面沿脉有疏毛，基出脉 3~5 条。团伞花序腋生，通常两性，稀单性异株。瘦果卵球形。花期 5~9 月。

分布于神农架各地，生于海拔 600~900m 的山坡、沟边草丛中。常见。

全草用于消化不良、食积胃痛等，外用于血管神经性水肿、疔疮疖肿、乳腺炎、外伤出血等。

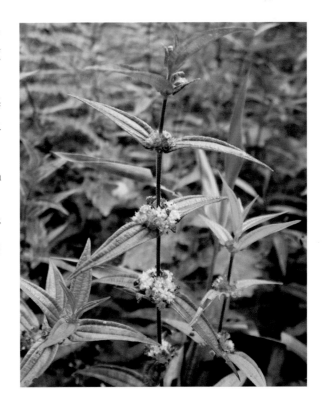

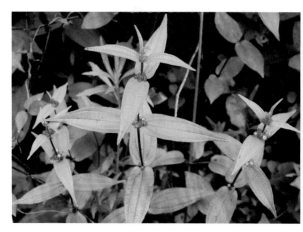
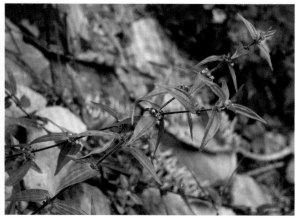

（十五）紫麻属 Oreocnide Miquel

灌木和乔木。叶互生，基出三脉或羽状脉，全缘或具波状齿；托叶早落。花单性，雌雄异株；小型头状花序，无梗或成束生于一总梗上；雄花花被片 3~4 枚，雄蕊与花被片同数而对生，花丝在蕾中内曲；雌花花被片合生成管状，与子房合生，先端具不明显 3~4 枚小齿，柱头盘状或盾状，四周具纤毛，无柄。瘦果小，附着于宿存的肉质花被上。种子具胚乳。

18 种；我国 10 种；湖北 1 种；神农架 1 种，可供药用。

紫麻 Oreocnide frutescens (Thunberg) Miquel

落叶灌木。叶卵形或狭卵形，长 3~15cm，宽 1.5~6cm，先端渐尖，基部圆形，边缘有锯齿或粗牙齿，上表面疏生糙伏毛，下表面常被灰白色毡毛，后脱落，基出脉 3 条。花序生于上年生枝和老枝上，几无梗，呈簇生状。瘦果卵球状，两侧稍压扁。花期 3~5 月，果期 6~10 月。

分布于神农架木鱼、新华等地，生于海拔 600~1000m 的沟谷灌丛中。常见。

根、茎、叶行气活血。

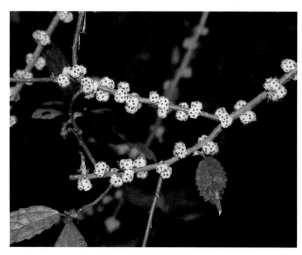
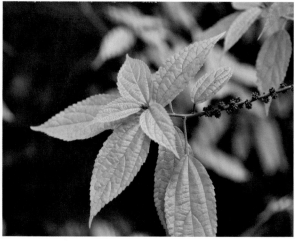

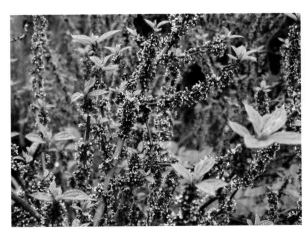
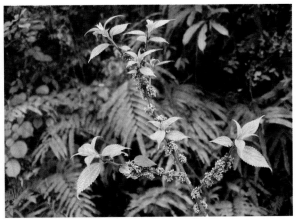

（十六）水麻属 **Debregeasia** Gaudichaud-Beaupré

灌木。叶互生，边缘具细牙齿或细锯齿，基出三脉，下表面被白色或灰白色毡毛；托叶早落。花单性，雌雄同株或异株；雄花序为团伞状，花被片 3~4 枚，雄蕊 3~4 枚；雌花序球形，花被合生成管状，顶端具齿 3~4 枚，包被着子房，柱头画笔头状。瘦果浆果状，常梨形或壶形，在下部常紧缩成柄。

6 种；我国 6 种；湖北 2 种；神农架 2 种，可供药用的 1 种。

水麻 **Debregeasia orientalis** C. J. Chen

落叶灌木。叶长圆状狭披针形，先端渐尖，基部宽楔形，长 5~25cm，宽 1~3.5cm，边缘具细牙齿，上表面常有泡状隆起，下表面被毡毛，基出脉 3 条。雌雄异株，稀同株，生上年生枝和老枝的叶腋。瘦果小浆果状，倒卵形，鲜时橙黄色，宿存花被肉质紧贴生于果实。花期 3~4 月，果期 5~7 月。

分布于神农架木鱼、松柏、新华、阳日，生于海拔 500~1700m 的山坡沟边。常见。

茎、皮、叶清热利湿，止血解毒；用于小儿急惊风、风湿性关节炎、咳血。

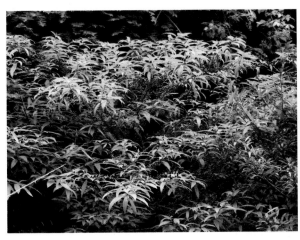
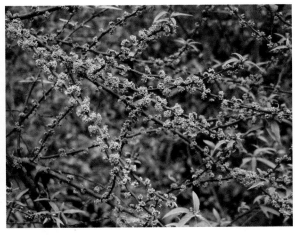

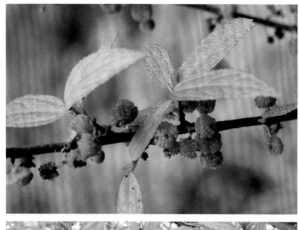
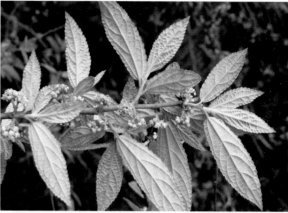
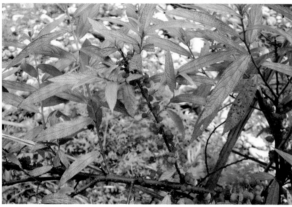
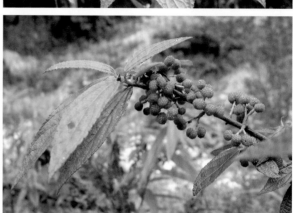

山龙眼科 Proteaceae

乔木或灌木，稀草本。单叶互生，全缘或有锯齿，或为各式分裂；无托叶。花两性或单性，同株或异株，穗状或头状花序；花被片4枚，下部成管状，上部4裂；雄蕊4枚；心皮1枚，子房上位，1室。菁葵果、坚果、核果或蒴果。

约80属，约1700种；我国3属，25种；湖北1属，1种；神农架1属，1种，可供药用。

山龙眼属 Helicia Loureiro

乔木或灌木。单叶，互生。总状花序腋生，稀近顶生；花两性，辐射对称；花被管直立细长，在蕾期顶部呈棒状至近球形，萼片4枚，开放时向外反卷；雄蕊4枚；子房无柄，花柱细长。坚果长圆形至近球形。

97种；我国20种；湖北1种；神农架1种，可供药用。

小果山龙眼 红叶树
Helicia cochinchinensis Loureiro

常绿乔木。枝和叶均无毛。叶薄革质，狭椭圆形至倒卵状披针形，长5~12cm，宽2.5~4cm，先端短渐尖，基部楔形，全缘或上半部具疏浅锯齿，侧脉6~7对。总状花序长8~20cm，花被管长10~12mm；雄蕊4枚，腺体4个；子房无毛。果椭圆状，蓝黑色。花期7~8月，果期10~12月。

分布于神农架下谷，生于海拔600m以下的阔叶林中。少见。

根、叶行气活血，祛瘀止痛；用于跌打损伤、肿痛、外伤出血。种子外用于烧烫伤。

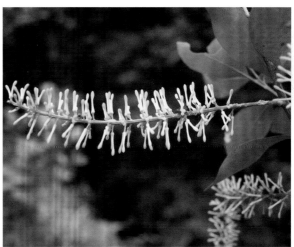

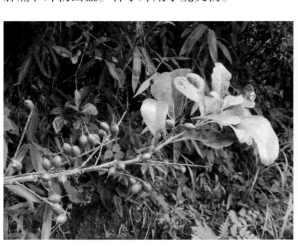

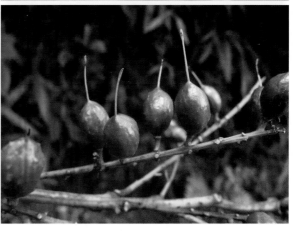

铁青树科 Olacaceae

乔木或灌木，稀藤本。单叶互生，全缘，无托叶。花两性，排成腋生的各式花序；花瓣 3~6 片，离生或合生成管状；雄蕊与花瓣同数而对生，或为花瓣的 2~3 倍；子房上位或半下位，1~5 室，或基部 2~5 室，上部 1 室。核果或坚果。

23~27 属，180~250 种；我国 5 属，10 种；湖北 1 属，1 种；神农架 1 属，1 种，可供药用。

青皮木属 Schoepfia Schreber

小乔木或灌木。单叶互生。花两性，呈腋生聚伞花序或总状花序；萼小，下部与子房基部合生；花冠筒状或钟状，4~6 裂；雄蕊与花冠裂片同数，着生于花冠管上，且与花冠裂片对生；子房半下位，半埋在肉质隆起的花盘中，下部 3 室，上部 1 室，每室具 1 枚胚珠，自特立中央胎座顶端向下悬垂，柱头 3 浅裂。核果，果时与增大花萼合生。

约 30 种；我国 4 种；湖北 1 种；神农架 1 种，可供药用。

青皮木 Schoepfia jasminodora Siebold & Zuccarini

落叶小乔木。叶纸质，卵形，长 3.5~10cm，宽 2~5cm，先端渐尖，基部截形，全缘，两面无毛。花常 3~9 朵排成聚伞状总状花序；花冠钟形，白色或浅黄色，先端 4~5 裂；雄蕊 5 枚；子房半下位，柱头 3 裂，常伸出花冠外。果椭圆形，成熟时紫黑色。花期 3~5 月，果期 4~6 月。

分布于神农架大九湖、木鱼、宋洛、新华、阳日等地，生于海拔 600~1700m 的山坡林中。少见。

嫩枝散瘀，消肿止痛。

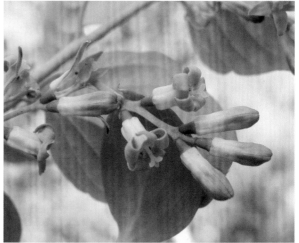

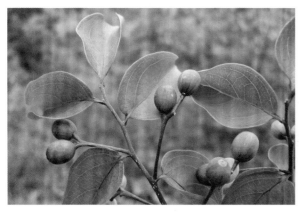

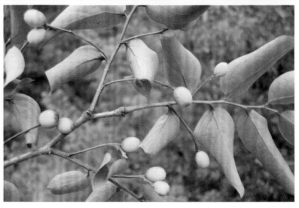

檀香科 Santalaceae

草本、灌木或小乔木，有些为寄生或半寄生。单叶互生或对生，或退化成鳞片状，全缘；无托叶。花两性或单性，雌雄异株，稀同株，集成各式花序或簇生；花被一轮，常肉质；雄花花被裂片 3~4 枚，雄蕊与花被裂片同数；雌花或两性花具下位或半下位子房，子房 1 室或 5~12 室。核果或小坚果。

约 36 属，500 种；我国 7 属，33 种；湖北 3 属，5 种；神农架 2 属，3 种，均可供药用。

■ **分属检索表**

1. 半宿生性灌木；叶对生；花雌雄异株 ·················· 1. 米面蓊属 Buckleya

1. 寄生性草本；叶互生；花两性 ·················· 2. 百蕊草属 Thesium

（一）米面蓊属 Buckleya Torrey

半寄生落叶灌木。叶对生，全缘或近全缘，无柄或有柄。花单性异株；雄花为聚伞花序或伞形花序，雄花花被 4 裂，无苞片，雄蕊短，4 枚；雌花常单生枝顶，苞片 4 枚，叶状，与花被裂片互生，宿存，花被管与子房合生，花被裂片微小，4 枚，子房下位，花柱短，柱头 2~4 裂，胚珠 2~4 枚。果为核果，顶端有苞片；苞片 4 枚。

4 种；我国 2 种；湖北 2 种；神农架 2 种，均可供药用。

■ **分种检索表**

1. 叶片两面被短刺毛；宿存苞片线状披针形 ·················· 1. 秦岭米面蓊 B. graebneriana

1. 叶片无毛或嫩时疏被短柔毛；宿存苞片披针形 ·················· 2. 米面蓊 B. henryi

1 秦岭米面蓊 Buckleya graebneriana Diels

半寄生小灌木。叶通常呈长椭圆形或倒卵状长圆形，长 2~8cm，宽 1~3cm，先端锐尖，基部楔形，边缘有微锯齿，两面被短刺毛。花单性异株；雄花为顶生聚伞花序，花被裂片和雄蕊均 4 枚；雌花单生枝顶，叶状苞片和花被片均 4 枚，子房下位。核果椭圆状球形。花期 4~5 月，果期 6~7 月。

分布于神农架松柏、阳日，生于海拔 600~900m 的山坡林中。少见。

果实对食物中毒、有机磷中毒有一定的解毒作用。

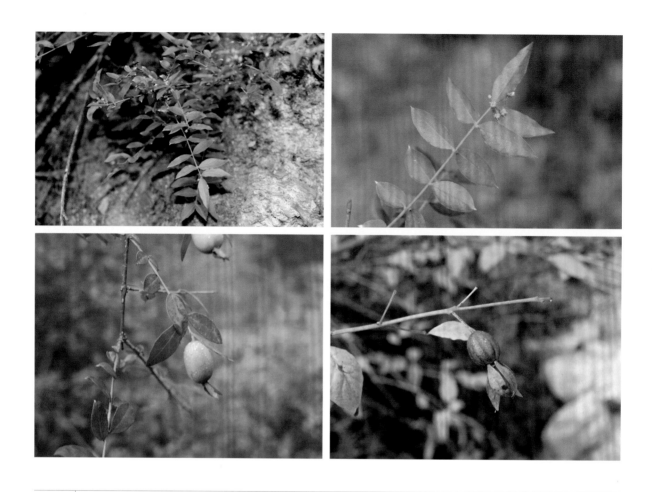

2 米面蓊 **Buckleya henryi** Diels

半寄生灌木。叶薄膜质，近无柄，下部叶呈阔卵形，上部叶呈披针形，长 3~9cm，宽 1.5~2.5cm，先端尾状渐尖，基部楔形，全缘。雄花序顶生和腋生，雄花被片和雄蕊各 4 枚；雌花 1 朵，顶生或腋生，花被漏斗形，苞片 4 枚，披针形。核果椭圆状或倒圆锥状。花期 6 月，果期 9~10 月。

分布于神农架宋洛、松柏、新华、阳日等地，生于海拔 500~1300m 的山坡林中或沟谷中。少见。果实对食物中毒、有机磷中毒有一定的解毒作用。

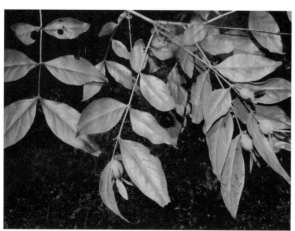
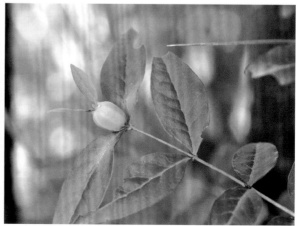

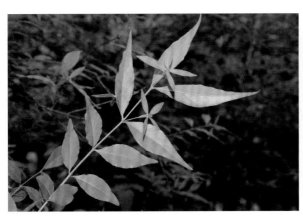
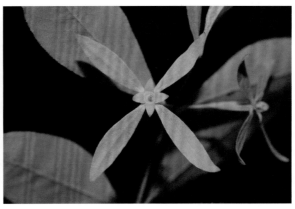

（二）百蕊草属 **Thesium** Linnaeus

多年生或一年生半寄生草本，偶呈亚灌木状。叶互生，线形，具1~3条脉，有时呈鳞片状。花小，两性，通常为总状花序，常集成圆锥花序、小聚伞花序或单生叶腋；苞片叶状；花被与子房合生，花被管钟状或管状，常5深裂；雄蕊5枚；子房下位，花柱长或短，柱头头状或不明显3裂，胚珠2~3枚。坚果小，顶端有宿存花被。种子的胚圆柱状，具胚乳。

245种；我国16种；湖北3种；神农架1种，可供药用。

百蕊草 **Thesium chinense** Turczaninow

多年生柔弱草本。茎细长，簇生。叶线形，长1.5~3.5mm，宽0.5~1.5mm，先端渐尖。花单生叶腋，具短梗；苞片1枚，线状披针形；小苞片2枚，线形；花绿白色；花被管呈管状，上部5裂，顶端锐尖，内弯；雄蕊5枚，不外露；子房无柄，花柱很短。坚果椭圆状球形，花被宿存。花期4~5月，果期6~7月。

分布于神农架新华、阳日，生于海拔500~700m的山坡草丛中。少见。

全草清热解毒，补肾涩精。根下乳，通顺血脉，调气。

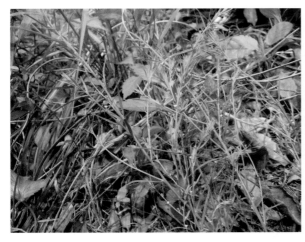
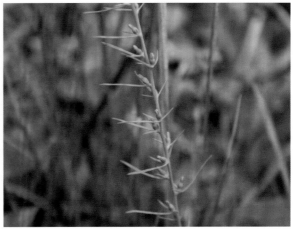

桑寄生科 Loranthaceae

半寄生性灌木。单叶对生，稀互生或轮生，全缘或退化呈鳞片状；无托叶。花两性或单性，雌雄同株或异株，排成各式花序或单生，具苞片或小苞片；花被花瓣状，常 4~6 裂；雄蕊与花被片等数且对生；雌花子房下位，1 室，内有胚珠 1 枚，花柱短或无。浆果。

60~68 属，700~950 种；我国 8 属，51 种；湖北 3 属，10 种；神农架 2 属，4 种，均可供药用。

■ 分属检索表

1. 花冠无冠管，花冠裂片离生·····································1. 桑寄生属 Loranthus
1. 花冠具冠管，常在一侧分裂·····································2. 钝果寄生属 Taxillus

（一）桑寄生属 Loranthus Jacquin

寄生性灌木。叶对生或近对生，羽状脉。穗状花序顶生或腋生；花两性或单性，5~6 数；每朵花具苞片 1 枚；花冠长不及 1cm，花蕾时棒状或倒卵球形，直立，花瓣离生；子房 1 室，花柱柱状，柱头头状或钝。浆果卵球形或近球形，光滑。

10 种；我国 6 种；湖北 2 种；神农架 1 种，可供药用。

槲树桑寄生 Loranthus delavayi Tieghem

寄生性灌木。叶对生，卵形至长椭圆形，长 6~10cm，宽 3~3.5cm，先端圆钝或钝尖，基部阔楔形，侧脉 5~6 对。穗状花序雌雄异株，1~3 个腋生，长 1~4cm；花单性，对生或近对生，黄绿色；苞片杓状；花托杯状；副萼环状；花瓣 6 片。果椭圆状或卵球形。花期 1~3 月，果期 9~10 月。

分布于神农架松柏、新华、阳日，寄生于海拔 500~800m 的山坡壳斗科植物树干上。常见。

茎叶祛风除湿，通经活络，止痛。

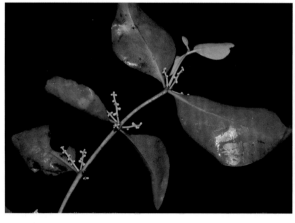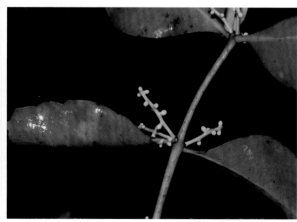

（二）钝果寄生属 Taxillus Tieghem

寄生性灌木。嫩枝、叶通常被绒毛。叶对生或互生，羽状脉。伞形花序腋生，具花 2~5 朵；花 4~5 数；每朵花具苞片 1 枚；花冠在花蕾时管状，开花时顶部分裂，下面 1 裂缺较深，裂片 4~5 枚，反折；子房 1 室，花柱线状，柱头通常头状。浆果椭圆状或卵球形，稀近球形，顶端具宿存副萼。

25 种；我国 15 种；湖北 7 种；神农架 3 种，均可供药用。

分种检索表

1. 叶互生，或在短枝上簇生；花冠无毛··················1. 松柏钝果寄生 T. caloreas
1. 叶对生或近对生，稀互生；花冠被毛。
  2. 花蕾顶部椭圆状，花冠裂片披针形··················2. 桑寄生 T. sutchuenensis
  2. 花蕾顶部卵球形，花冠裂片匙形··················3. 锈毛钝果寄生 T. levinei

1 松柏钝果寄生 Taxillus caloreas (Diels) Danser

寄生性灌木。嫩枝、叶密被褐色星状毛，小枝具瘤体。叶互生或簇生于短枝上，近匙形或线形，长 2~3cm，宽 3~7mm，先端圆钝，基部楔形。伞形花序 1~2 个腋生，具花 2~3 朵；花鲜红色；苞片阔三角形；花托卵球形；副萼环状；花冠花蕾时管状。果近球形，果皮具颗粒状体。花期 7~8 月，果期翌年 4~5 月。

分布于神农架木鱼，寄生于铁坚油杉树上。少见。

枝、叶民间用于风湿性关节炎、胃痛等。

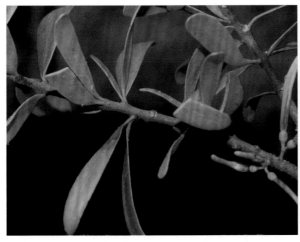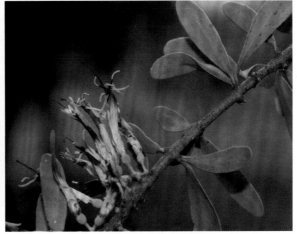

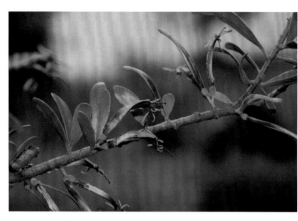
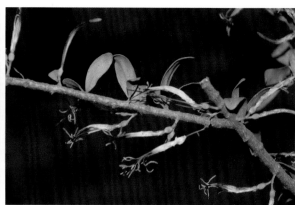

2 | **桑寄生** Taxillus sutchuenensis (Lecomte) Danser

■ 分变种检索表

1. 叶下表面有褐色或红褐色绒毛⋯⋯⋯⋯⋯⋯⋯⋯⋯2a. 桑寄生 **T. sutchuenensis** var. **sutchuenensis**

1. 叶下表面被灰色绒毛⋯⋯⋯⋯⋯⋯⋯⋯⋯⋯⋯⋯2b. 灰毛桑寄生 **T. sutchuenensis** var. **duclouxii**

2a | **桑寄生**（原变种）Taxillus sutchuenensis var. sutchuenensis

寄生性灌木。嫩枝、叶密被褐色或红褐色星状毛。叶近对生，卵形或椭圆形，长 5~8cm，宽 3~4.5cm，先端圆钝，基部近圆形，上表面无毛，下表面被绒毛，侧脉 4~5 对。总状花序，1~3 个生于叶腋，具花 2~5 朵，密集成伞形，密被褐色星状毛；花红色；花冠花蕾时管状。果椭圆状，果皮具颗粒状体。花期 6~8 月。

分布于神农架红坪、木鱼、新华等地，寄生于海拔 600~1600m 的壳斗科植物及油茶树上。常见。

茎叶、果实祛风除湿，健筋骨，补血安胎。

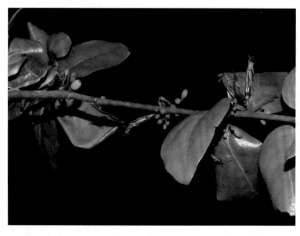
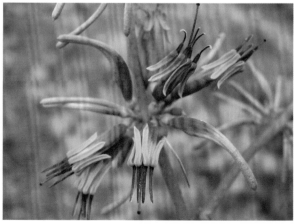

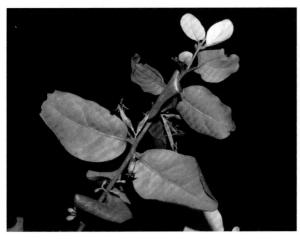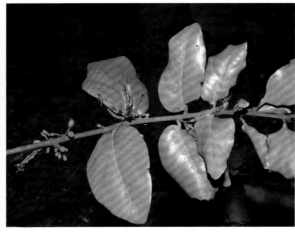

2b 灰毛桑寄生（变种）Taxillus sutchuenensis var. duclouxii (Lecomte) H. S. Kiu

本变种与桑寄生（原变种）的区别为嫩枝、叶、花序和花均密被灰色星状毛，有时具散生叠生星状毛；成长叶卵形或长卵形，下表面被灰色绒毛，侧脉 6~7 对；花序具花 3~5 朵。花期 4~7 月。

分布于神农架木鱼、新华等地，寄生于海拔 600~1600m 的壳斗科植物上。少见。

全株消肿止痛，祛风湿，安胎；用于疮疖、风湿筋骨痛、胎动不安等。

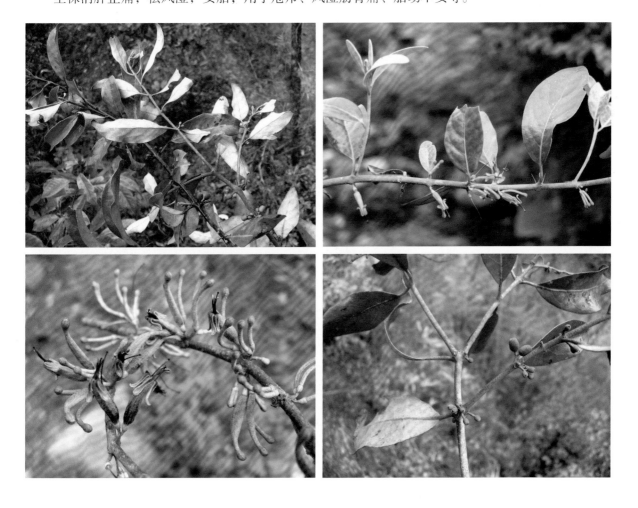

3 锈毛钝果寄生 *Taxillus levinei* (Merrill) H. S. Kiu

寄生性灌木。嫩枝、叶、花序和花均密被锈色星状毛。叶互生或近对生，革质，长圆形，长 4~10cm，宽 2~4.5cm，先端圆钝，基部近圆形，上表面无毛，下表面被绒毛。伞形花序 1~2 个腋生，具花 1~3 朵；花红色；花冠花蕾时管状，顶部卵球形。果卵球形，黄色。花期 9~12 月，果期翌年 4~5 月。

分布于神农架木鱼（老君山），寄生于海拔 600~1500m 的壳斗科等植物的树干上。常见。

茎叶祛风胜湿；用于关节疼、腰痛。

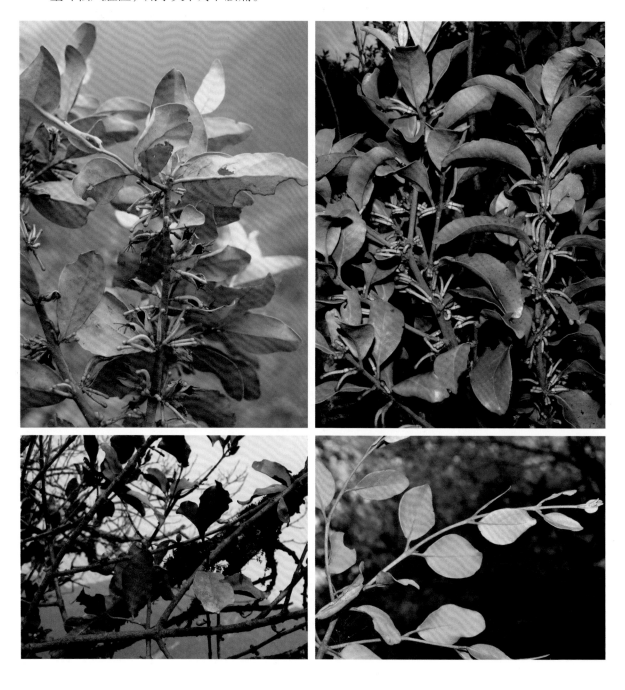

槲寄生科 Viscaceae

寄生性灌木或草本。茎具明显的节。叶对生，常退化为鳞片，叶片存在时多是 3~5 条脉，边缘全缘；无托叶；叶柄常不明显。圆锥花序、穗状花序或聚伞花序顶生或腋生，或单花；花单性，雌雄同株或异株，2~4 朵；苞片不明显；花被萼片状；雄蕊与花被片对生；子房下位，1 室，无真正胚珠，花柱短或无。浆果。种子 1 枚。

7 属，350 种；我国 3 属，18 种；湖北 2 属，3 种；神农架 2 属，3 种，均可供药用。

分属检索表

1. 叶退化成鳞片状；花药 2 室·····························1. 栗寄生属 Korthalsella

1. 叶具叶片或退化成鳞片状；花药多室·····················2. 槲寄生属 Viscum

（一）栗寄生属 Korthalsella Tieghem

寄生性小灌木或亚灌木。茎通常扁平。叶退化成鳞片状，对生。聚伞花序，腋生，初具花 1 朵，后熟性花陆续出现时密集成团伞花序；花单性，小，雌雄同株；副萼无；花被萼片状；雄花萼片 3 枚，雄蕊与萼片对生，花药 2 室，聚合成球形的聚药雄蕊；雌花萼片 3 枚，子房 1 室，特立中央胎座，花柱缺。浆果椭圆状或梨形，具宿存萼。种子 1 枚，胚乳丰富。

25 种；我国 1 种；湖北 1 种；神农架 1 种，可供药用。

栗寄生 Korthalsella japonica (Thunberg) Engler

亚灌木。叶退化成鳞片状，成对合生成环状。花淡绿色，基部被 1 圈毛环。雄花花蕾时近球形，长约 0.5mm，萼片 3 枚，三角形，聚药雄蕊扁球形；雌花花蕾时椭圆状，花托椭圆状，长约 0.5mm，萼片 3 枚，阔三角形，柱头乳头状。果椭圆状或梨形，淡黄色。花、果期几全年。

分布于神农架松柏、新华等地，寄生于海拔 600~800m 的山坡的壳斗科植物上。常见。

茎叶祛风湿，利关节。

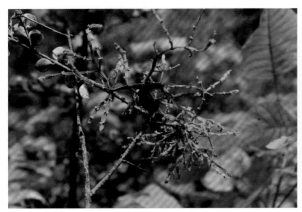 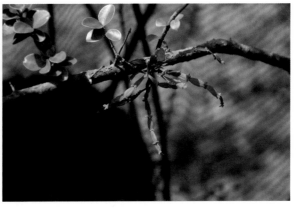

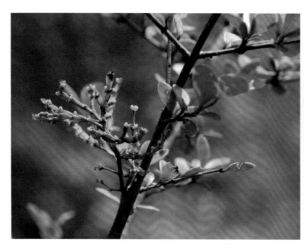 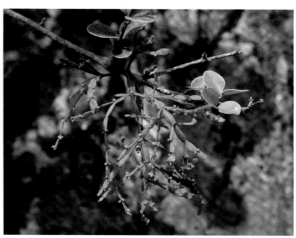

（二）槲寄生属 Viscum Linnaeus

寄生性灌木或亚灌木。茎、枝圆柱状或扁平，具明显的节。叶对生，具基出脉或叶退化成鳞片状。雌雄同株或异株；聚伞花序通常具花 3~7 朵；花单性；雄花萼片通常 4 枚，雄蕊贴生于萼片上，花药多室，孔裂；雌花花托卵球形至椭圆状，萼片 4 枚，子房 1 室，花柱短或几无。浆果近球形，常具宿存花柱。种子 1 枚。

约 70 种；我国 12 种；湖北 2 种；神农架 2 种，均可供药用。

■ 分种检索表

1. 小枝节间干后具 2~3 条纵肋······················1. 柿寄生 V. diospyrosicola
1. 小枝节间干后具 5~7 条纵肋······················2. 枫寄生 V. liquidambaricola

1 柿寄生 Viscum diospyrosicola Hayata

寄生性亚灌木，直立或披散。茎基部近圆柱状。枝和小枝均扁平；枝交叉对生或二歧分枝，节间长 1.5~2.5cm，宽 2~2.5mm，干后边缘薄，具纵肋 2~3 条。幼苗期具叶 2~3 对，叶片薄革质，椭圆形或长卵形，顶端钝，基部狭楔形，成长植株的叶退化呈鳞片状。聚伞花序，1~3 个腋生；总苞舟形，具花 3~1 朵，中央 1 朵为雌花，侧生的为雄花；雄花花蕾时球形；雌花花蕾时椭圆状。果球形，直径 3~4mm，黄色或橙色，果皮平滑。花、果期 4~12 月。

分布于神农架宋洛、松柏、阳日等地，寄生于海拔 600~1000m 山坡上的壳斗科植物的树干上。少见。少见。

茎叶、果实祛风湿，健筋骨，舒筋活络。

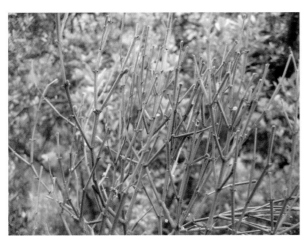
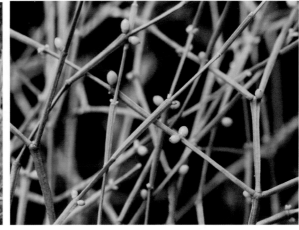

2 枫寄生 Viscum liquidambaricola Hayata

寄生性灌木。茎基部近圆柱状。枝扁平；枝交叉对生或二歧分枝，节间长 2~4cm，宽 4~8mm，干后边缘肥厚，纵肋 5~7 条，明显。叶退化成鳞片状。聚伞花序，1~3 个腋生；总苞舟形；花 1~3 朵，通常仅具 1 朵雌花或雄花；雄花花蕾时近球形；雌花花蕾时椭圆状。果椭圆状，成熟时橙红色或黄色。花、果期 4~12 月。

分布于神农架各地，寄生于海拔 1500m 以下的林中树上。少见。

全株用于风湿关节疼痛、腰肌劳损。民间以寄生于枫香树者为佳。

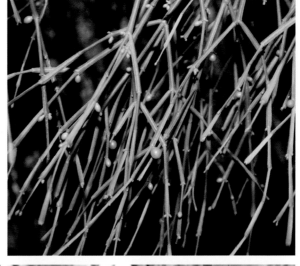
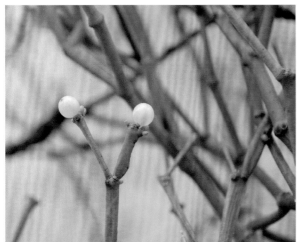
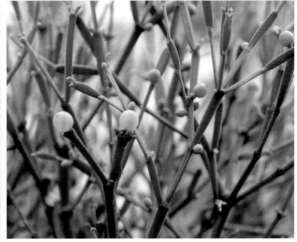

马兜铃科 Aristolochiaceae

直立或缠绕草本或木本。单叶互生或基生，常为心形，全缘，稀分裂；无托叶。花单生或数朵集生成总状花序，整齐或不整齐；花两性；花被单层，合生，常扩大为花瓣状、管状，上部为3~6裂，暗紫色或绿黄色；雄蕊6~12枚，稀多数，花丝短，分离或与花柱结合成柱状；心皮4~6枚，合生，子房下位或半下位，少有近上位。蒴果或浆果状。

8属，400~600种；我国4属，86种；湖北3属，19种；神农架3属，13种，均可供药用。

■ **分属检索表**

1. 茎攀缘或缠绕；花萼呈管状，通常弯曲，顶端开展，呈花瓣状‥‥‥‥‥**1.马兜铃属 Aristolochia**
1. 直立草本；花萼呈钟状。
  2. 叶全部基生；蒴果浆果状，成熟时不规则开裂‥‥‥‥‥‥‥‥‥‥‥‥**2.细辛属 Asarum**
  2. 叶茎生；蒴果菁荚状，成熟时腹缝开裂‥‥‥‥‥‥‥‥‥‥‥‥**3.马蹄香属 Saruma**

（一）马兜铃属 Aristolochia Linnaeus

草质或木质藤本。叶互生，常为心形，全缘或3~5裂。花单生或排成总状花序，常腋生；花两侧对称，具有长而弯曲的筒部；筒的口部缩小，由此伸展或扩大而成檐部，不裂或2~6裂；雄蕊常为6枚，围绕合蕊柱排成1轮；子房下位，6室，柱头3~6裂。果为开裂的蒴果，裂成6瓣。种子常多枚，扁平或背面凸起；种皮脆壳质或坚硬；胚乳丰富，胚小。

约400种；我国45种；湖北8种；神农架4种，均可供药用。

20世纪50~60年代，一种奇怪的肾病在世界各地出现。实验报告证实关木通确实可致肾脏损害，而且"长时间小剂量"也可对肾造成损害。国外甚至称之为"中草药肾病"，中国学者则称之为"马兜铃酸肾病"。因此，多个国家地区出台了监管政策，开始对使用含马兜铃酸的中草药进行监管。我国国家食品药品监督管理局于2004年发布关于加强关木通（广防己）等6种药材及其制剂监督管理的通知，并将含有马兜铃酸的药物列为处方药。

■ **分种检索表**

1. 木质藤本；花被管中部急速弯曲；果实长圆柱形，由上而下开裂‥‥‥‥**1.关木通 A. manshuriensis**
1. 草质藤本；花被管直立或微弯；果实卵球形或球形，由基部向上开裂。
  2. 叶三角状长卵形或戟形‥‥‥‥‥‥‥‥‥‥‥‥‥‥‥‥‥‥‥‥**2.马兜铃 A. debilis**
  2. 叶卵状心形。
    3. 蒴果长圆形或卵形，长3~7cm‥‥‥‥‥‥‥‥‥‥‥‥‥**3.异叶马兜铃 A. kaempferi**
    3. 蒴果长圆形，长1.5~6cm‥‥‥‥‥‥‥‥‥‥‥‥‥‥**4.管花马兜铃 A. tubiflora**

1 | 关木通 Aristolochia manshuriensis Komarov

　　木质藤本。茎密生长柔毛。叶革质，三角状长卵形，长 15~29cm，宽 13~28cm，先端钝圆或短尖，基部心形，全缘，两面长柔毛，下表面较密，后渐脱落。花常单生叶腋；苞片叶状；花被管中部呈马蹄形弯曲，下部管状，淡黄色，具紫色条纹，中部内有紫色斑点；子房圆柱形，密被白毛。蒴果长圆柱形。花期 6~7 月，果期 8~9 月。

　　分布于神农架红坪、木鱼等地，生于海拔 2000m 以下的山地林缘。常见。

　　藤茎清热，利尿，通经下乳。

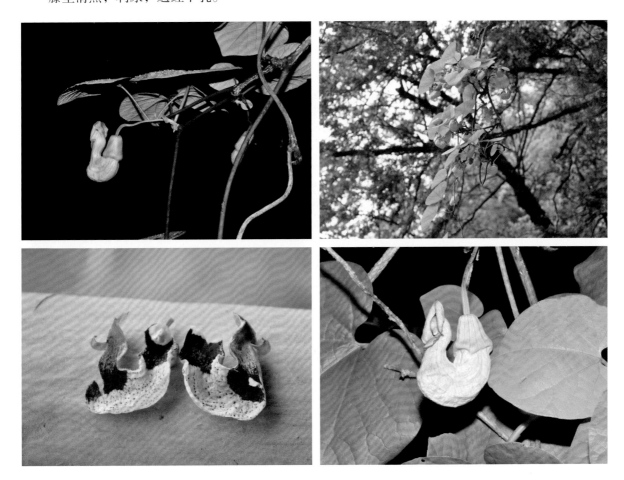

2 | 马兜铃 Aristolochia debilis Siebold & Zuccarini

　　草质藤本。叶纸质，三角状长卵形或戟形，长 3~8cm，宽 1.5~4cm，先端钝圆或短渐尖，基部心形，两侧裂片圆形，两面无毛。花单生或 2 朵聚生于叶腋；花喇叭状，基部膨大成球形，顶端具向一边偏斜的侧片。蒴果近球形，直径约 4cm，具 6 条棱。花期 7~8 月，果期 9~10 月。

　　产于神农架红坪、木鱼等地，生于海拔 1500m 以下的路边或沟边。常见。

　　根利胆止痛，解毒，消食。地上部分、果实清肺降气，止咳平喘，行气止痛，利水消肿。

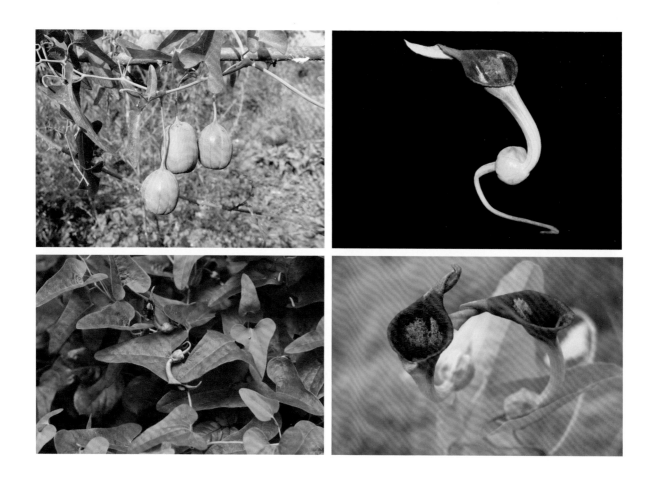

3 异叶马兜铃 *Aristolochia kaempferi* Willdenow

半木质藤本。嫩枝密被长柔毛，后脱落。叶纸质，叶形各式，卵形、卵状心形、卵状披针形或戟状耳形，长 5~18cm，宽 2~8cm，先端渐尖，基部浅心形或耳形，边全缘。花单生，稀 2 朵聚生于叶腋；花被管黄色，中部呈"U"字形，顶端开展成花瓣状；子房圆柱形，密被长绒毛。蒴果长圆状或卵形。花期 4~5 月，果期 6~8 月。

分布于神农架红坪、木鱼、松柏等地，生于海拔 800~1600m 的山坡林下。常见。

根利水消肿，祛风止痛。

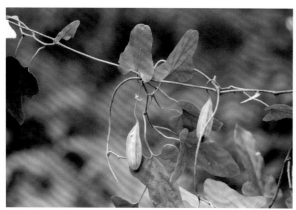
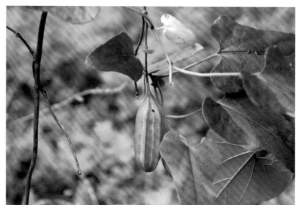

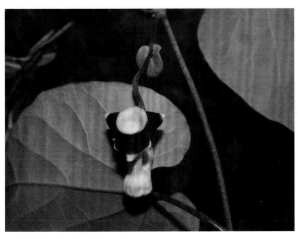
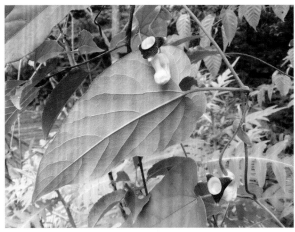

4 | 管花马兜铃 ^{避蛇雷}
Aristolochia tubiflora Dunn

  草质藤本。叶纸质，卵状心形，长 3~15cm，宽 3~16cm，先端钝而具凸尖，基部心形，两侧裂片下垂，全缘，上表面深绿色，下表面粉绿色。花单生或 2 朵聚生于叶腋；花喇叭状，长 3~4cm，基部膨大成球形，上端渐扩大成向一边偏的侧片。蒴果长圆形，6 条棱。花期 4~8 月，果期 10~12 月。

  分布于神农架木鱼，生于海拔 1700m 以下的山坡阴湿处。常见。

  全草用于跌打损伤。根清热解毒，止痛。

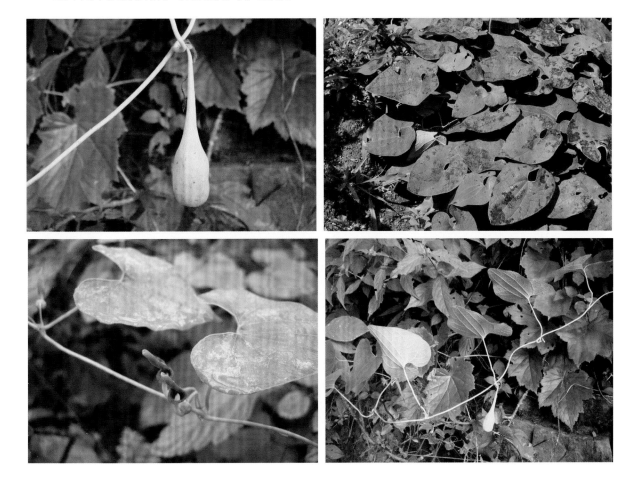

（二）细辛属 Asarum Linnaeus

多年生草本。根有芳香气和辛辣味。根状茎横走或斜伸。叶 1 至数枚，基生、互生或对生，叶片通常心形，全缘；具长柄。花辐射对称，单生于叶腋，多紫色或带紫色；花被钟状，檐部 3 裂；雄蕊通常 12 枚；子房下位或半下位，稀近上位，6 室，中轴胎座，胚珠多数。蒴果浆果状。

约 90 种；我国 39 种；湖北 14 种；神农架 8 种，均可供药用。

上述 "马兜铃酸肾病" 出现之后，澳大利亚的科学家发现细辛属植物也含有有毒化学成分，可导致服用者患上肾疾病及上尿路癌症等。目前，在中国这类中药只是被限制使用，并未禁止，即至少有多种含有马兜铃酸的中成药作为处方药在售。

■ 分种检索表

1. 花被仅在子房以下合生，在子房以上大部分不成管状。
  2. 花萼裂片先端有长尾 ·· 1. 尾花细辛 A. caudigerum
  2. 花萼裂片先端无长尾尖。
    3. 无明显的地上茎；地上叶呈一叶状 ························· 2. 苕叶细辛 A. himalaicum
    3. 植株有明显的地上茎；地上叶常两叶对生。
      4. 植株全体被白色长柔毛 ·································· 3. 长毛细辛 A. pulchellum
      4. 植株疏被柔毛或几无毛。
        5. 花萼裂片反折 ··· 4. 双叶细辛 A. caulescens
        5. 花萼裂片直立或横展，但不反折 ················ 5. 铜钱细辛 A. debile
1. 花被在子房以上合成明显的管。
  6. 花大型，直径可达 5.5cm 以上。
    7. 花萼管在与花柱等高处向外膨胀，形成一带状环突 ······· 6. 大叶细辛 A. maximum
    7. 花萼管外面无凸起的环 ································· 7. 祁阳细辛 A. magnificum
  6. 花小，直径 1~2cm ····································· 8. 细辛 A. sieboldii

---

1 尾花细辛 Asarum caudigerum Hance

多年生草本。叶片阔卵形或卵状心形，长 4~10cm，宽 3.5~10cm，先端渐尖，基部耳状，叶上表面中脉疏被长柔毛，叶下表面浅绿色，被较密的毛。花单生叶腋；花被在子房以上完全分离，裂片狭长，先端线状尾尖，尾尖可达 1cm 以上。果近球状。花期 3~5 月，果期 5~8 月。

分布于神农架木鱼，生于海拔 500~1000m 的山谷林缘、沟边。常见。

全草散寒止痛，止咳祛痰，消瘀散肿；用于风寒咳嗽、哮喘、风湿痹痛、毒蛇咬伤、跌打损伤。

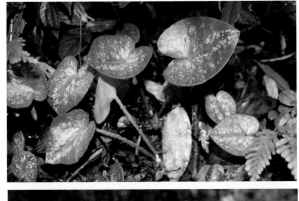

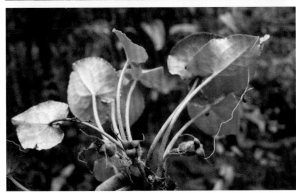

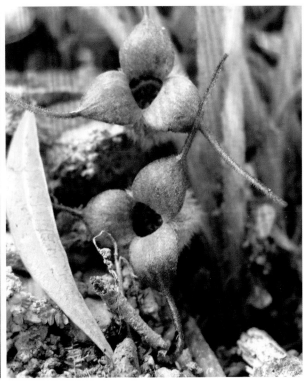

2 | 苕叶细辛 单叶细辛 Asarum himalaicum J. D. Hooker & Thomson ex Klotzsch

多年生草本。叶单生，心形或圆心形，长4~8cm，宽6.5~11cm，先端渐尖，基部心形，呈耳状，两面散生柔毛。花钟状，深紫红色；花梗长3~7cm；花被在子房以上有短管，裂片3枚，长6~7mm，上部外折；雄蕊12枚，与花柱等长或稍长。果近球状。花期4~6月，果期6~8月。

分布于神农架大九湖、木鱼等地，生于海拔1200~2000m的山坡草丛。常见。

全草祛风散寒，止痛，活血解毒。

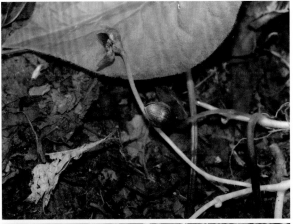

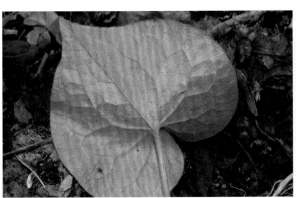

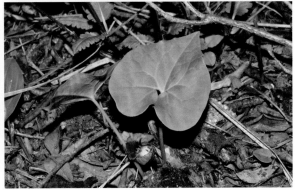

3 | 长毛细辛 Asarum pulchellum Hemsley

多年生草本，全株密生白色长柔毛。地上茎多分枝。叶对生，1~2 对，叶片卵状心形或阔卵形，长 5~8cm，宽 5~9.5cm，先端渐尖，基部心形，呈耳状，两面密生长柔毛。花紫绿色；花被裂片 3 枚，上部反折；雄蕊与花柱近等长。果近球状，直径约 1.5cm。花期 4~5 月，果期 6~8 月。

分布于神农架木鱼、新华，生于海拔 800~1200m 的山坡。少见。

全草理气止痛；用于胃痛、劳伤。

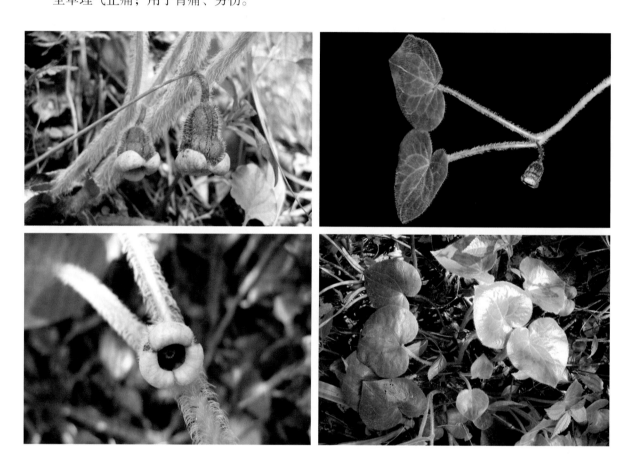

4 | 双叶细辛 Asarum caulescens Maximowicz

多年生草本。地上茎匍匐，有 1~2 对叶。叶片近心形，长 4~9cm，宽 5~10cm，先端常具长 1~2cm 的尖头，基部心形，两面散生柔毛，叶下表面较密。花紫色；花被裂片三角状卵形，长约 10mm，宽约 8mm，上部反折；雄蕊和花柱上部常伸出花被之外。果近球状，直径约 1cm。花期 4~5 月，果期 6~8 月。

分布于神农架红坪、木鱼、新华等地，生于海拔 800~1800m 的山坡林下、沟边、岩下阴湿处。常见。

全草散风寒、镇痛，止咳。根及根茎用于痧气痛、心腹痛、周身疼痛。

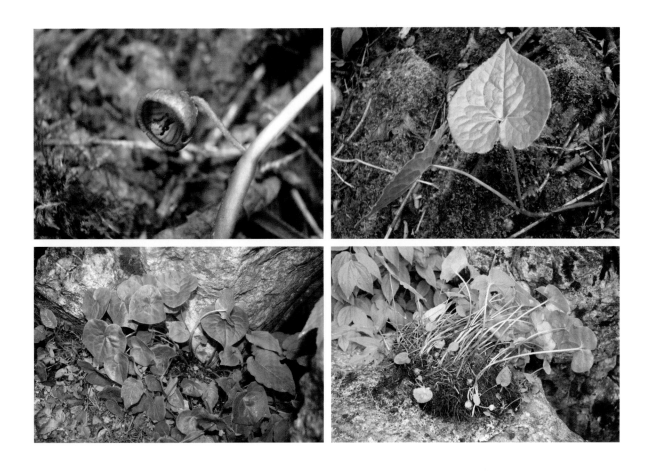

5 铜钱细辛 **Asarum debile** Franchet

多年生草本。根纤维状。根状茎横走。叶 2 枚对生于枝顶，叶片心形，长 2.5~4cm，宽 3~6cm，先端急尖或钝，基部心形，叶上表面深绿色，散生柔毛，脉上较密，叶下表面浅绿色，脉上有毛。花紫色；花梗长 1~1.5cm；花被裂片宽卵形，长约 10mm，宽 8mm；雄蕊 12 枚。蒴果近球形。花期 5~6 月，果期 6~8 月。

分布于神农架大九湖、红坪、木鱼、新华等地，生于海拔 1000~1400m 的山地林下岩石缝中、溪沟边湿处。常见。

全草祛湿，理气，散寒，止痛；用于感冒风寒、风湿痹痛。

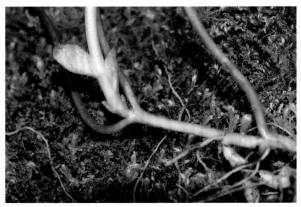
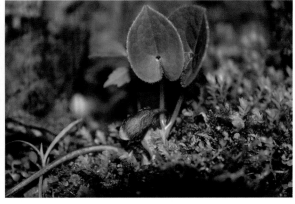

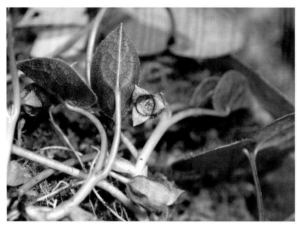
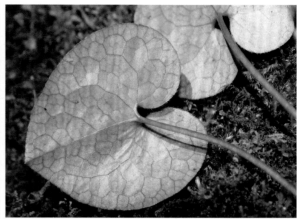

6 | 大叶细辛 *Asarum maximum* Hemsley

多年生草本。根状茎匍匐。叶片长卵形或阔卵形，长 6~13cm，宽 7~15cm，先端急尖，基部心形，叶面偶有白色云斑，脉上和近边缘有短毛。花紫黑色，直径 4~6cm；花梗长 1~5cm；花被管钟状，在与花柱等高处向外膨胀形成 1 个带状环突，花被裂片宽卵形，长 2~4cm，宽 2~3cm。果近球形，直径约 2.5cm。花期 4~5 期，果期 6~7 月。

分布于神农架下谷，生于海拔 600m 以下的林下。少见。

全草祛风散寒，止痛，活血解毒；有小毒。

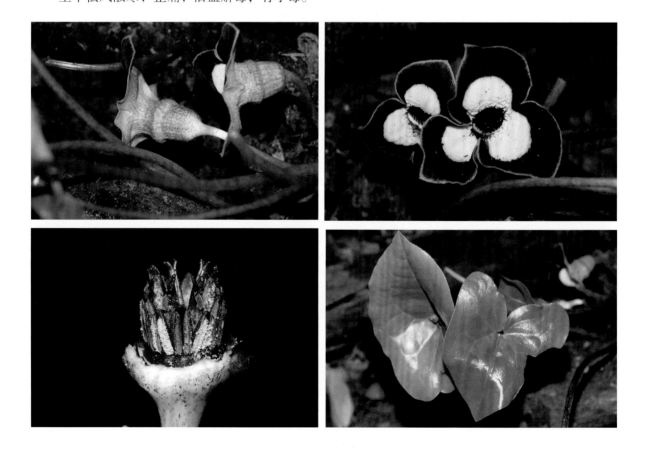

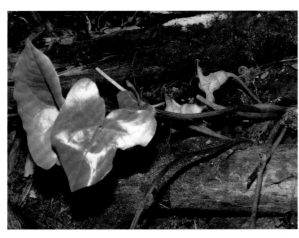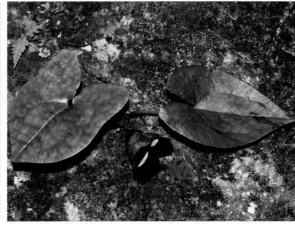

7 祁阳细辛 **Asarum magnificum** Tsiang ex C. Y. Cheng & C. S. Yang

多年生草本。根状茎极短。叶三角状阔卵形，长 6~13cm，宽 5~12cm，先端急尖，基部心状耳形，叶面中脉被短毛，两侧有白色云斑。花大，绿紫色；花梗长约 1.5cm；花被管漏斗状，外面无凸起的环，内有多列垫状皱褶，花被裂片三角状卵形，长 3cm，宽 2.5~3cm。蒴果倒卵状球形。花期 3~5 月，果期 5~7 月。

分布于神农架大九湖、木鱼等地，生于海拔 1200~2000m 的山坡草丛中。常见。

全草祛风散寒，活血解毒。

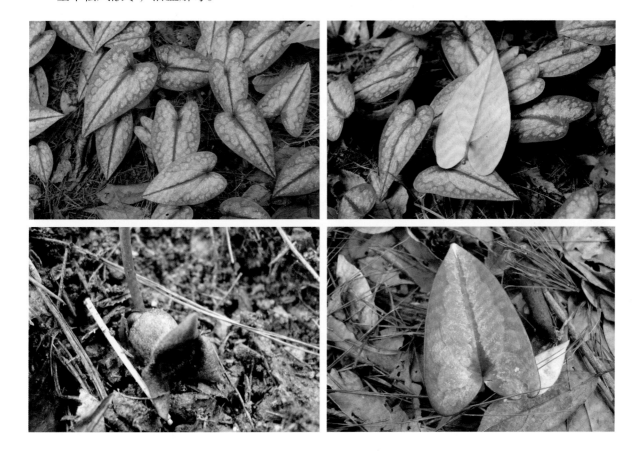

8 细辛 **Asarum sieboldii** Miquel

多年生草本。根状茎直立或横走。叶通常2枚，叶片心形，长4~11cm，宽4.5~13.5cm，先端渐尖，基部深心形，叶面疏生短毛，脉上较密，叶下表面仅脉上被毛。花紫黑色；花梗长2~4cm；花被管钟状，直径1~1.5cm，花被裂片三角状卵形，长约7mm，宽约10mm。果近球状，直径约1.5cm。花期4~5月，果期6月。

分布于神农架大九湖、红坪、木鱼等地，生于海拔800~2400m的山地林下阴湿且富含腐殖质的土壤上。常见。

全草解表散寒，祛风止痛，通窍，温肺化饮；用于风寒感冒、头痛、牙痛、鼻塞流涕、鼻渊、风湿痹痛、痰饮喘咳。

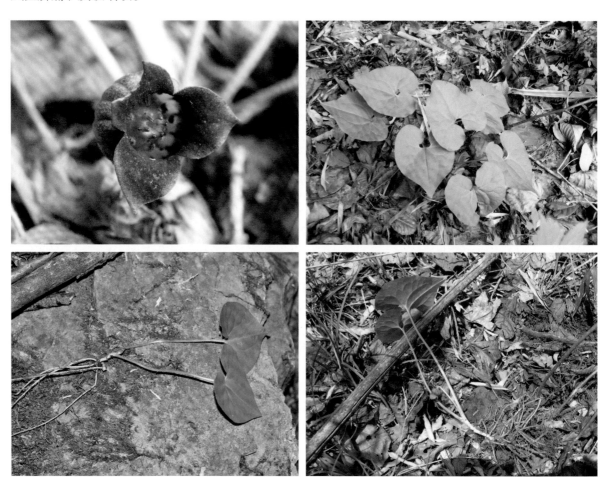

（三）马蹄香属 **Saruma** Oliver

多年生直立草本。地下部分具芳香气味。地上茎明显。叶互生，心形。花单生，具花梗；花被2轮；花萼基部与子房合生，萼片3枚，卵圆形；花瓣3片，稍比花萼大；雄蕊通常12枚，排成2轮，花丝较花药长，先端膨大内曲，花药内向纵裂；子房半下位，心皮6个，下部合生，上部离生。

蒴果蓇葖状，花萼宿存。种子背侧面圆凸，具横皱纹。

1 种，我国特有，神农架有分布，可供药用。

马蹄香 **Saruma henryi** Oliver

本种特征同马蹄香属。花期 4~7 月，果期 6~8 月。

分布于神农架宋洛、松柏、新华等地，生于海拔 800~1500m 的山坡林下或沟边。少见。

根茎、根温中散寒，理气止痛。鲜叶外用于疮疡。本种属于马兜铃科的植物，含烈性致癌物马兜铃酸，可致急性肾衰竭和慢性马兜铃肾炎，建议遵医嘱使用，并慎用。

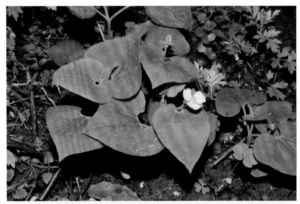

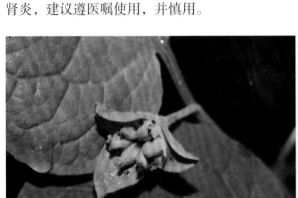

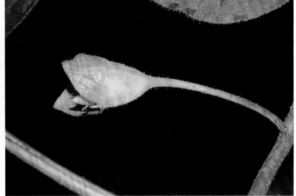

蛇菰科 Balanophoraceae

一年生或多年生肉质草本，寄生于其他植物的根上。叶退化成鳞片状，无叶绿素和气孔，互生或轮生。花单性，同株或异株，集成头状或肉穗花序；雄花常比雌花大，与雌花同序时，常混杂于雌花丛中或着生于花序顶部、中部或基部，花被存在时 3~6 裂，在无花瓣花中仅 1~2 枚；雌花微小，无花被或花被与子房合生，子房上位，1~3 室，花柱 1~2 枚，顶生。坚果。

18 属，约 50 种；我国 2 属，13 种；湖北 1 属，4 种；神农架 1 属，4 种，均可供药用。

蛇菰属 Balanophora J. R. Forster & G. Forster

肉质草本，寄生于其他植物的根上。茎退化为块茎。叶和苞片退化为鳞片，无叶绿素。肉穗花序雌雄同株；花序轴卵圆形、球形、穗状或圆柱状；花小，雌雄同株时，雄花与雌花混生，雄花常位于花序轴基部；雄花较大，花被裂片 3~6 枚，雄蕊常与花被裂片同数且对生，聚药雄蕊；雌花密集于花序轴上，无花被，子房椭圆形，1 室，花柱细长，宿存。果坚果状。

19 种；我国 12 种；湖北 4 种；神农架 4 种，均可供药用。

■ 分种检索表

1. 雄花 3 基数。
 2. 鳞片状叶在花茎上轮生，基部合生成筒鞘状·····················1. 红菌 **B. involucrata**
 2. 鳞片状叶在花茎上交互对生或旋生，基部不合生·····················2. 葛菌 **B. harlandii**
1. 雄花 4~6 基数。
 3. 雄花下面承托有短而不明显的苞片·····················3. 多蕊蛇菰 **B. polyandra**
 3. 雄花下面无苞片·····················4. 疏花蛇菰 **B. laxiflora**

1	红菌 筒鞘蛇菰、文王一枝笔
	Balanophora involucrata J. D. Hooker

草本。根茎肥厚，近球形，表面密集颗粒状小疣瘤和皮孔；花茎大部分呈红色；鳞苞片 2~5 枚，轮生，基部连合成筒鞘状，顶端离生，呈撕裂状，常包着花茎至中部。花雌雄异株（序）；花序均呈卵球形，直径 1.2~2cm；雄花 3 数，聚药雄蕊无柄；雌花子房卵圆形，有细长的花柱和子房柄。花期 7~8 月。

分布于神农架红坪、木鱼等地，生于海拔 1000~1700m 的山地林荫下。少见。

全草补肾壮阳，健脾理气，止血。

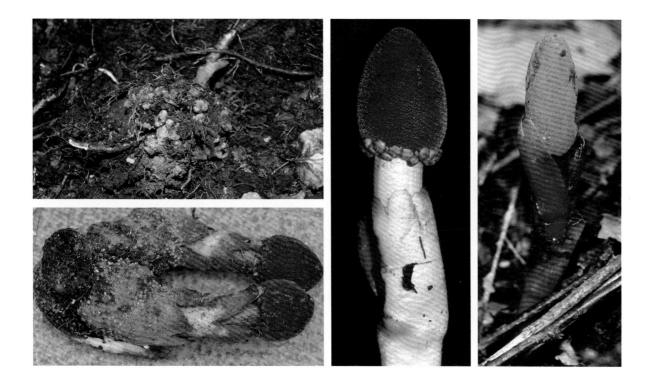

2 | 葛菌 红冬蛇菰
Balanophora harlandii J. D. Hooker

    草本。根茎扁球形，表面粗糙，呈脑状皱褶；花茎淡红色；鳞苞片 5~10 枚，红色或淡红色，长圆状卵形，长 1.3~2.5cm，宽约 8mm，聚生于花茎基部，呈总苞状。花雌雄异株（序），花序近球形；雄花序轴有凹陷的蜂窠状洼穴，雄花 3 数，聚药雄蕊 3 枚；雌花的子房黄色，卵形，无柄，花柱丝状；附属体倒圆锥形，暗褐色。花期 9~11 月。

    分布于神农架红坪、木鱼等地，生于海拔 2000m 以下的林下。少见。

    全草补肾壮阳，止血生肌。

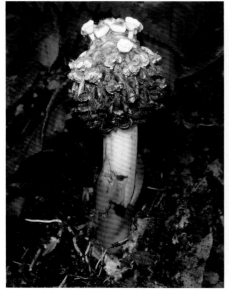

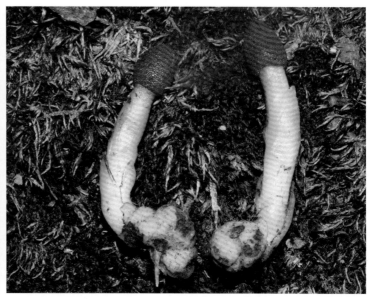

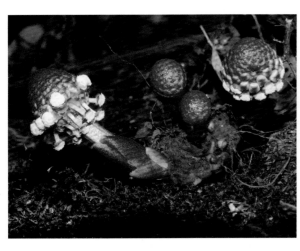
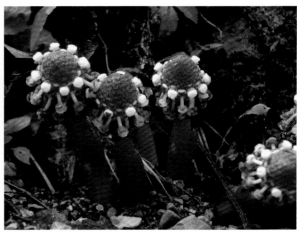

3 | 多蕊蛇菰 Balanophora polyandra Griffith

草本。根茎块常分枝，表面密被颗粒状小疣瘤；花茎深红色；鳞苞片 4~12 枚，卵状长圆形，下部的旋生，上部的互生，长约 2cm，宽 1~1.2cm。花雌雄异株（序）；雄花序圆柱状，长12~15cm，雄花被裂片 6 枚，下有不明显的苞片，聚药雄蕊近圆盘状；雌花序卵圆形，长 2~3cm；附属体倒圆锥形或近棍棒状。花期 8~10 月。

分布于神农架木鱼，生于海拔 1500~2500m 的山坡林荫下。少见。

全草滋阴补肾，止痛；用于阳痿、淋证。

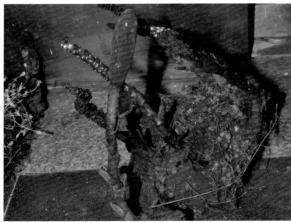
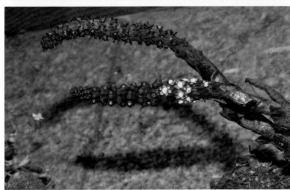
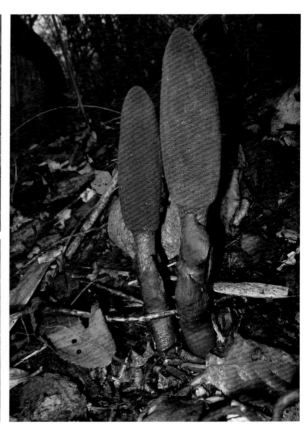

4 | 疏花蛇菰 Balanophora laxiflora Hemsley

草本。根茎分枝近球形，表面密被粗糙小斑点和皮孔；鳞苞片椭圆状长圆形，互生，8~14 枚，基部几乎全包着花茎。花雌雄异株（序）；雄花序圆柱状，长 3~18cm，雄花被裂片通常 5 枚，下有明显的苞片，聚药雄蕊近圆盘状；雌花序卵圆形至长圆状椭圆形，长 2~6cm；附属体棍棒状或倒圆锥尖状。花期 9~11 月。

分布于神农架红坪、木鱼等地，生于海拔 600~1700m 的杂木林中。少见。

全草清热凉血；用于痔疮、虚劳出血、腰痛。

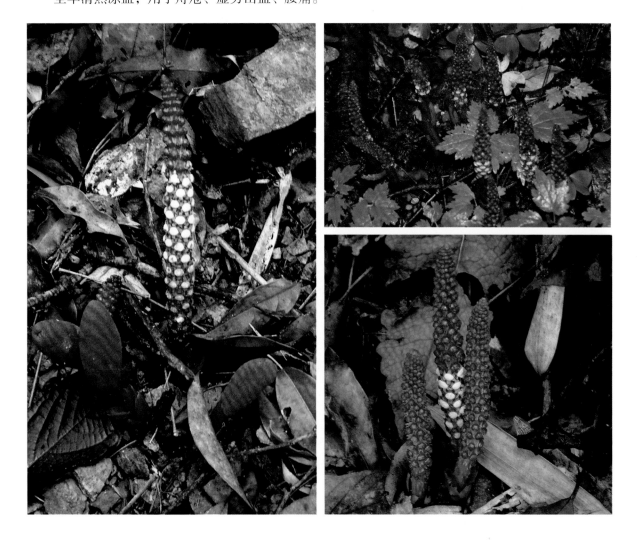

蓼科 Polygonaceae

草本，稀灌木。茎直立或缠绕，节通常膨大。单叶互生，稀对生或轮生，全缘，偶分裂；托叶常连合成膜质托叶鞘。花序各式；花小，两性，稀单性，雌雄异株或雌雄同株，辐射对称；花梗通常具关节；花被3~5深裂；雄蕊常6~9枚，离生或基部贴生；子房上位，1室，心皮通常3个，稀2或4个，合生，花柱2~3裂，稀4裂，柱头头状、盾状或画笔状，胚珠1枚，直生。瘦果卵形或椭圆形，具3条棱，或双凸镜状，有时具翅或刺。

50属，1120种；我国13属，238种；湖北9属，85种；神农架9属，58种，可供药用的9属，51种。

■ 分属检索表

1. 有叶草本或半灌木；托叶鞘正常而显著。
  2. 瘦果无翅。
    3. 花被片6枚，柱头画笔状·····················1. 酸模属 Rumex
    3. 花被片5（4）枚，柱头头状。
      4. 花柱2裂；果时伸长，硬化，顶端呈钩状，宿存··········2. 金线草属 Antenoron
      4. 花柱3（2）裂；果时不伸长，顶端亦不呈钩状。
        5. 茎缠绕或直立；花被片外面3枚果时增大，稀不增大。
          6. 茎缠绕；花两性，柱头头状·····················3. 首乌属 Fallopia
          6. 茎直立；花单性，雌雄异株；柱头流苏状··········4. 虎杖属 Reynoutria
        5. 茎直立；花被片果时不增大，稀增大，呈肉质。
          7. 瘦果具3条棱，明显比宿存花被长，稀近等长·······5. 荞麦属 Fagopyrum
          7. 瘦果具3条棱，或凸镜状，比宿存花被短，稀较长········6. 蓼属 Polygonum
  2. 瘦果具翅。
    8. 直立草本；花被片6枚；瘦果基部无角状附属物·········7. 大黄属 Rheum
    8. 草质藤本；花被片5枚；瘦果基部具角状附属物·········8. 红药子属 Pteroxygonum
1. 有叶或无叶灌木，枝扁平；托叶鞘退化为横线条状··········9. 竹节蓼属 Homalocladium

（一）酸模属 Rumex Linnaeus

一年生或多年生草本，稀为灌木。根通常粗壮。茎常具沟槽。叶基生和茎生，茎生叶全缘或波状；托叶鞘膜质，易破裂而早落。花序圆锥状，多花簇生成轮；花两性，稀单性异株；花梗具关节；花被片6枚，外轮3枚果时不增大，内轮3枚果时增大，边缘具齿或针刺；雄蕊6枚；子房1室，卵形，具3条棱，具1枚胚珠，花柱3裂，柱头画笔状。瘦果三棱形。

200种；我国27种；湖北14种；神农架9种，均可供药用。

■ 分种检索表

1. 多年生草本。
 2. 花单性异株；基生叶和下部茎生叶基部戟形或箭形⋯⋯⋯⋯⋯⋯⋯⋯1. 酸模 R. acetosa
 2. 花两性；基生叶和下部茎生叶基部为其他形状。
  3. 内花被片长圆状卵形或卵形，果时无小瘤⋯⋯⋯⋯⋯⋯⋯⋯2. 水生酸模 R. aquaticus
  3. 内花被片宽卵形或宽心形，果时一部分或全部具瘤状突起。
   4. 内花被片果时边缘近全缘。
    5. 叶基部楔形，边缘皱波状⋯⋯⋯⋯⋯⋯⋯⋯⋯⋯3. 皱叶酸模 R. crispus
    5. 叶基部圆形或近心形⋯⋯⋯⋯⋯⋯⋯⋯⋯⋯4. 巴天酸模 R. patientia
   4. 内花被片果时边缘具齿或刺状齿。
    6. 内花被片果时全部具瘤状突起⋯⋯⋯⋯⋯⋯⋯⋯5. 羊蹄 R. japonicus
    6. 内花被片果时一部分或全部具瘤状突起，边缘具刺状齿。
     7. 内花被片果时狭三角状卵形⋯⋯⋯⋯⋯⋯6. 钝叶酸模 R. obtusifolius
     7. 内花被片果时宽卵形⋯⋯⋯⋯⋯⋯⋯⋯7. 尼泊尔酸模 R. nepalensis
1. 一年生草本。
 8. 内花被片果时边缘具 1 对长刺⋯⋯⋯⋯⋯⋯⋯⋯⋯8. 长刺酸模 R. trisetifer
 8. 内花被片果时边缘具 3~5 对刺状齿⋯⋯⋯⋯⋯⋯⋯9. 齿果酸模 R. dentatus

1　酸模　**Rumex acetosa** Linnaeus

  多年生草本。基生叶和茎下部叶箭形，长 3~12cm，宽 2~4cm，先端急尖或圆钝，基部裂片急尖，全缘或微波状；茎上部叶较小，具短柄或无柄；托叶鞘膜质。花序狭圆锥状，顶生；花单性，雌雄异株；花梗中部具关节；花被片 6 枚，雌花内花被片果时增大，外花被片反折；雄蕊 6 枚。瘦果椭圆形，具 3 条锐棱。花期 5~7 月，果期 6~8 月。

  分布于神农架各地，生于海拔 2600m 以下的山坡、荒地、路旁、沟边。常见。

  全草凉血，解毒，通便，杀虫；用于热痢、小便淋痛、吐血、恶疮、疥癣等。

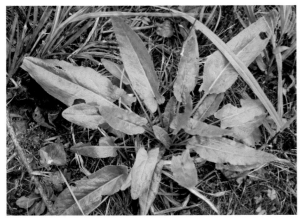
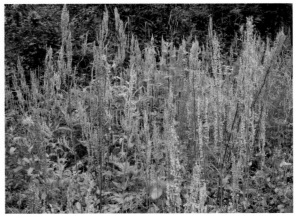

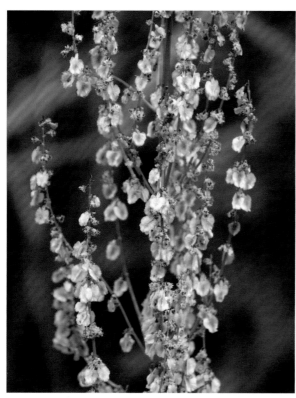

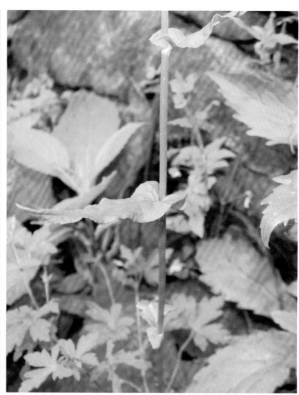

2 水生酸模 **Rumex aquaticus** Linnaeus

多年生直立草本。基生叶长圆状卵形或卵形，长 10~30cm，宽 4~13cm，先端尖，基部心形，边缘波状，下表面沿叶脉具乳头状突起；叶柄与叶片近等长；茎生叶较小；托叶鞘膜质。圆锥花序狭窄；花两性；花梗纤细，中下部具关节；外花被片长圆形，内花被片果时增大，边缘近全缘，全部无小瘤。瘦果椭圆形，具3条棱。花期 5~6 月，果期 6~7 月。

分布于神农架大九湖、松柏等地，生于海拔 1500~1800m 的山坡、草丛中。少见。

根用于消化不良、急性肝炎、湿疹、顽癣。

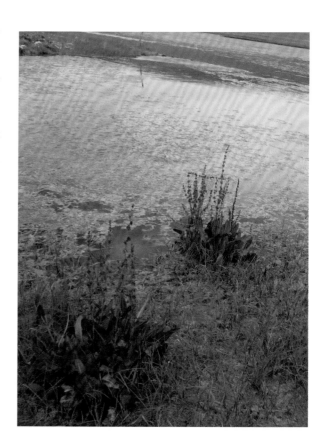

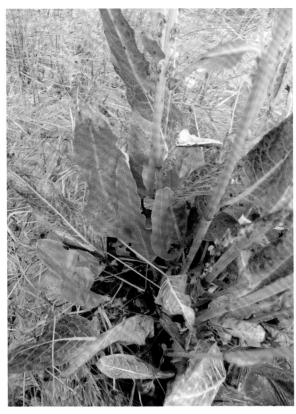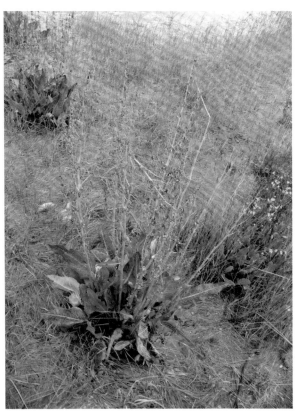

3　皱叶酸模 **Rumex crispus** Linnaeus

　　多年生草本。基生叶披针形或狭披针形，长 10~25cm，宽 2~5cm，先端急尖，基部楔形，边缘皱波状；茎生叶较小，狭披针形；托叶鞘膜质。花序狭圆锥状；花两性；花梗中下部具关节，关节果时稍膨大；花被片 6 枚，外花被片椭圆形，内花被片果时增大，边缘近全缘，常具小瘤。瘦果卵形，顶端急尖，具 3 条锐棱。花期 5~6 月，果期 6-7 月。

　　分布于神农架宋洛、新华等地，生于海拔 1100~1900m 的山坡、沟边草丛中。常见。

　　全草清热，凉血，通便，杀虫，化痰止咳。

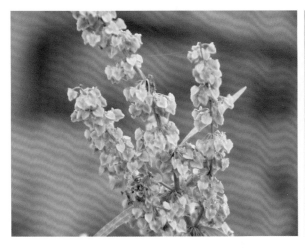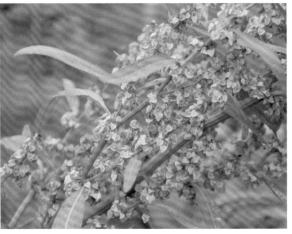

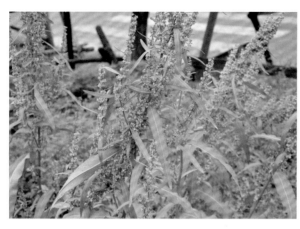
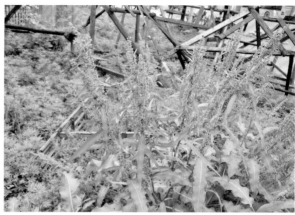

4 | 巴天酸模 **Rumex patientia** Linnaeus

多年生直立草本。基生叶长圆形，长 15~30cm，宽 5~10cm，先端急尖，基部圆形或近心形，边缘波状；叶柄长 5~15cm；茎上部叶披针形，较小；膜质托叶鞘筒状。花序圆锥状；花两性；花梗中下部具关节，关节果时稍膨大；外花被片长圆形，内花被片果时增大，全部或一部分具小瘤。瘦果卵形，具 3 条锐棱。花期 5~6 月，果期 6~7 月。

分布于神农架大九湖、红坪，生于海拔 1600~1800m 的山坡、路边。常见。

根凉血止血，清热解毒，通便杀虫。

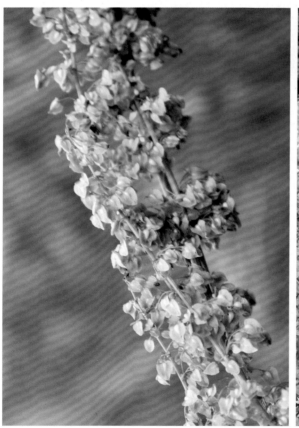
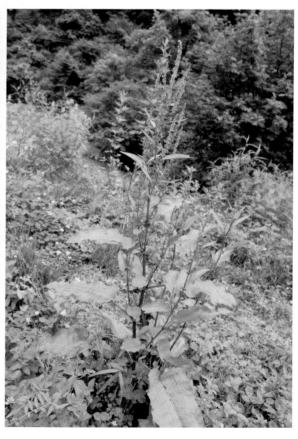

5 | 羊蹄 **Rumex japonicus** Houttuyu

多年生草本。基生叶长圆形或披针状长圆形，长8~25cm，宽3~10cm，顶端急尖，基部圆形或心形，边缘微波状；茎上部叶狭长圆形；托叶鞘膜质。花序圆锥状；花两性，轮生；花梗中下部具关节；花被片6枚，外花被片椭圆形，内花被片果时增大。瘦果宽卵形，具3条锐棱，两端尖，暗褐色，有光泽。花期5~6月，果期6~7月。

分布于神农架各地，生于海拔2000m以下的山坡、路边。常见。

根凉血止血，通便，解毒，杀虫。叶用于肠风下血、大便秘结、小儿疳积。果实用于赤白痢。

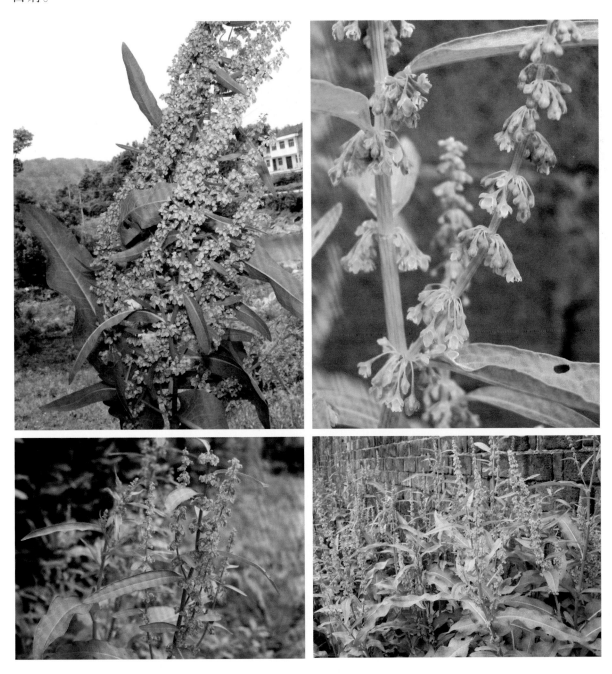

6　钝叶酸模　**Rumex obtusifolius** Linnaeus

　　多年生草本。基生叶长圆状卵形，长 15~30cm，宽 6~15cm，先端钝圆或稍尖，基部心形，边缘微波状，上表面无毛，下表面疏生小突起；托叶鞘膜质；茎生叶较小。花序圆锥状具叶；花两性，密集成轮；花梗中下部具明显关节；外花被片狭长圆形，内花被片果时增大，狭三角状卵形，边缘每侧具 2~3 枚刺齿。瘦果卵形，具 3 条棱。花期 5~6 月，果期 6~7 月。

　　分布于神农架木鱼，生于海拔 1000m 以下的路边。少见。

　　根清热通便，杀虫止痒，止血，祛瘀；外用于跌打损伤、烧伤、烫伤。

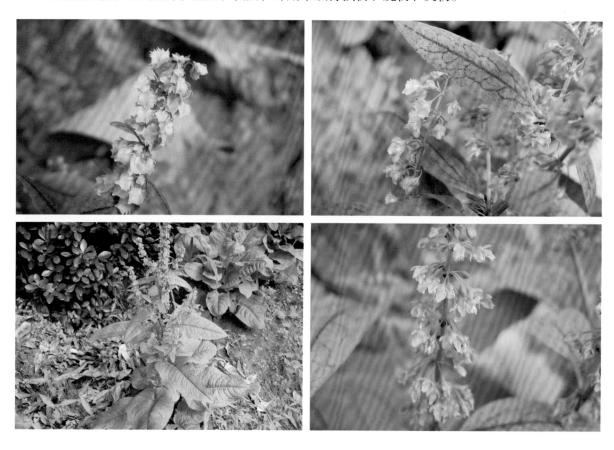

7　尼泊尔酸模　**Rumex nepalensis** Sprengel

　　多年生直立草本。基生叶长圆状卵形，长 10~15cm，宽 4~8cm，先端急尖，基部心形，边缘全缘，两面无毛或下表面沿叶脉具小突起；茎生叶卵状披针形；托叶鞘膜质。花序圆锥状；花两性；花梗中下部具关节；花被片 6 枚，外轮花被片椭圆形，内花被片果时增大，边缘每侧具 7~8 枚刺状齿。瘦果卵形，具 3 条锐棱，顶端急尖。花期 4~5 月，果期 6~7 月。

　　分布于神农架大九湖、红坪、木鱼、宋洛、松柏、新华等地，生于海拔 800~1900 的山坡、沟边、草丛中。常见。

　　根凉血止血，通便，解毒，杀虫。叶用于肠风下血、大便秘结、小儿疳积。果实用于赤白杂痢。

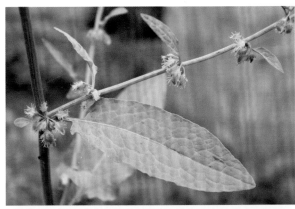
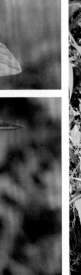
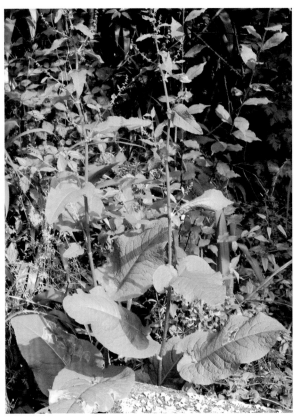

8 长刺酸模 **Rumex trisetifer** Stokes

一年生草本。茎下部叶长圆形，长 8~20cm，宽 2~5cm，先端急尖，基部楔形，边缘波状，上部叶较小；托叶鞘膜质。总状花序组成大型圆锥状花序；花两性，轮生；花梗近基部具关节；花被片 6 枚，外花被片披针形，内花被片果时增大，狭三角状卵形，全部具小瘤，每侧具 1 枚针刺，针刺长 3~4mm。瘦果椭圆形，具 3 条棱。花期 5~6 月，果期 6~7 月。

分布于神农架红坪、木鱼等地，生于海拔 1000m 以下的路边草地。常见。

全草清热凉血，解毒杀虫；用于肺痨咯血、痈疮肿痛、秃疮疥癣、皮肤瘙痒、跌打肿痛、痔疮出血等。

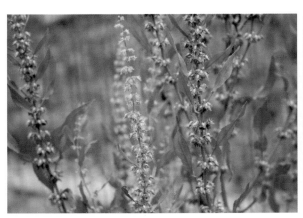
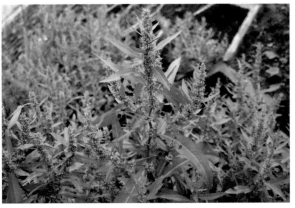

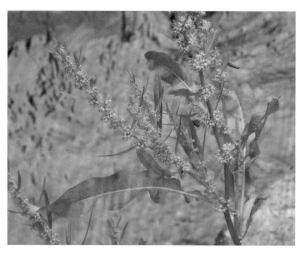 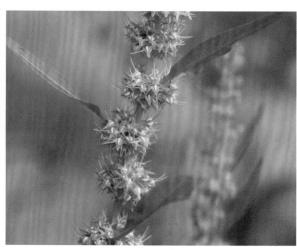

9 齿果酸模 **Rumex dentatus** Linnaeus

一年生草本。茎下部叶长圆形，长 4~12cm，宽 1.5~3cm，先端圆钝或急尖，基部圆形或近心形，边缘浅波状，茎生叶较小。总状花序顶生和腋生，再组成圆锥状花序；花轮状排列，间断；花梗中下部具关节；外花被片椭圆形，内花被片果时增大，三角状卵形，全部具小瘤，边缘每侧具 3~5 对刺齿。瘦果卵形，具 3 条棱。花期 5~6 月，果期 6~7 月。

分布于神农架各地，生于海拔 2000m 以下的路边。常见。

全草清热，凉血，通便，杀虫，化痰止咳。叶用于乳房红肿。

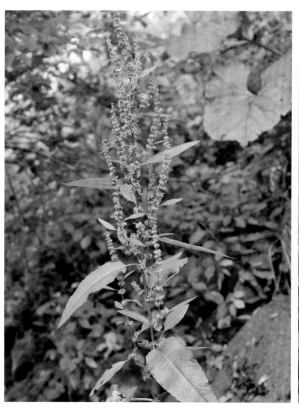 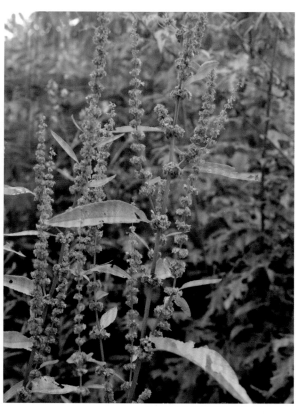

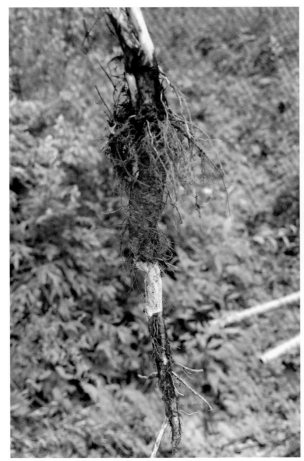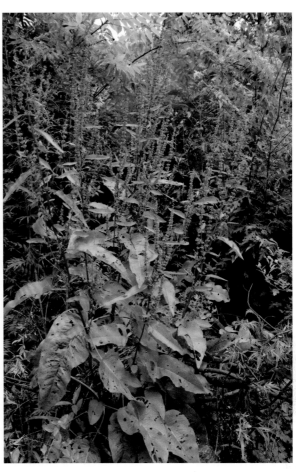

（二）金线草属 Antenoron Rafinesque

多年生草本。根状茎粗壮。茎直立，不分枝或上部分枝。叶互生，叶片椭圆形或倒卵形；托叶鞘膜质。总状花序呈穗状，顶生或腋生；花两性；花被4深裂；雄蕊5枚；花柱2裂，果时伸长，硬化，顶端呈钩状，宿存。瘦果卵形或双凸镜状。

3种；我国3种；湖北1种；神农架1种，可供药用。

1 金线草 Antenoron filiforme (Thunberg) Roberty & Vautier

■ **分变种检索表**

1. 茎有细长柔毛；叶两面具糙伏毛·····························1a. 金线草 A. filiforme var. filiforme
1. 茎无毛或有稀疏短柔毛；叶两面疏生短糙伏毛······1b. 短毛金线草 A. filiforme var. neofiliforme

1a 金线草（原变种）Antenoron filiforme var. filiforme

　　多年生直立草本。茎具糙伏毛，节部膨大。叶椭圆形，长 6~15cm，宽 4~8cm，先端渐尖，基部楔形，全缘，两面均具糙伏毛；托叶鞘筒状。总状花序呈穗状，通常数个；花排列稀疏；花被 4 深裂，红色，花被片卵形，果时稍增大；雄蕊 5 枚；花柱 2 裂，宿存。瘦果卵形，褐色，长约 3mm，包于宿存花被内。花期 7~8 月，果期 9~10 月。

　　分布于神农架各地，生于海拔 500~1200m 的山坡林荫、草丛中、沟边。常见。

　　块根、全草凉血止痛，祛瘀止痛。

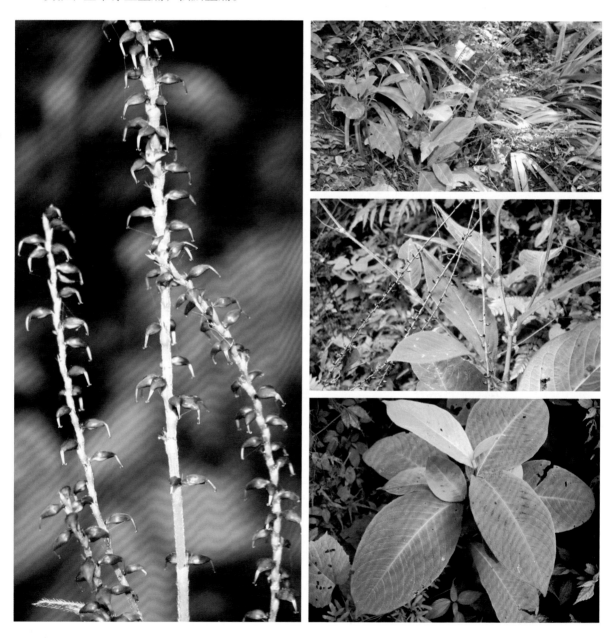

1b | **短毛金线草**（变种） **Antenoron filiforme** var. **neofiliforme** (Nakai) A. J. Li

本变种与金线草（原变种）的主要区别为叶先端长渐尖，叶两面疏生短糙伏毛。

分布于神农架各地，生于海拔 1600m 以下的山坡林缘、路旁潮湿处。常见。

块根、全草凉血止痛，祛瘀止痛。

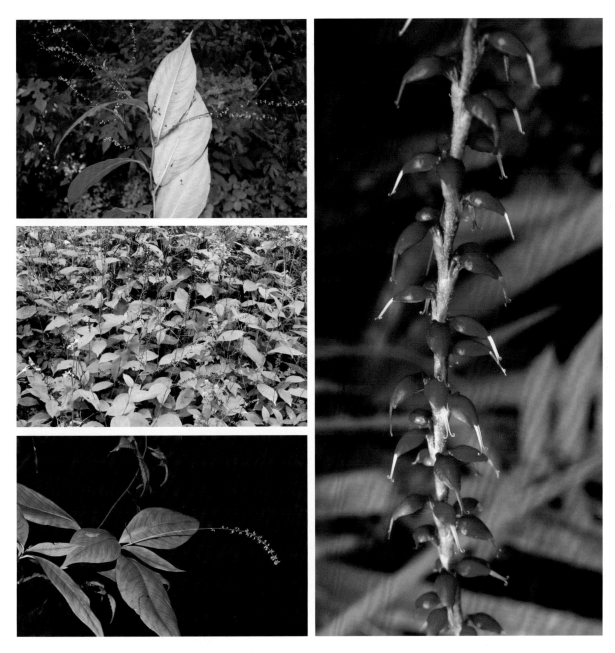

（三）首乌属 **Fallopia** Adanson

一年生或多年生草本，稀半灌木。茎缠绕。叶互生，卵形或心形；具叶柄；托叶鞘筒状，顶端截形或偏斜。花序总状或圆锥状，顶生或腋生；花两性；花被 5 深裂，外面 3 枚具翅或龙骨状突起，果时增大，稀无翅无龙骨状突起；雄蕊常 8 枚，花丝丝状，花药卵形；子房卵形，具 3 条棱，花柱 3 裂，较短，柱头头状。瘦果卵形，具 3 条棱，包于宿存花被内。

7~9 种；我国 8 种；湖北 5 种；神农架 3 种，可供药用的 2 种。

■ **分种检索表**

1. 叶通常单生···1. 何首乌 F. multiflora
1. 叶通常簇生···2. 木藤首乌 F. aubertii

---

1 | **何首乌** Fallopia multiflora (Thunberg) Haraldson

■ **分变种检索表**

1. 叶下表面光滑，无小突起·····································1a. 何首乌 F. multiflora var. multiflora
1. 叶下表面沿脉具小突起·····································1b. 毛脉首乌 F. multiflora var. ciliinervis

---

1a | **何首乌**（原变种）Fallopia multiflora var. multiflora

多年生缠绕草本。块根肥厚。叶卵形或长卵形，长 3~7cm，宽 2~5cm，先端渐尖，基部心形，叶下表面光滑，无小突起，全缘。花序圆锥状，分枝开展；苞片三角状卵形，每苞内具 2~4 朵花；花梗下部具关节，果时延长；花被 5 深裂，白色或淡绿色；雄蕊 8 枚；花柱 3 裂。瘦果卵形，具 3 条棱，长 2.5~3mm，包于宿存花被内。花期 8~9 月，果期 9~10 月。

分布于神农架各地，生于海拔 1600m 以下的山坡路旁、沟边、岩石缝中。常见。

块根解毒，消痈，润肠通便。叶安神养血，祛风活络；外用于皮肤瘙痒。

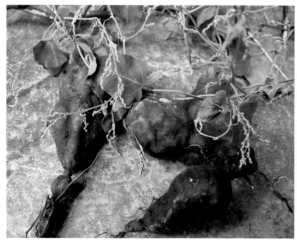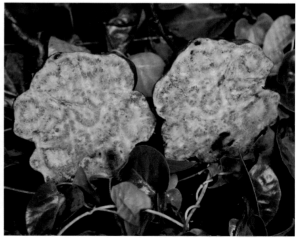

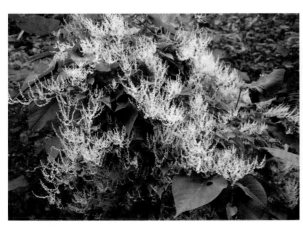
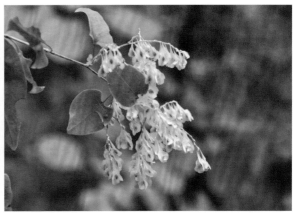

1b 　**毛脉首乌**（变种）**Fallopia multiflora** var. **ciliinervis** (Nakai) Yonekura & H. Ohashi

　　本种与何首乌（原变种）的主要区别为叶下表面沿脉具小突起。花期 8~9 月，果期 9~10 月。
分布于神农架红坪、木鱼等地，生于海拔 800~1800m 的山地林下、沟边、路旁。常见。
块根解毒，消痈，润肠通便。叶安神养血，祛风活络；外用于皮肤瘙痒。

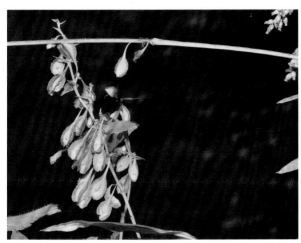
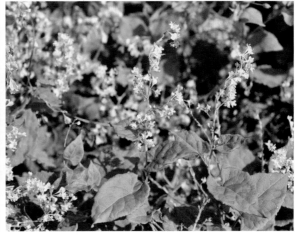

2 　**木藤首乌** **Fallopia aubertii** (L. Henry) Holub

　　半灌木。茎缠绕，无毛。叶簇生，稀互生，叶片长卵形或卵形，长 2.5~5cm，宽 1.5~3cm，近革质，
顶端急尖，基部近心形，两面均无毛。花序圆锥状；苞片膜质；花梗下部具关节；花被 5 深裂，淡
绿色或白色，花被片外面 3 枚较大，背部具翅，果时增大，基部下延，花被果时外形呈倒卵形。瘦
果卵形，具 3 条棱，包于宿存花被内。花期 7~8 月，果期 8~9 月。
　　分布于神农架宋洛及新华和阳日的交界处，生于海拔 1300m 的山坡疏林地。少见。
　　藤茎清热解毒，调经止血，行气消积；用于痈肿、月经不调、外伤出血、崩漏、消化不良、痢
疾、胃痛。

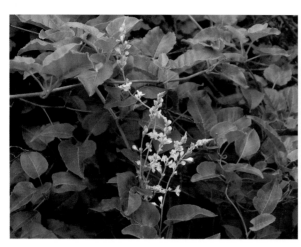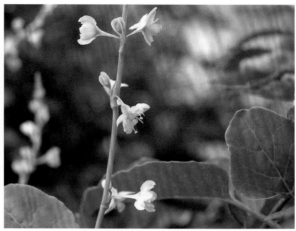

（四）虎杖属 Reynoutria Houttuyn

多年生草本。根状茎横走。茎直立，中空。叶互生，卵形或卵状椭圆形，全缘；具叶柄；托叶鞘膜质，偏斜，早落。花序圆锥状，腋生；花单性，雌雄异株；花被5深裂，雌花花被片，外面3枚果时增大，背部具翅；雄蕊6~8枚；花柱3裂，柱头流苏状。瘦果卵形，具3条棱。

2种；我国1种；湖北1种；神农架1种，可供药用。

虎杖 Reynoutria japonica Houttuyn

多年生直立草本。根状茎横走；茎空心，散生紫红色斑点。叶宽卵形或卵状椭圆形，长5~12cm，宽4~9cm，先端渐尖，基部宽楔形，全缘；托叶早落。花序圆锥状，雌雄异株；苞片漏斗状，每苞具2~4朵花；花梗中下部具关节；花被5深裂，雌花花被片外面3枚背部具下延翅，果时增大；雄蕊8枚；花柱3裂。瘦果卵形，具3条棱。花期8~9月，果期9~10月。

分布于神农架各地，生于海拔1500m以下的沟边、路旁。常见。

根及根茎利湿退黄，清热解毒，散瘀定痛，止咳化痰。叶祛风，凉血，解毒。

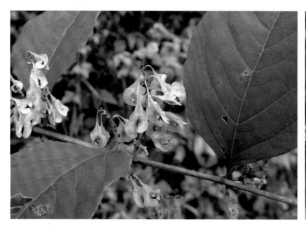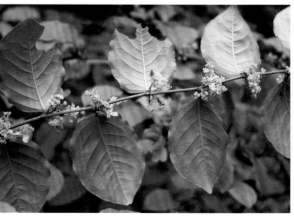

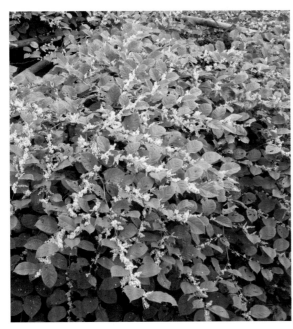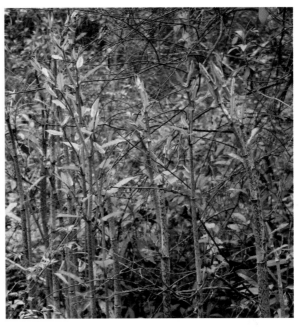

（五）荞麦属 Fagopyrum Miller

一年生或多年生草本，稀半灌木。茎直立，无毛或具短柔毛。叶三角形、心形、宽卵形、箭形或线形；托叶鞘膜质，偏斜，顶端急尖或截形。花序总状或伞房状；花两性；花被5深裂，果时不增大；雄蕊8枚，排成2轮，外轮5枚，内轮3枚；花柱3裂，柱头头状，花盘腺体状。瘦果具3条棱，比宿存花被长。

15种；我国10种；湖北4种；神农架4种，均可供药用。

分种检索表

1. 多年生草本；根显著木质化，块状···1. 金荞 **F. dibotrys**
1. 一年生草本；根不木质化。
  2. 瘦果为锥状三棱形，表面常有沟槽···2. 苦荞 **F. tataricum**
  2. 瘦果平滑，棱角锐利，全缘。
    3. 花梗具关节···3. 细柄野荞 **F. gracilipes**
    3. 花梗无关节···4. 荞麦 **F. esculentum**

| 1 | 金荞 Fagopyrum dibotrys (D. Don) H. Hara |

多年生直立草本。根状茎木质化。叶三角形，长4~12cm，宽3~11cm，先端渐尖，基部近戟形，边缘全缘；叶柄长可达10cm；托叶鞘筒状，膜质。花序伞房状；苞片卵状披针形，每枚苞片内具

2~4朵花；花梗中部具关节；花被5深裂，白色，花被片长椭圆形；雄蕊8枚；花柱3裂。瘦果宽卵形，具3条锐棱。花期7~9月，果期8~10月。

分布于神农架木鱼、松柏、阳日等地，生于海拔1000m以下的低山丘陵、路旁、沟边。少见。

块根清热解毒，活血散瘀，祛风除湿。

本种为国家二级重点保护野生植物，但资源丰富，分布较多。

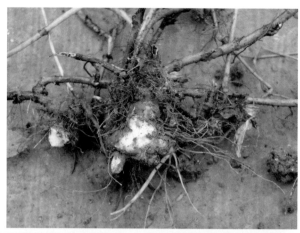

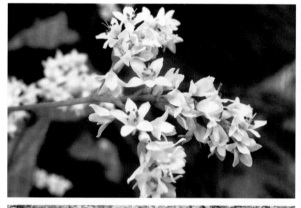

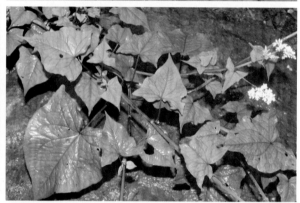

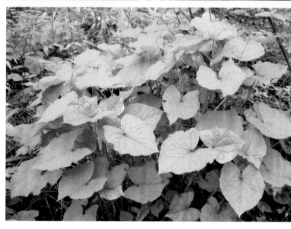

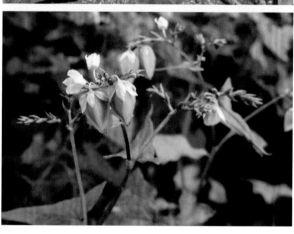

2 苦荞 **Fagopyrum tataricum** (Linnaeus) Gaertner

一年生直立草本。叶宽三角形，长2~7cm，宽2.5~8cm，下部叶具长柄；托叶鞘偏斜。花序总状，花排列稀疏；苞片卵形，每枚苞片内具2~4朵花；花梗中部具关节；花被5深裂，白色或淡红色；雄蕊8枚；花柱3裂，柱头头状。瘦果长卵形，具3条棱及3条纵沟，上部棱角锐利，下部圆钝，有时具波状齿。花期6~9月，果期8~10月。

分布于神农架大九湖、木鱼、松柏、宋洛等地，生于海拔900~1600m的山坡或栽培。常见。

根、根茎理气止痛，健脾利湿；用于胃痛、消化不良、痢疾、劳伤、腰腿痛等。

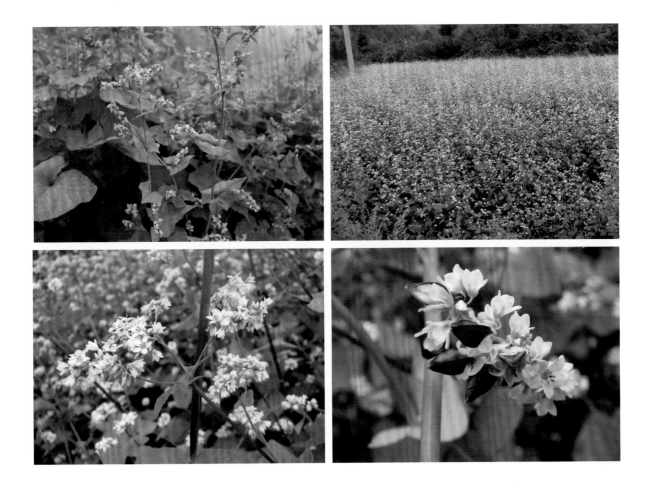

3 | 细柄野荞 **Fagopyrum gracilipes** (Hemsley) Dammer ex Diels

一年生直立草本。叶卵状三角形，长 2~4cm，宽 1.5~3cm，先端渐尖，基部心形；下部叶叶柄长 1.5~3cm；托叶鞘膜质，具短糙伏毛。花序总状，极稀疏，长 2~4cm；花序梗细弱，俯垂；苞片漏斗状，每枚苞片内具 2~3 朵花；花梗顶部具关节；花被 5 深裂，淡红色，果时花被稍增大；雄蕊 8 枚；花柱 3 裂。瘦果宽卵形，具 3 条锐棱。花期 6~9 月，果期 8~10 月。

分布于神农架木鱼、宋洛、新华等地，生于海拔 1400~1600m 的沟边或山坡阴湿处。常见。

全草清热解毒，活血散瘀，健脾利湿。种子开胃，宽肠。

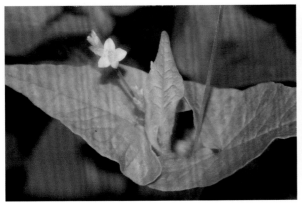
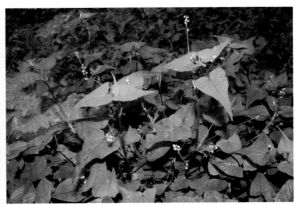

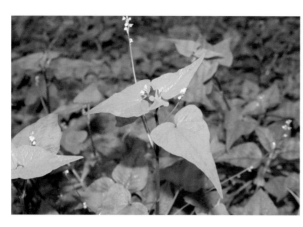
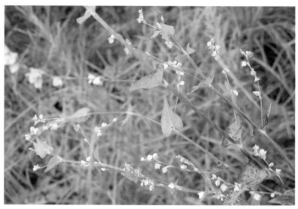

4 荞麦 Fagopyrum esculentum Moench

　　一年生直立草本。叶三角形，长 2.5~7cm，宽 2~5cm，先端渐尖，基部心形，两面沿叶脉具乳头状突起；下部叶具长叶柄；托叶鞘膜质，短筒状，长约 5mm。花序总状或伞房状，顶生或腋生；苞片卵形，每枚苞片具 3~5 朵花；花梗无关节；花被 5 深裂，白色或淡红色；雄蕊 8 枚，花柱 3 裂。瘦果卵形，具 3 条锐棱，先端渐尖。花期 5~9 月，果期 6~10 月。

　　原产于亚洲北部，神农架各地均有栽培。

　　茎叶降压，止血。种子降气宽肠，导滞，消肿毒。

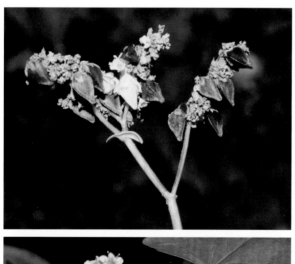
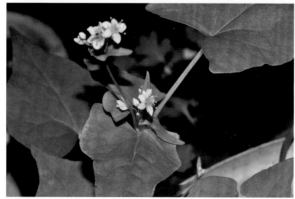
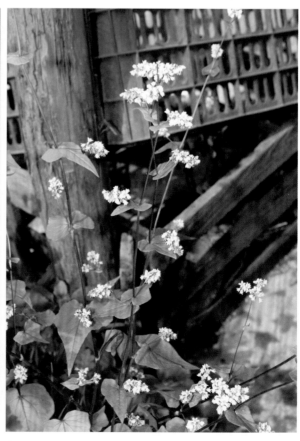

（六）蓼属 Polygonum Linnaeus

草本，稀半灌木或小灌木。茎直立、匍匐或缠绕，节部常膨大。单叶互生，全缘，稀分裂；托叶鞘膜质，筒状，稀呈叶状包茎或2裂。花序各式，顶生或腋生，稀簇生于叶腋；花两性，稀单性；花梗具关节；花被5深裂，宿存；雄蕊常8枚；子房三棱形或扁平，花柱2~3裂，基部多少合生。瘦果卵形，具3条棱，或双凸镜状，包于宿存花被内或突出花被之外。

230种；我国113种；湖北54种；神农架34种，可供药用的29种。

■ 分种检索表

1. 叶柄具关节，托叶鞘2裂·····································1. 萹蓄 P. aviculare
1. 叶柄无关节，托叶鞘非2裂。
  2. 托叶鞘圆筒形，先端平。
    3. 总状花序呈头状。
      4. 花序梗无毛·····································2. 小头蓼 P. microcephalum
      4. 花序梗具腺毛。
        5. 叶近无柄或甚短，或上部叶抱茎·····················3. 尼泊尔蓼 P. nepalense
        5. 叶柄明显。
          6. 茎蔓生，匍匐状；叶基无圆形裂片·····················4. 头花蓼 P. capitatum
          6. 茎直立；叶基常有2枚圆形的裂片。
            7. 托叶鞘有毛及缘毛·····················5. 羽叶蓼 P. runcinatum
            7. 托叶鞘无毛，也无缘毛·····················6. 火炭母 P. chinense
    3. 总状花序呈穗状。
      8. 茎叶被长毛·····································7. 红蓼 P. orientale
      8. 茎叶无明显的扩展长毛。
        9. 茎无明显主茎，近基部多分枝·····················8. 丛枝蓼 P. posumbu
        9. 茎有明显主茎，有分枝。
          10. 托叶鞘无缘毛，或仅有稀疏的缘毛。
            11. 萼片有腺点·····················9. 水蓼 P. hydropiper
            11. 萼片无腺点。
              12. 萼片5枚，雄蕊8枚·····················10. 松林神血宁 P. pinetorum
              12. 萼片通常4（5）枚，雄蕊6枚·····················11. 马蓼 P. lapathifolium
          10. 托叶鞘有较长缘毛。
            13. 叶无腺点。
              14. 托叶鞘紧贴茎上；雄蕊常6枚·····················12. 蓼 P. persicaria
              14. 托叶鞘与茎不紧密连接；雄蕊8枚·····················13. 长鬃蓼 P. longisetum
            13. 叶具腺点。

15. 多年生草本；叶披针形 ·······14. 蚕茧蓼 **P. japonicum**

15. 一年生草本；叶椭圆状披针形 ·······15. 愉悦蓼 **P. jucundum**

2. 托叶鞘非圆筒状，先端斜。

16. 茎及叶柄密生钩状小刺。

17. 叶卵圆形、长圆形至披针形。

18. 圆锥花序分枝疏散，细长 ·······16. 稀花蓼 **P. dissitiflorum**

18. 总状花序穗状或头状。

19. 叶基部箭形；花序梗及花梗无腺毛 ·······17. 箭头蓼 **P. sagittatum**

19. 叶基部宽楔形至心形；花序梗及花梗疏生腺毛 ·······18. 小蓼花 **P. muricatum**

17. 叶三角形、三角状箭形或戟形。

20. 叶三角形或三角状箭形。

21. 叶柄盾状着生 ·······19. 杠板归 **P. perfoliatum**

21. 叶柄非盾状着生。

22. 托叶鞘上部扩展成向外反展的叶状翅 ·······20. 刺蓼 **P. senticosum**

22. 托叶鞘上部有三角状披针形的叶状耳 ·······21. 大箭叶蓼 **P. darrisii**

20. 叶戟形，叶柄有狭翅 ·······22. 戟叶蓼 **P. thunbergii**

16. 茎及叶柄无钩状小刺。

23. 花序上有珠芽 ·······23. 珠芽拳参 **P. viviparum**

23. 花序上不生珠芽。

24. 基生叶基部沿叶柄下延成翅或微下延。

25. 基生叶圆卵形或长卵形 ·······24. 太平洋拳参 **P. pacificum**

25. 基生叶宽披针形或狭卵形 ·······25. 拳参 **P. bistorta**

24. 基生叶基部不下延。

26. 茎分枝；基生叶卵形。

27. 根状茎通常呈念珠状 ·······26. 支柱拳参 **P. suffultum**

27. 根状茎横走，不为念珠状 ·······27. 中华抱茎拳参 **P. amplexicaule** var. **sinense**

26. 茎不分枝；基生叶不为卵形。

28. 基生叶基部近心形；花序长 1.5~2.5cm ·······28. 圆穗拳参 **P. macrophyllum**

28. 基生叶基部常楔形；花序长 4~6cm ·······29. 草血竭 **P. paleaceum**

| 1 | **萹蓄** Polygonum aviculare Linnaeus |

一年生草本。叶椭圆形或披针形，长 1~4cm，宽 3~12mm，先端钝圆或急尖，基部楔形，全缘，两面无毛；叶柄短或近无柄，基部具关节；托叶鞘膜质，撕裂脉明显。花单生或数朵簇生于叶腋；

花梗顶部具关节；花被 5 深裂，绿色；雄蕊 8 枚；花柱 3 裂，柱头头状。瘦果卵形，具 3 条棱，与宿存花被近等长或稍超过。花期 5~7 月，果期 6~8 月。

分布于神农架各地，生于海拔 1800m 以下的山坡、路旁、田野。常见。

地上部分利尿通淋，杀虫，止痒；用于膀胱热淋、小便短赤、淋沥涩痛、皮肤湿疹、阴痒、带下。

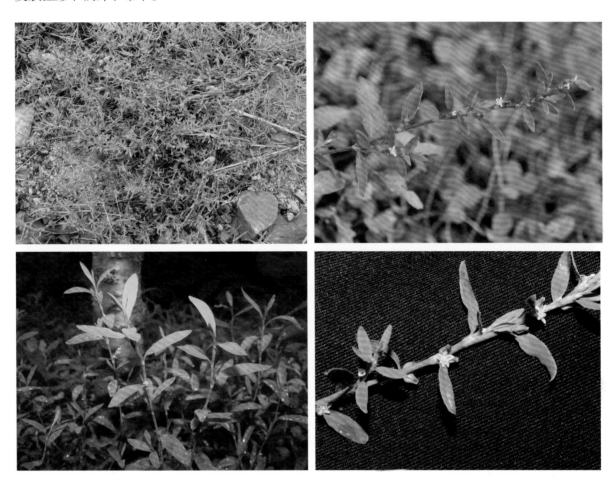

2 小头蓼 *Polygonum microcephalum* D. Don

多年生直立草本。具根状茎。叶宽卵形或三角状卵形，长 6~10cm，宽 2~4cm，先端渐尖，基部近圆形，沿叶柄下延；叶柄具翅；托叶鞘筒状，被柔毛，顶端截形，有缘毛。花序头状，直径 5~7mm，顶生；花序梗无毛；苞片卵形；花被 5 深裂，白色；雄蕊 8 枚；花柱 3 裂，中下部合生，柱头头状。瘦果宽卵形，具 3 条棱。花期 5~9 月，果期 7~11 月。

分布于神农架红坪、木鱼等地，生于海拔 1500~1800m 的林下和路边草丛。常见。

全草消炎，止血。

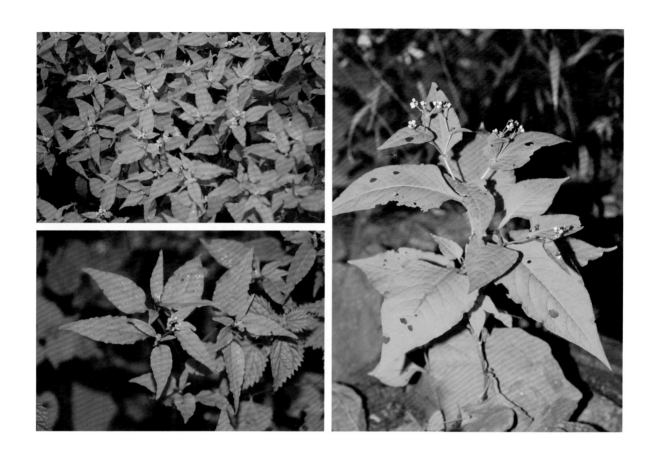

3 | 尼泊尔蓼 *Polygonum nepalense* Meisner

　　一年生草本。叶三角状卵形，长 3~5cm，宽 2~4cm，先端急尖，基部宽楔形，沿叶柄下延成翅，茎上部叶较小；叶柄长 1~3cm，抱茎；托叶鞘筒状，无缘毛，基部具刺毛。花序头状；基部常具 1 枚叶状总苞片；苞片椭圆形，每枚苞片具 1 朵花；花被常 4 裂，淡紫红色或白色；雄蕊 5~6 枚；花柱 2 裂，下部合生。瘦果宽卵形、双凸镜状，包于宿存花被内。花期 5~8 月，果期 7~10 月。

　　分布于神农架各地，生于海拔 1600m 以下的山坡草丛、田野。常见。

　　全草清热解毒，收敛固肠；用于咽喉痛、目赤、牙龈肿痛、赤痢、关节痛、胃痛等。

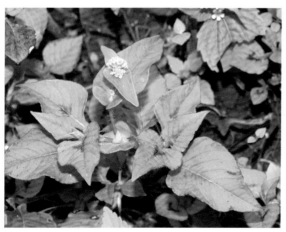
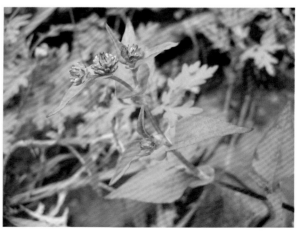

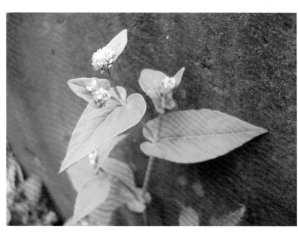
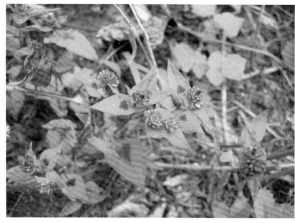

4 头花蓼 *Polygonum capitatum* Buchanan-Hamilton ex D. Don

多年生匍匐草本。叶卵形或椭圆形，长 1.5~3cm，宽 1~2.5cm，先端尖，基部楔形，全缘，边缘具腺毛，两面疏生腺毛，上表面有时具黑褐色新月形斑点；叶柄基部有时具叶耳；膜质托叶鞘筒状，具腺毛，有缘毛。花序头状，顶生；花梗极短；花被 5 深裂，淡红色；雄蕊 8 枚；花柱 3 裂，中下部合生；柱头头状。瘦果长卵形，具 3 条棱，包于宿存花被内。花期 6~9 月，果期 8~10 月。

分布于神农架松柏，生于海拔 900m 的田边。少见。

全草解毒散瘀，利尿通淋；用于痢疾、石淋、水肿、风湿痛、跌打损伤、疮疡湿疹。

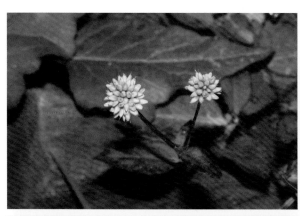
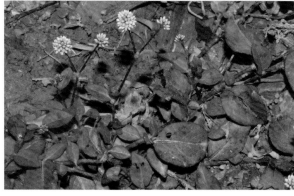
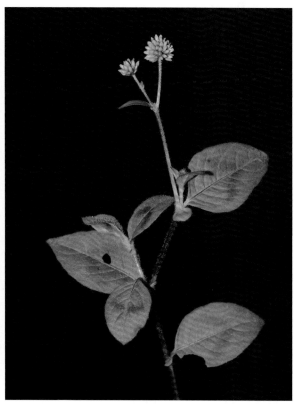

5 | 羽叶蓼 Polygonum runcinatum Buchanan-Hamilton ex D. Don

■ 分变种检索表

1. 叶具1~3对侧生裂片；头状花序通常成对················5a. 羽叶蓼 P. runcinatum var. **runcinatum**

1. 叶具1对侧生裂片；头状花序通常数个集成圆锥状·········5b. 赤胫散 P. runcinatum var. **sinense**

5a | 羽叶蓼（原变种）Polygonum runcinatum var. runcinatum

　　多年生直立草本。叶羽裂，长4~8cm，宽2~4cm，先端渐尖，具裂片1~3对，两面疏生糙伏毛，边缘具短缘毛；下部叶柄具狭翅，基部有耳；膜质托叶鞘筒状，具缘毛。花序头状，常对生，紧密，直径1~1.5cm；花被5深裂，淡红色或白色；雄蕊常8枚；花柱3裂，中下部合生。瘦果卵形，具3条棱，包于宿存花被内。花期4~8月，果期6~10月。

　　分布于神农架红坪、木鱼、宋洛、松柏、新华、下谷等地，生于海拔600~2200m的山坡或沟边。常见。

　　全草清热解毒，活血消肿；用于痢疾、胃痛、带下、经闭等。

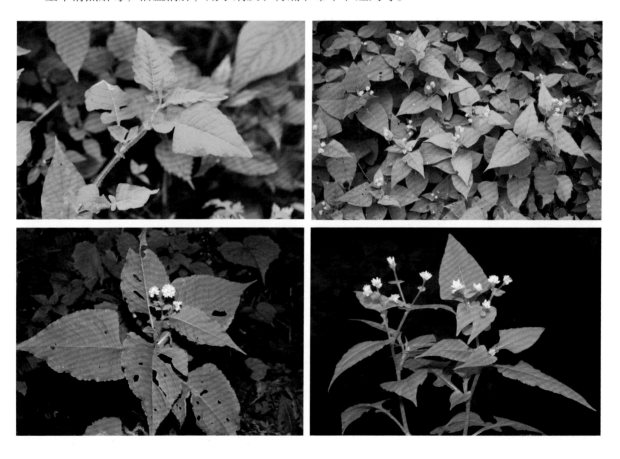

5b 赤胫散（变种）Polygonum runcinatum var. sinense Hemsley

本变种与羽叶蓼（原变种）的主要区别为头状花序较小，直径 5~7mm，数个再集成圆锥状；叶基部通常具 1 对裂片，两面无毛或疏生短糙伏毛。

分布于神农架各地，生于海拔 800~2500m 的山坡林下。常见。

根茎、全草清热解毒，活血止痛，解毒消肿；用于急性胃肠炎、吐血、咯血、痔疮出血、月经不调、跌打损伤，外用于乳腺炎、痈疖肿毒。

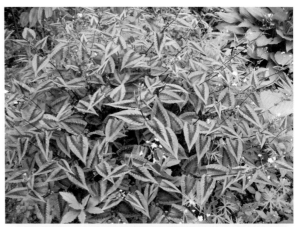

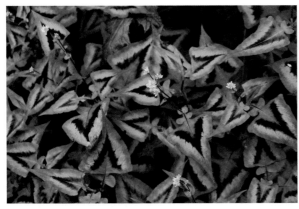

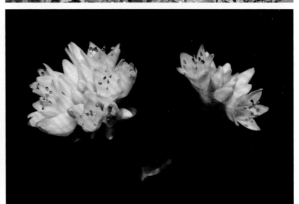

6 火炭母 Polygonum chinense Linnaeus

多年生直立草本。叶卵形，长 4~10cm，宽 2~4cm，先端渐尖，基部截形或宽心形，全缘，叶下表面沿叶脉疏生短柔毛；下部叶柄长 1~2cm，基部常具叶耳；托叶鞘膜质，无缘毛。数个头状花序呈圆锥状；每枚苞片具 1~3 朵花；花被 5 深裂，白色或淡红色；雄蕊 8 枚；花柱 3 裂，中下部合生。瘦果宽卵形，具 3 条棱。花期 7~9 月，果期 8~10 月。

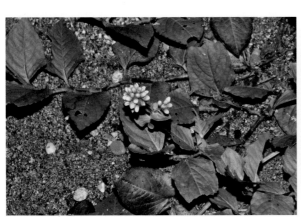

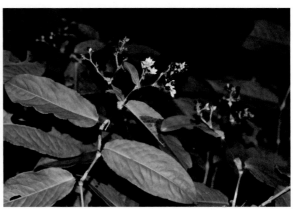

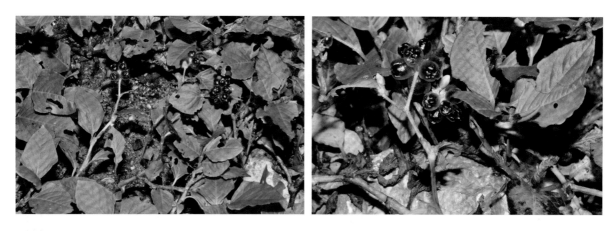

分布于神农架木鱼、下谷，生于海拔 500m 的溪边沙滩上。少见。

全草清热解毒，利湿消滞。根益气行血，用于气虚头昏、耳鸣耳聋、跌打损伤。

7 红蓼 *Polygonum orientale* Linnaeus

一年生直立草本。叶卵状披针形，长 10~20cm，宽 5~12cm，先端渐尖，基部圆形或近心形，全缘，密生缘毛，两面密生柔毛；膜质托叶鞘筒状，具长缘毛，常扩大成叶质状翅。总状花序呈穗状；苞片宽漏斗状，每枚苞片内具 3~5 朵花；花被 5 深裂，淡红色或白色；雄蕊 7 枚；花柱 2 裂，中下部

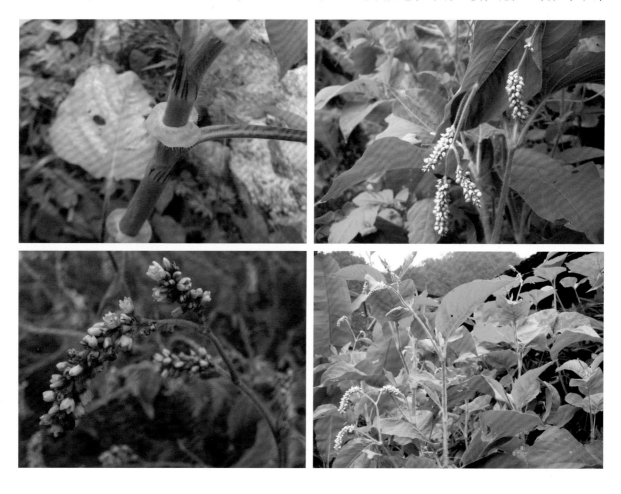

合生。瘦果近圆形。花期 6~9 月，果期 8~10 月。

　　分布于神农架各地，生于海拔 1800m 以下的山坡、路旁、田野。常见。

　　果实散血消癥，消积止痛。全草祛风利湿，活血止痛。

8 | 丛枝蓼 **Polygonum posumbu** Buchanan-Hamilton ex D. Don

　　一年生草本。叶卵状披针形，长 3~8cm，宽 1~3cm，先端尾状，基部宽楔形，两面疏生硬伏毛或无，边缘具缘毛；膜质托叶鞘筒状，具硬伏毛，顶端具长缘毛。总状花序呈穗状，长 5~10cm，下部间断，花稀疏；苞片漏斗状，每枚苞片含 3~4 朵花；花被 5 深裂，淡红色；雄蕊 8 枚；花柱 3 裂，下部合生。瘦果卵形，具 3 条棱。花期 6~9 月，果期 7~10 月。

　　分布于神农架各地，生于海拔 800~1700m 的山坡、路旁。常见。

　　全草用于腹疼泄泻、痢疾。

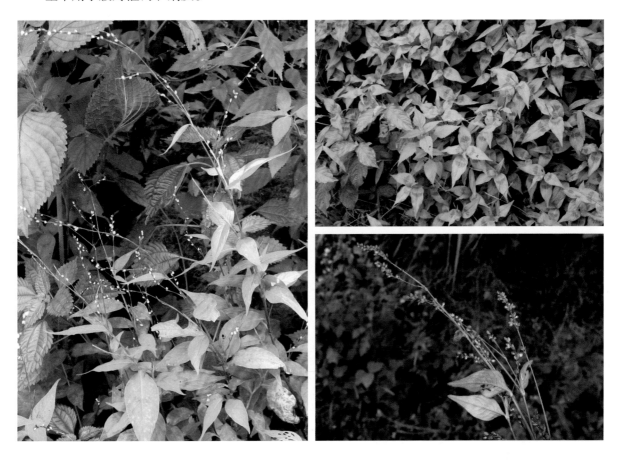

9 | 水蓼 辣蓼 **Polygonum hydropiper** Linnaeus

　　一年生直立草本。叶椭圆状披针形，长 4~8cm，宽 0.5~2.5cm，先端渐尖，基部楔形，全缘，具缘毛，两面无毛；膜质托叶鞘筒状，具伏毛，顶端具短缘毛。总状花序呈穗状，长 3~8cm，花稀疏，下部间断；每枚苞片内具 3~5 朵花；花被 5 深裂，白色或淡红色；雄蕊 6 枚；花柱 2~3 裂。瘦果卵形，包于宿存花被内。花期 5~9 月，果期 6~10 月。

分布于神农架木鱼、松柏、阳日等地，生于海拔 1500m 以下的山坡草丛、路边。常见。

全草祛风利湿，消滞，散瘀，止痛，杀虫。

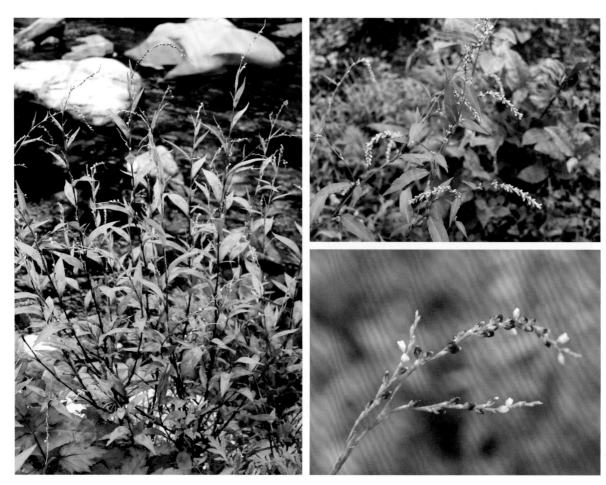

10 | 松林神血宁 *Polygonum pinetorum* Hemsley

多年生直立草本。叶椭圆状披针形，长 7~12cm，宽 2~5cm，先端长渐尖，基部截形或楔形，全缘，密生短缘毛，两面疏生短柔毛；托叶鞘膜质，偏斜，长 1~2cm。花序圆锥状；苞片卵形，每枚苞片内具 1 朵花；花梗具关节；花被白色或淡红色，5 深裂；雄蕊 8 枚；花柱 3 裂。瘦果宽卵形，具 3 条棱。花期 5~7 月，果期 7~9 月。

分布于神农架红坪、木鱼、松柏、新华等地，生于海拔 1400~2700m 的沟边或山坡林下。常见。

全草清热解毒，利湿，祛风化痰。

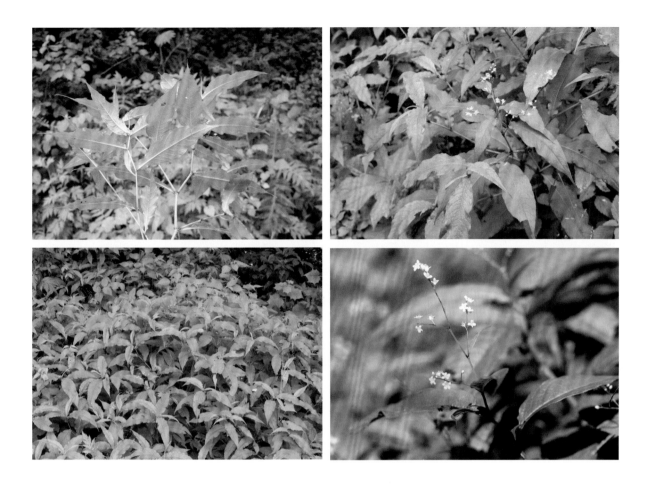

11 马蓼 酸模叶蓼
Polygonum lapathifolium Linnaeus

■ 分变种检索表

1. 叶下表面无密生白色绵毛····················11a. 马蓼 **P. lapathifolium** var. **lapathifolium**

1. 叶下表面密生白色绵毛····················11b. 绵毛马蓼 **P. lapathifolium** var. **salicifolium**

11a 马蓼（原变种）Polygonum lapathifolium var. lapathifolium

一年生直立草本。叶披针形，长5~15cm，宽1~3cm，先端渐尖，基部楔形，上表面常具1个黑褐色新月形斑点，下表面无密生的白色绵毛，两面沿中脉被短硬伏毛，全缘，边缘具缘毛；膜质托叶鞘筒状，长1.5~3cm，无缘毛。总状花序穗状；花紧密；苞片漏斗状；花被淡红色或白色，常4深裂；雄蕊6枚。瘦果宽卵形。

分布于神农架大九湖、红坪、木鱼、松柏、新华等地，生于海拔600~1700m的路边或山坡草丛中。常见。

全草清热解毒，利湿止痛。

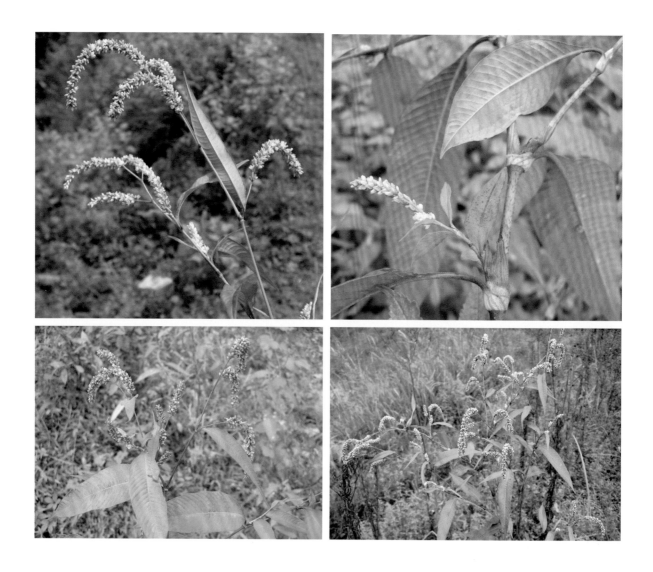

| 11b | **绵毛马蓼**（变种） | *Polygonum lapathifolium* var. *salicifolium* Sibthorp |

本变种与马蓼(原变种)的区别为叶下表面密生白色绵毛。

分布于神农架木鱼、松柏等地，生于海拔 1000m 左右的田边、路旁。少见。

全草消肿止痛。果实消瘀破积，健脾利湿。

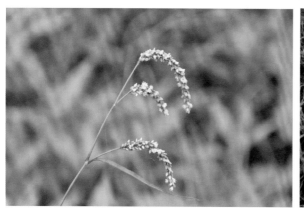
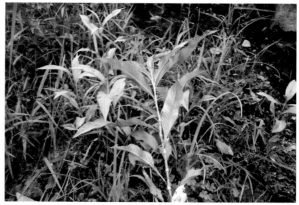

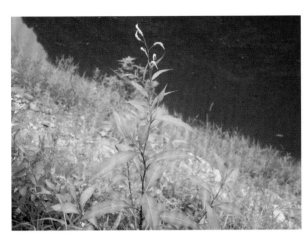
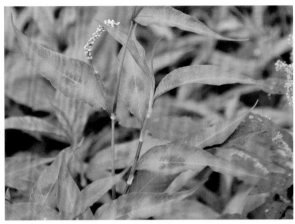

12 蓼 *Polygonum persicaria* Linnaeus

一年生草本。叶披针形，长 4~15cm，宽 1~2.5cm，先端渐尖，基部狭楔形，两面疏生短硬伏毛，下表面中脉上毛较密，边缘具缘毛；膜质托叶鞘筒状，顶端具缘毛。总状花序穗状，较紧密，长 2~6cm；苞片漏斗状，每枚苞片具 5~7 朵花；花被片 5 深裂，紫红色；雄蕊常 6 枚；花柱 2 裂，中下部合生。瘦果近圆形。花期 6~9 月，果期 7~10 月。

分布于神农架各地，生于海拔 1800m 以下的山坡路旁、溪沟边、屋宅附近。常见。

全草发汗除湿，消食止泻；用于痢疾、泄泻、蛇咬伤。

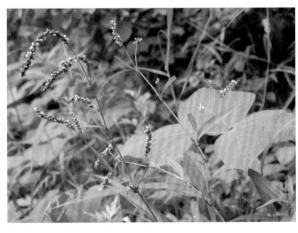
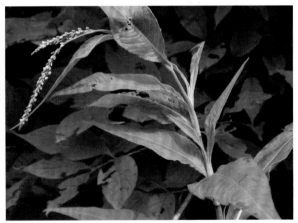

13 长鬃蓼 *Polygonum longisetum* Bruijn

一年生草本。叶披针形，长 5~13cm，宽 1~2cm，先端狭尖，基部楔形，下表面沿叶脉具短伏毛，边缘具缘毛；托叶鞘筒状，具长缘毛。总状花序穗状，下部间断，直立，长 2~4cm；苞片漏斗状，每枚苞片具 5~6 朵花；花被 5 深裂，淡红色或紫红色；雄蕊 8 枚；花柱 3 裂，中下部合生。瘦果宽卵形，具 3 条棱。花期 6~8 月，果期 7~9 月。

分布于神农架宋洛、下谷、阳日等地，生于海拔 500~700m 的沟边草丛。常见。

全草止泻，止痢，止痛。

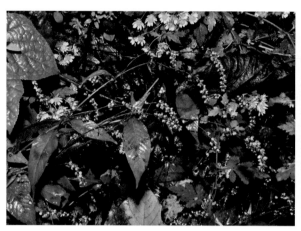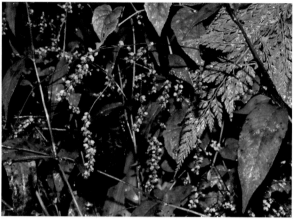

14 蚕茧蓼 *Polygonum japonicum* Meisner

多年生直立草本。叶披针形，长 7~15cm，宽 1~2cm，先端渐尖，基部楔形，全缘，两面疏生短伏毛，边缘具刺状缘毛；膜质托叶鞘筒状，具硬伏毛及长缘毛。顶生总状花序呈穗状，长 6~12cm；每枚

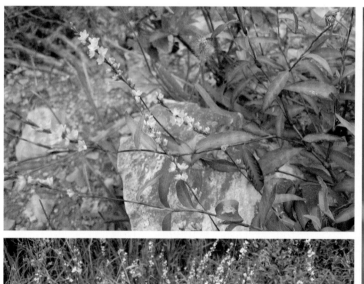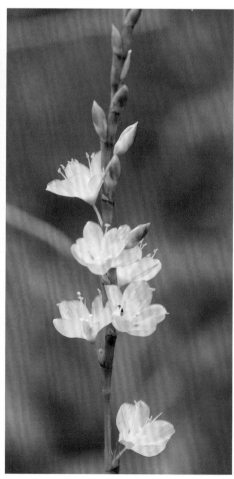

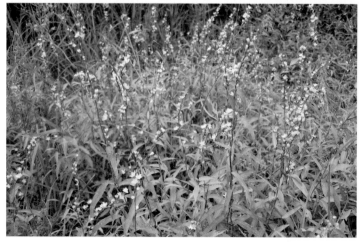

苞片内具花 3~6 朵；花雌雄异株；花被 5 深裂，白色或淡红色；雄蕊 8 枚；雌花花柱 2~3 裂，中下部合生。瘦果卵形。花期 8~10 月，果期 9~11 月。

分布于神农架各地，生于海拔 1600m 以下的路边或林下。常见。

全草散瘀活血，止痢；用于腰膝酸痛、麻疹、痢疾。

15 愉悦蓼 **Polygonum jucundum** Meisner

一年生直立草本。叶椭圆状披针形，长 6~10cm，宽 1.5~2.5cm，两面疏生硬伏毛或近无毛，顶端渐尖，基部楔形，全缘，具短缘毛；膜质托叶鞘筒状，疏生硬伏毛，顶端具缘毛。总状花序呈穗状，长 3~6cm；花排列紧密；每枚苞片内具 3~5 朵花；花被 5 深裂；雄蕊 7~8 枚；花柱 3 裂，下部合生。瘦果卵形，具 3 条棱。花期 8~9 月，果期 9~11 月。

分布于神农架各地，生于海拔 2000m 以下的山坡草地、山谷路旁及沟边湿地。常见。

全草用于泄泻。

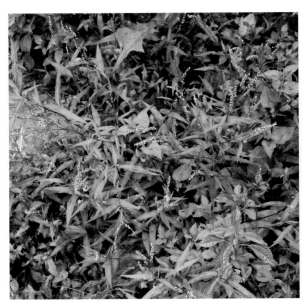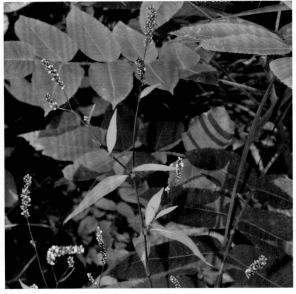

16 稀花蓼 **Polygonum dissitiflorum** Hemsley

一年生草本。茎疏生皮刺。叶卵状椭圆形，长 4~14cm，宽 3~7cm，先端渐尖，基部戟形或心形，边缘具缘毛，两面疏生星状毛，下表面沿中脉具倒生皮刺；托叶鞘具缘毛。花序圆锥状；花稀疏；苞片漏斗状，每枚苞片内具 1~2 朵花；花被 5 深裂，淡红色；雄蕊 7~8 枚；花柱 3 裂，中下部合生。瘦果近球形，顶端微具 3 条棱。花期 6~8 月，果期 7~9 月。

分布于神农架松柏、新华，生于海拔 800~1000m 的草丛中。常见。

全草解毒，利尿；用于蛇咬伤、小便淋痛。

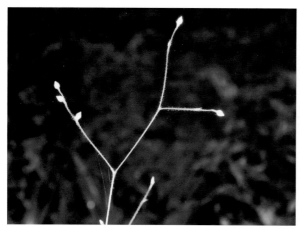 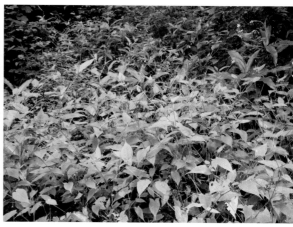

17 | 箭头蓼 *Polygonum sagittatum* Linnaeus

　　一年生草本。茎四棱形，沿棱具倒生皮刺。叶宽披针形，长 2.5~8cm，宽 1~2.5cm，先端急尖，基部箭形，两面无毛，下表面沿中脉具倒生短皮刺；托叶鞘膜质，偏斜。花序头状，花序梗疏生短皮刺；苞片椭圆形，每枚苞片内具花 2~3 朵；花被 5 深裂，白色或淡紫红色；雄蕊 8 枚；柱头 3 裂，中下部合生。瘦果宽卵形，具 3 条棱。花期 6~9 月，果期 8~10 月。

　　分布于神农架大九湖，生于海拔 1500~1850m 的沟边、路边或草地。常见。

　　全草祛风除湿，清热解毒；用于风湿关节痛、毒蛇咬伤。

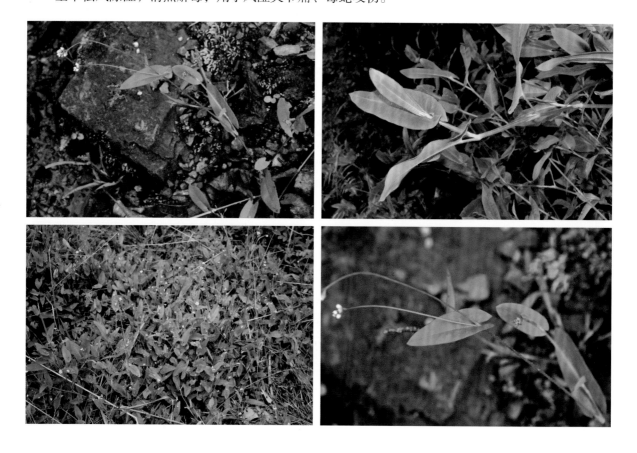

18 小蓼花 **Polygonum muricatum** Meisner

一年生草本。叶卵形或长圆状卵形，长 2.5~6cm，宽 1.5~3cm，先端渐尖，基部宽截形至近心形，下表面疏生短柔毛，沿中脉具倒生短皮刺，边缘具缘毛；膜质托叶鞘筒状，长 1~2cm，具长缘毛。总状花序呈穗状，每枚苞片内具花 2 朵；花被 5 深裂，白色或淡红色；雄蕊 6~8 枚；花柱 3 裂。瘦果卵形，具 3 条棱。花期 7~8 月，果期 9~10 月。

分布于神农架各地，生于海拔 2000m 以下的山谷水边、田边湿地。常见。

全草用于皮肤瘙痒、痢疾。

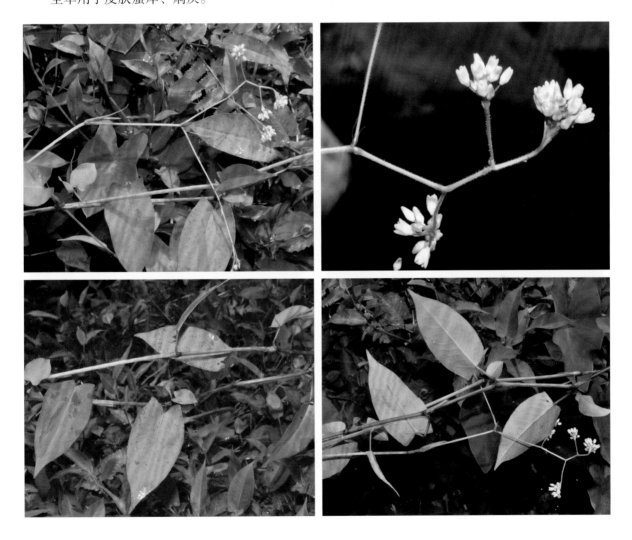

19 杠板归 **Polygonum perfoliatum** Linnaeus

一年生攀缘草本。叶三角形，长 3~7cm，宽 2~5cm，先端钝，基部截形或微心形，下表面沿叶脉疏生皮刺；叶柄盾状着生，具倒生皮刺；托叶鞘叶状，圆形，穿叶。总状花序呈短穗状；苞片卵圆形，每枚苞片内具 2~4 朵花；花被 5 深裂，白色或淡红色；雄蕊 8 枚；花柱 3 裂，中上部合生。

瘦果球形，包于宿存花被内。花期6~8月，果期7~10月。

分布于神农架大九湖、红坪、木鱼、宋洛、新华、阳日等地，生于海拔500~1600m的山坡草丛。常见。

全草清热解毒，利尿消肿。

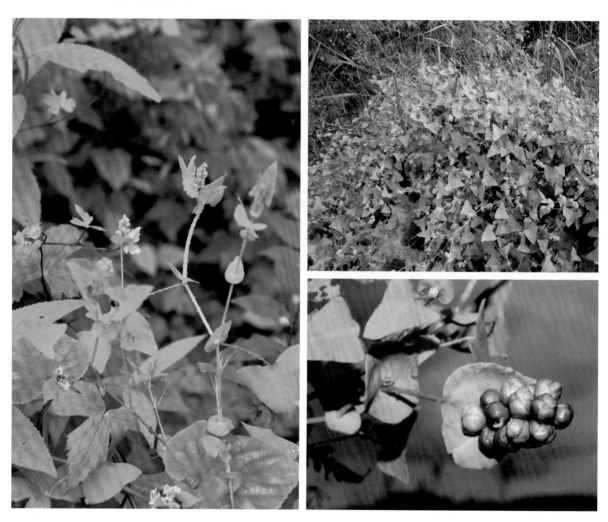

20 | 刺蓼 **Polygonum senticosum** (Meisner) Franchet & Savatier

攀缘多分枝草本。茎四棱形，沿棱具倒生皮刺。叶片三角形，长4~8cm，宽2~7cm，先端渐尖，基部戟形，两面被短柔毛，下表面沿叶脉具倒生皮刺，边缘具缘毛；托叶鞘筒状，边缘具叶状翅。花序头状；花序梗密被短腺毛；每枚苞片内具2~3朵花；花被5深裂，淡红色；雄蕊8枚；花柱3裂，中下部合生。瘦果近球形。花期6~7月，果期7~9月。

分布于神农架木鱼，生于海拔1300m以下的林下或沟谷。少见。

全草解毒消肿，利湿止痒。

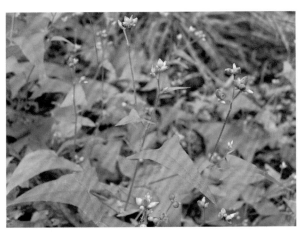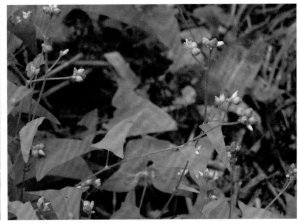

21 | 大箭叶蓼 Polygonum darrisii H. Léveillé

一年生蔓生草本。茎四棱形，沿棱具稀疏倒生皮刺。叶三角状箭形，长 4~10cm，宽 3~5cm，先端渐尖，基部箭形，边缘疏生缘毛，下表面沿中脉疏生皮刺；托叶鞘筒状，边缘具 1 对叶状耳。总状花序头状；花序梗具倒生皮刺；每枚苞片内常具花 2 朵；花被 5 深裂，白色或淡红色；雄蕊 8 枚；花柱 3 裂，中下部合生。瘦果近球形。花期 6~8 月，果期 7~10 月。

分布于神农架松柏，生于海拔 900m 的沟边草丛。常见。

全草清热解毒；用于痢疾、疔毒、皮肤瘙痒、蛇咬伤。

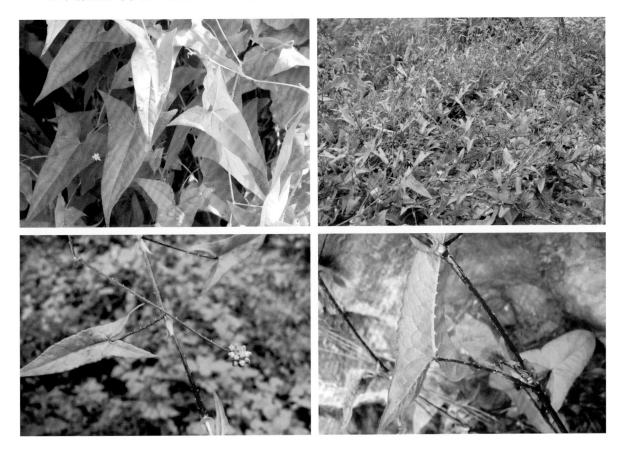

22 | 戟叶蓼 **Polygonum thunbergii** Siebold & Zuccarini

　　一年生直立草本。茎沿棱具倒生皮刺，高达 90cm。叶戟形，长 4~8cm，宽 2~4cm，先端渐尖，基部截形或近心形，两面疏生刺毛，边缘具短缘毛；托叶鞘膜质，边缘具叶状翅，具粗缘毛。花序头状；每枚苞片内具花 2~3 朵；花被 5 深裂，淡红色或白色；雄蕊 8 枚；花柱 3 裂，中下部合生。瘦果宽卵形，具 3 条棱。花期 7~9 月，果期 8~10 月。

　　分布于神农架大九湖、木鱼、松柏等地，生于海拔 800~1800m 的山坡林下或路边。常见。

　　根茎、全草清热解毒，凉血止血，祛风镇痛，止咳；用于痧证、蛇咬伤、痢疾。

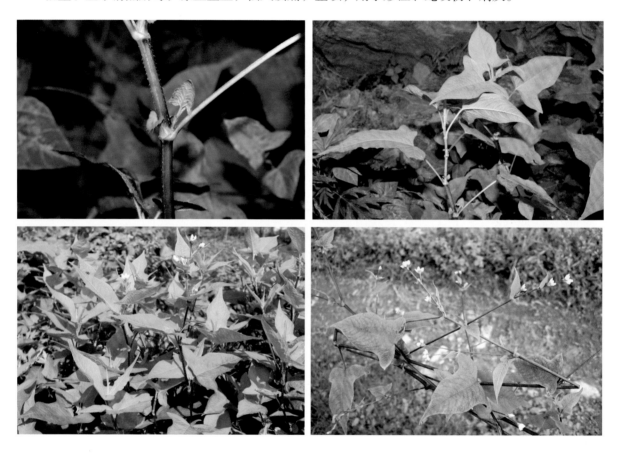

23 | 珠芽拳参 **Polygonum viviparum** Linnaeus

　　多年生直立草本。基生叶长圆形或卵状披针形，长 3~10cm，宽 0.5~3cm，先端渐尖，基部楔形至近心形，两面无毛，边缘外卷；茎生叶较小；膜质托叶鞘筒状，无缘毛。总状花序呈穗状，顶生，紧密，下部生珠芽；每枚苞片内具 1~2 朵花；花被 5 深裂，白色或淡红色；雄蕊 8 枚；花柱 3 裂，下部合生。瘦果卵形，具 3 条棱。花期 5~7 月，果期 7~9 月。

　　分布于神农架红坪、木鱼、宋洛等地，生于海拔 1200~2500m 的山坡、溪边。常见。

　　根茎清热解毒，止血散瘀；用于乳蛾、咽喉痛、痢疾、泄泻、带下、便血等。

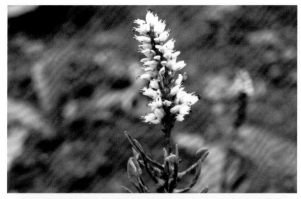 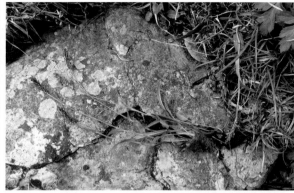

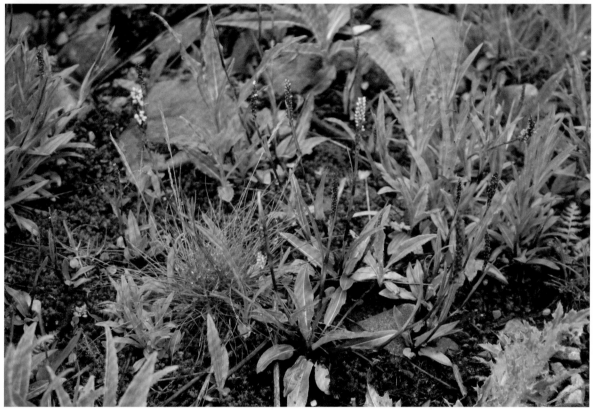

24　太平洋拳参 **Polygonum pacificum** V. Petrov ex Komarov

多年生直立草本。基生叶长卵形，长 5~15cm，宽 3~7cm，先端急尖，基部近心形或圆形，沿叶柄下沿成翅；茎生叶抱茎；膜质托叶鞘筒状，无缘毛。总状花序呈穗状，顶生，长 3~5cm；花排列紧密；苞片宽椭圆形，每枚苞片具 1~3朵花；花被 5 深裂，花被片淡红色；雄蕊 8 枚；花柱 3 裂。瘦果卵形，具 3 条锐棱。花期 7~8 月，果期 8~9 月。

分布于神农架大九湖，生于海拔 1800m 的湿地草丛中。常见。

根茎清热解毒，凉血止血，收敛；用于赤痢、吐血、烧烫伤、外伤出血。

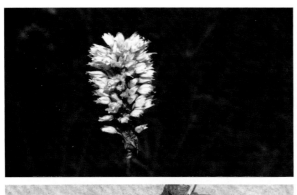
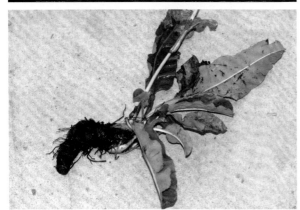
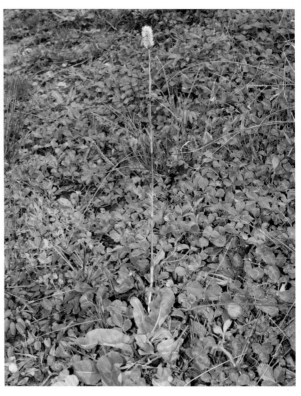

25　拳参　*Polygonum bistorta* Linnaeus

　　多年生直立草本。根状茎粗壮。基生叶宽披针形，长 4~18cm，宽 2~5cm，顶端渐尖，基部截形或近心形，沿叶柄下延成翅，边缘外卷；茎生叶较小；膜质托叶鞘筒状，顶端偏斜，开裂，无缘毛。顶生总状花序呈穗状，长 4~9cm，紧密；每枚苞片具 3~4 朵花；花被 5 深裂，白色或淡红色；雄蕊 8 枚；花柱 3 裂。瘦果椭圆形，两端尖。花期 6~7 月，果期 8~9 月。

　　分布于神农架大九湖、红坪、木鱼等地，生于海拔 800~3000m 以下的山坡草地、山顶草甸。常见。

　　根茎清热解毒，消肿止血。

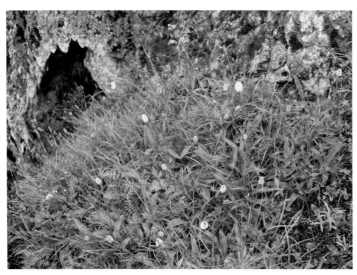
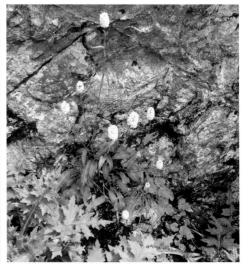

26 支柱拳参 算盘七
Polygonum suffultum Maximowicz

■ 分变种检索表

1. 花序紧密⋯⋯⋯⋯⋯⋯⋯⋯⋯⋯⋯⋯⋯⋯⋯⋯⋯⋯**26a. 支柱拳参 P. suffultum** var. **suffultum**

1. 花序稀疏，细弱，下部间断⋯⋯⋯⋯⋯⋯⋯**26b. 细穗支柱拳参 P. suffultum** var. **pergracile**

26a 支柱拳参（原变种）**Polygonum suffultum** var. **suffultum**

　　多年生直立草本。根状茎粗壮，呈串珠状。基生叶长卵形，长 3~8cm，宽 2~5cm，先端渐尖，基部心形，边缘全缘；茎生叶长卵形，具短柄；膜质托叶鞘筒状，顶端偏斜，无缘毛。顶生总状花序呈短穗状，紧密，长 2~5cm；每枚苞片内具 1~2 朵花；花被 5 深裂，白色或淡红色；雄蕊 8 枚；子房卵形，具 3 条棱，花柱 3 裂，基部合生。花、果期 5~11 月。

　　分布于神农架各地，生于海拔 800~2000m 的林荫下阴湿草丛中、溪沟边。常见。

　　根茎收敛止血，止痛生肌；用于跌打损伤、劳伤吐血、便血、月经不调。

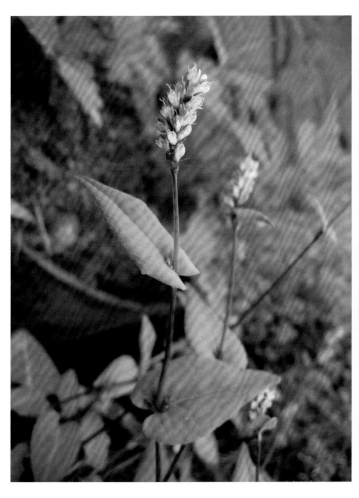 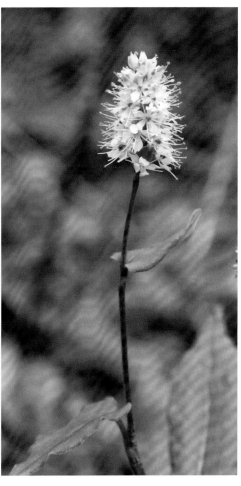

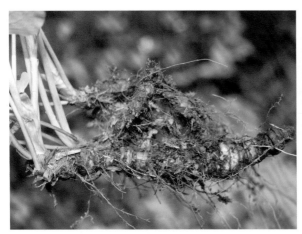

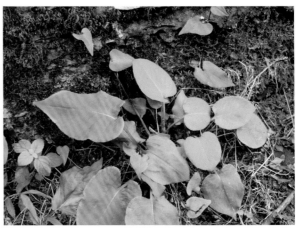

26b | 细穗支柱拳参（变种）*Polygonum suffultum* var. *pergracile* (Hemsley) Samuelsson

本变种与支柱拳参（原变种）的区别为花序稀疏，细弱，下部间断。

分布于神农架红坪、木鱼、新华等地，生于海拔 1200~1400m 的山坡。常见。

根茎收敛止血，止痛生肌；用于跌打损伤、劳伤吐血、便血、月经不调。

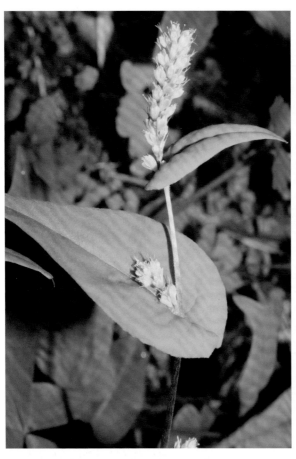

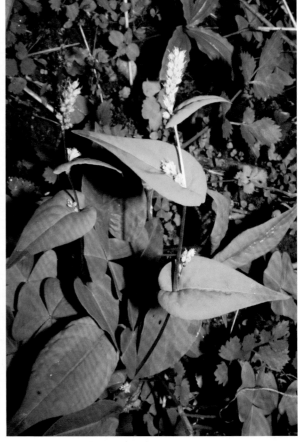

27 中华抱茎拳参（变种）**Polygonum amplexicaule** var. **sinense** Forbes & Hemsley ex Steward

多年生直立草本。根状茎粗壮，横走。基生叶卵形，长 4~10cm，宽 2~5cm，先端长渐尖，基部心形，边缘稍外卷，叶柄比叶片长或近等长；茎生叶较小；膜质托叶鞘筒状，无缘毛。总状花序呈穗状，紧密，长 2~4cm；每枚苞片具 2~3 朵花；花被深红色，5 深裂；雄蕊 8 枚；花柱 3 裂，离生。瘦果椭圆形，两端尖，稍突出花被之外。花期 8~9 月，果期 9~10 月。

分布于神农架各地，生于海拔 1300~2100m 的山地林缘草丛中。常见。

根茎清热解毒，收敛止泻，活血止痛；用于痢疾、泄泻、跌打损伤、外伤出血。

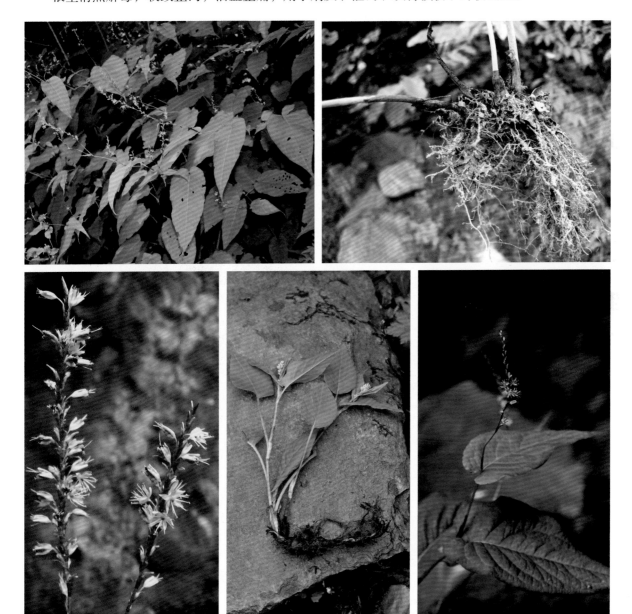

28 圆穗拳参 Polygonum macrophyllum D. Don

多年生直立草本。根状茎粗壮。基生叶长圆形或披针形，长 3~11cm，宽 1~3cm，先端急尖，基部近心形，边缘外卷；茎生叶较小；膜质托叶鞘筒状，顶端偏斜，无缘毛。顶生总状花序呈穗状，长 1.5~2.5cm；每枚苞片内具花 2~3 朵；花被 5 深裂，淡红色或白色；雄蕊 8 枚；花柱 3 裂，基部合生。瘦果卵形，具 3 条棱。花期 7~8 月，果期 9~10 月。

分布于神农架红坪、木鱼等地，生于海拔 1800m 以上的山地草丛中。常见。

根茎收敛，止血，活血，止泻；用于痢疾、吐血、血崩、带下、跌打损伤。

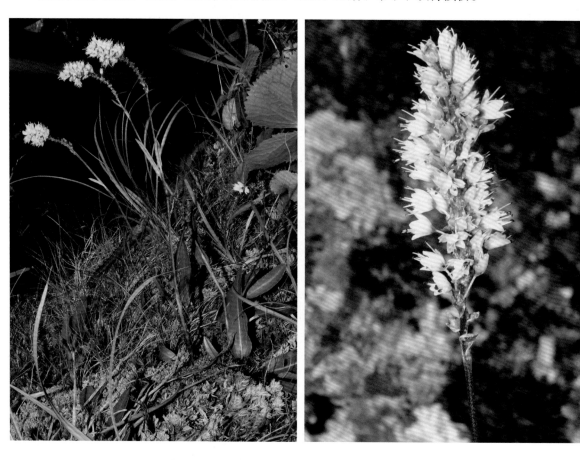

29 草血竭 Polygonum paleaceum Wallich ex J. D. Hooker

多年生直立草本。根状茎肥厚。基生叶狭长圆形，长 6~18cm，宽 2~3cm，先顶渐尖，基部楔形，边缘全缘，两面无毛；茎生叶披针形，较小；托叶鞘筒状膜质，无缘毛。总状花序呈穗状，长 4~6cm，紧密；花被 5 深裂，淡红色或白色，花被片椭圆形；雄蕊 8 枚；花柱 3 裂。瘦果卵形，具 3 条锐棱。花期 7~8 月，果期 9~10 月。

分布于神农架大九湖，生于海拔 1700m 的草坪中。常见。

根茎清热解毒，止血止痛，收敛止泻；用于胃痛、食积、月经不调、浮肿、跌打损伤。

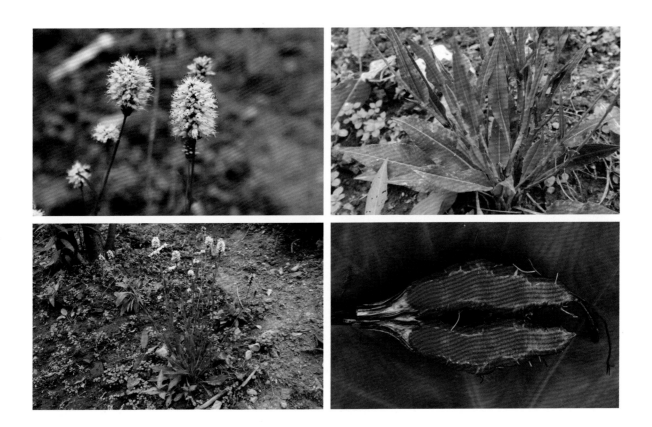

（七）大黄属 Rheum Linnaeus

多年生草本。根粗壮。根状茎顶端常残存有棕褐色膜质托叶鞘；茎直立，中空，具细纵棱，节明显膨大。基生叶密集成莲座状，茎生叶互生；叶片宽大，边缘全缘、皱波或不同深度的分裂，具掌状脉或掌羽状脉；托叶鞘发达。花小，排成圆锥头、穗状及头状花序；花梗具关节；花被片6枚；雄蕊9枚；雌蕊3个心皮，1室，每室含1枚胚珠，花柱3裂。瘦果三棱形。

60种；我国38种；湖北3种；神农架3种，均可供药用。

■ 分种检索表

1. 叶有分裂。
  2. 茎疏被短柔毛；叶缘掌状浅裂⋯⋯⋯⋯⋯⋯⋯⋯⋯⋯⋯⋯1. 药用大黄 R. officinale
  2. 茎光滑无毛；叶5裂⋯⋯⋯⋯⋯⋯⋯⋯⋯⋯⋯⋯⋯⋯⋯2. 掌叶大黄 R. palmatum
1. 叶全缘，不分裂，边缘波状⋯⋯⋯⋯⋯⋯⋯⋯⋯⋯⋯⋯3. 波叶大黄 R. rhabarbarum

1 药用大黄 Rheum officinale Baillon

高大草本。根茎粗壮；茎中空，被白色短毛。基生叶大型，近圆形，直径30~50cm，先端近急尖，基部近心形，掌状浅裂，基出脉5~7条，叶下表面具黄褐色柔毛；茎生叶向上逐渐变小；托叶鞘

宽大，长达 15cm。大型圆锥花序；花梗中下部具关节；花被片 6 枚；雄蕊 9 枚；子房卵形，花柱反曲。果实长圆状椭圆形，具翅。花期 5~6 月，果期 8~9 月。

　　分布于神农架各地，生于海拔 800~2800m 的山坡林下或栽培。常见。

　　根、根茎泻热通便，凉血解毒，逐瘀通经；用于实热便秘、积滞腹痛、泻痢不爽、湿热黄疸、目赤、咽喉痛、瘀血经闭、跌打损伤。

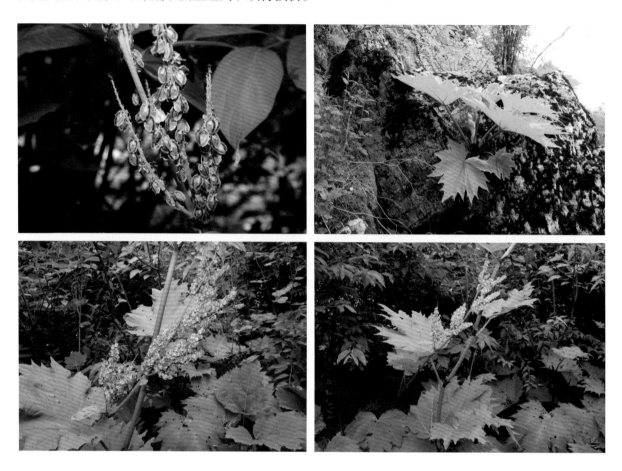

2　掌叶大黄 *Rheum palmatum* Linnaeus

　　高大草本。根及根状茎木质，茎中空。叶片长宽近相等，长达 40~60cm，掌状 5 裂，每裂片裂为近羽状的窄三角形小裂片，基部近心形，基出脉 5 条，叶两面被毛；茎生叶向上渐小；托叶鞘大，长达 15cm。大型圆锥花序；花小，通常为紫红色；花梗中部以下具关节位；花被片 6 枚；雄蕊 9 枚；子房宽卵形，柱头头状。果实矩圆形，具翅。花期 6 月，果期 8 月。

　　分布于神农架红坪、木鱼等地，生于海拔 2600m 以下的山坡或山谷湿地。常见。

　　根和根茎泻下攻积，清热泻火，凉血解毒，逐瘀通经，利湿退黄；用于实热便秘、积滞腹痛、泻痢不爽、湿热黄疸、目赤、咽喉痛、瘀血经闭、跌打损伤。

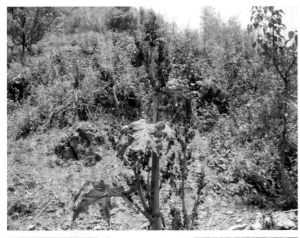
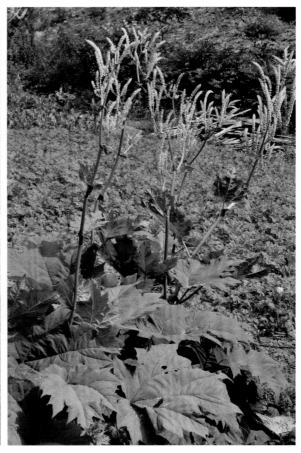
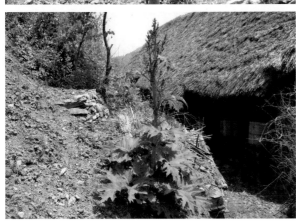

3 | 波叶大黄 **Rheum rhabarbarum** Linnaeus

高大草本。茎中空，无毛。基生叶大，叶片三角状卵形，长 30~40cm，宽 20~30cm，先端钝尖，基部心形，边缘强烈皱波状，基出脉5~7 条，叶下表面被毛；上部叶较小。大型圆锥花序；花白绿色，5~8 朵簇生；花梗下部具关节；雄蕊 9 枚；子房略为菱状椭圆形，花柱较短。果实三角状卵形到近卵形，翅较窄。种子卵形。花期 6 月，果期 7~8 月。

分布于神农架红坪、宋洛、新华等地，生于海拔 1100~1600m 的山坡或栽培。常见。

根茎泻热，通便，破积，行瘀；用于热结便秘、湿热黄疸、痈肿疗毒、跌打损伤、口疮糜烂、烧烫伤等。

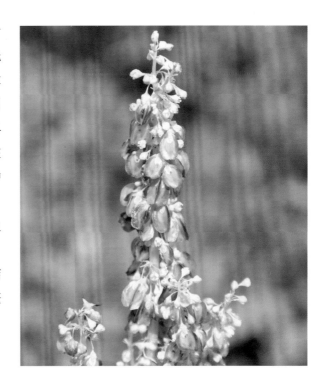

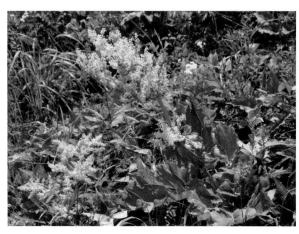
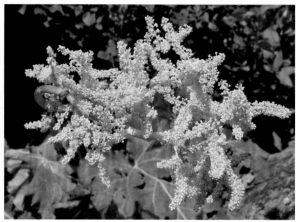

（八）红药子属 **Pteroxygonum** Dammer & Diels

多年生草本。茎攀缘，不分枝。叶三角状卵形或三角形，全缘；具叶柄；托叶鞘膜质，宽卵形，顶端急尖。花序总状；花两性，密集；花被 5 深裂，白色；雄蕊 8 枚；子房卵形，具 3 条棱，花柱 3 裂，中下部合生，柱头头状。瘦果卵形，具 3 条棱，沿棱生膜质翅，基部具 3 个角状附属物；果梗具 3 个狭翅。

1 种，我国特有，神农架有分布，可供药用。

红药子 **Pteroxygonum giraldii** Dammer & Diels

本种特征同红药子属。花期 6~8 月，果期 7~9 月。

分布于神农架木鱼、下谷，生于海拔 600~1800m 的山坡路旁、草丛中、沟边灌丛中。常见。

块根清热解毒，止血，止痛。

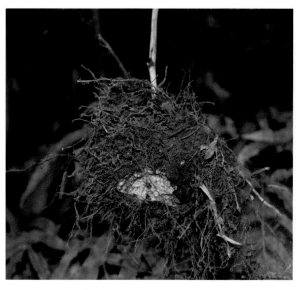
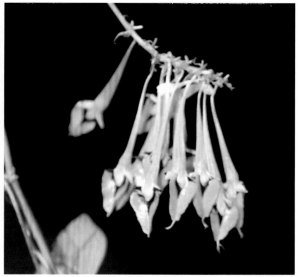

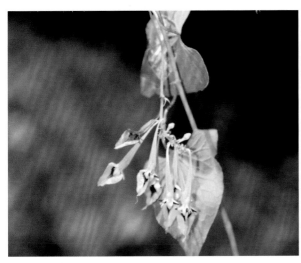
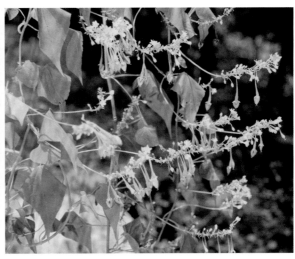

（九）竹节蓼属 Homalocladium L. H. Bailey

直立或稍攀缘灌木。枝扁化，具节和条纹。叶互生或有时退化，托叶鞘退化为横线条状。花小，两性、杂性或单性异株，常 1~7 朵簇生于节上；花簇无梗；花被 4~5 深裂；雄蕊 8 枚；子房三角形，花柱 3 裂。小坚果三棱形，包于肉质花被内，呈浆果状。

约 15 种；我国栽培 1 种；湖北栽培 1 种；神农架栽培 1 种，可供药用。

竹节蓼 Homalocladium platycladum L. H. Bailey

灌木状。茎上部枝扁平，呈带状，宽 7~12mm，有显著的细线条，节处略收缩。叶多生于新枝上，互生，菱状卵形，长 4~20mm，宽 2~10mm，先端渐尖，基部楔形，全缘或在近基部有 1 对锯齿，羽状网脉；无柄；托叶鞘退化成线状。花小，两性；苞片膜质；花被 4~5 深裂；雄蕊 6~7 枚；雌蕊 1 枚，花柱 3 裂。瘦果三角形。花期 9~10 月，果期 10~11 月。

原产于南太平洋所罗门群岛，神农架松柏有栽培，多为盆栽。

茎、叶行血祛瘀，生新止痒，消肿止痛；用于痈疮肿痛、跌打损伤、毒蛇及蜈蚣咬伤等。

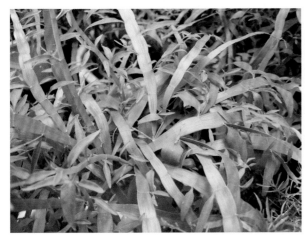
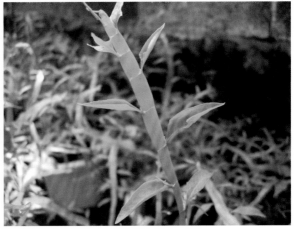

藜科 Chenopodiaceae

一年生草本、半灌木，稀灌木。茎和枝有时具关节。叶互生或对生，稀退化成鳞片状；无托叶。花为单被花，两性，稀杂性或单性；有苞片或无苞片；花被片 3~5 深裂或全裂，覆瓦状，果时常增大，变硬；雄蕊与花被片同数对生；子房上位，卵形至球形，由 2~5 个心皮合成，离生，1 室，胚珠 1 枚。胞果，稀盖果。

100 属，1400 余种；我国 42 属，约 190 种；湖北 7 属，13 种；神农架 5 属，9 种，可供药用的 5 属，8 种。

■ 分属检索表

1. 花被片基部贴生于子房，果时增大增厚且硬化·······················1. 甜菜属 Beta
1. 花被片与子房离生，果时不增大。
  2. 花单性，雌雄异株······································2. 菠菜属 Spinacia
  2. 花两性或杂性。
    3. 叶常线形或线状披针形····························3. 地肤属 Kochia
    3. 叶非线形。
      4. 植株被腺毛································4. 刺藜属 Dysphania
      4. 植株被粉粒或囊状毛····················5. 藜属 Chenopodium

（一）　甜菜属 Beta Linnaeus

一年生或多年生草本，全株无毛。通常有肥厚的肉质根。叶互生，形大多汁，近全缘。花小，两性，无梗，单生或 2~3 朵花簇生于叶腋，或呈穗状而组成圆锥状花序；花被 5 裂，裂片背面具纵隆脊；雄蕊 5 枚，周位，基部合生；子房半下位，花柱 2~3 裂，胚珠 1 枚，近无柄。胞果下部与花被的基部合生，上部肥厚多汁或硬化。种子圆形或肾形，胚乳丰富。

10 种；我国 1 种；湖北 1 种；神农架 1 种，可供药用。

1 | 甜菜 Beta vulgaris Linnaeus

■ 分变种检索表

1. 根肥厚，圆锥状至纺锤形；叶较小·················1a. 甜菜 B. vulgaris var. vulgaris
1. 根不肥大；叶较大·····························1b. 厚皮菜 B. vulgaris var. cicla

1a 甜菜（原变种）牛皮菜 **Beta vulgaris** var. **vulgaris**

二年生草本。根圆锥状至纺锤形，多汁。基生叶矩圆形，长 20~30cm，宽 10~15cm，先端钝，基部楔形、截形或略呈心形，上表面皱缩不平，略有光泽，全缘或略呈波状，具长叶柄；茎生叶互生，较小，卵形或披针状矩圆形。两性花小，2~3 朵簇生；花被片 5 枚，果期变硬，包被果实；雄蕊 5 枚。胞果常 2 至数个基部结合。种子双凸镜形。花期 5~6 月，果期 7 月。

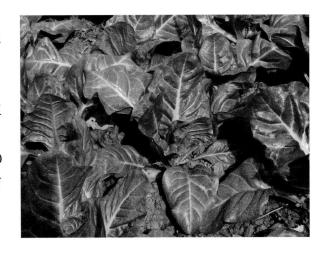

原产于欧洲西部和南部沿海，大约在 1500 年前从阿拉伯国家传入中国，神农架各地均有栽培。常见。

根通经脉，下气，开胸膈。

1b 厚皮菜（变种）莙荙菜 **Beta vulgaris** var. **cicla** Linnaeus

本变种与甜菜（原变种）的区别为根不肥大，有分枝；叶较大。
神农架各地均有栽培。常见。
茎叶清热凉血，行瘀止血。种子用于小儿发热、痔疮下血。

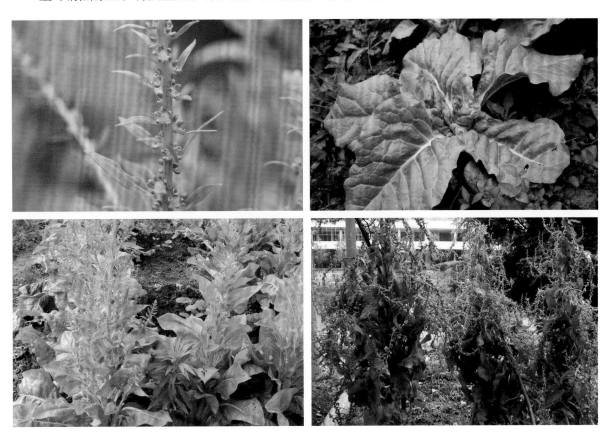

（二）菠菜属 Spinacia Linnaeus

一年生无毛直立草本。叶互生；叶片三角状卵形或戟形，全缘或具缺刻；有叶柄。花单性，团伞花序，雌雄异株；雄花通常呈顶生，有间断的穗状圆锥花序；花被 4~5 深裂；雄蕊与花被裂片同数；雌花生于叶腋，无花被，苞片在果时为革质或硬化，子房近球形，柱头 4~5 个，丝状。胞果扁，圆形；果皮膜质，与种皮贴生。种子直立，胚乳丰富。

3 种；我国栽培 1 种；湖北栽培 1 种；神农架栽培 1 种，可供药用。

菠菜 Spinacia oleracea Linnaeus

植株高可达 1m。茎直立，中空，脆弱多汁。叶戟形至卵形，柔嫩多汁，全缘或有少数牙齿状裂片。雄花集成球形团伞花序，于枝和茎的上部排列成有间断的穗状圆锥花序，花被片通常 4 枚；雌花团集于叶腋，小苞片两侧稍扁，子房球形，柱头 4 或 5 个，外伸。胞果卵形或近圆形，直径约 2.5mm，两侧扁；果皮褐色。花期 4~6 月，果期 6 月。

原产于伊朗，神农架各地均有栽培。

全草养血，止血，敛阴，润燥。果实祛风明目，开窍，利胃肠。

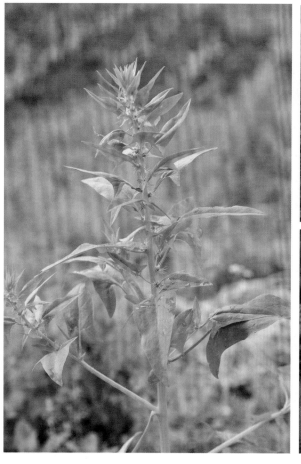
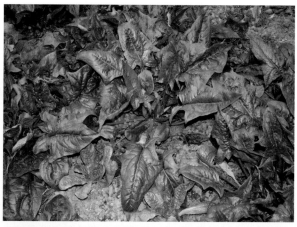
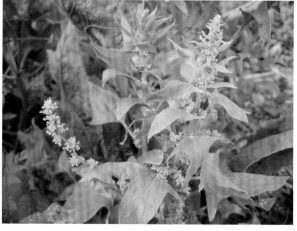

（三）地肤属 Kochia Roth

一年生或多年生草本，稀亚灌木。叶线形，互生，全缘，无托叶。花两性，有时兼有雌性，无花梗，单生或簇生于叶腋；无小苞片；花被片5枚，内曲，果期发育成平展的翅；雄芯5枚，伸出于花被外；子房宽卵形，花柱纤细，柱头2~3个，线形。胞果扁球形，包被于革质的花被内。种子横生，扁圆形；胚细瘦，环形；胚乳较少。

10~15种；我国7种；湖北栽培1种；神农架栽培1种，可供药用。

地肤 铁扫把
Kochia scoparia (Linnaeus) Schrader

一年生草本。茎直立，多分枝，淡绿色或带紫红色，被短柔毛。单叶互生，披针形或线状披针形，长2~5cm，宽3~7mm，先端短渐尖，基部渐狭入短柄。花两性或雌性，通常1~3朵生于上部叶腋，构成疏穗状花序；花被5裂；雄蕊5枚，伸出于花被外；柱头2枚，花柱极短。胞果扁球形，果皮膜质，与种子离生。种子卵形。花期6~9月，果期7~10月。

原产于欧洲及亚洲中部和南部地区，神农架有栽培，有时逸为野生。常见。

果实（地肤子）清热利湿，祛风止痒。嫩茎叶清热解毒，利尿通淋。

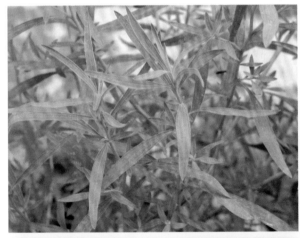

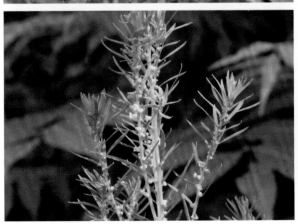

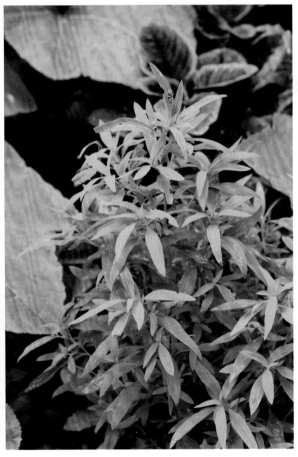

（四）刺藜属 Dysphania R. Brown

一年生或多年生植物，通常芳香，常被腺毛。单叶互生，全缘或具锯齿，或羽状浅裂。聚伞花序或团伞花序顶生和腋生；花两性；花被片 1~5 枚，近离生或仅在基部合生；雄蕊 1~5 枚；子房上位，1 室，每室 1 胚珠，花柱 1~3 裂，柱头 1~3 个，丝状。胞果完全包于花被内。种子 1 枚，具胚乳。

30 种；我国 4 种；湖北 1 种；神农架 1 种，可供药用。

土荆芥 Dysphania ambrosioides (Linnaeus) Mosyakin & Clemants

一年生或多年生草本，高 50~80cm，有强烈香味。茎直立，多分枝，常被腺毛。叶片矩圆状披针形，先端渐尖，边缘具稀疏不整齐的大锯齿，基部渐狭，具短柄，上表面平滑无毛，下表面有散生油点，并沿叶脉稍有毛。花常 3~5 朵团集，生于上部叶腋；花被裂片 5 枚，绿色，果时通常闭合；雄蕊 5 枚；花柱不明显，柱头通常 3 个。胞果扁球形，完全包于花被内。

分布于神农架各地，生于低海拔的路边。少见。

全草杀虫，祛风，通经等；外用于皮肤湿疹；有毒。

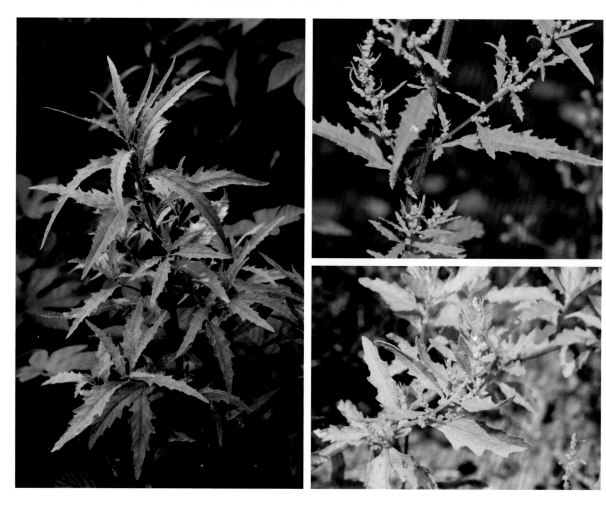

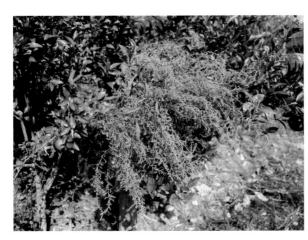 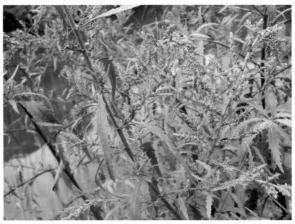

（五）藜属 Chenopodium Linnaeus

一年生或多年生草本，稀亚灌木。全株被粉粒或囊状毛。叶互生，有柄。花小，两性，聚集成团伞花序，再组成顶生或腋生的穗状、聚伞或圆锥花序；不具苞片和小苞片；花被5裂，背面中央稍肥厚，果时花被无变化；雄蕊5枚，与花被裂片对生；子房球形，顶基稍扁，柱头2裂，花柱不明显，极少有短花柱，胚珠几乎无柄。胞果卵形、双凸镜形或扁球形。

170种；我国15种；湖北6种；神农架5种，可供药用的4种。

■ 分种检索表

1. 叶缘有浅裂或粗大的三角形齿裂，或有浅波状钝锯齿。
  2. 下部叶片边缘明显3浅裂 ·· 1. 小藜 **C. ficifolium**
  2. 下部叶片不3裂 ·· 2. 藜 **C. album**
1. 叶全缘，或近基部两侧各有1枚钝浅裂片。
  3. 花排成密集连续的穗状花序 ·· 3. 尖头叶藜 **C. acuminatum**
  3. 花稀疏，排成间断的穗状花序 ·· 4. 细穗藜 **C. gracilispicum**

---

1 小藜 _{灰灰菜} Chenopodium ficifolium Smith

一年生直立草本。叶片卵状矩圆形，长2.5~5cm，宽1~3.5cm，通常3浅裂，边缘具深波状锯齿。花两性，数个团集，排在上部的枝上形成开展的顶生圆锥状花序；花被5深裂，不开展；雄蕊5枚，开花时外伸；柱头2裂，丝形。胞果包在花被内，果皮与种子贴生。种子双凸镜状，胚环形。花期4~5月，果期7~9月。

分布于神农架各地，生于海拔800~1800m的山坡、田间、路旁草丛中。常见。

全草祛湿，清热解毒。

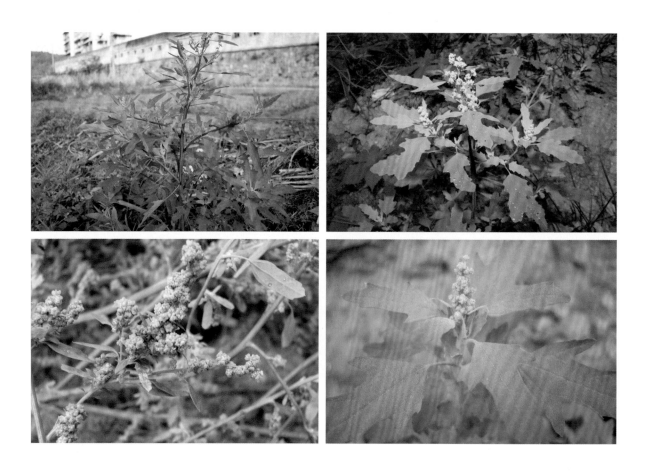

| 2 | 藜 | 灰灰菜
Chenopodium album Linnaeus |

一年生直立草本。茎粗壮，具条棱及绿色或紫红色色条。叶片菱状卵形至宽披针形，长3~6cm，宽2.5~5cm，先端急尖或微钝，基部楔形，有时嫩叶的上表面被紫红色的粉，下表面多少被粉，边缘具不整齐锯齿。花两性，簇生于枝上部排列成或大或小的穗状或圆锥状花序；花被裂片5枚；雄蕊5枚；柱头2裂。果皮与种子贴生。花、果期5~10月。

分布于神农架各地，生于海拔800~1800m的山坡、田间、路旁草丛中。常见。

全草清热利湿，透疹止痒，杀虫等。

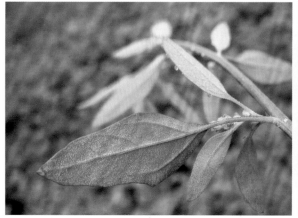
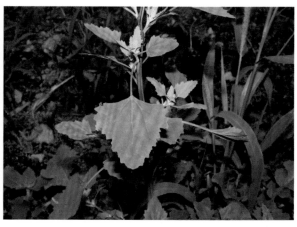

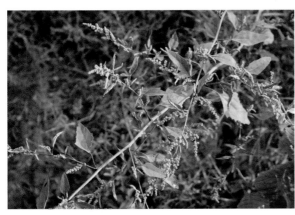
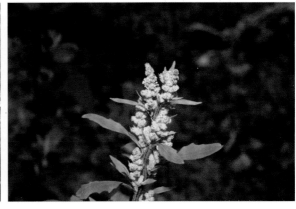

3 | 尖头叶藜 *Chenopodium acuminatum* Willdenow

　　一年生直立草本。茎具条棱及绿色或紫红色色条。叶片宽卵形至卵形，长 2~4cm，宽 1~3cm，先端短渐尖，基部宽楔形，上表面无被粉，下表面多少被粉，灰白色，全缘。花两性，团伞花序于枝上部排列成紧密的穗状花序；花被片 5 深裂；雄蕊 5 枚。胞果顶基扁，圆形或卵形。种子横生，表面略具点纹。花期 6~7 月，果期 8~9 月。

　　分布于神农架大九湖、红坪、木鱼等地，生于海拔 1800m 以下的山坡路旁草丛中。常见。

　　全草用于风寒头痛、四肢疼痛等。

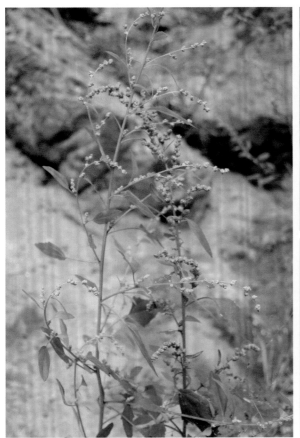
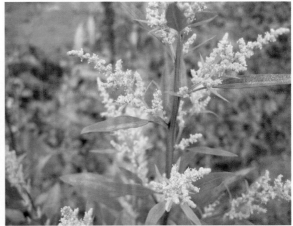
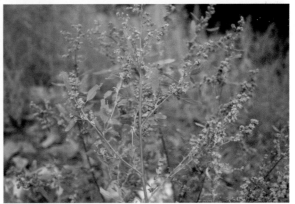

4 细穗藜 Chenopodium gracilispicum H. W. Kung

一年生直立草本。茎具条棱及绿色色条。叶片菱状卵形至卵形，长 3~5cm，宽 2~4cm，先端短渐尖，基部宽楔形，上表面近无粉，下表面灰绿色，全缘。花两性，通常 2~3 朵团集，间断排列于长 2~15mm 的细枝上构成穗状花序；花被 5 深裂，仅基部合生；雄蕊 5 枚。胞果双凸镜形，果皮与种子贴生。花期 7 月，果期 8 月。

分布于神农架各地，生于山坡草地、林缘、河边等处。常见。

全草外用于皮肤过敏。

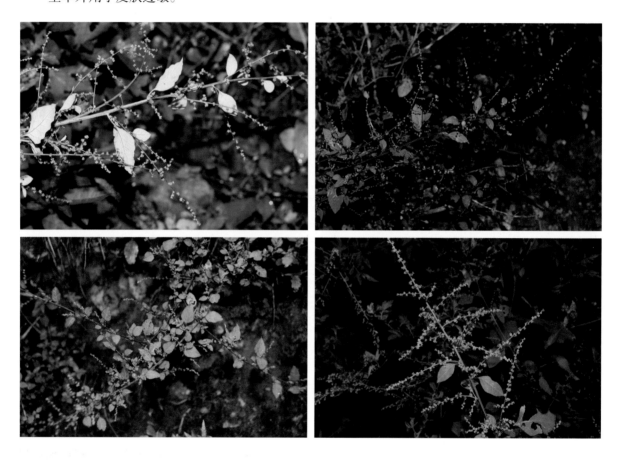

苋科 Amaranthaceae

一年生或多年生草本，稀藤本或灌木。叶互生或对生，常全缘，无托叶。花小，两性，稀单性或杂性，为单一或圆锥形的穗状、聚伞状、头状花序等；苞片1枚及小苞片2枚；花被片（1）3~5枚；雄蕊常和花被片等数且对生，花丝分离或基部合生成筒状，常有退化雄蕊；子房上位，1室，胚珠1枚或多数，花柱1~3个，宿存。果实为胞果或小坚果，少数为浆果，不裂、不规则开裂或顶端盖裂。

约70属，900种；我国15属，44种；湖北6属，17种；神农架6属，16种，可供药用的6属，15种。

■ 分属检索表

1. 叶互生。

  2. 花单性，花丝离生，子房内只有1枚胚珠··········1. 苋属 Amaranthus

  2. 花两性，花丝下部连合成筒状，子房内有胚珠2枚至多数··········2. 青葙属 Celosia

1. 叶对生。

  3. 在苞片腋部有1朵花。

    4. 茎圆柱状；花排成顶生或腋生的头状花序。

      5. 无退化雄蕊，柱头2~3裂或2裂··········3. 千日红属 Gomphrena

      5. 具退化雄蕊，柱头1个··········4. 莲子草属 Alternanthera

    4. 茎四方形；花排成顶生及腋生的穗状花序··········5. 牛膝属 Achyranthes

  3. 在苞片腋部有2至多朵花··········6. 杯苋属 Cyathula

（一）苋属 Amaranthus Linnaeus

一年生草本。叶互生，全缘，有叶柄。花单性，雌雄同株或异株，或杂性，排成无梗花簇，腋生或顶生，再集合成单一或圆锥状穗状花序；每花有1枚苞片及2枚小苞片；花被片常5枚；雄蕊常5枚，无退化雄蕊；子房具1枚直生胚珠，花柱极短，宿存。胞果球形或卵形，侧扁，盖裂或不规则开裂，常为花被片包裹，或不裂。

40种；我国13种；湖北8种；神农架8种，可供药用的7种。

■ 分种检索表

1. 花被片5枚，雄蕊5枚；果实环状横裂。

  2. 叶柄处有2枚刺··········1. 刺苋 A. spinosus

  2. 叶柄旁无刺。

    3. 植物体无毛或近无毛··········2. 老枪谷 A. caudatus

　　3.植物体有毛。

　　　　4.胞果包裹在宿存花被片内⋯⋯⋯⋯⋯⋯⋯⋯⋯⋯⋯⋯⋯⋯⋯⋯⋯⋯3.反枝苋 A. retroflexus

　　　　4.胞果超出花被片⋯⋯⋯⋯⋯⋯⋯⋯⋯⋯⋯⋯⋯⋯⋯⋯⋯⋯⋯⋯⋯⋯⋯4.绿穗苋 A. hybridus

1.花被片 3（2~4）枚，雄蕊 3 枚，果实不裂或横裂。

　5.果实不裂。

　　6.茎通常直立，稍分枝；胞果皱缩⋯⋯⋯⋯⋯⋯⋯⋯⋯⋯⋯⋯⋯⋯⋯⋯⋯5.皱果苋 A. viridis

　　6.茎通常伏卧上升，从基部分枝；胞果近平滑⋯⋯⋯⋯⋯⋯⋯⋯⋯⋯⋯6.凹头苋 A. blitum

　5.果实环状横裂⋯⋯⋯⋯⋯⋯⋯⋯⋯⋯⋯⋯⋯⋯⋯⋯⋯⋯⋯⋯⋯⋯⋯⋯⋯⋯⋯⋯7.苋 A. tricolor

1 ｜ 刺苋 **Amaranthus spinosus** Linnaeus

　　一年生直立草本。叶片菱状卵形或卵状披针形，长 3~12cm，宽 1~5.5cm，先端圆钝，基部楔形，全缘；叶柄旁有 2 枚刺。花单性或杂性，排成顶生的长而直立或稍下垂的圆柱形穗状花序；萼片 5 枚，绿色；雄蕊 5 枚；雌花花柱 2~3 裂。胞果近球形，盖裂，包在宿存萼片内。种子近球形，黑色或带棕黑色。花、果期 7~11 月。

　　分布于神农架松柏、宋洛、新华等地，生于海拔 700~900m 的路边草丛中。常见。

　　全草清热利尿，凉血止血，解毒消肿。

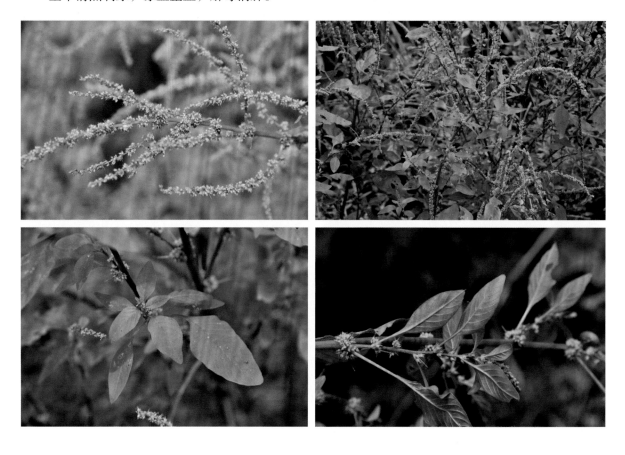

2　老枪谷　**Amaranthus caudatus** Linnaeus

　　一年生直立草本，全株无毛。茎粗壮，具钝棱角，常带粉红色。叶片菱状卵形或菱状披针形，长 4~15cm，宽 2~8cm，先端渐尖，基部宽楔形，全缘或波状缘。圆锥花序顶生，下垂，中央穗长尾状；雄花与雌花混生于同一花簇；苞片及小苞片披针形；花被片 5 枚；雄蕊 5 枚；雌花花柱 3 裂。胞果近球形，超出花被片。花期 7~8 月，果期 9~10 月。

　　神农架各地均有栽培，生于 600~1700m 的田园中。

　　根滋补强壮。

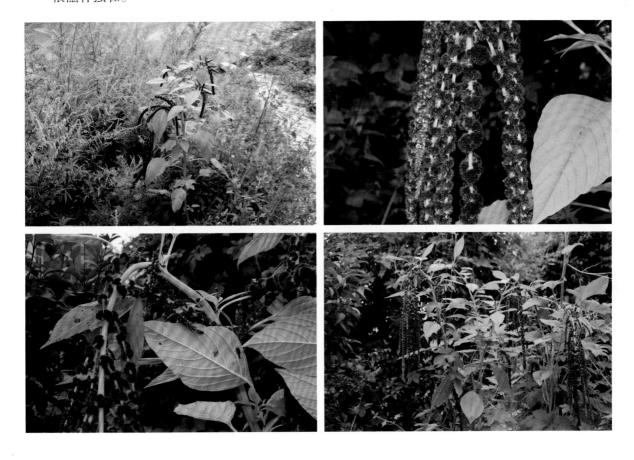

3　反枝苋　**Amaranthus retroflexus** Linnaeus

　　一年生直立草本。茎密生短柔毛。叶片椭圆状卵形，长 5~12cm，宽 2~5cm，先端锐尖或尖凹，基部楔形，全缘或波状缘，两面具柔毛。圆锥花序粗壮，由多数穗状花序形成；苞片长 4~6mm；花被片 5 枚；雄蕊 5 枚，稍长于花被片；柱头（2~）3 裂。胞果扁卵形，环状横裂，包裹在宿存花被片内。花期 7~8 月，果期 8~9 月。

　　分布于神农架各地，生于海拔 1700m 以下的山坡路旁、沟边、田园。常见。

　　全草用于泄泻、痢疾、痔疮肿痛出血等。

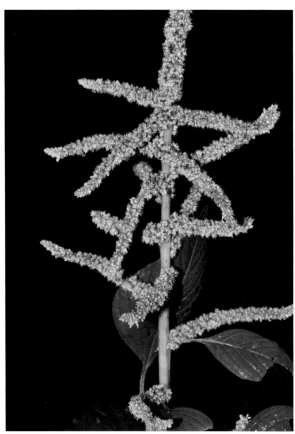
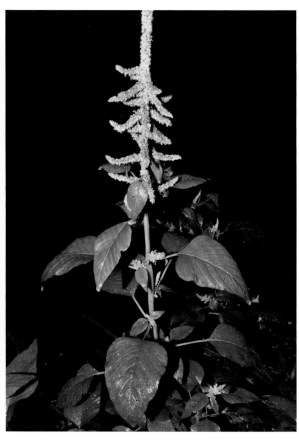

4 绿穗苋 **Amaranthus hybridus** Linnaeus

　　一年生直立草本。茎具开展柔毛。叶片卵形或菱状卵形，长 3~4.5cm，宽 1.5~2.5cm，先端急尖或微凹，基部楔形，边缘波状或有不明显锯齿，上表面近无毛，下表面疏生柔毛。圆锥花序顶生，细长，由穗状花序组成；花被片 5 枚；雄蕊 5 枚；柱头 3 裂。胞果卵形，环状横裂，超出宿存花被片。花期 7~8 月，果期 9~10 月。

　　分布于神农架松柏、阳日等地，生于海拔 1000m 以下的路边。常见。

　　全草清热解毒，利湿止痒。

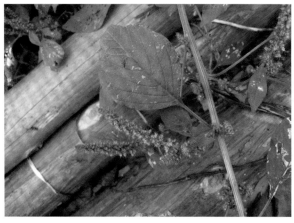
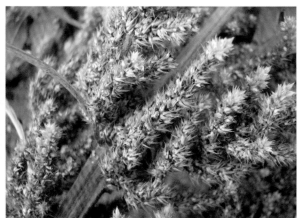

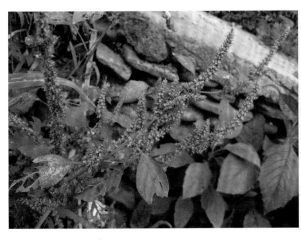
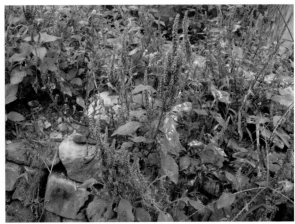

5 | 皱果苋 Amaranthus viridis Linnaeus

一年生直立草本，全株无毛。叶片卵形、卵状矩圆形，长 3~9cm，宽 2.5~6cm，先端尖凹，基部宽楔形，全缘或微呈波状缘。圆锥花序顶生，由穗状花序形成，细长直立；花被片 3 枚；雄蕊 3 枚，比花被片短；柱头（2~）3 裂。胞果扁球形，不裂，极皱缩，超出花被片。花期 6~8 月，果期 8~10 月。

分布于神农架各地，常见于低海拔的田边。常见。

全草清热利湿，用于痢疾、泄泻、乳痈、痔疮肿痛。

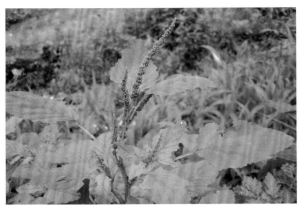
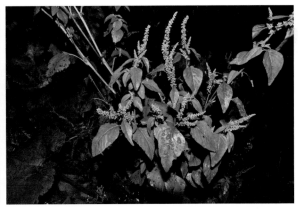

6 | 凹头苋 Amaranthus blitum Linnaeus

一年生草本，全株无毛。茎伏卧而上升。叶片卵形或菱状卵形，长 1.5~4.5cm，宽 1~3cm，顶端凹缺，有 1 枚芒尖，基部宽楔形，全缘或稍呈波状。花呈腋生花簇，生在茎端和枝端者呈直立穗状花序或圆锥花序；苞片及小苞片长不及 1mm；花被片 3 裂；雄蕊 3 枚；柱头 3（2）裂。胞果扁卵形，近平滑。花期 7~8 月，果期 8~9 月。

分布于神农架木鱼、松柏、新华、宋洛、阳日等地，生于海拔 700~900m 的山坡草丛或田间。常见。

全草清热解毒。

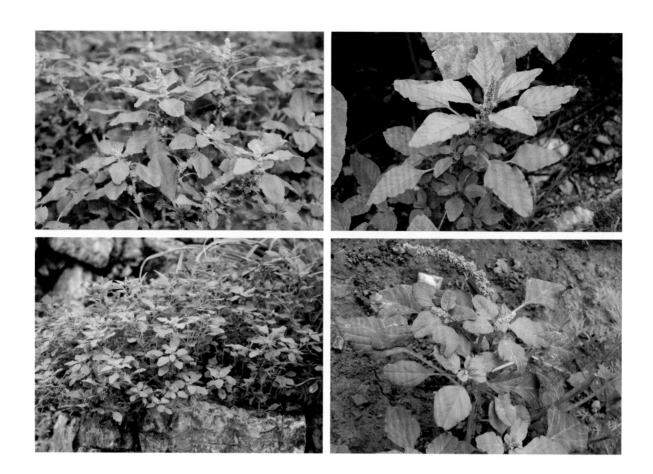

7 | 苋 **Amaranthus tricolor** Linnaeus

一年生直立草本。叶片卵形、菱状卵形或披针形，长 4~10cm，宽 2~7cm，绿色、红色、紫色或黄色等，顶端圆钝或尖凹，基部楔形，全缘或波状缘。花簇腋生，球形或顶生花簇呈下垂的穗状花序；雄花和雌花混生；苞片及小苞片卵状披针形；花被片 3 枚；雄蕊 3 枚。胞果卵状矩圆形，包裹于宿存花被片内。花期 5~8 月，果期 7~9 月。

神农架各地均有栽培。

全草凉血解毒，止痢，清肝明目。

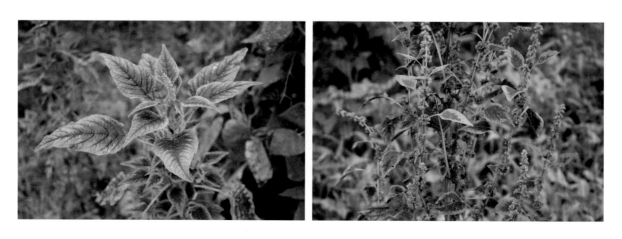

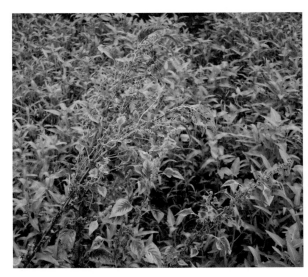 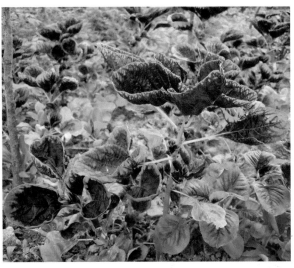

（二）青葙属 Celosia Linnaeus

一年生或多年生草本、亚灌木或灌木。叶互生，全缘。花两性，呈顶生或腋生的穗状花序，简单或排列成圆锥花序；每花有 1 枚苞片和 2 枚小苞片，宿存；花被片 5 枚，直立开展；雄蕊 5 枚；子房 1 室，具 2 至多枚胚珠，花柱 1 个，宿存，柱头头状，反折。胞果卵形或球形，盖裂。

60 种；我国 3 种；湖北 2 种；神农架 2 种，均可供药用。

■ 分种检索表

1. 穗状花序塔状或圆柱状，无分枝···1. 青葙 **C. argentea**
1. 穗状花序鸡冠状或羽毛状，多分枝···2. 鸡冠花 **C. cristata**

1 青葙 Celosia argentea Linnaeus

一年生直立草本。叶片矩圆状或条形披针状，长 5~8cm，宽 1~3cm，常带红色，先端渐尖，基部渐狭。花多数，密生，在枝端呈塔状或圆柱状穗状花序，长 3~10cm；苞片及小苞片披针形，白色；花被片矩圆状披针形，白色，顶端带红色，或全部粉红色。胞果卵形，包裹于宿存花被片内。花期 5~8 月，果期 6~10 月。

分布于神农架木鱼、松柏、阳日等地，生于海拔 1000m 以下的山坡、路旁、沟边、园圃。常见。

种子清肝，明目，退翳。花序清肝凉血，明目退翳。茎叶清热燥湿，杀虫，止血。

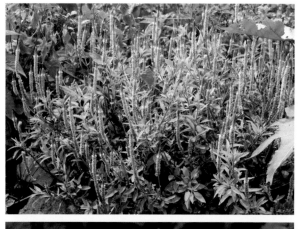

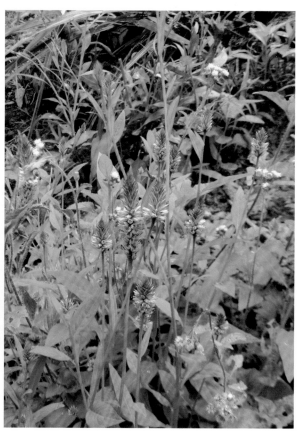

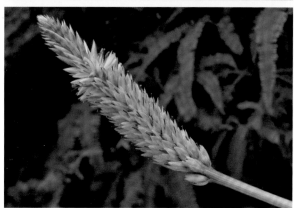

2 | 鸡冠花 **Celosia cristata** Linnaeus

一年生直立草本。茎通常红色或紫红色。叶片卵形、卵状披针形或披针形，长 5~15cm，宽 2~6cm。花多数，极密生，呈扁平肉质鸡冠状、卷冠状或羽毛状的穗状花序，一个大花序下面有数个较小的分枝，圆锥状矩圆形，表面羽毛状；花被片红色、紫色、黄色、橙色或红色黄色相间。胞果卵圆形。种子小，黑色。花、果期 7~9 月。

神农架各地均有栽培。

花收涩止血，止带，止痢。种子凉血止血。茎叶用于痔疮、痢疾。

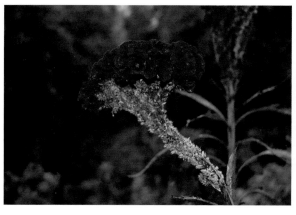

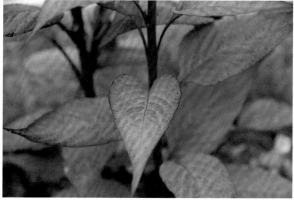

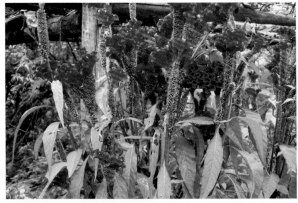

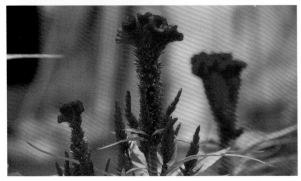

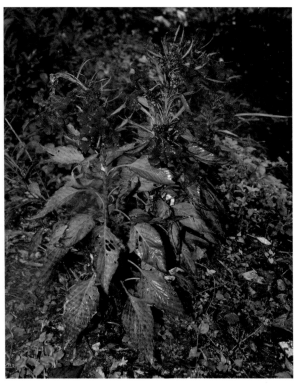

（三）千日红属 Gomphrena Linnaeus

　　草本或亚灌木。叶对生，少数互生。花两性，呈球形或半球形的头状花序；花被片5枚，相等或不等，具长柔毛或无毛；雄蕊5枚，花丝基部扩大，连合成管状或杯状，顶端3浅裂，中裂片具1室花药，侧裂片齿裂状、锯齿状、流苏状或2至多裂，无退化雄蕊；子房1室，有垂生胚珠1枚，柱头2~3裂。胞果球形或矩圆形，侧扁，不裂。

　　100种；我国2种；湖北栽培1种；神农架栽培1种，可供药用。

千日红　**Gomphrena globosa** Linnaeus

　　一年生直立草本。茎被糙毛。叶片长椭圆形，长3.5~13cm，宽1.5~5cm，先端急尖或圆钝，基部渐狭。花多数，密生成顶生球形或矩圆形头状花序1~3个，直径2~2.5cm，紫红色、淡紫色或白色；叶状总苞2枚；花被片披针形；雄蕊花丝连合成管状，顶端5浅裂；花柱条形，柱头2裂。胞果近球形。种子肾形。花、果期6~9月。

　　原产于美洲热带，神农架各地均有栽培。

　　花序止咳定喘，平肝明目；用于支气管哮喘、支气管炎、百日咳、肺结核咯血等。

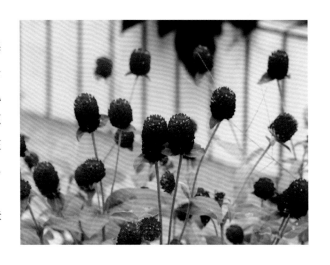

（四）莲子草属 Alternanthera Forsskal

多年生草本。茎多分枝。叶对生，全缘。花两性，多数聚生成有或无总花梗的头状花序，单生在苞片腋部；苞片及小苞片宿存；花被片5枚，常不等；雄蕊2~5枚，花丝基部连合成管状或短杯状，花药1室，退化雄蕊全缘，有齿或条裂；子房球形或卵形，胚珠1枚，垂生，花柱短或长，柱头头状。胞果球形或卵形，不裂，边缘翅状。

200种；我国5种；湖北2种；神农架2种，均可供药用。

■ 分种检索表

1. 头状花序无总梗··1. 莲子草 A. sessilis
1. 头状花序具长1~3cm的总梗···························2. 喜旱莲子草 A. philoxeroides

---

1 | 莲子草 Alternanthera sessilis (Linnaeus) R. Brown ex Candolle

多年生草本。茎上升或匍匐，节处有1行横生柔毛。叶形变化较大，倒卵状长椭圆形至线状披针形，长1~8cm，宽2~20mm，先端急尖、圆形或圆钝，基部渐狭，全缘或具不明显锯齿。头状花序1~4个，腋生，无总花梗；花密生，具苞片和小苞片；花被片5枚；雄蕊3枚，基部连合成杯状；花柱极短。胞果倒心形。花期5~7月，果期7~9月。

分布于神农架各地，生于稻田田坎上或路边。常见。

全草散瘀消毒，清火退热；用于咳嗽吐血、痢疾、肠风下血、淋证、痈疽肿毒、湿疹。

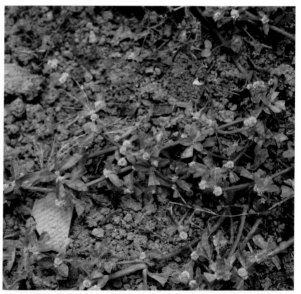

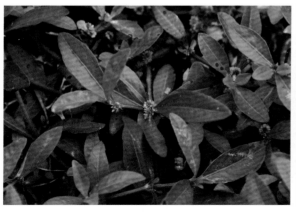

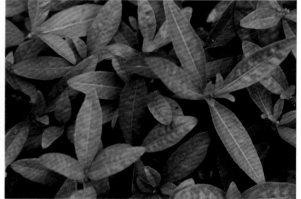

2 ｜ 喜旱莲子草 *Alternanthera philoxeroides* (C. Martius) Grisebach

多年生草本。茎基部匍匐。叶椭圆形或倒卵状披针形，长 3~5cm，宽 1~2.5cm，先端急尖或圆钝，具短尖，基部渐狭，全缘。花密生成具总花梗的头状花序，单生在叶腋；苞片卵形，小苞片披针形；花被片 5 枚；雄蕊 5 枚，基部连合成杯状，退化雄蕊矩圆状条形；子房倒卵形，具短柄，顶端圆形。花期 5~10 月。

原产于南美洲，神农架各地均有逸生，生于池沼、水沟及路边湿地。常见。

全草清热凉血，利尿，解毒。

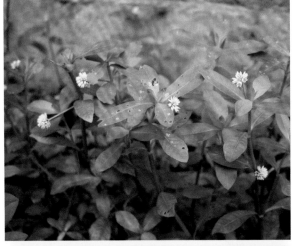

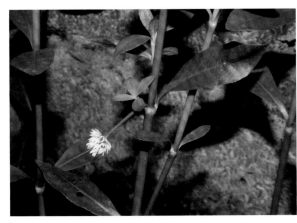

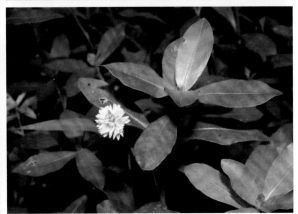

（五）牛膝属 *Achyranthes* Linnaeus

草本或亚灌木。茎节明显。单叶对生。穗状花序顶生或腋生；花两性，单生；每花具 1 枚苞片和有 2 枚小苞片，小苞片刺状；花被片 4~5 枚，花后包裹果实；雄蕊 5 枚，稀 2 或 4 枚，花丝基部连合成一短杯，花药 2 室；子房长椭圆形，1 室，具 1 枚胚珠，花柱宿存，柱头头状。胞果卵状矩圆形或近球形。种子 1 枚，矩圆形。

15 种；我国 3 种；湖北 3 种；神农架 2 种，均可供药用。

■ 分种检索表

1. 退化雄蕊顶端有缘毛或细锯齿··1. 牛膝 *A. bidentata*

1. 退化雄蕊顶端有不明显牙齿··2. 柳叶牛膝 *A. longifolia*

1　牛膝 Achyranthes bidentata Blume

　　多年生草本。茎被白色柔毛，分枝对生。叶片椭圆形或卵形，长 4.5~12cm，宽 2~7.5cm，先端尾尖，基部楔形，两面有柔毛。穗状花序顶生及腋生；花多数，密生；每花具 1 枚苞片和 2 枚小苞片；花被片 5 枚；雄蕊 5 枚，退化雄蕊顶端平圆，稍有缺刻状细锯齿。胞果矩圆形。种子矩圆形。花期 7~9 月，果期 9~10 月。

　　分布于神农架各地，生于海拔 800~1700m 的山坡林缘、沟边草丛中。常见。

　　根（牛膝）逐瘀通经，补肝肾，强筋骨，利尿通淋，引血下行；用于经闭、痛经、腰膝酸痛、筋骨无力、淋证、水肿、吐血、衄血等。

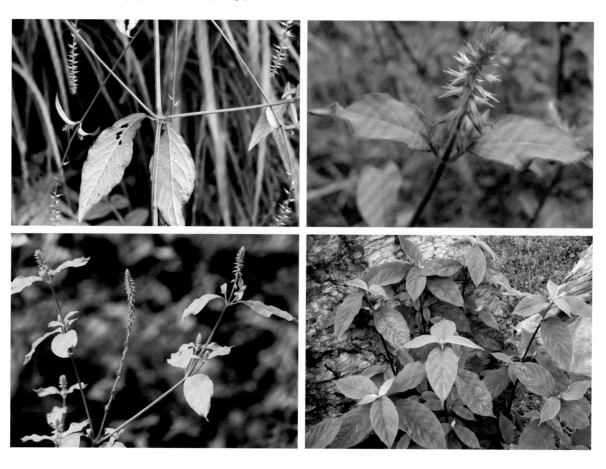

2　柳叶牛膝 Achyranthes longifolia (Makino) Makino

　　本种和牛膝相近，区别为叶片披针形或宽披针形，长 10~20cm，宽 2~5cm，顶端尾尖。小苞片针状，长 3.5mm，基部有 2 枚耳状薄片，仅有缘毛；退化雄蕊方形，顶端具不明显牙齿。花、果期 9~11 月。

　　分布于神农架大九湖、红坪等地，生于海拔 1500m 的沟边路旁。常见。

　　根、茎活血散瘀，祛湿利尿，清热解毒。

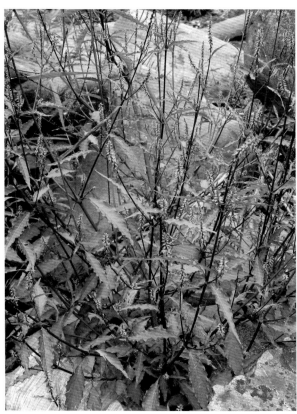
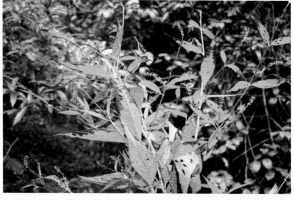
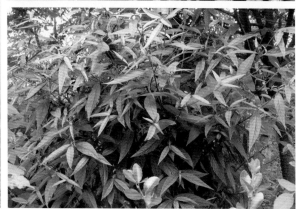

（六）杯苋属 Cyathula Blume

多年生草本。叶对生，全缘。花两性，簇生成头状花序，单生或数个集生成穗状；每苞腋有花2至数朵，常有1朵花可育，不育花的花被片与小苞片成刺状；花被片5枚；雄蕊5枚，花药2室，花丝基部连合成短杯状；子房倒卵形，胚珠1枚，花柱丝状，宿存。胞果球形、椭圆形或倒卵形，不裂，包裹在宿存花被内。种子矩圆形或椭圆形，凸镜状。

约27种；我国4种；湖北1种；神农架1种，可供药用。

川牛膝 Cyathula officinalis K. C. Kuan

多年生直立草本。根圆柱形。叶片椭圆形，长3~12cm，宽1.5~5.5cm，先端渐尖，基部楔形，全缘，两面被毛；叶柄长5~15mm。球状花序在枝顶，呈穗状排列，球状花序内，两性花在中央，不育花在两侧；能育花花被常为5枚，不育花花被片常为4枚；雄蕊花丝基部密生节状束毛，退化雄蕊长方形；子房圆筒形。胞果椭圆形或倒卵形。种子椭圆形。花期6~7月，果期8~9月。

原产于我国西南地区，神农架有栽培。

根（川牛膝）逐瘀通经，通利关节，利尿通淋。

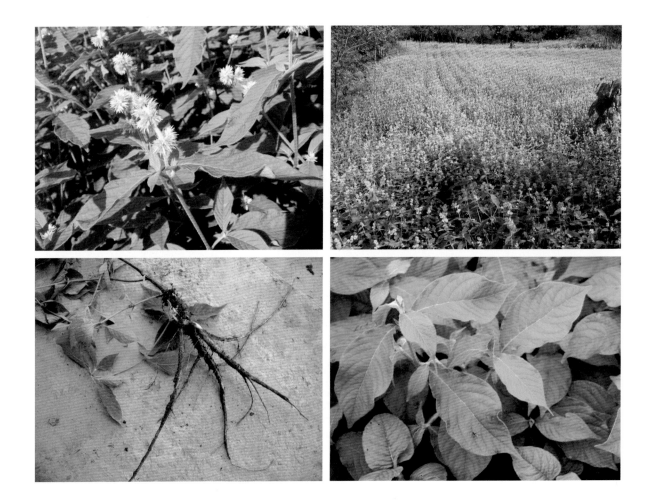

紫茉莉科 Nyctaginaceae

　　草本、灌木或乔木。单叶对生、互生或假轮生，全缘，无托叶。花辐射对称，两性，稀单性或杂性，单生、簇生或呈聚伞花序；常具苞片或小苞片，苞片有时色彩鲜艳；花被1层；花萼合生，常呈花瓣状，萼管圆筒状或漏斗状，有时钟状，顶端3~10裂，宿存，包围果实；雄蕊1至多枚，离生或基部连合；子房上位，1室，具1枚胚珠。果为不开裂的瘦果，有棱或翅。

　　30属，300种；我国6属，13种；湖北栽培2属，2种；神农架栽培2属，2种，均可供药用。

■ 分属检索表

1. 草本植物；枝无刺；叶对生······························1. 紫茉莉属 Mirabilis
1. 藤状灌木；枝有棘刺；叶互生·························2. 叶子花属 Bougainvillea

（一）紫茉莉属 Mirabilis Linnaeus

　　一年生或多年生草本。根肥粗，常呈倒圆锥形。单叶对生。花两性，1至数朵簇生枝端或腋生；每花基部包以1枚5深裂的萼状总苞；花被各色，花被筒伸长，在子房上部稍缢缩，顶端5裂；雄蕊5~6枚；子房卵球形或椭圆体形，花柱线形，与雄蕊等长或更长，伸出，柱头头状。瘦果球形或倒卵球形，革质、壳质或坚纸质，平滑或有疣状突起。

　　50种；我国栽培1种；湖北栽培1种；神农架栽培1种，可供药用。

紫茉莉 胭脂花
Mirabilis jalapa Linnaeus

　　一年生直立草本，多分枝，节稍膨大。叶片卵形或卵状三角形，长3~15cm，宽2~9cm，先端渐尖，基部截形或心形，全缘，两面无毛；叶柄长1~4cm。花常数朵簇生于枝端；总苞钟形，5裂，果时宿存；花被紫红色、黄色、白色或杂色，高脚碟状，筒部长2~6cm，檐部5浅裂；雄蕊5枚；柱头单生，

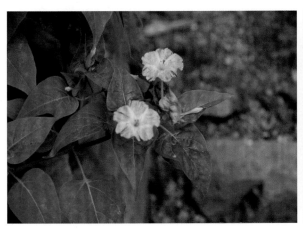
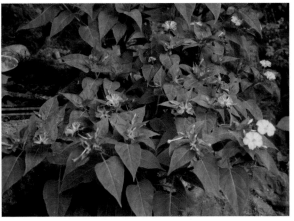

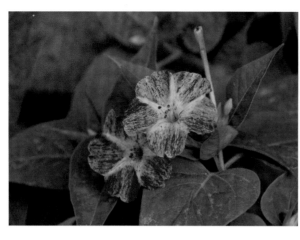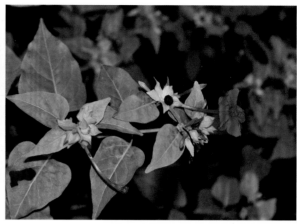

两者常伸出花外。瘦果球形，黑色，表面具皱纹。花期6~10月，果期8~11月。

原产于热带美洲，神农架各地均有栽培。

根、叶清热利湿，解毒活血；用于热淋、白浊、水肿、赤白带下、关节肿痛、痈疮肿毒、乳痈、跌打损伤等。

（二）叶子花属 Bougainvillea Commerson ex Jussieu

灌木或小乔木，有时攀缘。枝有刺。叶互生，具柄，叶片卵形或椭圆状披针形。花两性，通常3朵簇生于枝端，外包有3枚鲜艳的叶状苞片；花梗贴生苞片中脉上；花被合生成管状，顶端5~6裂；雄蕊5~10枚，内藏，花丝基部合生；子房纺锤形，具柄，1室，具1枚胚珠，花柱侧生，柱头尖。瘦果圆柱形或棍棒状，具5条棱。

18种；我国引种2种；湖北引种1种；神农架引种1种，可供药用。

叶子花 三角梅、夏杜鹃
Bougainvillea spectabilis Willdenow

藤状灌木。枝、叶密生柔毛，刺腋生，下弯。叶片椭圆形或卵形，基部圆形，有柄。花序腋生或顶生；苞片椭圆状卵形，基部圆形至心形，长2.5~6.5cm，宽1.5~4cm，暗红色或淡紫红色；花被管狭筒形，长1.6~2.4cm，绿色，密被柔毛，顶端5~6裂，裂片开展，黄色，长3.5~5mm；雄蕊通常8枚；子房具柄。花期冬春间。

原产于巴西，神农架松柏、阳日等地为温室栽培。

花活血调经，化湿止带；用于血瘀经闭、月经不调、赤白带下等。

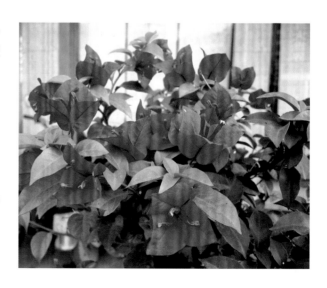

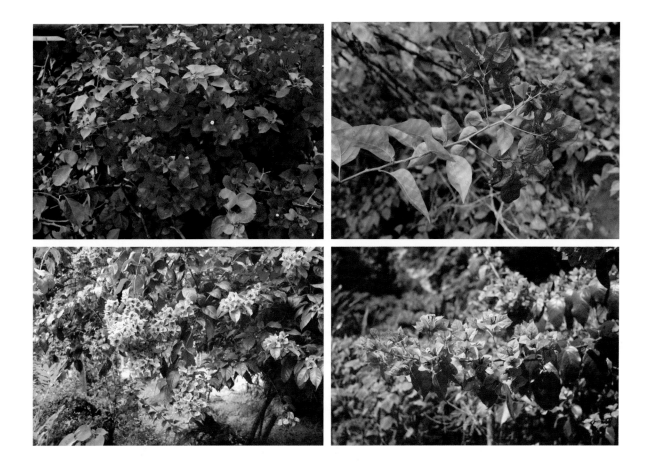

商陆科 Phytolaccaceae

草本或灌木，稀为乔木。单叶互生，全缘。花小，两性或有时退化成单性，辐射对称，排列成各式花序，腋生或顶生；花被片4~5枚，叶状或花瓣状，宿存；雄蕊数目变异大，4~5枚或多数；子房上位、间位或下位，球形，心皮1个至多数，分离或合生。果实肉质，浆果或核果。

17属，70种；我国2属，5种；湖北1属，2种；神农架1属，2种，均可供药用。

商陆属 Phytolacca Linnaeus

草本或灌木，稀乔木。常具肥大的肉质根。单叶互生，全缘；具柄或无柄；无托叶。花两性，稀单性或雌雄异株，排成总状花序、聚伞圆锥花序或穗状花序；花被片4~5枚，花瓣状或叶状，开展或反折；雄蕊5枚至多数，着生于花被基部；子房近球形，上位，心皮5~16个，每心皮有1枚胚珠，花柱钻形，直立或下弯。浆果肉质多汁，扁球形。种子肾形，扁压。

25种；我国4种；湖北2种；神农架2种，均可供药用。

■ 分种检索表

1. 总状果序直立；心皮离生 ··· 1. 商陆 P. acinosa
1. 总状果序下垂；心皮合生 ··· 2. 垂序商陆 P. americana

1 商陆 Phytolacca acinosa Roxburgh

多年生草本。肉质根肥大，倒圆锥形。茎绿色或红紫色。叶片薄纸质，椭圆形，长10~30cm，宽4.5~15cm，先端渐尖，基部楔形。总状花序圆柱状，直立，密生多花；花两性；花被片5枚，白色、黄绿色；雄蕊8~10枚，心皮通常为8个；花柱短，直立。果序直立；浆果扁球形，熟时黑色。花期5~8月，果期6~10月。

分布于神农架各地，生于海拔1700m以下的山地林缘、沟边潮湿处。常见。

根逐水消肿，通二便，解毒散结；外敷用于痈肿疮毒，也可作兽药及农药；有毒。

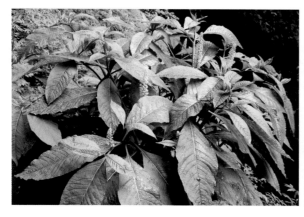
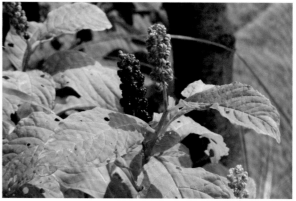

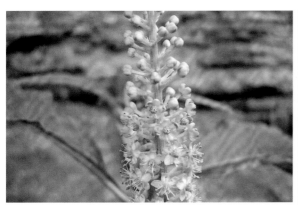
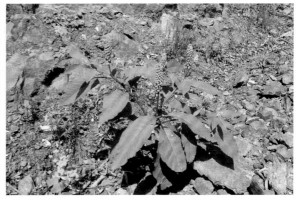

《中国植物志》记载白色根药用，红色根有毒，在同种植物中不太可能有这种现象，即根无论红白，皆有毒，但皆可入药。

2 | 垂序商陆 **Phytolacca americana** Linnaeus

多年生直立草本。根粗壮，肥大，倒圆锥形。叶片椭圆状卵形或卵状披针形，长 9~18cm，宽 5~10cm，先端急尖，基部楔形。总状花序；花白色，微带红晕；花被片 5 枚；雄蕊、心皮及花柱通常均为 10 枚，心皮合生。果序下垂；浆果扁球形，熟时紫黑色。花期 6~8 月，果期 8~10 月。

分布于神农架各地，逸为野生或栽培于海拔 800~1900m 的田园中。常见。

多与商陆混用，根、叶、种子利水消肿。全草可作农药。

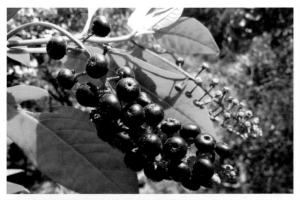
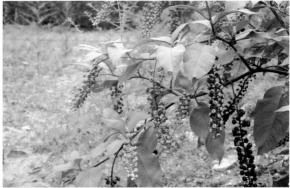
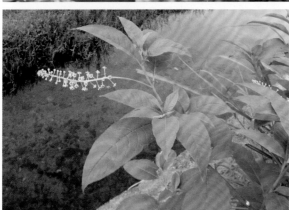
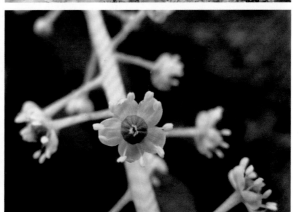

粟米草科 Molluginaceae

一年生或多年生草本、亚灌木或灌木，直立或匍匐。单叶互生，稀对生，通常莲座状，全缘；托叶膜质或无。聚伞花序顶生或腋生，稀单生；花两性，稀单性，辐射对称；花萼（4~）5 枚，离生或基部合生成管状；花瓣无或少至多数；雄蕊 3~5 枚或多数；子房上位，心皮 2~5 个或多数。蒴果。

14 属，120 种；我国 3 属，8 种；湖北 1 属，1 种；神农架 1 属，1 种，可供药用。

粟米草属 Mollugo Linnaeus

一年生草本。茎铺散、斜升或直立。单叶，基生、近对生或假轮生，全缘。花小，顶生或腋生，簇生或呈聚伞花序、伞形花序；花被片 5 枚，离生；雄蕊通常 3 枚，有时 4 或 5 枚，稀更多，与花被片互生；心皮 3（~5）个，合生，子房上位，3（~5）室，每室有多数胚珠，着生于中轴胎座上，花柱 3（~5）枚。蒴果球形，部分或全部包于宿存花被内。

20 种；我国 4 种；湖北 1 种；神农架 1 种，可供药用。

粟米草 Mollugo stricta Linnaeus

铺散一年生草本。茎纤细，多分枝，有棱角，无毛。叶 3~5 枚假轮生或对生；叶片披针形，长 1.5~4cm，宽 2~7mm，先端渐尖，基部渐狭，全缘；叶柄短或近无。花极小，组成疏松聚伞花序；花被片 5 枚，淡绿色；雄蕊常 3 枚；子房宽椭圆形或近圆形，3 室，花柱 3 枚。蒴果近球形。花期 6~8 月，果期 8~10 月。

分布于神农架各地，生于海拔 1800m 以下的田野或路边。常见。

全草清热解毒，用于腹痛泄泻、皮肤热疹、火眼及蛇伤。

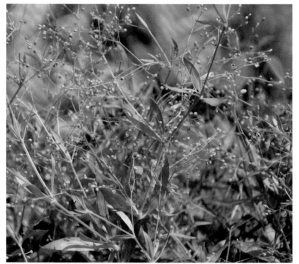

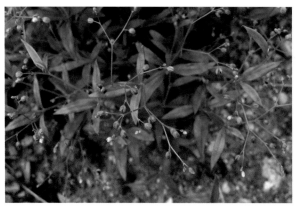

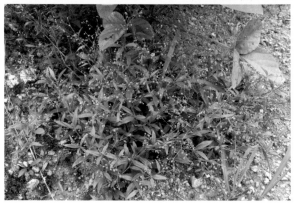

马齿苋科 Portulacaceae

一年生或多年生草本，稀亚灌木。单叶互生或对生，全缘，常肉质；托叶干膜质或刚毛状，稀不存在。花两性，腋生或顶生，单生或簇生，或呈聚伞花序、总状花序、圆锥花序；萼片2（5）枚；花瓣4~5片，常有鲜艳的颜色；雄蕊与花瓣同数且对生；雌蕊3~5枚，心皮合生，子房上位或半下位，1室。蒴果盖裂或2~3瓣裂，稀为坚果。

19属，500种；我国2属，6种；湖北2属，3种；神农架2属，3种，均可供药用。

■ 分属检索表

1. 花单生或簇生；蒴果盖裂 ⋯⋯⋯⋯⋯⋯⋯⋯⋯⋯⋯⋯⋯⋯⋯⋯⋯ 1. 马齿苋属 Portulaca

1. 总状或圆锥花序；蒴果瓣裂 ⋯⋯⋯⋯⋯⋯⋯⋯⋯⋯⋯⋯⋯⋯⋯⋯⋯ 2. 土人参属 Talinum

（一）马齿苋属 Portulaca Linnaeus

一年生或多年生肉质草本。茎铺散、平卧或斜升。叶互生或近对生，或在茎上部轮生，叶片圆柱状或扁平。花单生或簇生枝顶；花梗有或无；常具数枚叶状总苞；萼片2枚，筒状；花瓣4或5片，离生或下部连合；雄蕊4枚至多数；子房半下位，1室，胚珠多数，花柱线形。蒴果盖裂。种子细小，多数，肾形或圆形，具疣状突起。

150种；我国5种；湖北2种；神农架2种，均可供药用。

■ 分种检索表

1. 叶片细圆柱形；花大，直径大于2cm ⋯⋯⋯⋯⋯⋯⋯⋯⋯⋯⋯⋯ 1. 大花马齿苋 P. grandiflora

1. 叶片扁平；花小，直径不及1cm ⋯⋯⋯⋯⋯⋯⋯⋯⋯⋯⋯⋯⋯⋯⋯ 2. 马齿苋 P. oleracea

1 | 大花马齿苋 太阳花 **Portulaca grandiflora** Hooker

一年生草本。叶互生，密集于枝端，叶片细圆柱形，长1~2.5cm，直径2~3mm，叶腋常生1撮白色长柔毛。花单生或数朵簇生于枝端，直径2.5~4cm，日开夜闭；叶状总苞8~9枚，轮生；萼片2枚；花瓣5片或重瓣，红色、紫色或黄白色；雄蕊多数；花柱与雄蕊近等长，柱头5~9裂。蒴果近椭圆形，盖裂。花期6~9月，果期8~11月。

原产于南美洲等地，神农架松柏、阳日等地有栽培。

全草清热解毒。

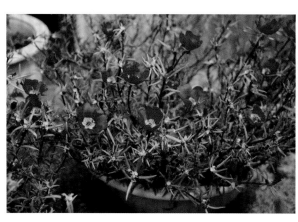 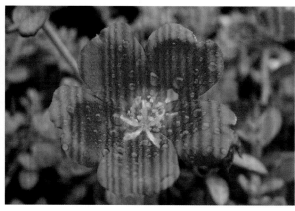

2 马齿苋 **Portulaca oleracea** Linnaeus

一年生无毛草本。茎伏地铺散，淡绿色带红色。叶互生或近对生，叶片扁平，肥厚，倒卵形，似马齿状，长 1~3cm，宽 0.6~1.5cm，顶端圆钝，基部楔形，全缘。花无梗，直径 4~5mm，常 3~5 朵簇生于枝端，午时盛开；苞片 2~6 枚；萼片 2 枚；花瓣 5 片，黄色；雄蕊常 8 枚或更多；子房无毛，柱头 4~6 裂。蒴果卵球形。花期 5~8 月，果期 6~9 月。

分布于神农架各地，生于路边、农田中。常见。

全草清热利湿，解毒消肿，消炎，止渴，利尿。种子明目。

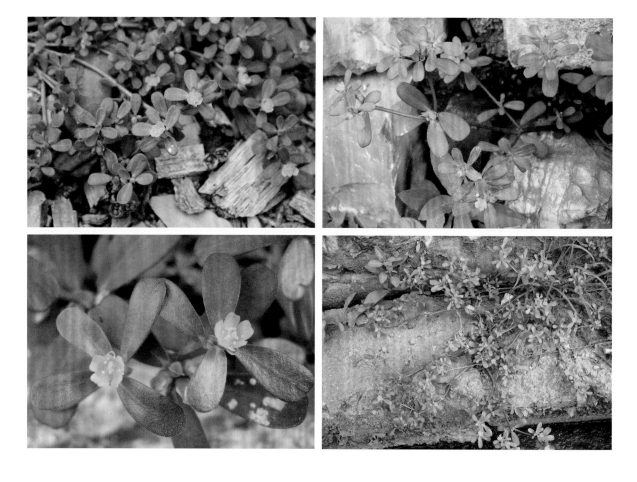

（二）土人参属 **Talinum** Adanson

一年或多年生草本。常具粗根。茎直立，肉质，无毛。叶互生或部分对生，叶片扁平，全缘；无托叶。花小，呈顶生总状花序或圆锥花序；萼片2枚；花瓣5片，稀多数，红色，常早落；雄蕊5枚至多数，通常贴生花瓣基部；子房上位，1室，特立中央胎座，胚珠多数，花柱顶端3（2）裂。蒴果常俯垂，球形、卵形或椭圆形，3瓣裂。

50种；我国1种；湖北1种；神农架1种，可供药用。

土人参 **Talinum paniculatum** (Jacquin) Gaertner

一年或多年生直立草本，全株无毛。主根粗壮，圆锥形。叶互生或近对生，叶片稍肉质，倒卵状长椭圆形，长5~10cm，宽2.5~5cm，顶端急尖，基部狭楔形，全缘。圆锥花序顶生或腋生；花小而多数，直径约6mm；花梗细长；萼片2枚；花瓣5枚，淡紫红色；雄蕊10~20枚。蒴果近球形，3瓣裂。花期6~8月，果期9~11月。

原产于热带美洲，神农架木鱼、松柏、新华有栽培或逸生。常见。

根健脾润肺，止咳，调经；用于脾虚劳倦、泄泻、肺痨咳痰带血、眩晕潮热、盗汗自汗、月经不调、带下。

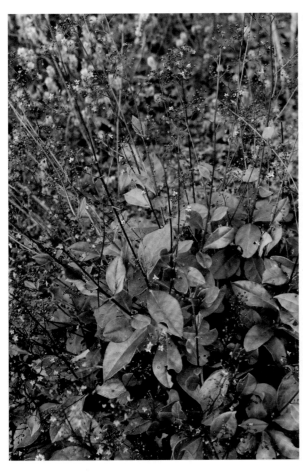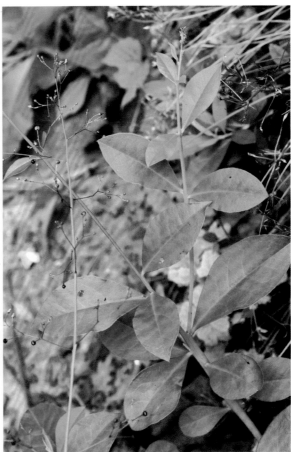

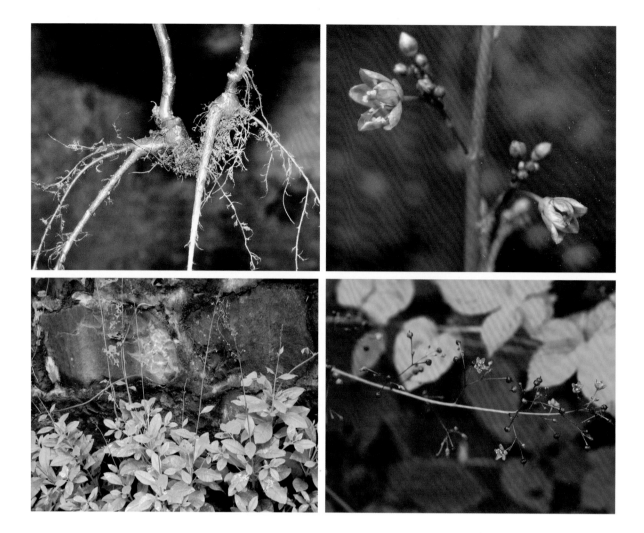

落葵科 Basellaceae

　　缠绕草质藤本，全株无毛。单叶互生，全缘，稍肉质；通常有叶柄；无托叶。花小，两性，稀单性，辐射对称，通常呈穗状花序、总状花序或圆锥花序，稀单生；苞片3枚，早落，小苞片2枚，宿存；花被片5枚，通常白色或淡红色，宿存；雄蕊5枚，与花被片对生；雌蕊由3个心皮合生，子房上位，1室，胚珠1枚。胞果通常被宿存的小苞片和花被包围。

　　4属，25种；我国栽培2属，3种；湖北栽培2属，2种；神农架栽培2属，2种，均可供药用。

■ 分属检索表

1. 穗状花序，小花无梗 ··· 1. 落葵属 **Basella**
1. 总状花序，小花具梗 ··· 2. 落葵薯属 **Anredera**

（一）落葵属 **Basella** Linnaeus

　　一年生或二年生缠绕草本。叶互生。穗状花序腋生，花序轴粗壮，伸长；花小，无梗；苞片极小，早落，小苞片和坛状花被合生，肉质，花后膨大，卵球形，花期很少开放，花后肉质，包围果实；花被短5裂，果时不为翅状；雄蕊5枚；子房上位，1室，内含1枚胚珠。胞果球形，肉质。

　　5种；我国栽培1种；湖北栽培1种；神农架栽培1种，可供药用。

落葵 水耳菜
Basella alba Linnaeus

　　一年生缠绕草本。茎肉质，绿色或略带紫红色。叶片卵形或近圆形，长3~9cm，宽2~8cm，顶端渐尖，基部微心形，下延成柄，全缘。穗状花序腋生，长3~15cm；花被片淡红色或淡紫色，连合成筒；雄蕊着生于花被筒口；柱头椭圆形。果实球形，直径5~6mm，红色至深红色或黑色，多汁液，

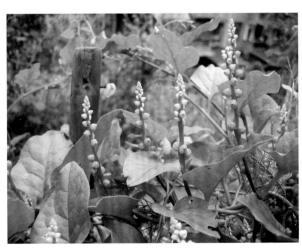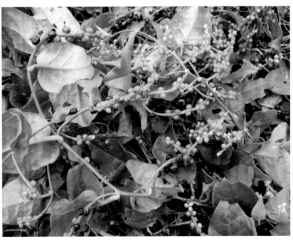

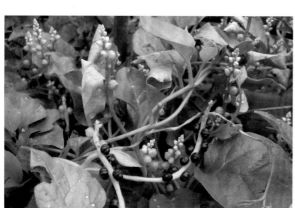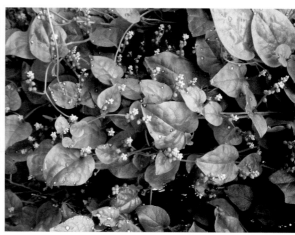

外包宿存小苞片及花被。花期 5~9 月，果期 7~10 月。

原产于亚洲热带地区，神农架各地均有栽培。

全草滑肠通便，清热利湿，凉血解毒，活血。

（二）落葵薯属 Anredera Jussieu

多年生草质藤本。叶互生，稍肉质。总状花序腋生；花梗宿存，在花被下具关节，顶端具 2 对小苞片，下面 1 对小苞片，合生成杯状，上面 1 对小苞片凸或船形；花被片基部合生，裂片薄，开花时伸展，包裹果实；花丝线形，基部宽，在花蕾中弯曲；花柱 3 裂，柱头球形或棍棒状，有乳头。果实球形，外果皮肉质或似羊皮纸质。种子双凸镜状。

5~10 种；我国栽培 2 种；湖北栽培 1 种；神农架栽培 1 种，可供药用。

落葵薯 藤三七
Anredera cordifolia (Tenore) Steenis

缠绕藤本。根状茎粗壮。叶具短柄；叶片卵形至近圆形，长 2~6cm，宽 1.5~5.5cm，顶端急尖，基部圆形或心形，稍肉质，腋生珠芽。总状花序具多花；花序轴纤细，下垂，长 7~25cm；具宿存苞片；花梗长 2~3mm；花直径约 5mm；花被片薄，白色；雄蕊白色，花丝顶端在芽中反折，开花时伸出花外；

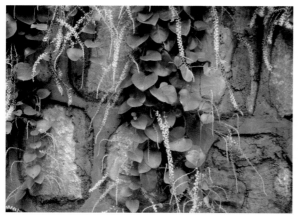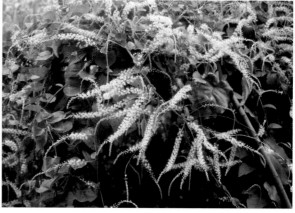

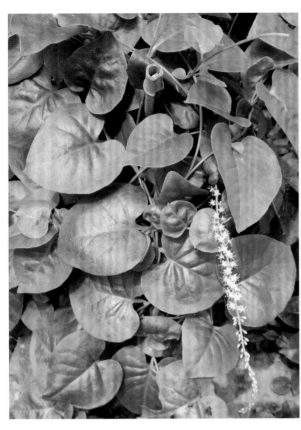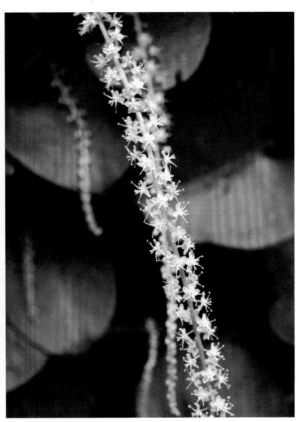

花柱白色，柱头3裂。花而不实，均由珠芽行营养繁殖。花期6~10月。

原产于南美热带和亚热带地区，神农架各地均有栽培，有时逸生。常见。

珠芽、根滋补，壮腰膝，消肿散瘀。叶滋补，壮腰膝，消肿散瘀；用于拔疮毒。

石竹科 Caryophyllaceae

一年生或多年生草本，稀亚灌木。茎节通常膨大，具关节。单叶对生，全缘，基部常合生。花辐射对称，两性，稀单性，排列成聚伞花序或聚伞圆锥花序，稀单生；萼片 4~5 枚，宿存；花瓣与萼片同数，稀无；雄蕊 4~10 枚；子房上位，特立中央胎座或基底胎座，花柱 2~5 裂，离生或基部合生。蒴果顶端齿裂或瓣裂，稀为浆果状。

75~80 属，2000 种；我国 30 属，390 种；湖北 13 属，37 种；神农架 11 属，39 种，可供药用的 10 属，30 种。

■ 分属检索表

1. 萼片离生，少数基部连合，花瓣近无爪，少数无花瓣；果实为蒴果。
  2. 花单生，少为聚伞花序；蒴果果瓣先端不裂 ················1. 漆姑草属 Sagina
  2. 花通常排成聚伞花序，少数单生；蒴果果瓣先端稍 2 裂。
    3. 花瓣先端不裂，有时微凹或流苏状，或无花瓣 ················2. 无心菜属 Arenaria
    3. 花瓣先端深 2 裂，有时浅 2 裂，极少数全缘或无花瓣。
      4. 花柱 2~5 裂，如为 5 裂，则必与萼片互生。
        5. 心皮 3 个，少数为 2 个，花柱 3 裂，少数为 2 裂。
          6. 无块根；花不为二型 ················3. 繁缕属 Stellaria
          6. 有块根；花二型 ················4. 孩儿参属 Pseudostellaria
        5. 心皮 5 个，花柱 5 裂 ················5. 鹅肠菜属 Myosoton
      4. 花柱 5 裂，少数 3~4 裂，与萼片对生 ················6. 卷耳属 Cerastium
1. 萼片合生，花瓣通常有爪；果实为蒴果或浆果。
  7. 柱头 3 或 5 裂。
    8. 果实为浆果状蒴果，成熟时干燥，呈不规则的崩裂 ················7. 蝇子草属 Silene
    8. 果实为干燥的蒴果，先端齿裂 ················8. 剪秋罗属 Lychnis
  7. 花柱 2（~3）裂。
    9. 花萼具 5 个翅 ················9. 麦蓝菜属 Vaccaria
    9. 花萼无翅 ················10. 石竹属 Dianthus

（一）漆姑草属 Sagina Linnaeus

一年生或多年生小草本。茎多丛生。叶线形或线状锥形，基部合生成鞘状；无托叶。花小，单生叶腋或顶生，呈聚伞花序；萼片 4~5 枚；花瓣白色，4~5 片，有时无花瓣，全缘或顶端微凹缺；雄蕊 4~5 枚，有时为 8 或 10 枚；子房 1 室；花柱 4~5 裂，与萼片互生。蒴果卵圆形，4~5 瓣裂，裂瓣与萼片对生。种子细小，肾形，表面有小突起或平滑。

30 种；我国 4 种；湖北 1 种；神农架 1 种，可供药用。

漆姑草 **Sagina japonica** (Swartz) Ohwi

一年生小草本。叶片线形，长 5~20mm，宽 0.8~1.5mm，先端急尖。花小型，单生枝端；花梗细，长 1~2cm；萼片 5 枚，卵状椭圆形；花瓣 5 片，狭卵形，白色，顶端圆钝，全缘；雄蕊 5 枚；子房卵圆形，花柱 5 枚，线形。蒴果卵圆形，微长于宿存萼，5 瓣裂。种子细，圆肾形，表面具尖瘤状突起。花期 3~5 月，果期 5~6 月。

分布于神农架红坪、木鱼、新华等地，生于海拔 1300~1800m 的山坡路边。常见。

全草用于漆疮、秃疮、痈肿、瘰疬、龋齿、小儿乳积、跌打内伤等。

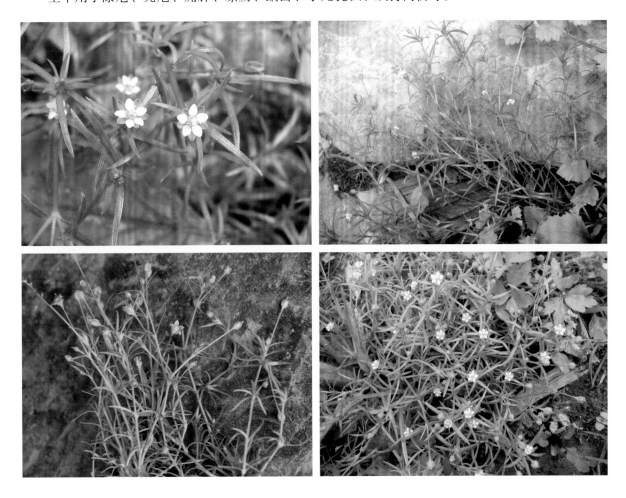

（二）无心菜属 **Arenaria** Linnaeus

一年生或多年生草本。茎直立，常丛生。单叶对生，全缘，叶卵形、椭圆形至线形。花单生或多数，常为聚伞花序；花 5（4）数；萼片全缘，稀顶端微凹；花瓣全缘或顶端齿裂至缝裂；雄蕊 10 枚，稀 5 或 8 枚；子房 1 室，含多枚胚珠，花柱 3 裂，稀 2 裂。蒴果卵形，通常短于宿存萼片。种子稍扁，肾形或近圆卵形，具疣状突起，平滑或具狭翅。

300 余种；我国 102 种；湖北 2 种；神农架 2 种，可供药用的 1 种。

无心菜 Arenaria serpyllifolia Linnaeus

　　一年至二年生草本。茎丛生，铺散状，密生白色短柔毛。叶片卵形，长 4~12mm，宽 3~7mm，无柄，具缘毛，先端急尖，两面疏生柔毛，具 3 条脉。聚伞花序疏生枝端，多花；苞片卵形；花梗长约 1cm；萼片 5 枚，具 3 条脉；花瓣 5 片，白色；雄蕊 10 枚；子房卵圆形，花柱 3 裂，线形。蒴果卵圆形。种子肾形，表面粗糙。花期 6~8 月，果期 8~9 月。

　　分布于神农架红坪、木鱼、松柏、宋洛、新华、阳日等地，生于海拔 500~1700m 的路边、田野及沟旁。常见。

　　全草清热，明目，解毒。

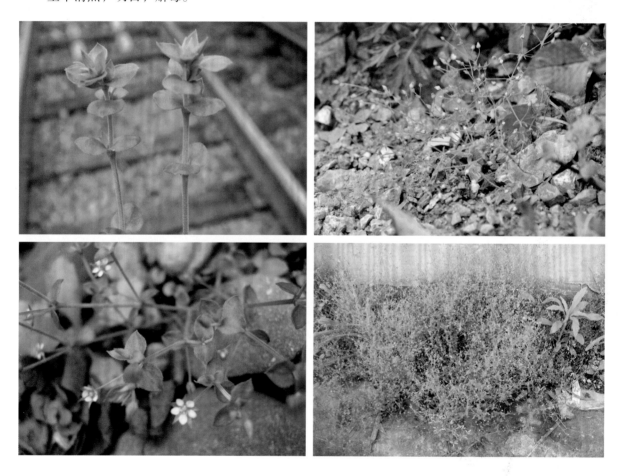

（三）繁缕属 Stellaria Linnaeus

　　一年生或多年生草本。叶扁平，有各种形状，但很少针形。花小，多数组成顶生聚伞花序，稀单生叶腋；萼片 5 枚，稀 4 枚；花瓣（4~）5 片，白色，2 深裂，有时无花瓣；雄蕊 10 枚，有时少数；子房 1 室，稀 3 室，胚珠多数，稀仅数枚，1~2 枚成熟，花柱 3 裂，稀 2 裂。蒴果圆球形或卵形，裂齿数为花柱数的 2 倍。种子多数，稀 1~2 枚，近肾形，微扁。

　　190 种；我国 64 种；湖北 10 种；神农架 11 种，可供药用的 8 种。

分种检索表

1. 萼片离生，雄蕊下位或周位。
　2. 叶线状披针形；花瓣长约花萼的 1.5 倍······1. 湖北繁缕 S. henryi
　2. 叶片宽卵形或卵状披针形；花瓣长度不一。
　　3. 叶无柄或近无柄，基部有时稍抱茎······2. 峨眉繁缕 S. omeiensis
　　3. 全部叶或仅茎下部叶具柄。
　　　4. 聚伞花序具少花，花瓣稍长于萼片······3. 巫山繁缕 S. wushanensis
　　　4. 聚伞花序具多花，花瓣短于萼片或近等长，有时很小或缺。
　　　　5. 植株有长柔毛，非星状毛或腺毛······4. 繁缕 S. media
　　　　5. 植株全部被星状毛或部分长柔毛，稀无毛。
　　　　　6. 植株被星状毛······5. 箐姑草 S. vestita
　　　　　6. 植株无毛······6. 中国繁缕 S. chinensis
1. 萼片基部合生成倒圆锥形，雄蕊周位。
　7. 叶披针形至长圆状披针形，基部半抱茎······7. 雀舌草 S. alsine
　7. 叶片线形到线状披针形，基部不抱茎······8. 沼生繁缕 S. palustris

1 湖北繁缕 Stellaria henryi F. N. Williams

　一年生草本。茎单生，细弱。叶片线状披针形，长 1~2cm，宽 3~5mm，先端渐尖，基部宽楔形，两面无毛，边缘有时微波状；叶柄短。花单生或为聚伞花序，生于叶腋；花梗长 1~2.5cm；萼片 5 枚；花瓣 5 片，2 深裂，长为花萼的 1.5 倍；雄蕊 5 枚；子房椭圆形，花柱 3 裂，短线形，略短于子房。蒴果圆球形，6 裂。花期 4~5 月，果期 6~9 月。

　分布于神农架各地，生于海拔 900~1600m 的路边及林下。常见。

　种子止咳，利水，顺气。全草用于四肢关节痛。

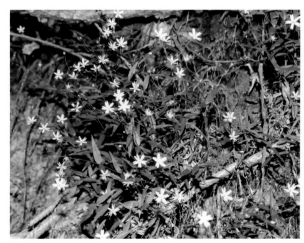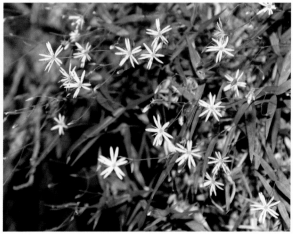

2 | 峨眉繁缕 Stellaria omeiensis C. Y. Wu & Y. W. Tsui ex P. Ke

　　一年生草本。茎被疏长柔毛。叶片圆卵形或卵状披针形，长 1.5~2.5 cm，宽 8~12mm，先端渐尖，基部圆形，边缘基部具缘毛，下表面被疏毛，沿中脉毛较密；无柄。聚伞花序顶生，疏散，具多数花；萼片 5 枚；花瓣 5 片，白色，顶端 2 深裂；雄蕊 10 枚，短于花瓣；花柱 3 裂。蒴果长圆状卵形，长为宿存萼的 1.5 倍，6 齿裂。种子扁圆形。花期 4~7 月，果期 6~8 月。

　　分布于神农架红坪、木鱼、下谷等地，生于海拔 1200~2500m 的林内或草丛中。常见。

　　全草清热解毒。

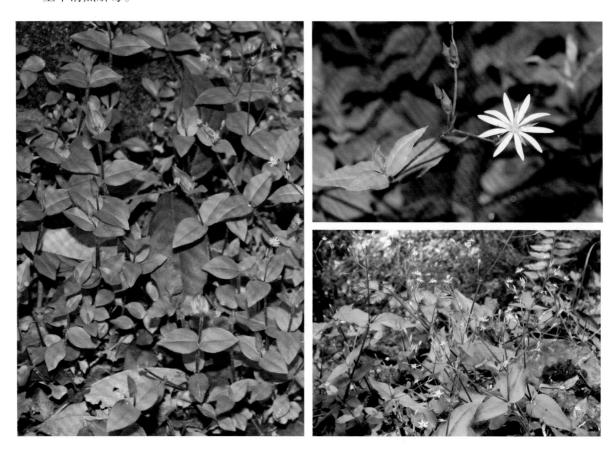

3 | 巫山繁缕 Stellaria wushanensis F. N. Williams

　　一年生无毛草本。叶片卵状心形至卵形，长 2~3.5cm，宽 1.5~2cm，先端尖，基部近心形；叶柄长 1~2cm。聚伞花序，常 1~3 朵花；苞片草质；花梗长 2~6cm；萼片 5 枚；花瓣 5 片，顶端 2 裂深达花瓣的 1/3 处；雄蕊 10 枚，短于花瓣；花柱 2~4 裂，线形；中下部雌花有时无花瓣和雄蕊。蒴果卵圆形。种子圆肾形，具尖瘤状突起。花期 4~6 月，果期 6~7 月。

　　分布于神农架红坪、木鱼等地，生于海拔 1000~2000m 的林下。常见。

　　全草用于小儿疳积。

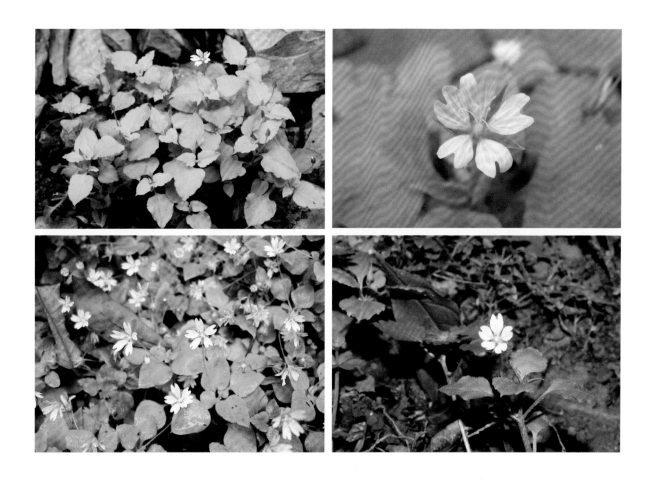

4 繁缕 Stellaria media (Linnaeus) Villars

　　一年生或二年生草本。茎被 1~2 列毛。叶片卵形，长 1.5~2.5cm，宽 1~1.5cm，先端渐尖，基部渐狭或近心形，全缘；基生叶具长柄。疏聚伞花序顶生；花梗具 1 列短毛；萼片 5 枚；花瓣 5 片，白色，比萼片短，2 深裂达基部；雄蕊 3~5 枚；花柱 3 裂，线形。蒴果卵形，顶端 6 裂。种子多数，卵圆形至近圆形，稍扁，表面具半球形瘤状突起。花期 6~7 月，果期 7~8 月。

　　分布于神农架各地，生于海拔 500~2000m 的山坡林下或沟边草丛中。常见。

　　全草清热解毒，活血散瘀，消肿下乳。

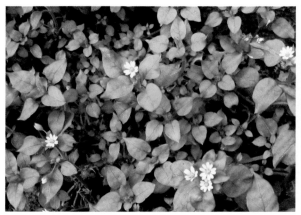
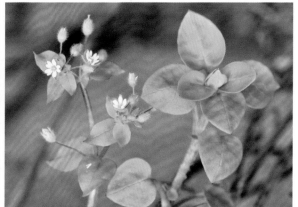

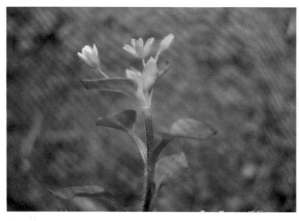 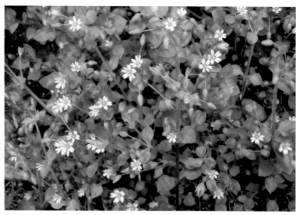

5 | 箐姑草 *Stellaria vestita* Kurz

　　多年生草本，全株被星状毛。茎疏丛生，上部密被星状毛。叶片卵形或椭圆形，长 1~3.5cm，宽 8~20mm，先端急尖，基部圆形，全缘，两面均被星状毛，下表面中脉明显。聚伞花序疏散，具长花序梗，密被星状毛；花梗细，密被星状毛；萼片 5 枚；花瓣 5 片，2 深裂至近基部；雄蕊 10 枚；花柱 3（4）裂。蒴果卵萼形，6 齿裂。种子多数，肾形。花期 4~6 月，果期 6~8 月。

　　分布于神农架大九湖、红坪、木鱼、新华、阳日等地，生于海拔 500~1900m 的山坡林下、路边和沟边草丛。常见。

　　全草舒筋活血，止痛；用于跌打损伤。

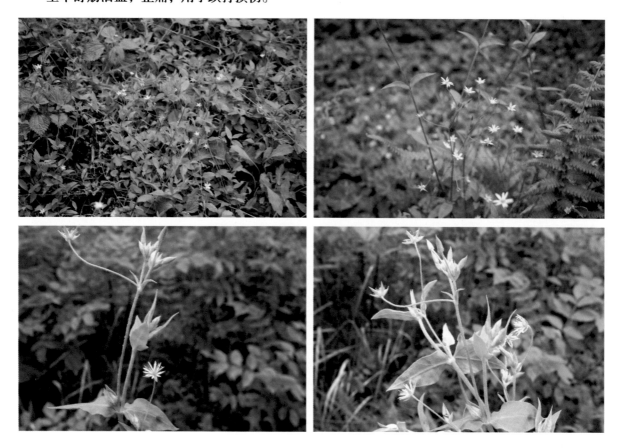

6 ｜ 中国繁缕 Stellaria chinensis Regel

　　多年生草本。茎细弱，具4条棱，无毛。叶片卵形至卵状披针形，长3~4cm，宽1~1.6cm，先端渐尖，基部宽楔形，全缘，两面无毛，有时带粉绿色。聚伞花序疏散，具细长花序梗；花梗细，长约1cm；萼片5枚；花瓣5片，白色，2深裂；雄蕊10枚；花柱3裂。蒴果卵萼形，比宿存萼稍长或等长，6齿裂。种子卵圆形，稍扁。花期5~6月，果期7~8月。

　　分布于神农架各地，生于海拔400~2400m的山坡、路旁、沟边阴湿处。常见。

　　全草清热解毒，消肿。

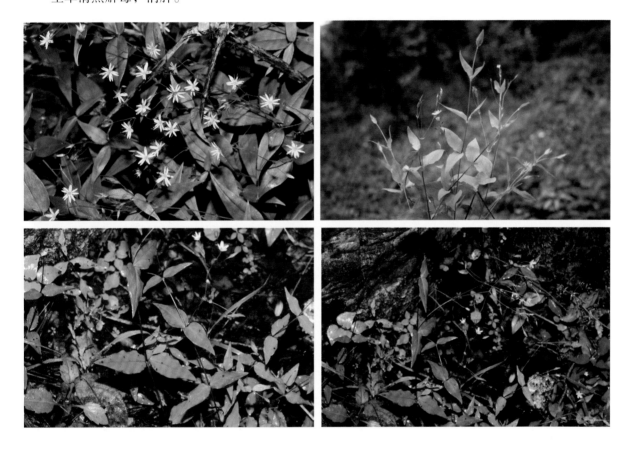

7 ｜ 雀舌草 Stellaria alsine Grimm

　　二年生草本，全株无毛。叶披针形至长圆状披针形，长5~20mm，宽2~4mm，先端渐尖，基部楔形，半抱茎，边缘微波状，无柄。聚伞花序通常具花3~5朵，顶生或花单生叶腋；花梗细，果时稍下弯；萼片5枚；花瓣5片，白色，2深裂几达基部；雄蕊5（10）枚；子房卵形，花柱3（2）裂。蒴果卵圆形，6齿裂，含多数种子。种子肾形。花期5~6月，果期7~8月。

　　分布于神农架木鱼、下谷等地，生于海拔100~2000m的山坡林下或石缝中。常见。

　　全草祛风散寒，续筋接骨，活血止痛，解毒。

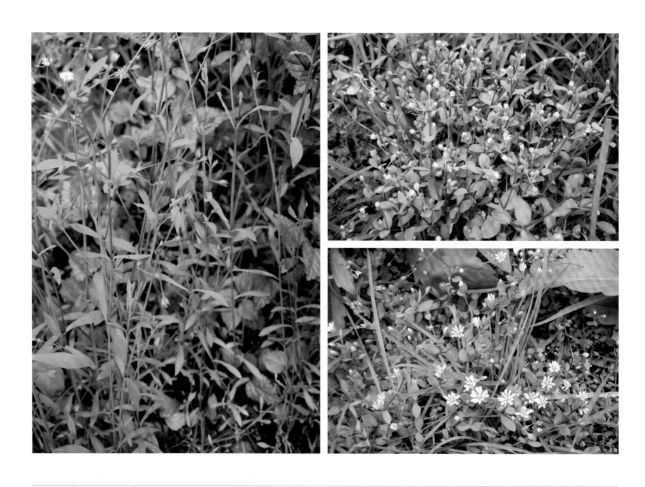

8 沼生繁缕 *Stellaria palustris* Retzius

　　多年生草本，全株无毛。茎丛生，直立，具4条棱。叶片线状披针形，长2~4.5cm，宽2~4mm，先端尖，基部稍狭，边缘具短缘毛，两面无毛，无柄。二歧聚伞花序；苞片披针形；萼片5枚；花瓣5片，白色，2深裂达近基部；雄蕊10枚，稍短于萼片；子房卵形，具多数胚珠，花柱3裂，丝状。蒴果卵状长圆形，具多数种子。种子细小，近圆形，稍扁。花期6~7月，果期7~8月。

　　分布于神农架红坪、木鱼等地，生于海拔1000~2500m的山坡林下。常见。

　　全草消肿解毒，止痛。

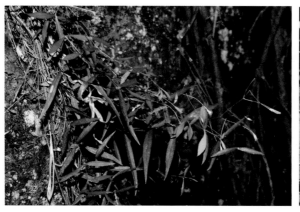
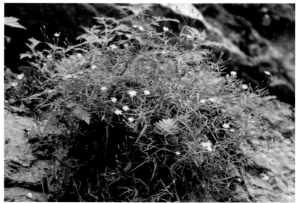

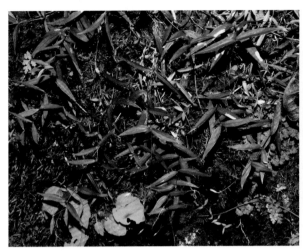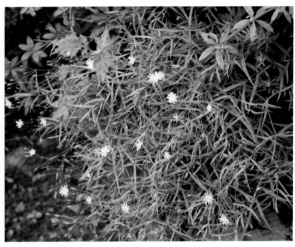

（四）孩儿参属 Pseudostellaria Pax

多年生小草本，具块根。叶对生，无托叶。花二型。生于顶部的花有花瓣，单生或数朵呈聚伞花序，常不结实；萼片（4~）5枚；花瓣（4~）5片，白色；雄蕊（8~）10枚；花柱通常3裂，稀2~4裂，线形，柱头头状。生于茎下部叶腋的花较小，闭花受精，具短梗；萼片4枚；无花瓣；雄蕊退化；花柱2裂。蒴果2~4瓣裂，裂瓣再2裂。种子稍扁平，具瘤状突起或平滑。

18种；我国9种；湖北4种；神农架3种，均可供药用。

■ 分种检索表

1. 叶线形或线状披针形·····································1. 细叶孩儿参 P. sylvatica
1. 茎中上部叶卵形至长圆形或卵状长圆形。
  2. 叶片基部圆形或宽楔形，近无柄·····················2. 蔓孩儿参 P. davidii
  2. 基部叶倒披针形，基部渐狭成长柄状·················3. 异花孩儿参 P. heterantha

1 细叶孩儿参 Pseudostellaria sylvatica (Maximowicz) Pax

多年生草本。块根长卵形或短纺锤形，通常数个串生。茎直立，近4条棱，被2列柔毛。叶片线形或线状披针形，长3~5cm，宽2~3mm，先端渐尖，基部渐狭，下表面粉绿色；无柄。开花受精花有白色花瓣。闭花受精花着生下部叶腋，无花瓣。蒴果卵圆形，稍长于宿存萼，3瓣裂。种子肾形，具棘状突起。花期4~5月，果期6~8月。

分布于神农架红坪、木鱼，生于海拔2000~2400m的林下。少见。

全草清热解毒。

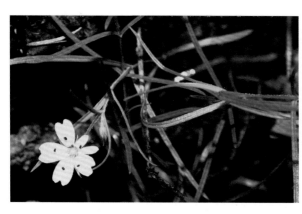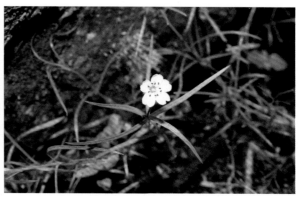

2 蔓孩儿参 Pseudostellaria davidii (Franchet) Pax

　　多年生草本。块根纺锤形。茎匍匐。叶片卵形或卵状披针形，长 2~3cm，宽 1.2~2cm，先端急尖，基部圆形或宽楔形，具极短柄。开花受精花单生于茎中部以上叶腋，白色花瓣 5 片，萼片 5 枚，雄蕊 10 枚，花柱（2~）3 裂。闭花受精花通常 1~2 朵，下部腋生；无花瓣；雄蕊退化；花柱 2 裂。蒴果宽卵圆形。种子圆肾形或近球形。花期 5~7 月，果期 7~8 月。

　　分布于神农架红坪、木鱼等地，生于海拔 2000m 以下的山地林中。常见。

　　全草清热解毒。

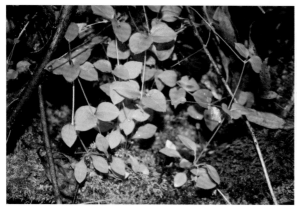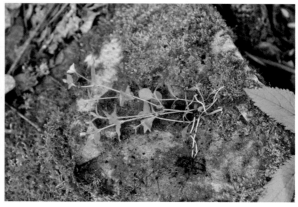

3 异花孩儿参 太子参 Pseudostellaria heterantha (Maximowicz) Pax

　　多年生草本。块根纺锤形。茎中部以下叶的叶片倒披针形，先端尖，基部渐狭成柄；中部以上叶的叶片倒卵状披针形，长 2~2.5cm，宽 0.8~1.2cm，基部疏生缘毛，具短柄。开花受精花顶生或腋生；萼片 5 枚；花瓣 5 片，白色；雄蕊 10 枚；花柱 2~3 裂。闭花受精花腋生，无花瓣。蒴果卵圆形，4 瓣裂。种子肾形，表面具极低的瘤状突起。花期 5~6 月，果期 7~8 月。

　　分布于神农架红坪、木鱼，生于山地林下。常见。

　　块根益气健脾，生津润肺。

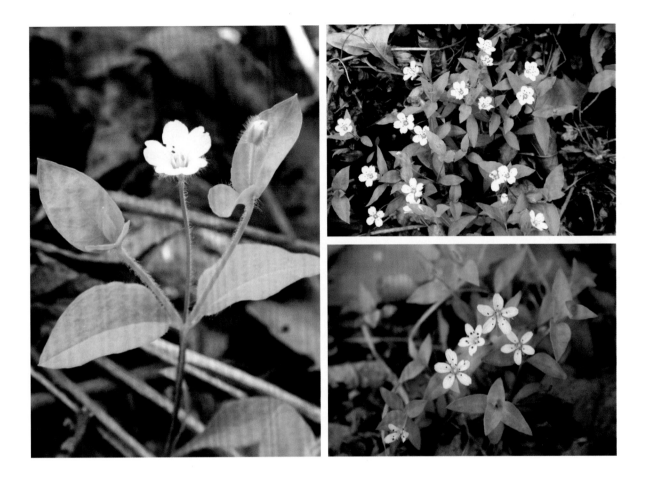

（五）鹅肠菜属 Myosoton Moench

二年生或多年生草本。茎下部匍匐，无毛，上部直立，被腺毛。叶对生。花两性，白色，排列成顶生的二歧聚伞花序；萼片5枚；花瓣5片，比萼片短，2深裂至基部；雄蕊10枚；子房1室，心皮5个，花柱5裂。蒴果卵形，比萼片稍长，5瓣裂至中部，裂瓣顶端再2齿裂。种子肾状圆形，种脊具疣状突起。

1种，神农架有分布，可供药用。

鹅肠菜 Myosoton aquaticum (Linnaeus) Moench

本种特征同鹅肠菜属。花期5~8月，果期6~9月。

分布于神农架大九湖、红坪、木鱼、松柏、宋洛、新华、阳日等地，生于海拔600~1800m的山坡路旁、田间、沟边等。常见。

全草清热凉血，消肿止痛，消积通乳。

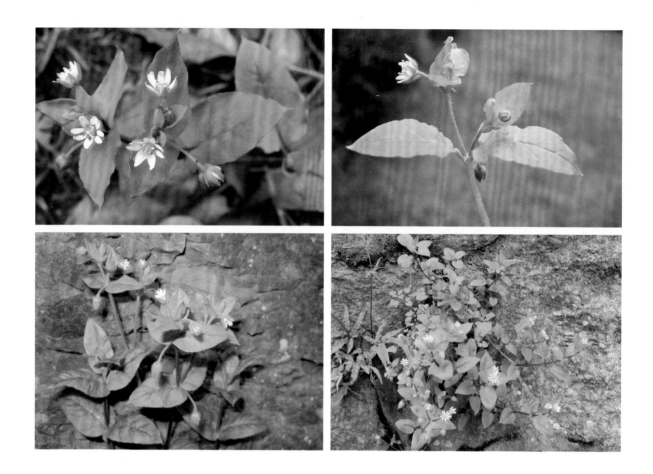

（六）卷耳属 Cerastium Linnaeus

一年生或多年生草本，多数被柔毛或腺毛。叶对生，叶片卵形或长椭圆形至披针形。二歧聚伞花序顶生；萼片5（4）枚，离生；花瓣5（4）片，白色，顶端2裂，稀全缘或微凹；雄蕊10（5）枚，花丝无毛或被毛；子房1室，花柱通常5（3）裂。蒴果圆柱形，露出宿存萼外，顶端裂齿。种子多数，近肾形，稍扁，常具疣状突起。

100种；我国23种；湖北4种；神农架3种，可供药用的2种。

■ 分种检索表

1. 全株被毛；叶卵形至椭圆形·······································1. 球序卷耳 C. glomeratum
1. 全株近无毛；叶狭卵状长椭圆形·······························2. 卵叶卷耳 C. wilsonii

---

1 球序卷耳 Cerastium glomeratum Thuillier

一年生草本。茎密被长柔毛。茎下部叶匙形，先端钝，基部渐狭成柄状；茎上部叶倒卵状椭圆形，长1.5~2.5cm，宽5~10mm，先端急尖，基部渐狭成短柄状，两面皆被长柔毛。聚伞花序呈簇生状或呈头状；花序轴和花梗密被柔毛；萼片5枚；花瓣5片，白色，顶端2浅裂；花柱5裂。蒴果长圆柱形，顶端10齿裂。种子扁三角形。花期3~4月，果期5~6月。

分布于神农架各地，生于海拔1200m以下的林下或路边草丛中。常见。

全草清热解表，降压解毒。

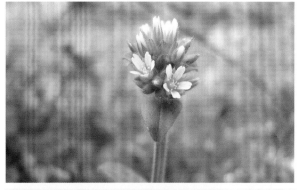

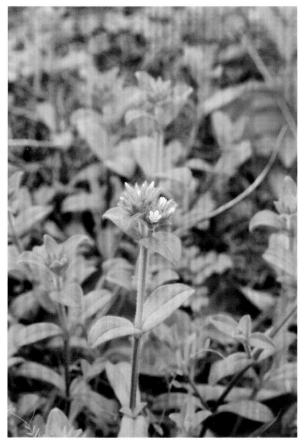

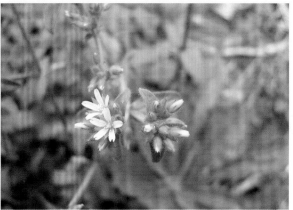

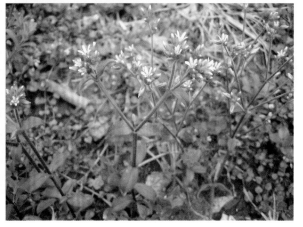

| 2 | 卵叶卷耳 | 鄂西卷耳
Cerastium wilsonii Takeda |

多年生草本。茎近无毛。基生叶叶片匙形；茎生叶叶片卵状椭圆形，先端急尖，基部渐狭成长柄状，长1.5~2.5cm，宽8~12mm。聚伞花序顶生，具多花；花序梗和花梗具柔毛；萼片5枚；花瓣5片，白色，2裂至中部；雄蕊稍长于萼片；花柱5裂，线形。蒴果圆柱形，裂齿10枚。种子近三角状球形，稍扁，具疣状突起。花期4~5月，果期6~7月。

分布于神农架松柏、阳日等地，生于海拔1600~2300m的山坡林下和沟边草丛中。常见。

全草清热泻火；用于火疮。

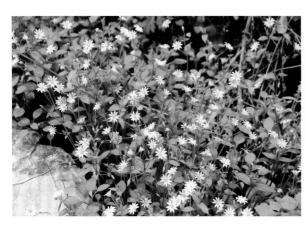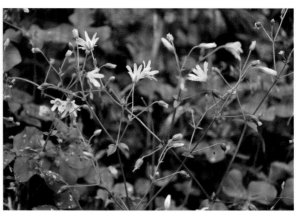

（七）蝇子草属 Silene Linnaeus

　　一年生、二年生或多年生草本，稀亚灌木。单叶对生，全缘，无托叶。花常两性，单生或呈聚伞花序或圆锥花序，稀呈头状；萼钟状或圆柱状，5裂，具10至多条肋棱；花瓣5片，具爪，全缘；花冠喉部具10片片状或鳞片状副花冠；雄蕊10枚；子房1、3或5室，花柱3（~5）裂。浆果状蒴果，顶端齿裂。种子肾形，种皮表面具短线条纹或小瘤。

　　600种；我国约110种；湖北10种；神农架10种，可供药用的7种。

分种检索表

1. 花萼具脉30条···1. 麦瓶草 S. conoidea
1. 花萼具脉10条。
　2. 蒴果假浆果状，黑色，不规则开裂·····················2. 狗筋蔓 S. baccifera
　2. 蒴果，先端开裂成齿状。
　　3. 种子周围具突起或翅·······························3. 湖北蝇子草 S. hupehensis
　　3. 种子周围无翅或突起。
　　　4. 二歧聚伞花序疏松，顶生·······················4. 石生蝇子草 S. tatarinowii
　　　4. 聚伞圆锥花序组成二歧聚伞花序。
　　　　5. 花枝上无黏液。
　　　　　6. 聚伞花序梗短，雌雄蕊柄无毛··············5. 疏毛女娄菜 S. firma
　　　　　6. 雌雄蕊柄有毛·······························6. 女娄菜 S. aprica
　　　　5. 花枝上具黏液·······························7. 鹤草 S. fortunei

---

1 麦瓶草 Silene conoidea Linnaeus

　　一年生直立草本。基生叶匙形；茎生叶矩圆形或披针形，长5~8cm，宽5~10mm，先端渐尖，基部楔形，两面被短柔毛，边缘具缘毛。二歧聚伞花序具数朵花；花萼圆锥形，长2~3cm，直径

3~4.5mm，果期膨大成卵形，纵脉 30 条，萼齿 5 枚；花瓣 5 片，淡红色；副花冠片狭披针形；雄蕊 10 枚；花柱 3 裂。蒴果卵形。种子肾形。花期 5~6 月，果期 6~7 月。

　　分布于神农架松柏、新华、阳日等地，生于海拔 500~900m 的田边、路边。常见。

　　全草养阴，活血。

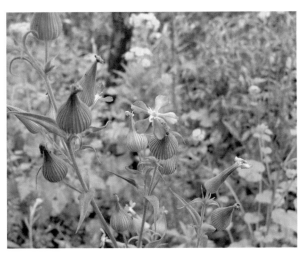
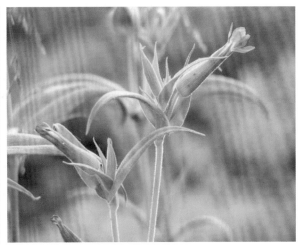

2　狗筋蔓　*Silene baccifera* (Linnaeus) Roth

　　多年生草本。根长纺锤形。叶片卵形至长椭圆形，长 1.5~5cm，宽 0.8~2cm，基部渐狭成柄状，先端急尖，边缘具短缘毛。圆锥花序疏松；花萼宽钟形，顶端 5 裂，后期膨大成半圆球形，纵脉 10 条；花瓣 5 片，白色；副花冠片不明显，微呈乳头状；雄蕊 10 枚；花柱细长。蒴果圆球形，成熟时黑色。种子圆肾形。花期 6~8 月，果期 7~10 月。

　　分布于神农架各地，生于海拔 900~2300m 的山坡林下、灌丛、路旁草丛中。常见。

　　根、全草用于骨折、跌打损伤、风湿关节痛等。

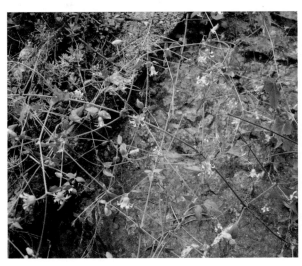
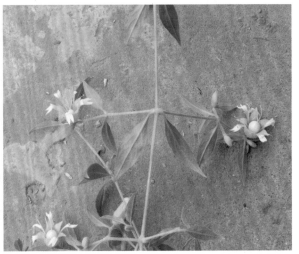

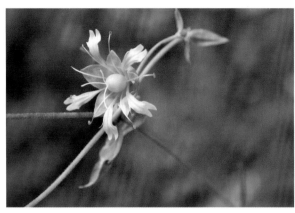
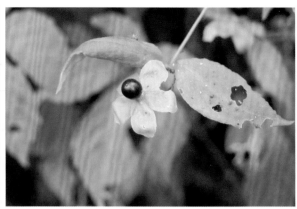

3 湖北蝇子草 Silene hupehensis C. L. Tang

　　多年生草本，全株无毛。基生叶线形，长 5~8cm，宽 2~3.5mm，基部微抱茎，先端渐尖，边缘具缘毛；茎生叶较小。聚伞花序常具 2~5 朵花；花直立，直径 15~20mm；花萼钟形，直径 3.5~7mm，纵脉 10 条，紫色，顶端具 5 枚萼齿；花瓣 5 片，淡红色，具爪；副花冠片近肾形或披针形；雄蕊 10 枚；花柱微外露。蒴果卵形。种子圆肾形。花期 7 月，果期 8 月。

　　分布于神农架各地，生于海拔 1200~2700m 的山坡、林间草丛中或岩石缝中。常见。

　　全草用于跌打损伤、周身疼痛。

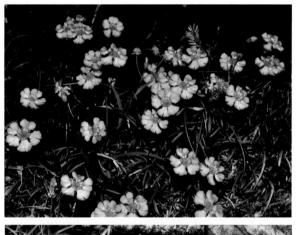
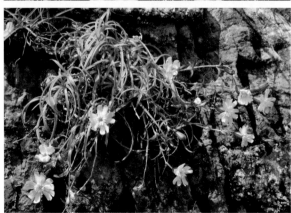
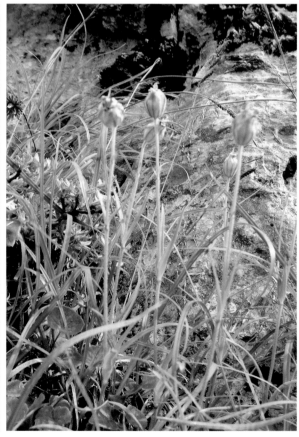

4 石生蝇子草 *Silene tatarinowii* Regel

多年生草本，全株被短柔毛。根圆柱形或纺锤形。叶片披针形，长 2~5cm，宽 5~15mm，基部宽楔形或渐狭成柄状，先端长渐尖，两面被疏短柔毛。二歧聚伞花序疏松；花萼筒状棒形，具 10 条纵脉，顶端具 5 枚萼齿；花瓣 5 片，白色；副花冠片椭圆状，全缘；雄蕊 10 枚；花柱明显外露。蒴果卵形。种子肾形。花期 7~8 月，果期 8~10 月。

分布于神农架大九湖、红坪、木鱼、宋洛、松柏、新华等地，生于海拔 800~1900m 的山坡林下、田间、路边。常见。

全草清热，通淋，止痛。

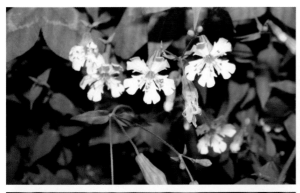

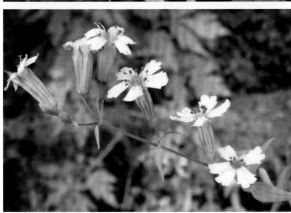

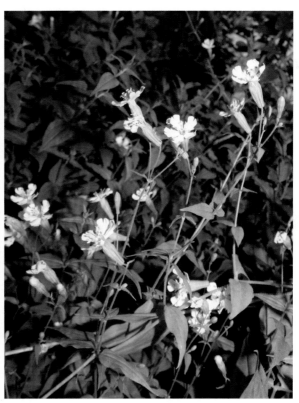

5 疏毛女娄菜 *Silene firma* Siebold & Zuccarini

一年生或二年生草本，全株无毛。叶片椭圆状披针形，长 4~10cm，宽 8~25mm，先端急尖，基部渐狭成短柄状。假轮伞状间断式总状花序；花萼卵状钟形，先端 5 裂，果期微膨大；雌雄蕊柄无毛；花瓣 5 片，白色，2 裂，爪倒披针形；副花冠片具不明显齿；雄蕊 10 枚；花柱不外露。蒴果长卵形，比宿存萼短。种子圆肾形。花期 6~7 月，果期 7~8 月。

分布于神农架各地，生于海拔 600~1700m 的山坡林下、田间、路边。常见。

全草清热解毒，除湿利尿，催乳调经。种子活血通经，消肿止痛。

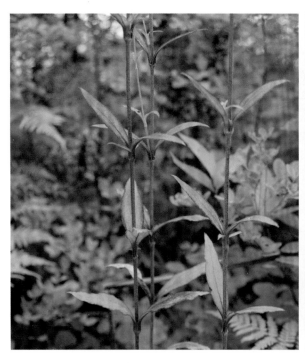 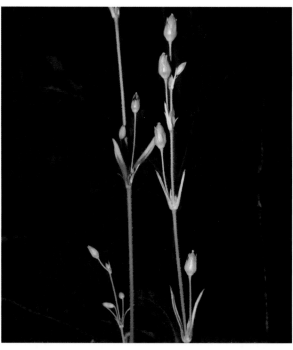

6　**女娄菜** Silene aprica Turczaninow ex Fischer & C. A. Meyer

　　一年生或二年生草本，全株密被短柔毛。基生叶倒披针形或狭匙形，长 4~7cm，宽 4~8mm，基部渐狭成长柄状，先端急尖；茎生叶较小。圆锥花序较大型；花萼卵状钟形，密被短柔毛，纵脉 10 条；

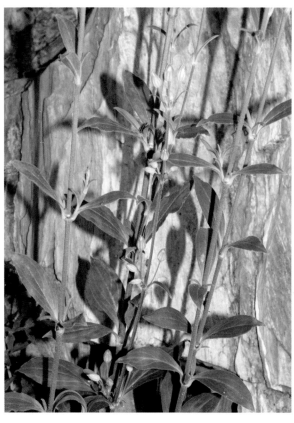 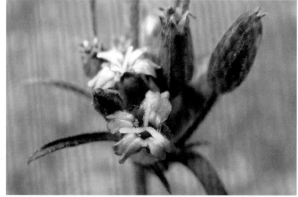

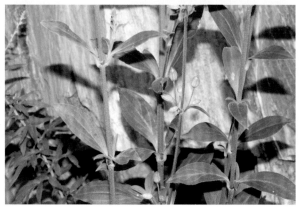

雌雄蕊柄极短；花瓣 5 片，白色或淡红色；副花冠片舌状；雄蕊不外露；花柱不外露。蒴果卵形。种子圆肾形，具小瘤。花期 5~7 月，果期 6~8 月。

分布于神农架木鱼等地，生于海拔 1200m 的山坡林下、路边。常见。

全草健脾利水，活血调经；用于乳汁少、体虚浮肿、小儿疳积、月经不调等。

7 | 鹤草 Silene fortunei Visiani

多年生直立草本。茎丛生，被短柔毛或近无毛，分泌黏液。基生叶披针形，长 3~8cm，宽 7~12mm，基部渐狭成柄状，先端急尖，边缘具缘毛。聚伞状圆锥花序，有黏质；花萼长筒状，长 2~3cm，直径约 3mm，果期上部微膨大成筒状棒形，具 10 条纵脉；雌雄蕊柄无毛；花瓣淡红色；雄蕊 10 枚；花柱微外露。蒴果长圆形。种子圆肾形。花期 6~8 月，果期 7~9 月。

分布于神农架大九湖、红坪、宋洛、松柏、下谷、阳日等地，生于海拔 600~2000m 的山坡、路边草丛中。常见。

全草清热利湿，补虚活血。

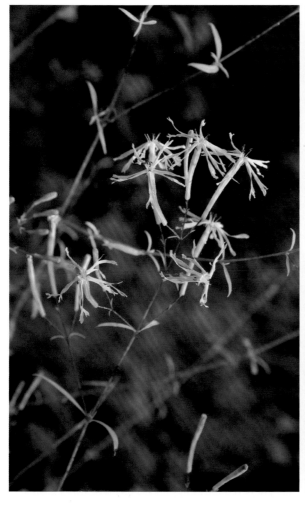
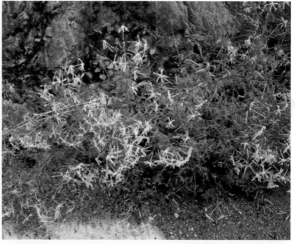
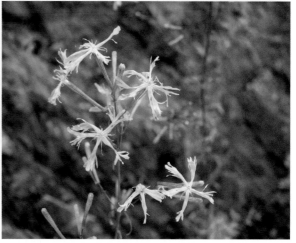

（八）剪秋罗属 Lychnis Linnaeus

多年生草本。茎直立。叶对生，无托叶。花两性，呈二歧聚伞花序或头状花序；花萼筒状棒形，稀钟形，萼齿5枚；萼、冠间雌雄蕊柄显著；花瓣5片，白色或红色，具长爪；花冠喉部具10片片状或鳞片状副花冠；雄蕊10枚；雌蕊心皮与萼齿对生，子房1室，具部分隔膜，有多数胚珠，花柱5裂。蒴果5齿或5瓣裂。种子多数，细小，肾形。

25种；我国6种；湖北3种；神农架2种，均可供药用。

■ 分种检索表

1. 花瓣自中部以上作不规则的深裂····································1. 剪红纱花 L. senno
1. 花瓣先端作不规则的锯齿状···2. 剪春罗 L. coronata

1 剪红纱花 Lychnis senno Siebold & Zuccarini

多年生草本，全株被粗毛。茎单生，直立。叶片椭圆状披针形，长8~12cm，宽2~3cm，先端渐尖，基部楔形。二歧聚伞花序具多花；花直径3.5~5cm；花梗长5~15mm；苞片卵状披针形或披针形；花萼筒状；花瓣深红色，三角状倒卵形，多不规则深裂；雄蕊与花萼近等长。蒴果椭圆状卵形。种子肾形，红褐色，具小瘤。花期7~8月，果期8~9月。

分布于神农架大九湖、红坪、宋洛、松柏、新华等地，生于海拔800~1600m的山坡草丛中。常见。

全草利水渗湿。根润肺，止咳，化痰，清热。

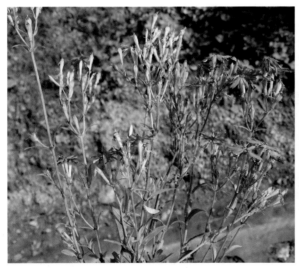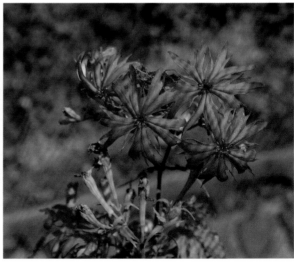

2 剪春罗 Lychnis coronata Thunberg

多年生草本，全株近无毛。茎单生，直立。叶片椭圆状或卵状倒披针形，长 8~15cm，宽 2~5cm，先端渐尖，基部楔形。二歧聚伞花序常具多花；花直径 4~5cm；花梗极短；苞片披针形；花萼筒状，萼齿披针形；雌雄蕊柄长 10~15mm；花瓣橙红色，倒卵形，爪不露出花萼；副花冠片椭圆状；雄蕊不外露。蒴果长椭圆形。花期 6~7 月，果期 8~9 月。

分布于神农架红坪、木鱼等地，生于海拔 1700m 以下的山坡草丛中。常见。

根、全草用于感冒、风湿性关节炎、腹泻，外用于带状疱疹。

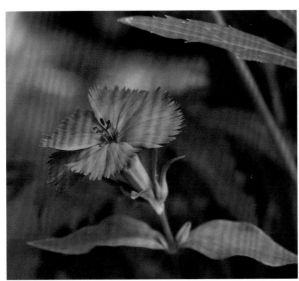 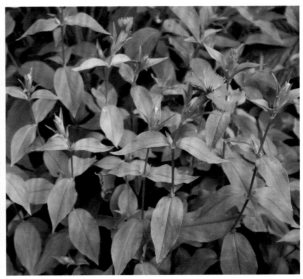

（九）麦蓝菜属 Vaccaria Wolf

一年生直立草本，全株无毛。叶对生，叶片卵状披针形至披针形，基部微抱茎；无托叶。花两性，呈伞房花序或圆锥花序；花萼狭卵形，具 5 条翅状棱，花后下部膨大，萼齿 5 枚；雌雄蕊柄极短；花瓣 5 片，淡红色，具长爪；副花冠缺；雄蕊 10 枚，通常不外露；子房 1 室，具多数胚珠，花柱 2 裂。蒴果卵形，基部 4 室，顶端 4 齿裂。种子多数，近圆球形，具小瘤。

1 种，神农架有分布，可供药用。

麦蓝菜 Vaccaria hispanica (Miller) Rauschert

本种特征同麦蓝菜属。花期 5~7 月，果期 6~8 月。

分布于神农架木鱼、松柏，生于低海拔地区的路旁草丛中、园圃、田中。常见。

种子用于经闭、乳汁不通、乳腺炎、痈疖肿痛等。

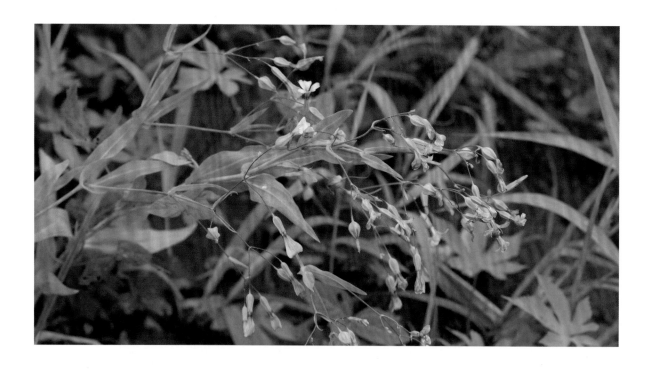

（十）石竹属 Dianthus Linnaeus

一年生或多年生草本。茎多丛生，有关节，节处膨大。叶对生，全缘，无托叶。花单生或呈聚伞花序，有时簇生成头状；花萼圆筒状，5齿裂，基部贴生苞片1~4对；花瓣5片，具长爪，瓣片边缘具齿或缲状细裂，稀全缘；雄蕊10枚；花柱2裂，子房1室，具多数胚珠。蒴果圆筒形或长圆形，顶端4齿裂或瓣裂。种子多数，圆形或盾状，具胚乳。

600种；我国16种；湖北4种；神农架4种，均可供药用。

■ 分种检索表

1. 花多数，聚成头状，花梗极短或近无梗┄┄┄┄┄┄┄┄┄┄┄┄┄┄┄┄┄┄┄┄1. **须苞石竹 D. barbatus**
1. 花单生或数个呈松散的聚伞花序，具长花梗。
  2. 花瓣上部边缘具不规则齿裂┄┄┄┄┄┄┄┄┄┄┄┄┄┄┄┄┄┄┄┄┄┄┄2. **石竹 D. chinensis**
  2. 花瓣上部边缘流苏状。
    3. 花萼紫红色；蒴果与花萼等长或稍长┄┄┄┄┄┄┄┄┄┄┄┄┄┄┄┄┄3. **瞿麦 D. superbus**
    3. 花萼绿色；蒴果短于花萼┄┄┄┄┄┄┄┄┄┄┄┄┄┄┄┄┄┄┄4. **长萼瞿麦 D. longicalyx**

---

1 | 须苞石竹 Dianthus barbatus Linnaeus

多年生直立草本，无毛。叶片披针形，长4~8cm，宽约1cm，先端急尖，基部渐狭，合生成鞘，全缘。花多数，集成头状；有数枚叶状总苞片；花梗极短；苞片4枚；花萼筒状，5齿裂；花瓣具长爪，通常红紫色，有白点斑纹，喉部具髯毛；雄蕊稍露于外；子房长圆形，花柱线形。蒴果卵状长圆形，顶端4裂至中部。种子扁卵形，平滑。花、果期5~10月。

原产于欧洲，神农架各地均有栽培。

全草活血调经，通络，利尿通淋。

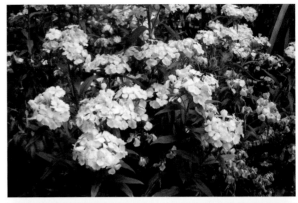

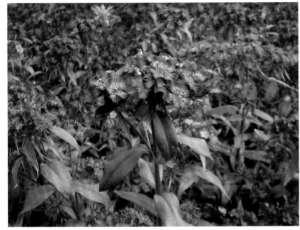

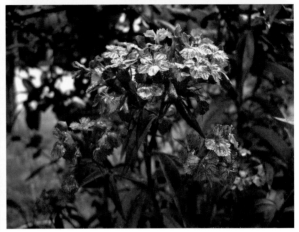

2 石竹 *Dianthus chinensis* Linnaeus

多年生直立草本，无毛。叶片线状披针形，长3~5cm，宽2~4mm，先端渐尖，基部稍狭，全缘或有细小齿。花多色，单生枝端或数花集成聚伞花序；花梗长1~3cm；苞片4枚；花萼圆筒形，萼齿5枚；花瓣5片，具长爪；雄蕊露出喉部外；子房长圆形，花柱线形。蒴果圆筒形，包于宿存萼内，顶端4裂。种子扁圆形。花期5~6月，果期7~9月。

原产于我国北方，神农架各地均有栽培。

根、全草清热利尿，破血通经，散瘀消肿。

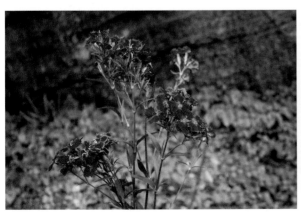

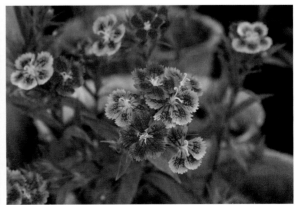

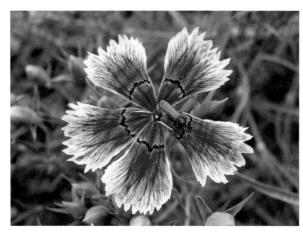 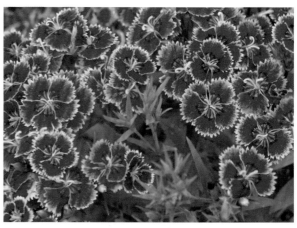

3 瞿麦 *Dianthus superbus* Linnaeus

多年生直立草本，无毛。叶片线状披针形，长 5~10cm，宽 3~5mm，先端锐尖，基部合生，呈鞘状。花 1 或 2 朵生于枝端；苞片 2~3 对，长约为花萼的 1/4；花萼圆筒形，常紫红色；花瓣长 4~5cm，具长爪，常淡红色或带紫色，喉部具丝毛状鳞片；雄蕊和花柱微外露。蒴果圆筒形，与宿存萼等长或微长，顶端 4 裂。种子扁卵圆形。花期 6~9 月，果期 8~10 月。

分布于神农架各地，生于海拔 2000m 以下的山坡路旁、林缘。常见。

全草清热，利尿，破血通经。

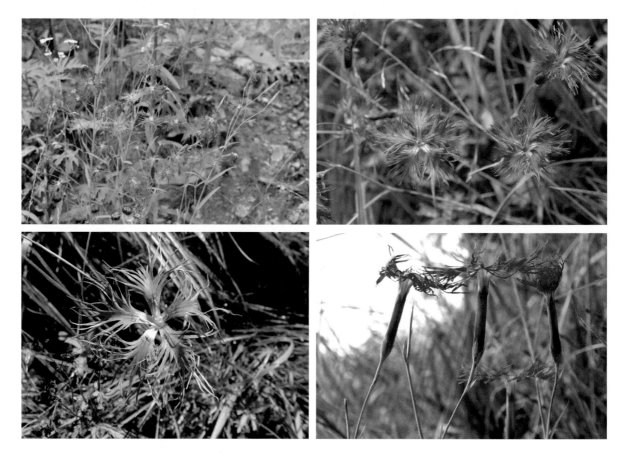

4 长萼瞿麦 **Dianthus longicalyx** Miquel

多年生直立草本，无毛。高 40~80cm。基生叶数片；茎生叶披针形，长 4~10cm，宽 2~5mm，先端渐尖，基部稍狭，边缘有微细锯齿。疏聚伞花序，具 2 至多朵花；苞片 3~4 对，长为花萼的 1/5；花萼长管状，绿色；花瓣倒卵形或楔状长圆形，粉红色，具长爪；雄蕊伸达喉部；花柱线形，长约 2cm。蒴果狭圆筒形，顶端 4 裂，略短于宿存萼。花期 6~8 月，果期 8~9 月。

分布于神农架松柏，生于海拔 900~1000m 的山坡。常见。

全草清热利尿，破血通经。

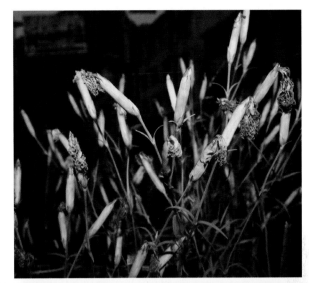

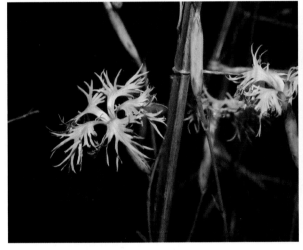

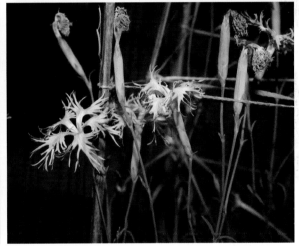

莲科 Nelumbonaceae

多年生水生草本。根状茎粗壮，横走，节间膨大，内有多数气孔通道，节部缢缩。叶互生，挺水或漂浮；叶片盾形，全缘，叶脉放射状，具长柄。花两性，辐射对称，单生叶腋，具长花序梗，伸出水面；花被片多数，离生，外部的小，内部的花瓣较大；雄蕊多数；雌蕊多数，单生于松软的花托内，子房1室，具胚珠1枚，下垂，花柱很短，柱头头状。果为坚果状。

单属科，2种；我国1属，1种；湖北1属，1种；神农架1属，1种，可供药用。

莲属 Nelumbo Adans

本属特征同莲科。

2种；我国1种；湖北1种；神农架1种，可供药用。

莲 莲藕、荷花
Nelumbo nucifera Gaertner

多年生水生草本。根状茎横生，肥厚，节间膨大，内有多数纵行通气孔道，节部缢缩，上生黑色鳞叶。叶圆形，盾状，直径25~90cm，全缘稍波状；叶柄圆柱形，中空，长1~2m，外面散生小刺。花梗与叶柄近等长，疏生小刺；花直径10~20cm；花瓣红色、粉红色或白色。坚果椭圆形或卵形。种子卵形或椭圆形，生于海绵状的花托中。花期6~8月，果期8~10月。

世界广布种，神农架各地均有栽培。

根茎节部（藕节）收敛止血，化瘀。叶基部清暑祛湿，止血，安胎。叶（荷叶）解暑清热，升发清阳，散瘀止血。花蕾（荷花）清热，散瘀止血。花托（莲房）化瘀止血。雄蕊（莲须）固肾涩精。种子（莲子）补脾止泻，益肾涩精，养心安神。幼叶、胚根（莲子心）清心安神，交通心肾，涩精止血。

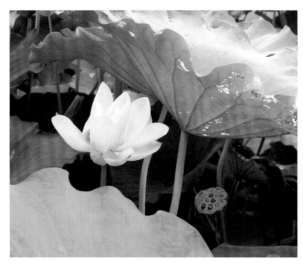
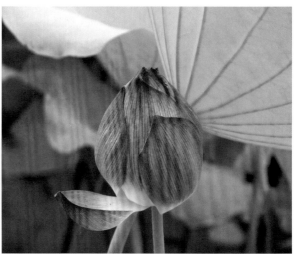

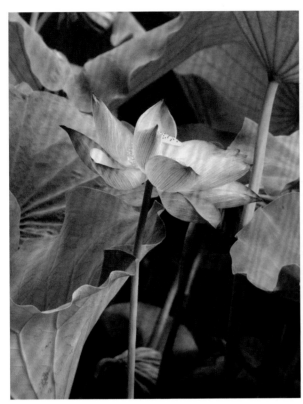
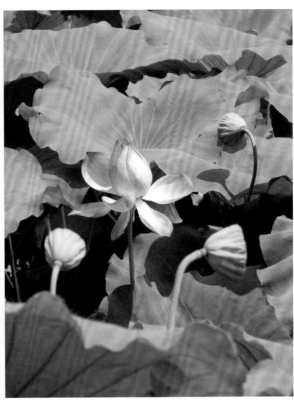

睡莲科 Nymphaeaceae

多年生水生草本，稀一年生。根状茎直立或匍匐。单叶互生，漂浮或沉水，具长叶柄。花单生叶腋，两性，有长花序梗；萼片 4~7 枚，通常为绿色，或花瓣状；花瓣多数，离生，通常艳丽，或转变成雄蕊；雄蕊多数；心皮 3 个至多数，离生，或连合成一个多室的子房，或嵌生在扩大的花托内，柱头离生，胚珠 1 枚至多数。果浆果状。种子多数，不规则开裂。

6 属，70 种；我国 3 属，8 种；湖北 3 属，5 种；神农架 1 属，1 种，可供药用。

睡莲属 Nymphaea Linnaeus

多年生水生草本。根状茎肥厚。叶二型，浮水叶圆形或卵形，基部具弯缺，心形或箭形，常无出水叶；沉水叶薄膜质，脆弱。花浮在或高出水面；萼片 4 枚，近离生；花瓣多数，多色，有时内轮渐变成雄蕊；心皮环状，贴生且半沉没于肉质杯状花托内，上部延伸成花柱。浆果海绵质，在水面下成熟。种子坚硬，有肉质杯状假种皮。

50 种；我国 5 种；湖北 3 种；神农架栽培 1 种，可供药用。

睡莲 Nymphaea tetragona Georgi

多年生水生草本。根状茎短粗。叶纸质，心状卵形或卵状椭圆形，长 5~12cm，宽 3.5~9cm，基部具深弯缺，全缘，两面无毛；叶柄长达 60cm。花直径 3~5cm；花梗细长；花萼基部四棱形，萼片宽披针形，宿存；花瓣白色；雄蕊比花瓣短。浆果球形，直径 2~2.5cm，被宿存萼片包裹。种子椭圆形。花期 6~8 月，果期 8~10 月。

原产于北非和东南亚热带至华中地区，神农架各地均有栽培。

根茎消暑，强壮，收敛。花用于小儿惊风。

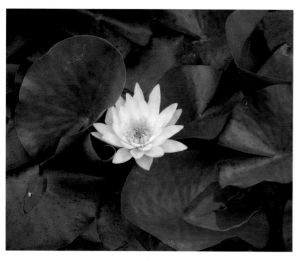 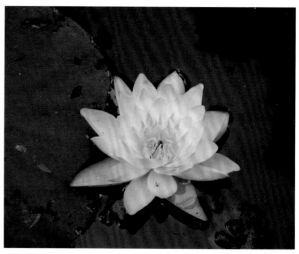

金鱼藻科 Ceratophyllaceae

多年生沉水草本。茎漂浮，有分枝。叶 4~12 枚轮生，1~4 次二叉状分歧，条形，边缘一侧有锯齿或微齿，先端有 2 根刚毛。花单性，雌雄同株，异节着生，单生叶腋，近无梗；总苞有 8~12 枚苞片；无花被；雄花有 10~20 枚雄蕊；雌蕊有 1 个心皮，柱头侧生，子房 1 室，具 1 枚胚珠。坚果先端有长刺状宿存花柱，基部有 2 枚刺，有时上部还有 2 枚刺。种子 1 枚。

1 属，6 种；我国 3 种；湖北 3 种；神农架 1 种，可供药用。

金鱼藻属 **Ceratophyllum** Linnaeus

本属特征同金鱼藻科。

7 种；我国 3 种；湖北 3 种；神农架 1 种，可供药用。

金鱼藻 **Ceratophyllum demersum** Linnaeus

多年生沉水草本，平滑，具分枝。叶 4~12 枚轮生，1~2 次二叉状分歧，裂片丝状，长 1.5~2cm，宽 0.1~0.5mm，边缘仅一侧有数枚细齿。花苞片 9~12 枚，透明，先端有 3 枚齿及带紫色的毛；雄蕊 10~16 枚；子房卵形，花柱钻状。坚果宽椭圆形，黑色，平滑，边缘无翅，有 3 枚刺，先端具钩，基部 2 枚刺向下斜伸。花期 6~7 月，果期 8~10 月。

分布于神农架各地，生于各地池塘或河沟中。少见。

全草用于内伤吐血。

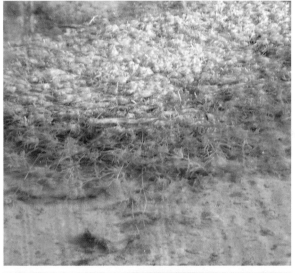

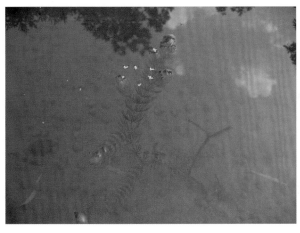

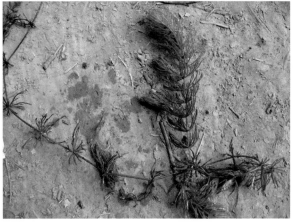

领春木科 Eupteleaceae

落叶灌木或乔木，具长短枝。芽被扩展的近鞘状叶柄基部包裹。叶互生，圆形或近卵形，边缘有锯齿，具羽状脉；叶柄较长；无托叶。花先叶开放，小，两性，6~12 朵，单生于苞片腋部；无花被；雄蕊多数；心皮多数，离生，子房 1 室，有 1~3 枚倒生胚珠。翅果周围有翅，顶端圆，下端渐细成明显的子房柄。

1 属，2 种；我国 1 种；湖北 1 种；神农架 1 种，可供药用。

领春木属 **Euptelea** Siebold & Zuccarini

本属特征同领春木科。

2 种；我国 1 种；湖北 1 种；神农架 1 种，可供药用。

领春木 **Euptelea pleiosperma** J. D. Hooker & Thomson

落叶小乔木。小枝无毛。叶纸质，卵形或近圆形，长 5~14cm，宽 3~9cm，先端渐尖，有 1 个突生尾尖，基部楔形，边缘疏生锯齿，上表面无毛，下表面脉上有伏毛，脉腋具丛毛，侧脉 6~11 对。花丛生；雄蕊 6~14 枚，花药红色；心皮 6~12 个，子房歪形，具 1~4 枚胚珠。翅果卵形。花期 4~5 月，果期 7~8 月。

分布于神农架红坪、木鱼等地，生于海拔 1000~2200m 的林中。常见。

树皮、花清热，泻火，消痈，接骨。

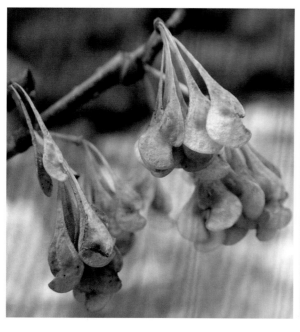
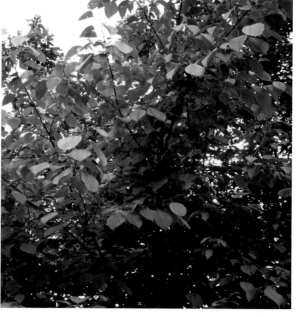

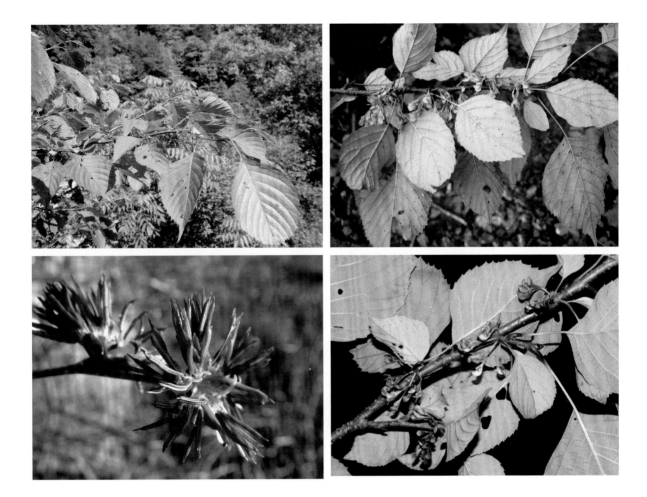

连香树科 Cercidiphyllaceae

　　落叶乔木。枝有长短枝之分。叶纸质，边缘有钝锯齿，具掌状脉。花单性，雌雄异株，先叶开放；每朵花有 1 枚苞片；无花被；雄花丛生，近无梗，雄蕊 8~13 枚；雌花 4~8 朵，具短梗，心皮 4~8 个，离生，花柱红紫色。蓇葖果 2~4 个。种子扁平，一端或两端有翅。

　　1 属，2 种；我国 1 种；湖北 1 种；神农架 1 种，可供药用。

连香树属 **Cercidiphyllum** Siebold & Zuccarini

　　本属特征同连香树科。

　　2 种；我国 1 种；湖北 1 种；神农架 1 种，可供药用。

连香树 **Cercidiphyllum japonicum** Siebold & Zuccarini

　　落叶乔木。短枝上的叶近圆形或心形；长枝上的叶椭圆形或三角形，长 4~7cm，宽 3.5~6cm，先端圆钝或急尖，基部心形或截形，边缘有圆钝锯齿。雄花常 4 朵丛生，近无梗，苞片在花期红色；雌花 2~8 朵，丛生，花柱长 1~1.5cm。蓇葖果 2~4 个，荚果状。花期 4 月，果期 8 月。

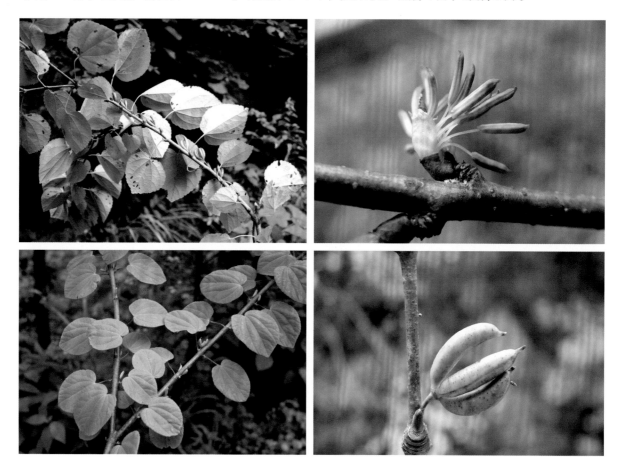

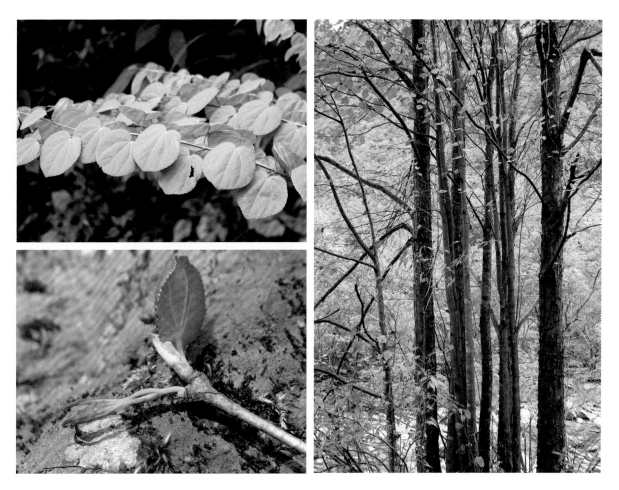

分布于神农架大九湖、红坪、木鱼等地，生于海拔 1000m 以上的山地林中。常见。

果实用于小儿惊风、抽搐肢冷。

本种为国家二级重点保护野生植物，神农架不仅资源较多，且有国内罕见的古木大树。

芍药科 Paeoniaceae

灌木或多年生草本。根圆柱形或具纺锤形的块根。叶通常为二回三出复叶或下部羽状复叶。单花顶生，或数朵生枝顶或叶腋，花大型；苞片 2~6 枚，叶状，宿存；萼片 3~5 枚；花瓣 5~13 片或更多；雄蕊多数；心皮多为 2~3 个或更多，离生。蓇葖成熟时沿心皮的腹缝线开裂。

1 属，约 30 种；我国 1 属，15 种；湖北 1 属，7 种；神农架 1 属，7 种，可供药用的 6 种。

芍药属 Paeonia Linnaeus

本属特征同芍药科。

约 30 种；我国 15 种；湖北 7 种；神农架 7 种，可供药用的 6 种。

■ 分种检索表

1. 多年生草本。
  2. 小叶不超过 9 枚，全缘 ···1. 草芍药 P. obovata
  2. 小叶 9 枚以上，边缘有细齿 ·······································2. 芍药 P. lactiflora
1. 小灌木。
  3. 下部叶羽状复叶，小叶 9 枚以上。
    4. 下部的叶二回羽状，小叶不超过 15 枚 ···················3. 凤丹 P. ostii
    4. 下部的叶二或三回羽状，小叶 19~33 枚 ················4. 紫斑牡丹 P. rockii
  3. 下部叶二回三出，小叶通常约 9 枚。
    5. 叶下表面叶脉密被长柔毛；花瓣基部通常具 1 个红色斑点 ·········5. 卵叶牡丹 P. qiui
    5. 叶下表面沿叶脉疏生短柔毛或近无毛；花瓣基部白色 ·········6. 牡丹 P. suffruticosa

---

| 1 | 草芍药 Paeonia obovata Maximowicz |

■ 分亚种检索表

1. 叶下表面无毛或沿脉疏生柔毛 ··················1a. 草芍药 P. obovata subsp. obovata
1. 叶下表面密被柔毛，幼时更多 ··············1b. 拟草芍药 P. obovata subsp. willmottiae

---

| 1a | 草芍药（原亚种）Paeonia obovata subsp. obovata |

多年生草本。根粗壮，长圆柱形。茎下部叶为二回三出复叶；顶生小叶倒卵形，长 9.5~14cm，宽 4~10cm，先端短尖，基部楔形，全缘，叶下表面无毛或沿叶脉疏生柔毛；侧生小叶比顶生小叶

小，同形。单花顶生；萼片 3~5 枚；花瓣 6 片，白色、红色、紫红色；雄蕊多数；心皮 2~3 个，无毛。蓇葖卵圆形，成熟时果皮反卷，呈红色。花期 5~6 月，果期 9 月。

分布于神农架木鱼、松柏、宋洛、新华等地，生于海拔 900~1500m 的山坡林下或栽培。常见。

根养血调经，行瘀消肿，凉血止痛。

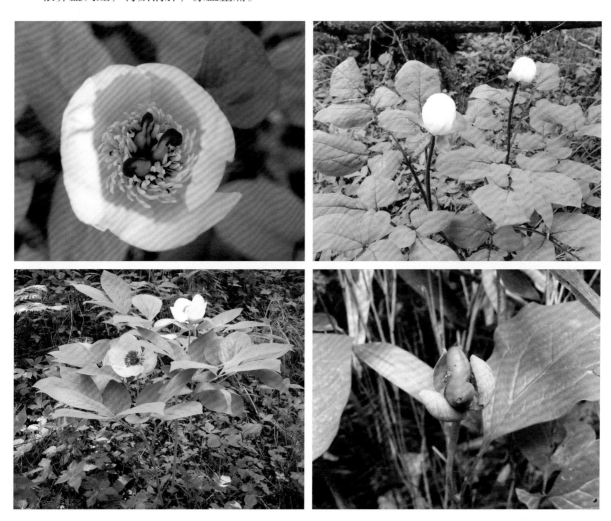

1b 拟草芍药（亚种）Paeonia obovata subsp. willmottiae (Stapf) D. Y. Hong & K. Y. Pan

本亚种与草芍药（原亚种）的区别为叶下表面密生长柔毛或绒毛，花瓣白色。

分布于神农架大九湖、红坪、木鱼、新华、宋洛、松柏等地，生于海拔 1200~2100m 的山坡林下。常见。

根活血散瘀，凉血止痛。

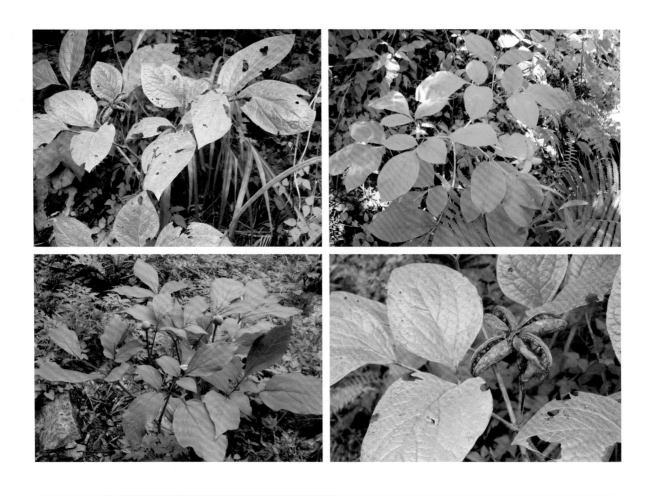

2 芍药 Paeonia lactiflora Pallas

多年生草本。茎无毛。下部茎生叶为二回三出复叶；小叶狭卵形、椭圆形或披针形，先端渐尖，基部楔形或偏斜，两面无毛，下表面沿叶脉疏生短柔毛。花数朵，生茎顶和叶腋，花大型；苞片 4~5 枚；萼片 4 枚；花瓣 9~13 片或更多，颜色丰富；雄蕊多数；花盘浅杯状，包裹心皮基部；心皮 4~5 个，无毛。菁葖果。花期 5~6 月，果期 8 月。

原产于中国、朝鲜、日本、蒙古及西伯利亚一带，神农架多有栽培。

根柔肝止痛，养血调经，敛阴止汗，平抑肝阳，清热凉血，散瘀止痛。

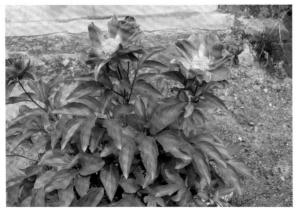
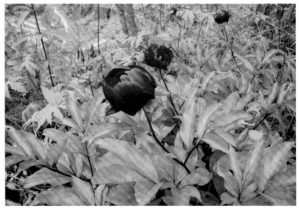

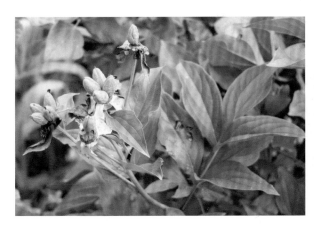
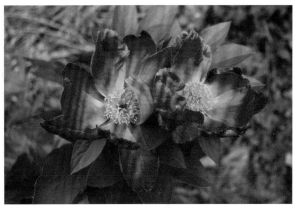

3 | 凤丹 **Paeonia ostii** T. Hong & J. X. Zhang

灌木。二回羽状复叶；小叶 11~15 枚，披针形或卵状披针形，大多全缘，顶端小叶常 2~3 裂，小叶两面光滑，基部圆形，先端急尖。花单生枝顶；叶状苞片 1~4 枚，绿色；花萼 3~4 枚；花瓣约 11 片，白色；花盘紫红色，完全包围子房；心皮 5 个，密被绒毛，柱头紫红色。蓇葖果长椭圆形，密被棕黄色茸毛。花期 4~5 月，果期 8 月。

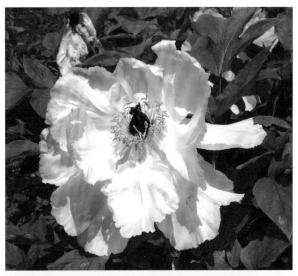

分布于神农架红坪、木鱼等地，生于海拔 1600m 以下的林下。少见。

根皮清热解毒，止痛。

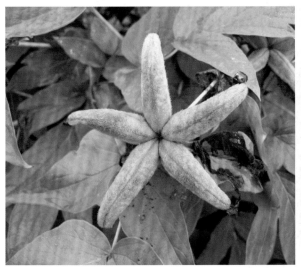
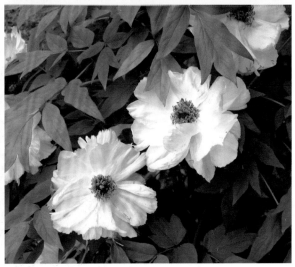

4 | 紫斑牡丹 *Paeonia rockii* (S. G. Haw & Lauener) T. Hong & J. J. Li

灌木。下部的叶二或三回羽状；小叶片19~33 枚，披针形或卵状披针形，多数全缘，长 2~11cm，宽 1.5~4.5cm，下表面沿脉具长柔毛，上表面无毛，基部楔形，先端渐尖。花单生枝顶，大型；叶状苞片和萼片均为 3 枚；花瓣白色，基部具深紫色的斑点；花盘完全包围心皮；心皮 5 或 6 个。蓇葖果密被黄色绒毛。花期 4~5 月，果期 8 月。

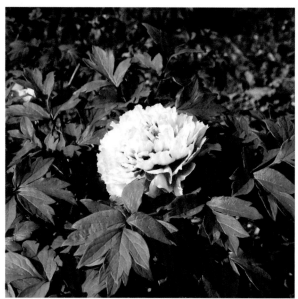

分布于神农架木鱼，生于海拔 900~1800m的山坡林下、灌丛中。少见。

根皮清热解毒，止痛。

本种为国家二级重点保护野生植物。

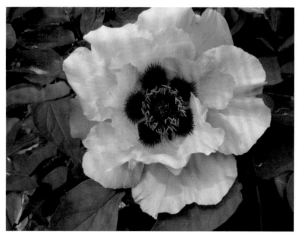

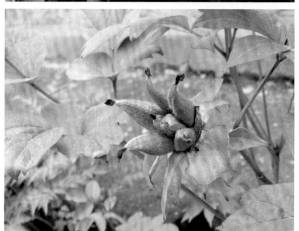

5 | 卵叶牡丹 *Paeonia qiui* Y. L. Pei & D. Y. Hong

灌木。下部叶二回三出；小叶上表面常呈红色，卵形或卵圆形，大多全缘，偶顶端 3 浅裂，长 6.5~8.2cm，宽 3~6.5cm，先端钝或锐尖，基部圆形，上表面无毛，下表面叶脉密被长柔毛，花单生枝顶，大型；花瓣 5~9 片，粉红色，基部通常具 1 个红色斑点；花盘完全包围心皮；心皮 5 个，密被绒毛。蓇葖果密被棕黄色绒毛。种子卵形。花期 4~5 月，果期 7~8 月。

分布于神农架松柏（黄连架），生于山坡岩石缝中。罕见。

根皮清热解毒，止痛。

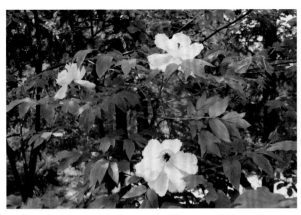
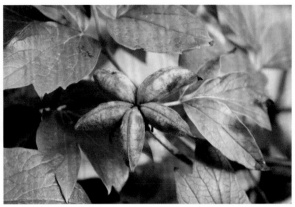

6 ｜ 牡丹 **Paeonia suffruticosa** Andrews

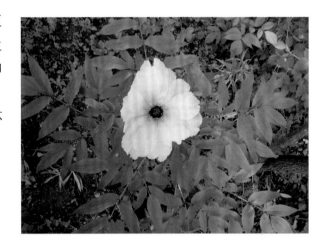

　　落叶灌木，高达 2m。叶通常为二回三出复叶；顶生小叶 3 裂至中部，下表面沿叶脉疏生短柔毛或近无毛；侧生小叶狭卵形或长圆状卵形。花大型，单生枝顶；苞片和萼片均为 5 枚；花瓣 5 片或为重瓣，多色；雄蕊多数；花盘杯状，完全包住心皮；心皮 5 个。蓇葖果长圆形，密生硬毛。花期 5 月，果期 6 月。

　　原产于我国，神农架各地均有栽培。

　　根皮清热解毒，止痛。

毛茛科 Ranunculaceae

草本，少灌木或木质藤本。叶互生或基生，少对生，单叶或复叶，常无托叶。花两性，稀单性，单生或组成各式花序；花萼 4~5 枚，绿色或呈花瓣状；花瓣 4~5 片，或无花瓣。雄蕊多数至少数，螺旋状排列；心皮离生，多数、少数或 1 枚，螺旋状排列于稍隆起的花托上。果实为蓇葖果或瘦果，少数为蒴果或浆果。

60 属，2500 余种；我国 38 属，921 种；湖北 26 属，135 种；神农架 23 属，107 种，可供药用的 23 属，88 种。

■ 分属检索表

1. 子房具 1 枚胚株；瘦果。
  2. 花序具总苞。
    3. 总苞紧接于花萼之下，呈花萼状······1. 獐耳细辛属 Hepatica
    3. 总苞与花分开。
      4. 柱头在果期显著伸长，呈羽毛状······2. 白头翁属 Pulsatilla
      4. 柱头在果期不伸长······3. 银莲花属 Anemone
  2. 花序无总苞。
    5. 无花瓣。
      6. 茎生叶常对生；柱头在果期显著伸长，且呈羽状······4. 铁线莲属 Clematis
      6. 茎生叶常互生；柱头在果期不伸长······5. 唐松草属 Thalictrum
    5. 有花瓣。
      7. 花瓣无蜜腺······6. 侧金盏花属 Adonis
      7. 花瓣有蜜腺。
        8. 基生叶多回羽状全裂······7. 美花草属 Callianthemum
        8. 基生叶为单叶或一至二回三出复叶······8. 毛茛属 Ranunculus
1. 子房具多枚胚株；果为蓇葖果，少为蒴果或浆果。
  9. 花两侧对称。
    10. 上萼片无距，花瓣具爪······9. 乌头属 Aconitum
    10. 上萼片有距，花瓣无爪······10. 翠雀属 Delphinium
  9. 花辐射对称。
    11. 花多数组成复聚伞花序、圆锥花序或总状花序。
      12. 单叶，不分裂······11. 铁破锣属 Beesia
      12. 叶为一回或二回以上三出或近羽状复叶。
        13. 基生叶鳞片状；浆果······12. 类叶升麻属 Actaea
        13. 基生叶正常发育；蓇葖果······13. 升麻属 Cimicifuga

11. 花单生或少数组成单歧聚伞花序。

  14. 无花瓣。

    15. 叶常不分裂或掌状分裂 ·················· 14. 驴蹄草属 Caltha

    15. 叶掌状 3 全裂 ·················· 15. 鸡爪草属 Calathodes

  14. 花瓣存在，小，有蜜腺。

    16. 心皮在基部合生 ·················· 16. 人字果属 Dichocarpum

    16. 心皮离生。

      17. 花瓣具细长爪 ·················· 17. 星果草属 Asteropyrum

      17. 花瓣具短爪或无爪。

        18. 心皮有细柄 ·················· 18. 黄连属 Coptis

        18. 心皮无细柄。

          19. 退化雄蕊膜质，线状披针形。

            20. 萼片白色，雄蕊 8~14 枚 ·················· 19. 天葵属 Semiaquilegia

            20. 萼片天蓝色、紫色、堇色、黄绿色、白色或粉红白色，雄蕊多数。

              21. 花瓣小，为萼片的 1/3 左右，无距或有短距 ·········· 20. 尾囊草属 Urophysa

              21. 花瓣与萼片近等大，常有距 ·········· 21. 耧斗菜属 Aquilegia

          19. 无退化雄蕊。

            22. 叶掌状深裂或全裂；花瓣线形 ·················· 22. 金莲花属 Trollius

            22. 叶鸡足状全裂或深裂；花瓣杯形或筒形 ············· 23. 铁筷子属 Helleborus

（一）獐耳细辛属 Hepatica Miller

多年生草本，有短的根状茎。叶基生，单叶，不明显或明显的 3~5 浅裂，裂片边缘全缘或有牙齿；有长柄。花葶不分枝；花单生花葶顶端，两性；苞片 3 枚，轮生，形成总苞，分生，与花靠近而呈萼片状；萼片 5~10 枚，稀更多，花瓣状；雄蕊多数，花药椭圆形，花丝狭线形；心皮多数，有短花柱，子房有 1 枚胚珠。瘦果卵球形。

7 种；我国 2 种；湖北 1 种；神农架 2 种，可供药用的 1 种。

川鄂獐耳细辛 Hepatica henryi (Oliver) Steward

多年生草本。基生叶约 6 枚，叶片宽卵形或圆肾形，长 1.5~5.5cm，宽 2~8.5cm，基部心形，不明显 3 浅裂，裂片顶端急尖，边缘有 1~2 枚牙齿，两面有长柔毛，后脱落。花葶 1~2 条；苞片 3 枚；萼片 6 枚，倒卵状长圆形；雄蕊多数；心皮约 10 个，子房有长柔毛，花柱短。瘦果卵球形。花期 4~5 月，果期 6~7 月。

分布于神农架红坪、木鱼、新华等地，生于海拔 1300m 以上的林下。常见。

全草清热解毒，止血；用于跌打损伤、劳伤、筋骨酸痛。

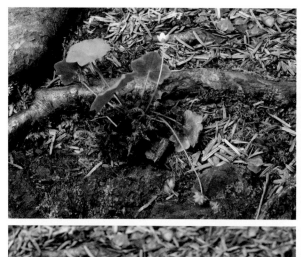
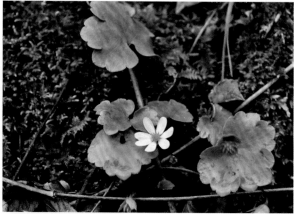
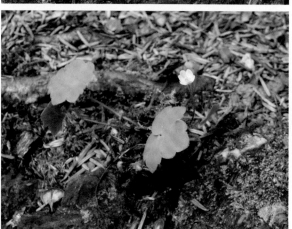
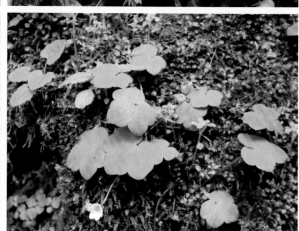

（二）白头翁属 Pulsatilla Miller

多年生草本，有根状茎。叶基生，掌状或羽状分裂，有长柄。花葶有总苞；花两性；苞片3枚，基部合生成筒；萼片5或6枚，花瓣状；雄蕊多数，全部发育或最外层退化；心皮多数，子房有1枚胚珠，花柱长，丝形。聚合果球形；瘦果小，近纺锤形；宿存花柱强烈增长，羽毛状。

33种；我国约11种；湖北1种；神农架1种，可供药用。

白头翁 Pulsatilla chinensis (Bunge) Regel

多年生草本。基生叶4~5枚，通常在开花时生出，叶片宽卵形，长4.5~14cm，宽6.5~16cm，3全裂，全缘或有齿，上表面无毛，下表面有长柔毛。花葶1~2条，有柔毛；苞片3枚，基部合生成筒，3深裂；花梗长2.5~5.5cm，花直立；萼片蓝紫色；雄蕊多数。聚合果直径9~12cm；瘦果纺锤形，扁，具长柔毛。花期4~5月，果期6~7月。

分布于神农架红坪、木鱼、阳日等地，生于2800m以下的山坡、路旁草丛。少见。

根清热解毒，凉血止痢。茎叶暖腰膝，强心。花用于疟疾寒热。

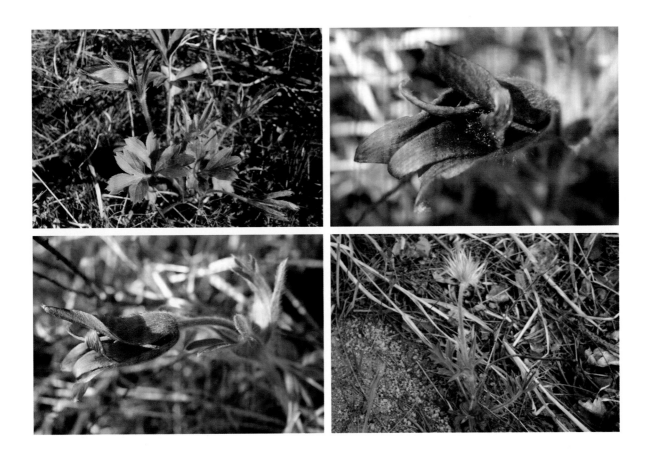

（三）银莲花属 Anemone Linnaeus

多年生草本，有根状茎。叶基生，掌状 3 裂或三出复叶，稀羽状，叶脉掌状。花直立或渐升，聚伞状或伞形，稀单花；叶状苞片数枚，形成总苞；萼片 5 枚至多数，花瓣状，白色、蓝紫色；无花瓣；雄蕊多数；心皮多数或少数，子房有毛或无毛，具 1 枚胚珠，花柱存在或不存在。聚合果球形；瘦果卵球形或近球形，少有两侧扁，具喙。

150 种；我国 53 种；湖北 9 种；神农架 8 种，可供药用的 7 种。

■ 分种检索表

1. 心皮被短柔毛。
　2. 叶下表面密被绒毛……………………………………1. 大火草 A. tomentosa
　2. 叶下表面疏被短伏毛………………………………2. 打破碗花花 A. hupehensis
1. 心皮无毛或具长毛。
　3. 苞片有柄。
　　4. 苞片的柄细长，不呈鞘状………………………3. 西南银莲花 A. davidii
　　4. 苞片的柄鞘状…………………………………………4. 草玉梅 A. rivularis
　3. 苞片无柄。
　　5. 基生叶多，有 5~13 枚………………………5. 展毛银莲花 A. demissa

1　大火草 **Anemone tomentosa** (Maximowicz) P'ei

多年生草本。基生叶 3~4 枚，常为三出复叶，有长柄；中央小叶卵形至宽卵形，长 9~16cm，宽 7~12cm，3 裂，边缘具粗锯齿，上表面有糙伏毛，下表面密被白色绒毛；侧生小叶稍斜。聚伞花序长 26~38cm，二至三回分枝；叶状苞片 3 枚；萼片 5 枚，淡粉红色或白色；雄蕊多数；心皮多数，子房密被绒毛。聚合果球形；瘦果密被绵毛。花期 7~9 月，果期 8~10 月。

分布于神农架各地，生于海拔 500~2100m 的山坡林下、路边草丛中。常见。

根化痰，散瘀，消食；有小毒。

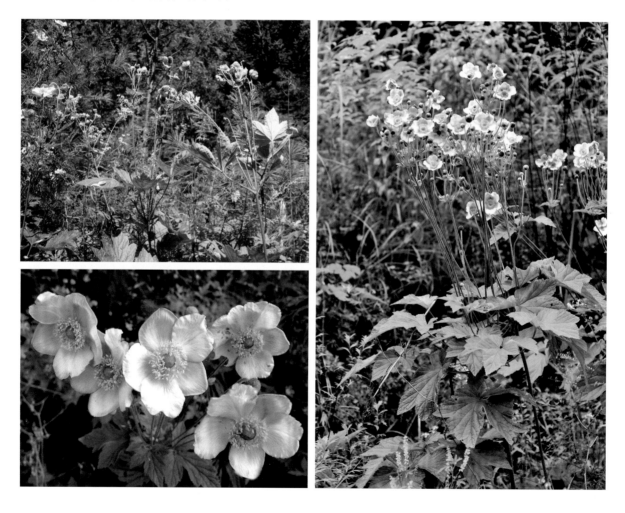

2 打破碗花花 **Anemone hupehensis** (Lemoine) Lemoine

多年生草本。基生叶 3~5 枚，常为三出复叶，稀单叶；中央小叶卵形或宽卵形，长 4~11cm，宽 3~10cm，不分裂或 3~5 浅裂，边缘有锯齿，两面疏生柔毛；侧生小叶较小。花葶直立；聚伞花序二至三回分枝，多花；苞片 3 枚，似基生叶；萼片 5 枚，紫红色或粉红色；雄蕊多数；心皮多数。聚合果球形，直径约 1.5cm；瘦果密被绵毛。花期 6~8 月，果期 8~10 月。

分布于神农架各地，生于海拔 900~2000m 的山坡、沟边、路边的草丛。常见。

全草清热利湿，理气杀虫；有毒。

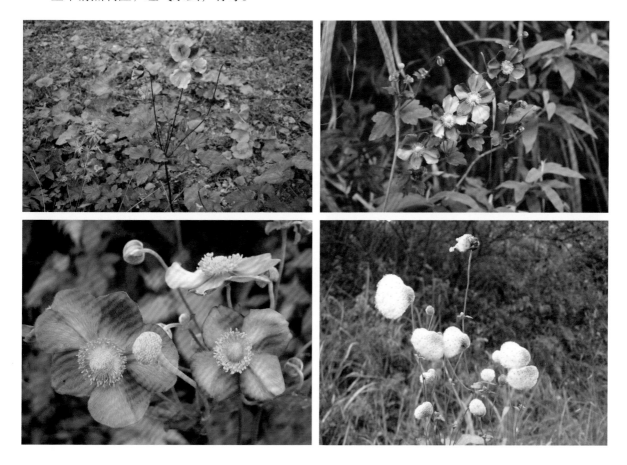

3 西南银莲花 **Anemone davidii** Franchet

多年生草本。根状茎横走，节间缩短。基生叶 1 枚，心状五角形，长 6~10cm，宽 7~18cm，3 全裂，中间的全裂片菱形，3 深裂，边缘有粗齿，侧边的全裂片不等 2 深裂，两面疏被短毛。花葶直立；苞片 3 枚，似基生叶；萼片 5 枚，白色；雄蕊多数；心皮 45~70 个，无毛，柱头小，近球形。瘦果卵球形。花期 5~6 月，果期 8~9 月。

分布于神农架红坪、木鱼、宋洛、新华等地，生于海拔 1000~1600m 的沟边或草丛中。常见。

根茎活血止痛，祛瘀消肿，补肾；用于跌打损伤、风湿痛、劳伤、阳痿、腰痛。

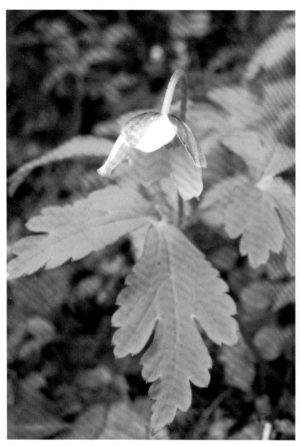
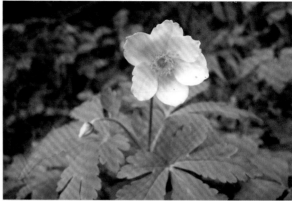
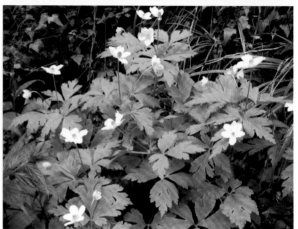

| 4 | **草玉梅** Anemone rivularis Buchanan-Hamilton ex de Candolle |

■ **分变种检索表**

1. 花直径常 2~3cm，萼片 6~10 枚····················4a. 草玉梅 **A. rivularis** var. **rivularis**

1. 花直径常 1~1.8cm，萼片 5~6 枚··················4b. 小花草玉梅 **A. rivularis** var. **flore-minore**

| 4a | **草玉梅**（原变种）Anemone rivularis var. rivularis |

多年生草本。基生叶 3~5 枚，叶片肾状五角形，长 2.5~7.5cm，宽 4.5~14cm，3 全裂，中间的全裂片宽菱形，3 深裂，侧边的全裂片不等 2 深裂，两面都有糙伏毛。花葶 1 条，直立；聚伞花序二至三回分枝；苞片 3 枚，似基生叶；花直径 2~3cm；萼片 6~10 枚，白色；雄蕊多数；心皮 30~60 个，无毛，子房狭长圆形，花柱拳卷。瘦果狭卵球形；宿存花柱钩状弯曲。花期 5~6 月，果期 8~9 月。

分布于神农架各地，生于海拔 800~2600m 的山坡草丛中或湿地上。常见。

全草清热解毒，活血舒筋；有毒。

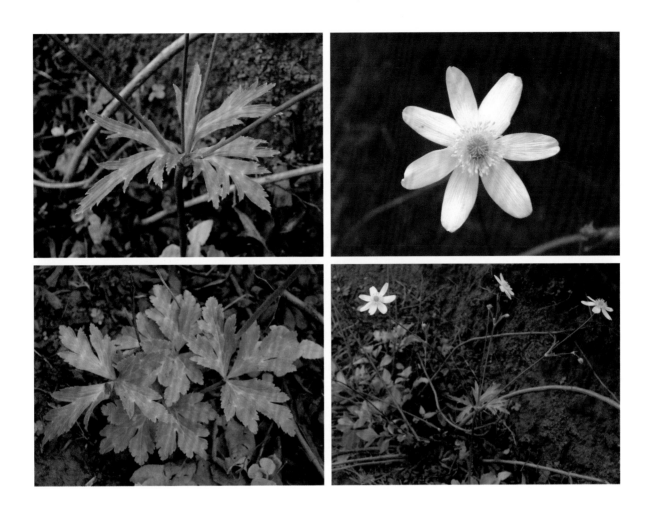

4b 小花草玉梅（变种） **Anemone rivularis var. flore-minore** Maximowicz

本变种与草玉梅（原变种）的区别为苞片的深裂片通常不分裂，披针形至披针状线形；花较小，直径 1~1.8cm；萼片 5~6 枚，狭椭圆形或倒卵状狭椭圆形，长 6~9mm，宽 2.5~4mm。

分布于神农架大九湖、红坪、木鱼、宋洛、松柏、新华、阳日等地，生于海拔 1600~2600m 的山坡、沟边或路边草丛中。常见。

根、全草消食，截疟，消炎散肿，引赤等；有毒。

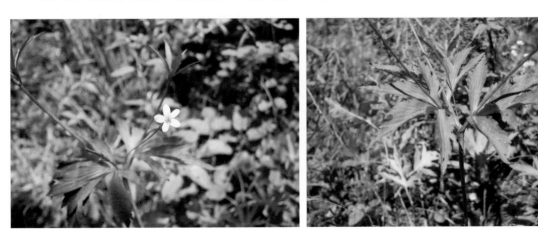

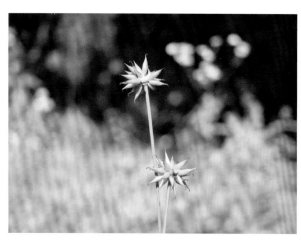
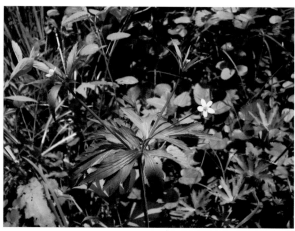

5 | 展毛银莲花 **Anemone demissa** J. D. Hooker & Thomson

多年生草本。基生叶 5~13 枚；叶片卵形，长 3~4cm，宽 3.2~4.5cm，3 全裂，中间的全裂片菱状宽卵形，3 深裂；侧边的全裂片较小，近无柄，不等 3 深裂，上表面变无毛，下表面有稍密的长柔毛；有长柄。花葶 1~2 条；苞片 3 枚，3 深裂；萼片 5~6 枚，蓝色或紫色，稀白色；雄蕊多数；心皮无毛。瘦果扁平，椭圆形或倒卵形。花期 6~7 月，果期 8~9 月。

分布于神农架木鱼，生于海拔约 2800m 的石壁上。常见。

根茎用于痢疾、恶疮。果实、叶祛风除湿。

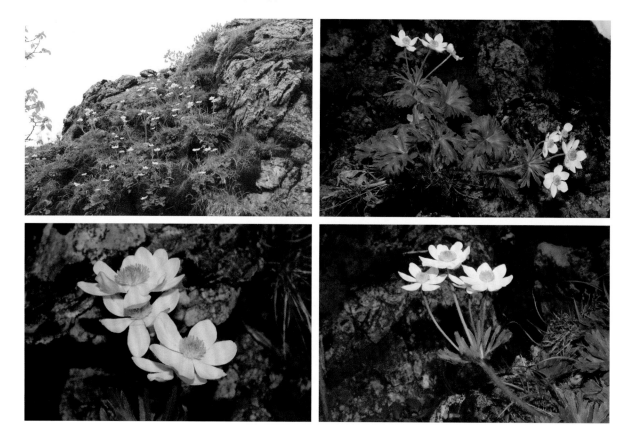

6 | 鹅掌草 Anemone flaccida F. Schmidt

多年生草本。根状茎近圆柱形，节间缩短。基生叶 1~2 枚，五角形，长 3.5~7.5cm，宽 6.5~14cm，3 全裂，中间的全裂片菱形，3 裂，侧边的全裂片不等 2 深裂，上表面具疏毛，下表面通常无毛。花葶直立；苞片 3 枚，似基生叶；萼片 5 枚，白色；雄蕊多数；心皮约 8 个，子房密被淡黄色短柔毛，无花柱，柱头近三角形。花期 4 月，果期 5~6 月。

分布于神农架各地，生于海拔 600~1200m 的山坡林下沟边阴湿处。常见。

根茎祛风湿，壮筋骨；用于跌打损伤、风湿痛。

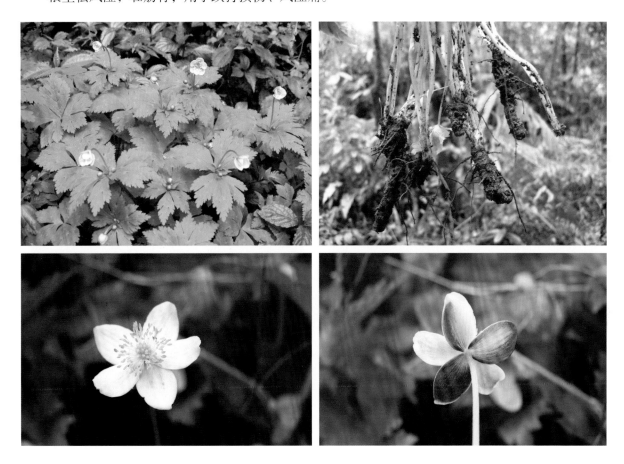

7 | 毛果银莲花 Anemone baicalensis Turczaninow

多年生草本。基生叶 1~2 枚，肾状五角形，长 4~5.2cm，宽 5~10cm，3 全裂，中间的全裂片宽菱形，上部 3 浅裂，侧全裂片斜扇形，2 深裂，两面有短柔毛。苞片 3 枚，无柄，3 深裂；萼片 5~6 枚，白色；雄蕊多数；心皮 6~16 个，子房密被柔毛，有短花柱，柱头近头形。花期 5~6 月，果期 7~8 月。

分布于神农架红坪、木鱼等地，生于海拔约 2000m 的山坡草丛中。常见。

叶解毒，杀虫。

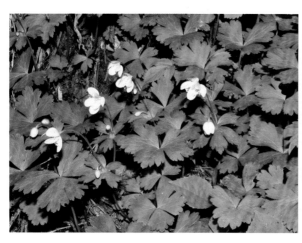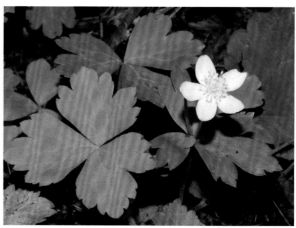

（四）铁线莲属 Clematis Linnaeus

多年生木质或草质藤本，或直立灌木或草本。叶对生，单叶、羽状复叶或三出复叶，具柄。花两性，稀单性，单生或簇生，或呈聚伞花序、总状花序、圆锥花序；萼片常 4 枚，直立，呈钟状、花瓣状；花瓣不存在；雄蕊多数，花丝有毛或无毛，退化雄蕊有时存在；心皮多数，分离，有毛或无毛，每心皮内有 1 枚胚珠。瘦果；宿存花柱伸长成羽毛状或喙状。

300 种；我国 147 种；湖北 51 种；神农架 29 种，可供药用的 24 种。

■ 分种检索表

1. 叶为单叶·······························1. 单叶铁线莲 C. henryi
1. 叶为复叶。
  2. 花丝被毛。
    3. 叶为三出复叶。
      4. 直立草本或半灌木·······················2. 大叶铁线莲 C. heracleifolia
      4. 木质或草质藤本。
        5. 叶柄基部膨大，抱茎·······················3. 宽柄铁线莲 C. otophora
        5. 叶柄基部不膨大抱茎。
          6. 植株被毛；小叶片卵状椭圆形至近圆形；聚伞花序 1 至多朵花。
            7. 茎、叶密被绣色长柔毛·············4. 锈毛铁线莲 C. leschenaultiana
            7. 茎、叶微被柔毛·················5. 尾叶铁线莲 C. urophylla
          6. 植株无毛；叶片椭圆状披针形或长卵状披针形；花 1~3 朵腋生。
            8. 小叶全缘；花梗无苞片·············6. 须蕊铁线莲 C. pogonandra
            8. 小叶片边缘有锯齿；花梗上有1枚叶状苞片······7. 华中铁线莲 C. pseudootophora
      3. 叶为二回三出复叶或羽状复叶。
        9. 叶为羽状复叶·················8. 杯柄铁线莲 C. connata var. trullifera

　　9. 叶为二回三出复叶·······················9. 毛蕊铁线莲 C. lasiandra

2. 花丝无毛。

　　10. 花常单生，而与叶簇生。

　　　11. 子房和瘦果有毛·······················10. 金毛铁线莲 C. chrysocoma

　　　11. 子房和瘦果无毛·······················11. 绣球藤 C. montana

　　10. 花序腋生或顶生。

　　　12. 叶全缘。

　　　　13. 叶为三出复叶。

　　　　　14. 花枝基部芽鳞长 5~8mm·······················12. 山木通 C. finetiana

　　　　　14. 花枝基部芽鳞长 0.8~3.5cm·······················13. 小木通 C. armandii

　　　　13. 一至二回羽状复叶或二回三出复叶。

　　　　　15. 瘦果圆柱状，无毛·······················14. 柱果铁线莲 C. uneinata

　　　　　15. 瘦果卵形至卵圆形，被毛。

　　　　　　16. 叶片干后变黑色。

　　　　　　　17. 萼片顶端凸尖或尖·······················15. 威灵仙 C. chinensis

　　　　　　　17. 萼片顶端常为截形而微凹·······················16. 巴山铁线莲 C. pashanensis

　　　　　　16. 叶片干后不为黑色。

　　　　　　　18. 宿存花柱长达 6cm·······················17. 五叶铁线莲 C. quinquefoliolata

　　　　　　　18. 宿存花柱长 2~4cm。

　　　　　　　　19. 小叶顶端钝或锐尖·······················18. 圆锥铁线莲 C. terniflora

　　　　　　　　19. 小叶顶端渐尖或长渐尖·······················19. 小蓑衣藤 C. gouriana

　　　12. 叶缘具锯齿。

　　　　20. 叶为三出复叶·······················20. 钝齿铁线莲 C. apiifolia var. argentilucida

　　　　20. 叶为一至二回羽状复叶或二回三出复叶。

　　　　　21. 叶为二回羽状复叶或二回三出复叶·······················21. 短尾铁线莲 C. brevicaudata

　　　　　21. 叶为一回羽状复叶。

　　　　　　22. 花梗上的小苞片显著·······················22. 金佛铁线莲 C. gratopsis

　　　　　　22. 花梗上的小苞片小，钻形或不存在。

　　　　　　　23. 花序梗基部无叶状总苞片·······················23. 粗齿铁线莲 C. grandidentata

　　　　　　　23. 花序梗基部有 1 对叶状苞片·······················24. 钝萼铁线莲 C. peterae

1　单叶铁线莲 Clematis henryi Oliver

　　木质藤本。单叶对生，卵状披针形，长 10~15cm，宽 3~7.5cm，先端渐尖，基部浅心形，边缘具刺头状的浅齿，两面无毛。花常单生叶腋，稀 2~5 朵排成聚伞花序；花钟状；萼片 4 枚，白色或淡黄色；

雄蕊多数，花丝被长柔毛；心皮被短柔毛，花柱被绢状毛。瘦果狭卵形，被短柔毛；宿存花柱长达 4.5cm。花期 11~12 月，果期翌年 3~4 月。

分布于神农架红坪、木鱼、松柏、新华等地，生于海拔 800~1400m 的山坡林中或沟谷阴湿处。常见。

根、叶行气活血，驱蛔，抗菌消炎；用于胃痛、腹痛、跌打损伤、蛔虫病、小儿高热，外用于疖腮。

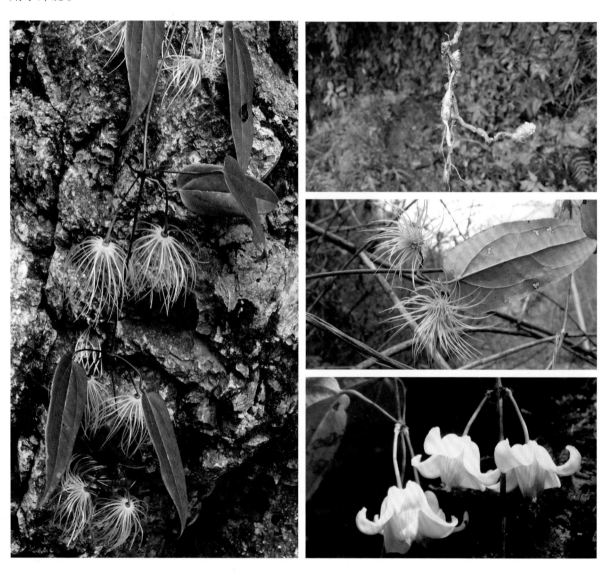

2 | 大叶铁线莲 *Clematis heracleifolia* de Candolle

直立草本或半灌木。茎具纵条纹，密生糙绒毛。三出复叶；小叶片厚纸质，卵圆形，长 6~10cm，宽 3~9cm，先端短尖，基部圆形，边缘具粗锯齿，上表面无毛，下表面有曲柔毛。聚伞花序顶生或腋生；花杂性，直径 2~3cm；花萼下半部呈管状；萼片 4 枚，蓝紫色；雄蕊多数，花丝无毛。瘦果卵圆形，被短柔毛；宿存花柱被长柔毛。花期 8~9 月，果期 10 月。

分布于神农架红坪、木鱼等地，生于海拔 1000~1200m 的山谷林缘或沟边。常见。

全草祛风除湿，解毒消肿；外用于疮疖肿毒、痔瘘。

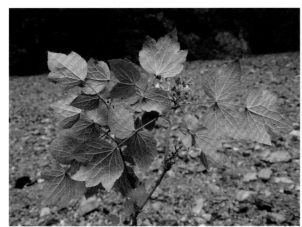
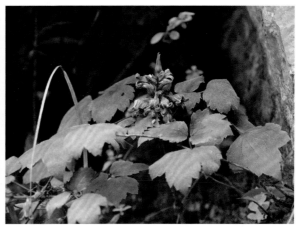

3 宽柄铁线莲 *Clematis otophora* Franchet ex Finet & Gagnepain

攀缘草质藤本。三出复叶；小叶片纸质，矩圆状披针形，长 7~11cm，宽 1.5~4cm，先端渐尖，基部心形至宽楔形，上部有稀浅锯齿，基出主脉 3 条；叶柄基部膨大，抱茎。聚伞花序腋生，常 1~3 朵花；萼片 4 枚，黄色；雄蕊多数，花丝被黄色柔毛；心皮被黄色绢状毛。瘦果狭倒卵形；宿存花柱长达 3.5cm，被淡黄色长柔毛。花期 7~8 月，果期 9~10 月。

分布于神农架红坪、木鱼等地，生于海拔 1800~2100m 的山坡、沟谷林中。常见。

藤茎通经利尿，镇痛。

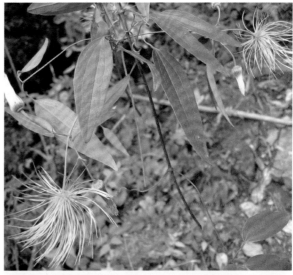

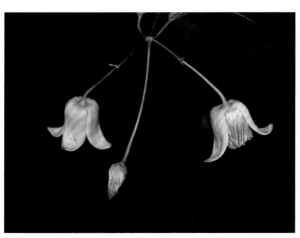
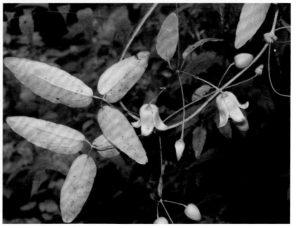

4 锈毛铁线莲 Clematis leschenaultiana de Candolle

　　木质藤本。茎密被金黄色长柔毛。三出复叶；小叶片纸质，卵圆形至卵状披针形，长7~11cm，宽3.5~8cm，顶端渐尖，基部圆形，上部边缘有钝锯齿，两面被柔毛，基出脉3~5条。聚伞花序腋生，常具3朵花；花萼直立，呈壶状，萼片4枚，黄色；雄蕊多数，花丝被长柔毛；心皮被绢状柔毛，子房卵形。瘦果狭卵形，被棕黄色短柔毛。花期1~2月，果期3~4月。

　　分布于神农架木鱼、下谷等地，生于海拔1200m以下的山坡灌丛中。常见。

　　全株用于风湿骨痛、毒蛇咬伤、目赤肿痛、小便淋痛。叶用于疮毒、角膜炎。

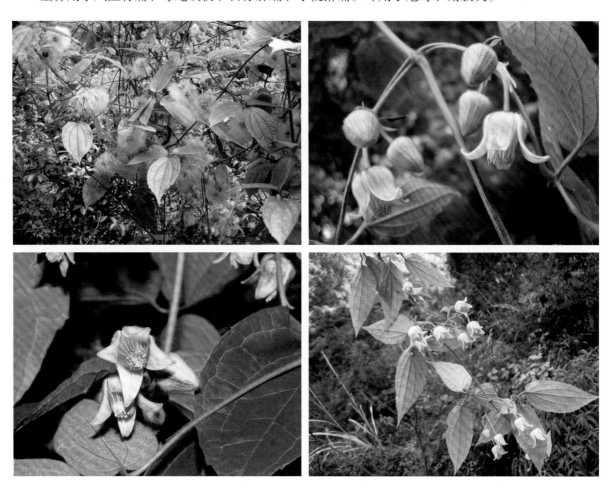

5 尾叶铁线莲 Clematis urophylla Franchet

　　木质藤本。茎微有6条棱，被短柔毛。三出复叶；小叶片卵状披针形，长5~10cm，宽2~4cm，尖端有尖尾，基部宽楔形至微心形，边缘有整齐的锯齿，基出脉3~5条。聚伞花序腋生，常具1~3朵花；花钟状；萼片4枚，白色；雄蕊花丝被长柔毛；子房及花柱被绢状毛。瘦果纺锤形，被短柔毛；宿存花柱长4.5~5cm。花期11~12月，果期翌年3~4月。

分布于神农架红坪（大神农架南坡），生于海拔 2700m 的石缝中。罕见。

藤茎祛风利湿，活血解毒。

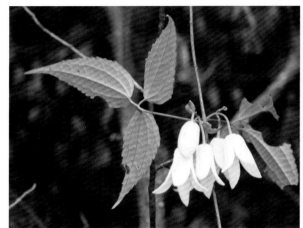
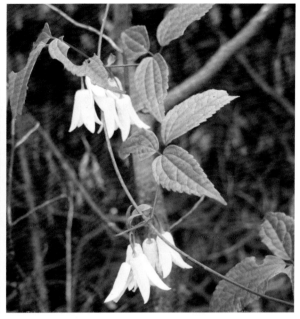

6　须蕊铁线莲 **Clematis pogonandra** Maximowicz

无毛草质藤本。三出复叶；小叶卵状披针形，长 5~10cm，宽 2.5~3.5cm，先端渐尖，基部圆形，全缘，两面无毛，基出脉 3 条。单花腋生；花钟状，直径 2~3cm；萼片 4 枚，淡黄色；雄蕊与萼片近于等长，花丝被长柔毛；心皮被短柔毛。瘦果倒卵形，被短柔毛；宿存花柱长达 3cm，被黄色长柔毛。花期 6~7 月，果期 7~8 月。

分布于神农架红坪、木鱼、宋洛等地，生于海拔 1800~2300m 的山坡灌丛中。常见。

藤茎清热消炎，通经；用于风湿关节痛、跌打损伤。

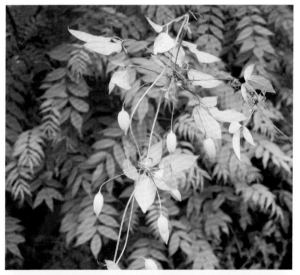
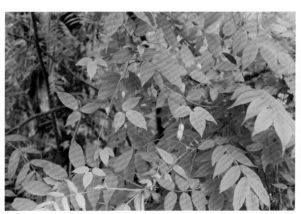
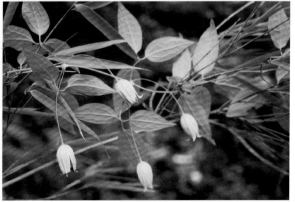

7 华中铁线莲 Clematis pseudootophora M. Y. Fang

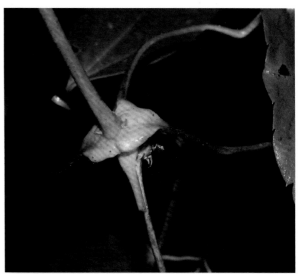

攀缘草质藤本。枝、叶无毛。三出复叶；小叶长椭圆状披针形，长 7~11cm，宽 2~5cm，先端渐尖，基部宽楔形，边缘具浅锯齿，上表面绿色，下表面灰白色，基出脉 3 条。聚伞花序腋生，常 1~3 朵花；花钟状，下垂；萼片 4 枚，淡黄色；雄蕊花丝被柔毛；心皮被短柔毛。瘦果棕色，被短柔毛；宿存花柱长 4~5cm，被黄色长柔毛。花期 8~9 月，果期 9~10 月。

分布于神农架红坪、木鱼等地，生于海拔 1300m 以下的山坡灌丛中。常见。

藤茎用于风湿关节痛、跌打损伤。

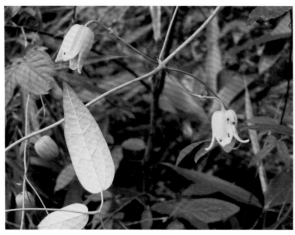

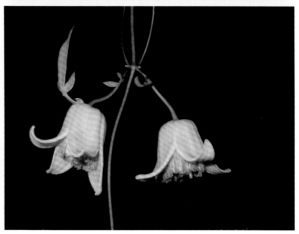

8 杯柄铁线莲（变种）Clematis connata var. trullifera (Franchet) W. T. Wang

木质藤本。茎无毛。一回羽状复叶，有 7~9 枚小叶；小叶片宽卵形，长 5.5~8cm，宽 4.5~6cm，先端渐尖，基部心形，边缘有 3~5 枚锯齿，上表面微被短柔毛，下表面被密绢状柔毛；叶柄基部扁平增宽，与对生叶的叶柄合生抱茎。圆锥花序，常 5~10 朵花；花钟状；萼片 4 枚，黄色；花丝被密柔毛；心皮被长柔毛。瘦果倒卵形，宿存花柱被淡黄色长柔毛。花期 10 月，果期 11 月。

分布于神农架红坪，生于海拔 1600m 的路边灌谷中。少见。

藤茎消炎，清热，通经等。

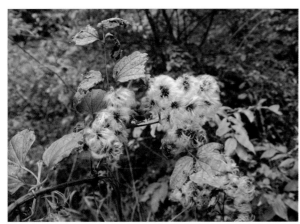
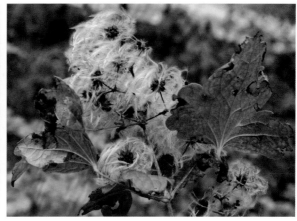

9　毛蕊铁线莲 *Clematis lasiandra* Maximowicz

攀缘草质藤本。当年生枝具柔毛，后脱落。叶常为二回三出复叶；小叶卵状披针形，长3~6cm，宽1.5~2.5cm，先端渐尖，基部阔楔形，边缘有整齐的锯齿，两面无毛。聚伞花序腋生，常具1~3朵花；花钟状；萼片4枚，粉红色至紫红色；花丝两侧被柔毛；心皮被绢状毛。瘦果卵形或纺锤形，被疏短柔毛；宿存花柱纤细，长2~3.5cm，被绢状毛。花期10月，果期11月。

分布于神农架大九湖、红坪、木鱼等地，生于海拔800~1800m的沟边、山坡灌丛中。常见。

全草舒筋活血，祛湿止痛，解毒；用于筋骨疼痛、四肢麻木、腹胀、无名肿毒。

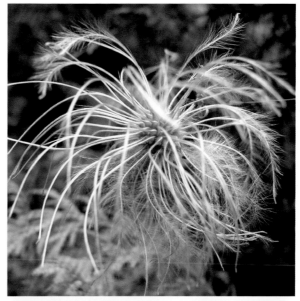

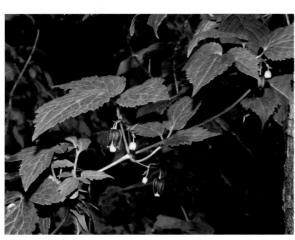
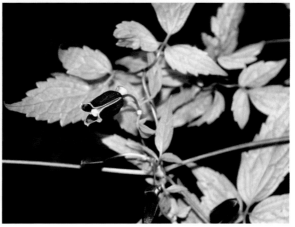

10 金毛铁线莲 Clematis chrysocoma Franchet

木质藤本。小枝密生黄色短柔毛，后变无毛。三出复叶；小叶片两面密生绢状毛，下表面尤密，2~3 裂，边缘疏生粗牙齿，顶生小叶片卵形或倒卵形，长 2~6cm，宽 1.5~4.5cm，侧生小叶片较小。花钟状，1~3（~5）朵与叶簇生，或为聚伞花序；萼片 4 枚，白色、粉红色，或带紫红色；雄蕊无毛。瘦果扁，被绢状毛；宿存花柱长达 4cm。花期 4~7 月，果期 7~11 月。

分布于神农架木鱼、新华，生于海拔 800~900m 的山坡灌丛中。少见。

根、茎利水消肿，通经活血；用于肾炎水肿、小便淋痛、跌打损伤、骨痛、经闭等。

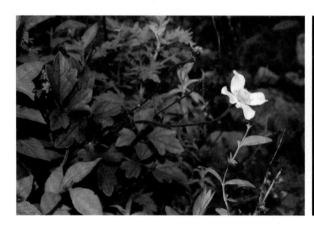 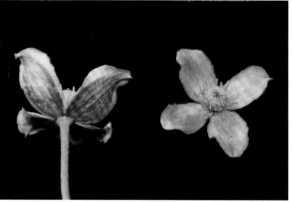

11 绣球藤 Clematis montana Buchanan-Hamilton ex de Candolle

■ **分变种检索表**

1. 花直径 3~5cm ·························11a. 绣球藤 C. montana var. montana
1. 花直径 5~11cm ·························11b. 大花绣球藤 C. montana var. longipes

11a 绣球藤（原变种）Clematis montana var. montana

木质藤本。茎具纵条纹；小枝有短柔毛，后变无毛。三出复叶；小叶片卵形至椭圆形，长 2~7cm，宽 1~5cm，边缘具缺刻状锯齿，顶端 3 裂或不明显，两面疏生短柔毛。花 1~6 朵与叶簇生，直径 3~5cm；萼片 4 枚，开展，白色或外面带淡红色；雄蕊无毛。瘦果扁，卵形或卵圆形，无毛。花期 4~6 月，果期 7~9 月。

分布于神农架红坪、木鱼，生于海拔 1600~2300m 的林下、沟边。常见。

茎清热利尿，通经下乳。叶消肿毒，止痹痛。

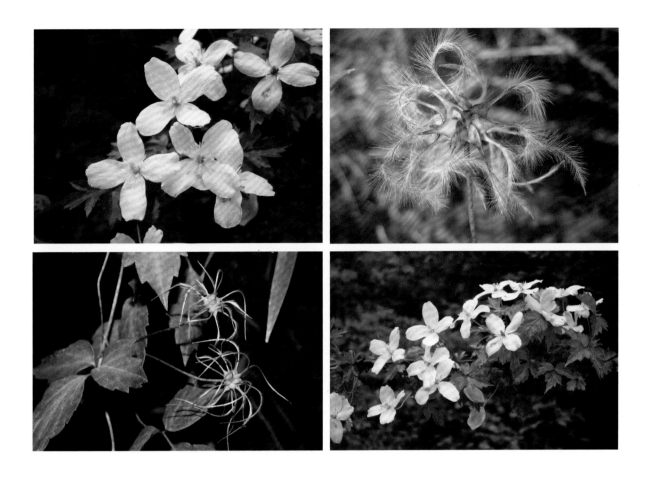

11b 大花绣球藤（变种）**Clematis montana** var. **longipes** W. T. Wang

本变种与绣球藤（原变种）的区别为小叶片为长圆状椭圆形至卵形，长 3~9cm，宽 1~3.5cm，叶缘疏生粗锯齿或全缘；花大，直径 5~11cm。

分布于神农架木鱼等地，生于海拔 1600~2300m 的林下，沟边。少见。

茎清热利尿、通经下乳。叶消肿毒，止痹痛。

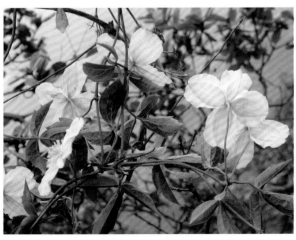
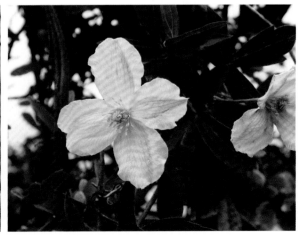

12 山木通 Clematis finetiana H. Léveille & Vaniot

　　无毛木质藤本。茎圆柱形,有纵条纹。三出复叶;小叶片薄革质,卵状披针形至卵形,长3~9cm,宽1.5~3.5cm,先端渐尖,基部圆形至浅心形,全缘,两面无毛。花常单生,或为聚伞花序、总状聚伞花序,有1~3朵花或多花;萼片4~6枚,开展,白色,外面边缘密生短绒毛;雄蕊无毛。瘦果狭卵形,有柔毛;宿存花柱长达3cm。花期4~6月,果期7~11月。

　　分布于神农架各地,生于海拔900~1300m的山坡林下。常见。

　　根祛风利湿,活血解毒。茎通窍,利水。叶用于关节痛。花用于乳蛾、咽喉痛。

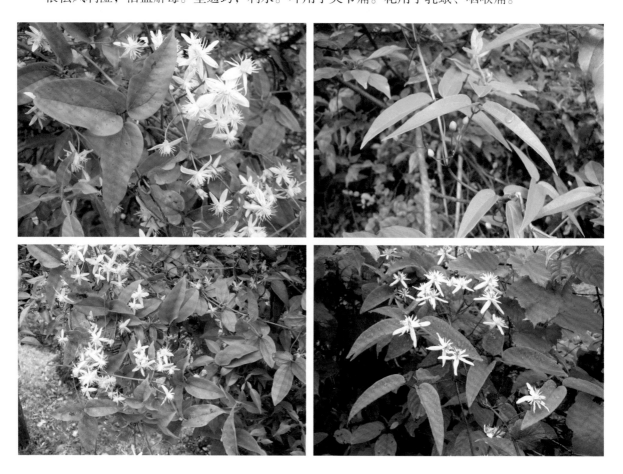

13 小木通 Clematis armandii Franchet

　　木质藤本。茎圆柱形,有纵条纹,被短柔毛,后脱落。三出复叶,革质;小叶卵状披针形至卵形,长4~12cm,宽2~5cm,先端渐尖,基部宽楔形至心形,全缘。聚伞花序具7至多朵花,腋生或顶生;萼片4~5枚,开展,白色,偶带淡红色,外面边缘密生短绒毛至稀疏;雄蕊无毛。瘦果扁,卵形至椭圆形,疏生柔毛;宿存花柱长达5cm。花期3~4月,果期4~7月。

　　分布于神农架各地,生于海拔2300m以下的山谷沟边、林下、阳坡灌丛中。常见。

　　茎清热利尿,通经下乳。叶消肿毒,止痹痛。

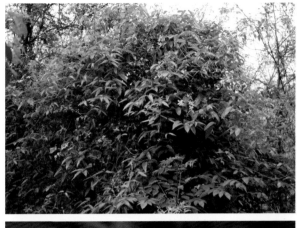

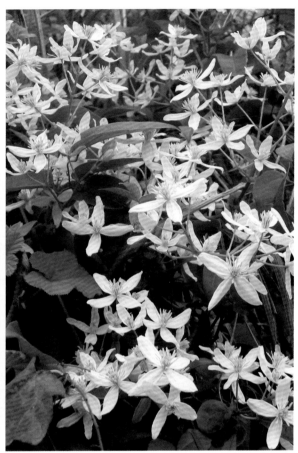

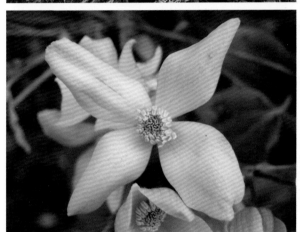

14 柱果铁线莲 Clematis uncinata Champion ex Bentham

■ 分变种检索表

1. 小叶片两面网脉突出，上表面不皱缩·················14a. 柱果铁线莲 C. uncinata var. uncinata
1. 小叶片下表面网脉不突出，上表面皱缩·················14b. 皱叶铁线莲 C. uncinata var. coriacea

14a 柱果铁线莲（原变种）Clematis uncinata var. uncinata

藤本，全株除花柱及萼片外面被毛外，其余无毛。茎有纵条纹。一至二回羽状复叶，有 5~15 枚小叶；小叶片纸质，宽卵形至卵状披针形，长 3~13cm，宽 1.5~7cm，先端渐尖，基部宽楔形或浅心形，全缘，上表面亮绿色，下表面灰绿色，两面网脉突出，上表面不皱缩。圆锥状聚伞花序，多花；萼片 4 枚，开展，白色；雄蕊无毛。瘦果圆柱状钻形，宿存花柱长 1~2cm。花期 6~7 月，果期 7~9 月。

分布于神农架各地，生于海拔 1300m 以下的山坡林中。常见。

根、叶利尿，祛瘀，祛风除湿，舒筋活络，镇痛。

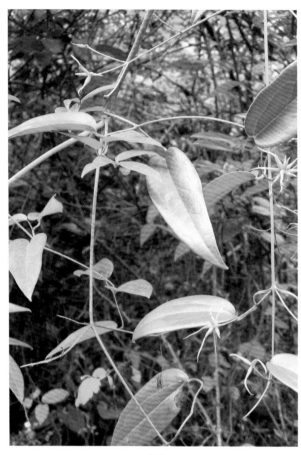
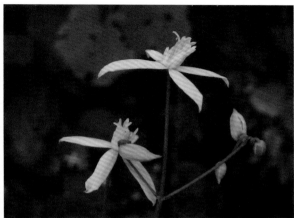
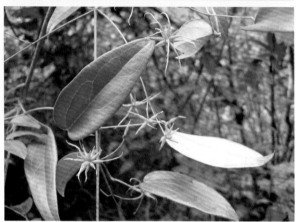

14b　**皱叶铁线莲**（变种）**Clematis uncinata** var. **coriacea** Pampanini

本变种与柱果铁线莲（原变种）的区别为小叶片较厚，革质，干后上表面微皱，下表面叶脉不明显。花期6~7月，果期8~9月。

分布于神农架木鱼、松柏、新华等地，生于海拔800~1200m的山坡林下、沟谷林缘灌丛中。常见。

藤茎消炎，清热，通经；用于跌打损伤，外用于乳蛾、肝炎、牙痛。

15　**威灵仙** **Clematis chinensis** Osbeck

木质藤本，干后变黑色。茎、小枝近无毛。一回羽状复叶，有5枚小叶，稀3或7枚；小叶片纸质，卵形至卵状披针形，长1.5~10cm，宽1~7cm，先端渐尖，基部宽楔形至浅心形，全缘，两面近无毛。圆锥状聚伞花序，多花；花直径1~2cm；萼片4~5枚，白色，外面边缘密生绒毛；雄蕊无毛。瘦果扁，3~7个，卵形至宽椭圆形，被柔毛；宿存花柱长2~5cm。花期6~9月，果期8~11月。

分布于神农架各地，生于海拔1200m以下的路旁灌丛中、沟边。常见。

根、根茎祛风除湿，利尿，通经止痛。

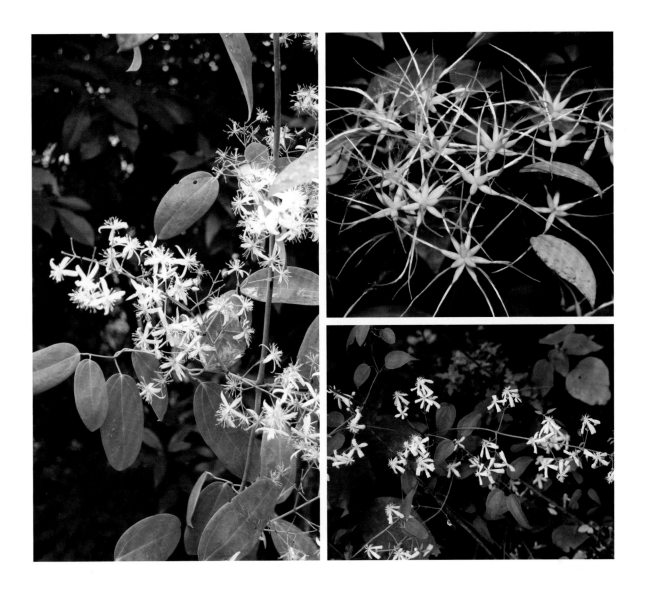

16 巴山铁线莲 Clematis pashanensis (M. C. Chang) W. T. Wang

　　木质藤本，干后常变黑褐色。一至二回羽状复叶，有 5~11 枚小叶或更多；小叶卵形至卵圆形，常 2~3 浅裂或全裂，长 1.5~7cm，宽 0.5~4cm，先端钝或凸尖，基部楔形至圆形，全缘。聚伞花序为总状、圆锥状聚伞花序，有花 3 至多朵；花钟状；萼片 4~6 枚，白色，倒卵状长圆形，顶端常呈截形而微凹；雄蕊无毛。瘦果卵形至椭圆形，被柔毛；宿存花柱长约 2.5cm。花期 6~8 月，果期 8~9 月。

　　分布于神农架红坪、木鱼等地，生于海拔 1400m 以下的山坡灌丛中。常见。

　　根、根茎用于四肢麻木、跌打损伤、鱼骨鲠喉。

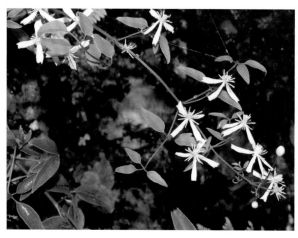 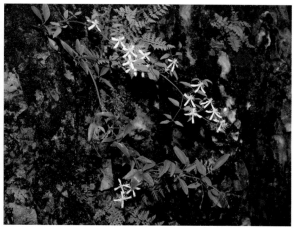

17 | 五叶铁线莲 **Clematis quinquefoliolata** Hutchinson

　　木质藤本。茎、枝有纵条纹；小枝初被毛，后脱落。一回羽状复叶，有5枚小叶；小叶片薄革质，长圆状披针形至长卵形或卵形，长4~9cm，宽1~3.5cm，先端凸尖至渐尖，基部圆形至浅心形，全缘，两面无毛。聚伞花序、总状花序、圆锥状聚伞花序，有3~10朵花或更多；萼片4枚，开展，白色。瘦果卵形或椭圆形，扁，有柔毛；宿存花柱长达6cm。花期6~8月，果期7~10月。

　　分布于神农架木鱼（老君山、九冲），生于海拔900m的山坡灌丛中、山谷沟边。少见。

　　藤茎祛风除湿，活血解毒，温中理气，散瘀止痛。

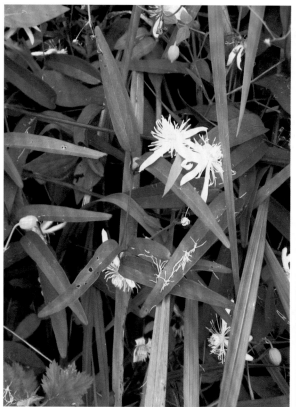 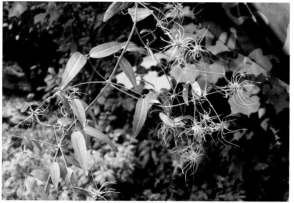

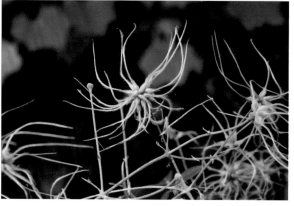

18 │ 圆锥铁线莲 Clematis terniflora de Candolle

木质藤本。茎、小枝有短柔毛，后脱落。一回羽状复叶，通常 5 枚小叶；小叶片狭卵形至宽卵形，长 2.5~8cm，宽 1~5cm，先端钝或锐尖，有时微凹，基部宽楔形至浅心形，全缘，下表面网脉突出。圆锥状聚伞花序多花；花直径 1.5~3cm；萼片常 4 枚，白色；雄蕊无毛。瘦果橙黄色，常 5~7 个，倒卵形至宽椭圆形，边缘凸出，被柔毛；宿存花柱长达 4cm。花期 6~8 月，果期 8~11 月。

分布于神农架宋洛、阳日等地，生于海拔 600~800m 的山沟灌木林中。常见。

根凉血，降火，解毒，通经络，利关节。

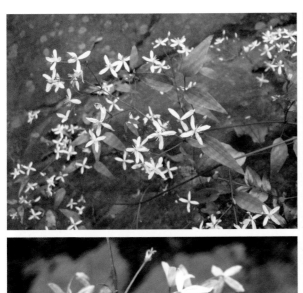
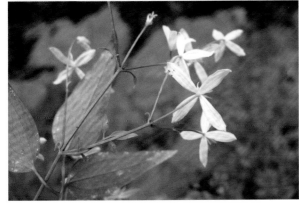
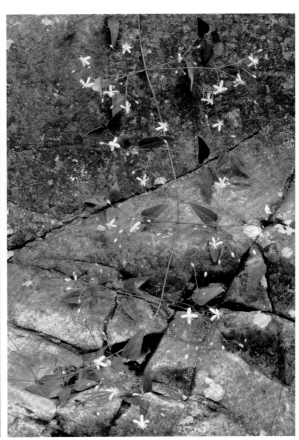

19 │ 小蓑衣藤 Clematis gouriana Roxburgh ex de Candolle

藤本。一回羽状复叶，常有 5 枚小叶；小叶片纸质，卵形至披针形，长 7~11cm，宽 3~5cm，先端渐尖，基部圆形或浅心形，常全缘，偶尔疏生锯齿，两面无毛或近无毛。圆锥状聚伞花序多花；萼片 4 枚，开展，白色，两面有短柔毛；雄蕊无毛；子房有柔毛。瘦果纺锤形或狭卵形，顶端渐尖，有柔毛；宿存花柱长达 3cm。花期 9~10 月，果期 11~12 月。

分布于神农架松柏、下谷等地，生于海拔 1200m 以下的灌丛中。常见。

藤茎行气活血，祛风湿，止痛；用于跌打损伤、瘀滞疼痛、风湿筋骨痛等。

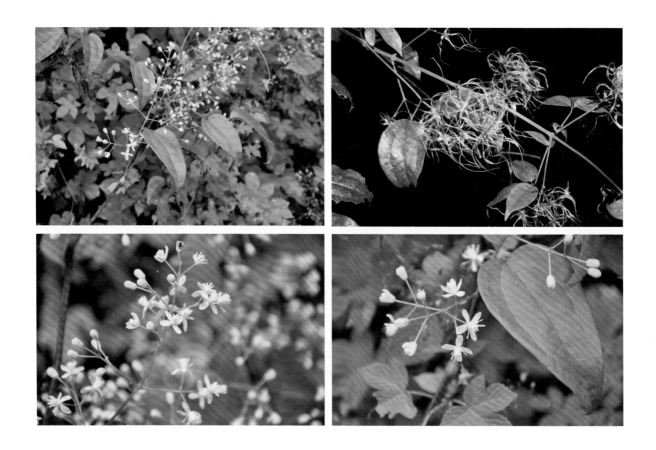

20 钝齿铁线莲（变种）Clematis apiifolia var. argentilucida (H. Léveillé & Vaniot) W. T. Wang

藤本。小枝和花序梗、花梗密生贴伏短柔毛。三出复叶；小叶片卵形或宽卵形，长 2.5~8cm，宽 1.5~7cm，不明显 3 浅裂，边缘有锯齿，两面疏生短柔毛，下表面沿叶脉较密。圆锥状聚伞花序多花；花直径约 1.5cm；萼片 4 枚，白色，两面有短柔毛；雄蕊无毛。瘦果纺锤形或狭卵形，顶端渐尖，不扁，有柔毛；宿存花柱长约 1.5cm。花期 7~9 月，果期 9~10 月。

分布于神农架大九湖、红坪、木鱼、宋洛、松柏等地，生于海拔 600~2300m 的沟边、山坡灌丛中。常见。

茎叶杀虫，解毒，利尿。

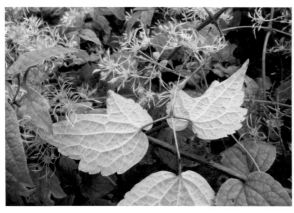
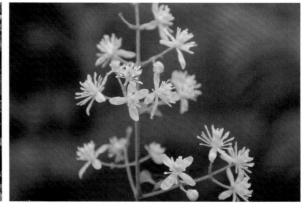

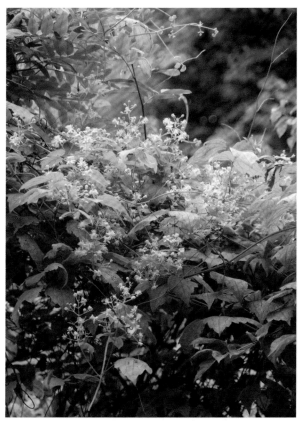
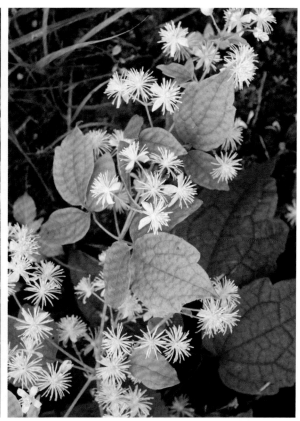

21 短尾铁线莲 **Clematis brevicaudata** de Candolle

藤本。枝有棱，小枝疏生短柔毛或近无毛。二回羽状复叶或二回三出复叶，有5~15枚小叶；小叶片卵形至宽卵状披针形，长1.5~6cm，宽0.7~3.5cm，先端渐尖，基部圆形、截形至浅心形，边缘疏生粗锯齿，有时3裂。圆锥状聚伞花序；花直径1.5~2cm；萼片4枚，白色，两面均有短柔毛；雄蕊无毛。瘦果卵形，密生柔毛；宿存花柱长1.5~3cm。花期7~9月，果期9~10月。

分布于神农架各地，生于海拔600m的山坡灌丛中。常见。

藤茎除湿热，通血脉，利小便。

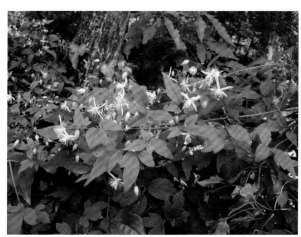
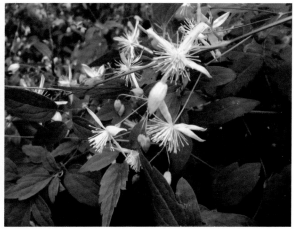

22 | 金佛铁线莲 **Clematis gratopsis** W. T. Wang

藤本。小枝、叶柄及花序梗、花梗均被短柔毛。一回羽状复叶，常5枚小叶；小叶片宽卵形至卵状披针形，长2~6cm，宽1.5~4cm，基部心形，中部以下3浅裂至深裂，先端渐尖，边缘有少数锯齿，两面密生短柔毛。聚伞花序常有3~9朵花，或呈顶生圆锥状聚伞花序；花直径1.5~2cm；萼片4枚，白色；雄蕊无毛。瘦果卵形，密生柔毛。花期8~10月，果期10~12月。

分布于神农架松柏、阳日等地，生于海拔600~1100m的山坡林下、灌丛中或草丛中。常见。

茎祛风湿，活血，理气。

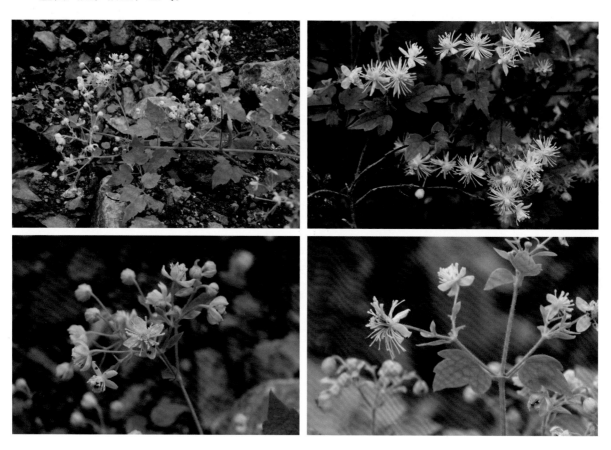

23 | 粗齿铁线莲 **Clematis grandidentata** (Rehder & E. H. Wilson) W. T. Wang

落叶藤本。小枝密生短柔毛。一回羽状复叶，常5枚小叶；小叶片卵形或椭圆状卵形，长5~10cm，宽3.5~6.5cm，先端渐尖，基部圆形至微心形，常有不明显3裂，边缘有粗大锯齿，两面生短柔毛。聚伞花序腋生，常有3~7朵花，或呈顶生圆锥状聚伞花序，多花；花直径2~3.5cm；萼片4枚，白色；雄蕊无毛。瘦果扁卵圆形，有柔毛；宿存花柱长达3cm。花期5~7月，果期7~10月。

分布于神农架各地，生于海拔600~2300m的山坡灌丛中、沟边。常见。

根行气活血，祛风湿，止痛。藤茎杀虫解毒。

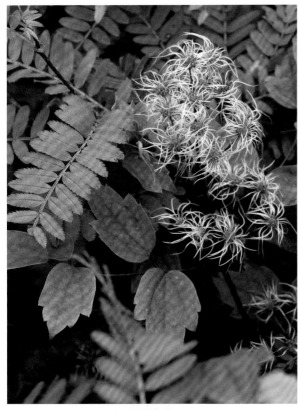
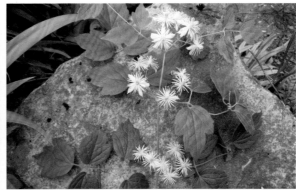
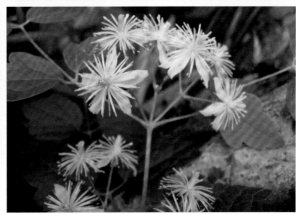

24 钝萼铁线莲 **Clematis peterae** Handel-Mazzetti

■ 分变种检索表

1. 子房和瘦果无毛·······················24a. 钝萼铁线莲 C. peterae var. peterae
1. 子房和瘦果被毛·······················24b. 毛果铁线莲 C. peterae var. trichocarpa

24a 钝萼铁线莲（原变种）**Clematis peterae** var. **peterae**

藤本。一回羽状复叶，常 5 枚小叶；小叶片卵形或长卵形，长 3~9cm，宽 2~4.5cm，先端常锐尖，基部圆形或浅心形，边缘疏生 1 至数枚锯齿，或全缘。圆锥状聚伞花序多花；花序梗基部有 1 对叶状苞片；花直径 1.5~2cm；萼片 4 枚，白色，两面有短柔毛；雄蕊无毛；子房无毛。瘦果卵形，稍扁平，无毛或近花柱处稍有柔毛；宿存花柱长达 3cm。花期 6~8 月，果期 9~12 月。

分布于神农架松柏、宋洛等地，生于海拔 800~1700m 的山坡、沟边、路边灌丛中。常见。

茎清热利湿，活血止痛，健胃消食，清肝明目。

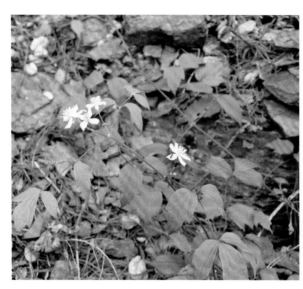
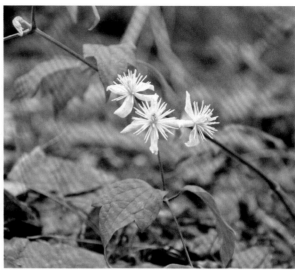

24b 毛果铁线莲（变种）Clematis peterae var. trichocarpa W. T. Wang

本变种与钝萼铁线莲（原变种）的区别为子房和瘦果有柔毛。

分布于神农架松柏、宋洛、新华，生于海拔 600~1000m 的山坡林缘。常见。

藤茎祛风利湿，活血解毒；外用于风湿性关节炎。

（五）唐松草属 Thalictrum Linnaeus

直立多年生草本。叶为三出复叶或多回复叶；叶柄基部稍变宽成鞘；有或无托叶。花序通常为由少数或较多花组成的单歧聚伞花序、圆锥花序、总状花序或伞房花序；花两性或单性；萼片 4~5 枚，花瓣状，早落；无花瓣；雄蕊多数，花丝棒状；心皮多数，无柄或有柄，花柱短或长，有毛或无毛。瘦果多数，常聚集成头状，有柄或无柄，常具宿存花柱。

150 种；我国约 76 种；湖北 20 多种；神农架 18 种，可供药用的 15 种。

■ 分种检索表

1. 小叶盾形·····································1. **盾叶唐松草 T. ichangense**
1. 小叶非盾形。
  2. 叶全部基生；花序为总状花序·····················2. **直梗高山唐松草 T. alpinum** var. **elatum**
  2. 具茎生叶和基生叶；聚伞花序。
    3. 植株被毛。
      4. 花柱反折或下弯，经常盔状，柱头不明显。
        5. 瘦果无柄或近无柄·····················3. **粗壮唐松草 T. robustum**

5. 瘦果具柄……………………………………4. 弯柱唐松草 **T. uncinulatum**

4. 花柱直立，不为盔状，柱头明显。

6. 果柄细长，与瘦果近等长或长于瘦果……………5. 长柄唐松草 **T. przewalskii**

6. 果柄短，明显短于瘦果。

7. 花柱明显……………………………………6. 西南唐松草 **T. fargesii**

7. 花柱不明显，很短……………………………7. 尖叶唐松草 **T. acutifolium**

3. 植株无毛。

8. 花柱反折或下弯，经常盔状，柱头不明显。

9. 瘦果具柄………………………………8. 长喙唐松草 **T. macrorhynchum**

9. 瘦果无柄或近无柄。

10. 小叶先端锐尖或短渐尖………………………9. 大叶唐松草 **T. faberi**

10. 小叶先端圆形、截形或钝………………10. 爪哇唐松草 **T. javanicum**

8. 花柱直立，不为盔状，柱头明显，稀不明显。

11. 花丝上部明显增大。

12. 瘦果无柄或近无柄；花柱明显…………11. 瓣蕊唐松草 **T. petaloideum**

12. 瘦果具柄。

13. 茎生叶三至四回羽状复叶……………12. 贝加尔唐松草 **T. baicalense**

13. 茎生叶一回或二回羽状复叶……………13. 小果唐松草 **T. microgynum**

11. 花丝线形或上部略增大。

14. 茎生叶和花序分枝均直立…………14. 短梗箭头唐松草 **T. simplex** var. **brevipes**

14. 茎生叶和花序分枝均平展…………15. 东亚唐松草 **T. minus** var. **hypoleucum**

1　盾叶唐松草 **Thalictrum ichangense** Lecoyer ex Oliver

直立草本，全株无毛。根状茎斜，须根有纺锤形小块根。一至三回三出复叶；顶生小叶卵形或近圆形，长 2~4cm，宽 1.5~4cm，中部以上 3 浅裂，边缘有疏齿；小叶柄盾状着生，长 1.5~2.5cm。复单歧聚伞花序；萼片白色，花瓣状；雄蕊多数；心皮 5~16 个，有细柄，柱头近球形，无柄。瘦果近镰刀形，长约 4.5mm，约有 8 条细纵肋。花期 4~5 月，果期 6~8 月。

分布于神农架红坪、木鱼、新华等地，生于海拔 900~1600m 的林下阴湿处。常见。

全草散寒，除风湿，祛目雾，消浮肿。根祛风清热，解毒。

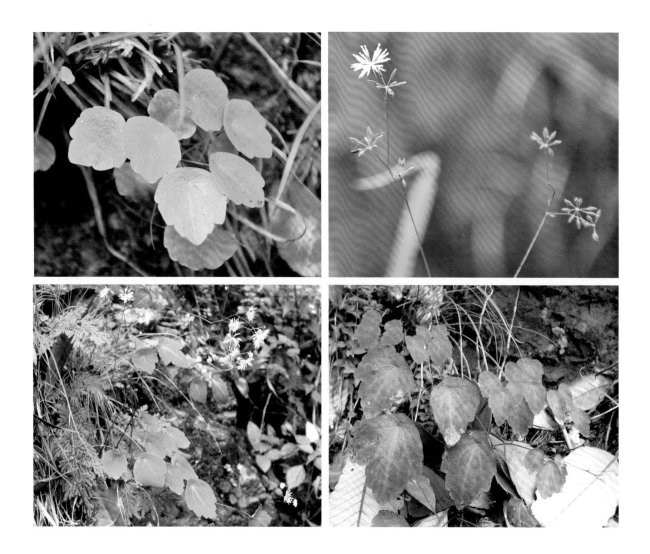

2 直梗高山唐松草（变种）**Thalictrum alpinum** var. **elatum** Ulbrich

多年生无毛小草本。二回羽状三出复叶；小叶薄革质，圆菱形、菱状宽倒卵形或倒卵形，长和宽均为 3~5mm，3 浅裂，浅裂片全缘。花葶 1~2 条；总状花序；花梗向上直展；萼片 4 枚，脱落；雄蕊 7~10 枚；心皮 3~5 个。瘦果近无柄，狭椭圆形，稍扁，长约 3mm，有 8 条粗纵肋。花期 6~8 月，果期 8~9 月。

分布于神农架大九湖（南天门），生于海拔 2800m 的山坡草丛中。罕见。

根、根茎清热燥湿，杀菌止痢。

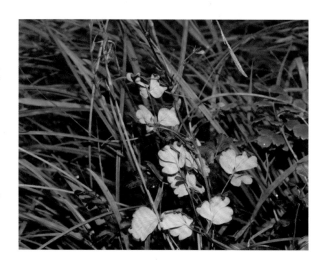

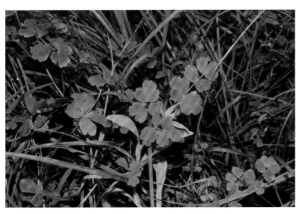
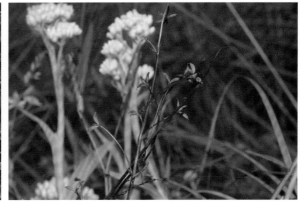

3 粗壮唐松草 **Thalictrum robustum** Maximowicz

茎高 80~150cm，上部分枝。茎中部叶为二至三回三出复叶；小叶纸质或草质，顶生小叶卵形，长 6~8.5cm，宽 3~5cm，上部 3 浅裂，边缘有粗齿，下表面稍密被短柔毛。花序圆锥状；花多数；花梗有短柔毛；萼片 4 枚，早落；雄蕊多数；心皮 6~16 个，近无毛，花柱拳卷。瘦果无柄，长圆形，长 1.5~3mm，有 7~8 条纵肋，具宿存花柱。花期 6~7 月，果期 8~9 月。

分布于神农架红坪、宋洛等地，生于海拔 1100~1900m 的山坡、沟边草丛中。常见。

根、茎清热燥湿，解毒。

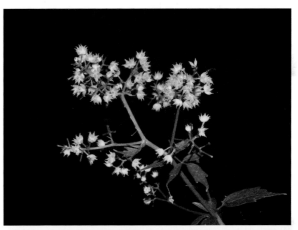
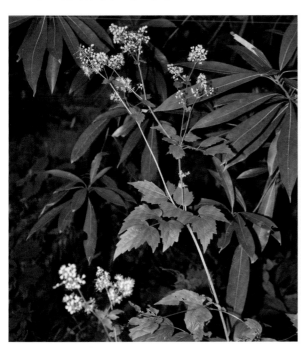
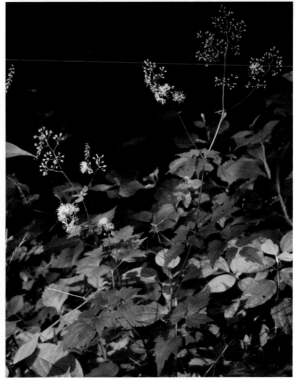

4 弯柱唐松草 **Thalictrum uncinulatum** Franchet ex Lecoyer

直立草本，高 60~120cm，疏被短柔毛。三回三出复叶；小叶纸质，顶生小叶卵形，长 1.6~3cm，宽 1.3~2.9cm，3 浅裂，边缘有钝牙齿，下表面脉网明显。花序圆锥状；花密集；花梗密被短柔毛；萼片白色；雄蕊多数；心皮 6~8 个，花柱拳卷。瘦果狭椭圆球形，具 6 条纵肋，基部有短心皮柄；宿存花柱长拳卷。花期 7 月，果期 8 月。

分布于神农架大九湖、红坪、宋洛、松柏等地，生于海拔 1500~1900m 的山坡林中或沟旁草丛中。常见。

根、茎清热泻火，燥湿。

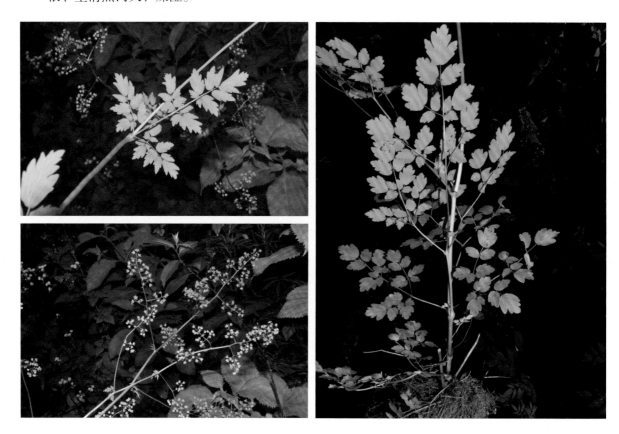

5 长柄唐松草 **Thalictrum przewalskii** Maximowicz

茎高 50~120cm，无毛，通常分枝。四回三出复叶；小叶薄草质，顶生小叶卵形、菱状椭圆形、倒卵形或近圆形，长 1~3cm，宽 0.9~2.5cm，3 裂常达中部，有粗齿，下表面具短毛。圆锥花序多分枝，无毛；萼片白色，早落；雄蕊多数；心皮 4~9 个，有子房柄，花柱与子房等长。瘦果扁，斜倒卵形，有 4 条纵肋；子房柄长 0.8~3mm；具宿存花柱。花期 6~8 月，果期 8~9 月。

分布产于神农架红坪、木鱼、松柏等地，生于海拔 1500~2800m 的山谷、沟边草丛中。常见。

根清热解表，升阳。

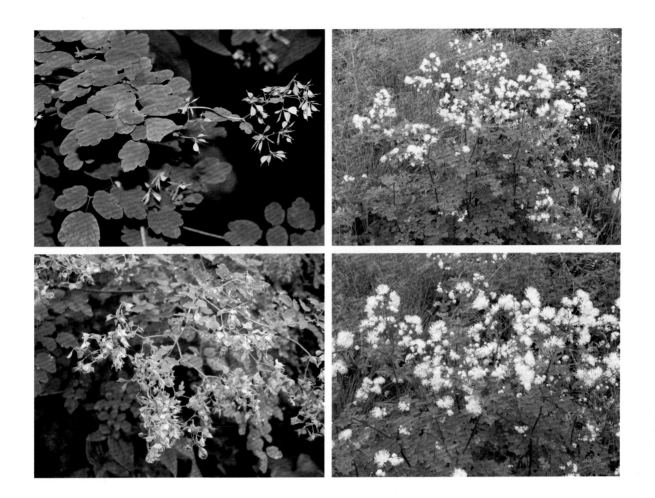

6 西南唐松草 *Thalictrum fargesii* Franchet ex Finet & Gagnepain

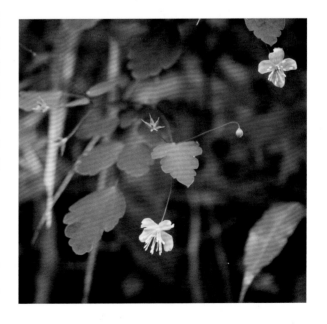

直立无毛草本。茎纤细，分枝。三至四回三出复叶；小叶草质或纸质，顶生小叶菱状倒卵形、宽倒卵形或近圆形，长 1~3cm，宽 1~2.5cm，上部 3 浅裂，裂片全缘或有 1~3 枚圆齿。单歧聚伞花序；萼片 4 枚，白色或带淡紫色，脱落；雄蕊多数；心皮 2~5 个，花柱直，柱头狭椭圆形或近线形。瘦果纺锤形，基部有极短的心皮柄；宿存花柱长 0.8~2mm。花期 5~6 月，果期 7~9 月。

分布于神农架大九湖、红坪、木鱼等地，生于海拔 600~1700m 的山地溪边、阴湿处。常见。

全草清热解毒，泻火燥湿；用于牙痛、皮炎、湿疹。

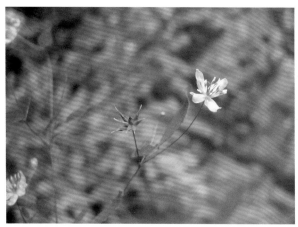
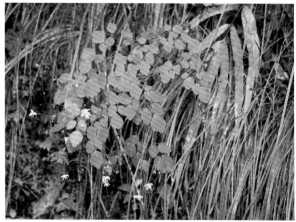

7 尖叶唐松草 **Thalictrum acutifolium** (Handel-Mazzetti) Boivin

　　直立草本，植株无毛。具肉质根，胡萝卜形。茎高 25~65cm。二回三出复叶；顶生小叶卵形，长 2.3~5cm，宽 1~3cm，不分裂或不明显 3 浅裂，边缘有疏牙齿。花序稀疏；萼片 4 枚，白色或带粉红色，早落；雄蕊多数；心皮 6~12 个，有细柄，花柱短。瘦果扁，狭长圆形，稍不对称，有时稍镰状弯曲，有 8 条细纵肋；心皮柄长 1~2.5mm。花期 4~7 月，果期 6~9 月。

　　分布于神农架松柏、木鱼等地，生于海拔 1300m 以下的林下或草丛中。常见。

　　全草消肿解毒，明目止泻，凉血。

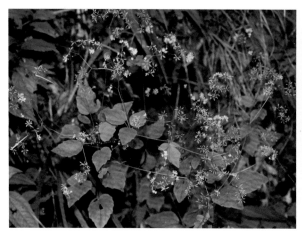
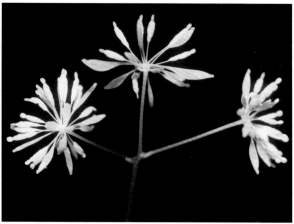

8 长喙唐松草 **Thalictrum macrorhynchum** Franchet

　　直立无毛草本，高 45~65cm。二至三回三出复叶。小叶草质，顶生小叶圆菱形，长 1.4~4cm，宽 2.5~4cm，3 浅裂，具圆牙齿；叶柄长达 8cm，基部稍增宽成鞘。圆锥状花序有稀疏分枝；萼片白色，早落；雄蕊多数；心皮 10~20 个，拳卷。瘦果狭卵球形，长 7~9mm，基部突变成短柄，有 8 条纵肋，具宿存花柱,拳卷。花期6月,果期7~8月。

　　分布于神农架大九湖、木鱼、松柏、阳日等地,生于海拔1200~1600m的林下、沟边、路边阴湿处。常见。

　　根、茎清利湿,消肿。

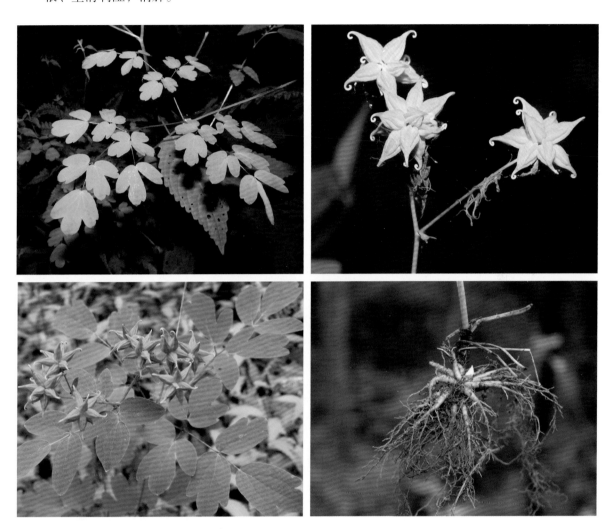

9 ｜ 大叶唐松草 **Thalictrum faberi** Ulbrich

　　植株无毛。茎高35~110cm,上部分枝。叶二至三回三出复叶;小叶大,坚纸质,顶生小叶宽卵形,长5~10cm,宽3.5~9cm,3浅裂,边缘具粗齿,下表面脉网明显。花序圆锥状;萼片白色,早落;雄蕊多数,花药长圆形,长1~2mm,花丝比花药窄或等宽,长5~7mm,上部倒披针形,下部丝形;心皮3~6个。瘦果狭卵形,约有10条细纵肋;宿存花柱短,拳卷。花期7~8月,果期8~9月。

　　分布于神农架宋洛,生于海拔800~1200m的林下阴湿处。常见。

　　根、根茎清热解毒,利湿。

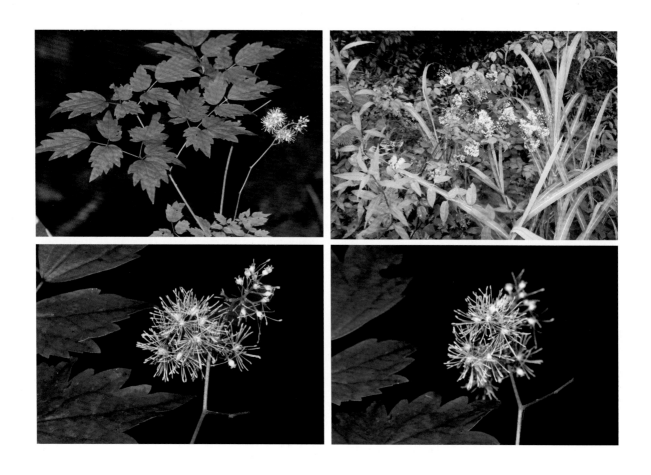

10 | 爪哇唐松草 **Thalictrum javanicum** Blume

植株无毛，高 30~100cm，中部以上分枝。茎生叶三至四回三出复叶；顶生小叶倒卵形、椭圆形，长 1.2~2.5cm，宽 1~1.8cm，3 浅裂，有圆齿，下表面脉网明显。花序近二歧状分枝，呈伞房状或圆锥状；萼片 4 枚，早落；雄蕊多数；心皮 8~15 个。瘦果狭椭圆形，有 6~8 条纵肋；宿存花柱短，顶端拳卷。花期 4~7 月，果期 8~9 月。

分布于神农架红坪、木鱼等地，生于海拔 1500~2000m 的山地林中、沟边或陡崖边较阴湿处。常见。

全草用于关节炎。根解热，用于跌打损伤。

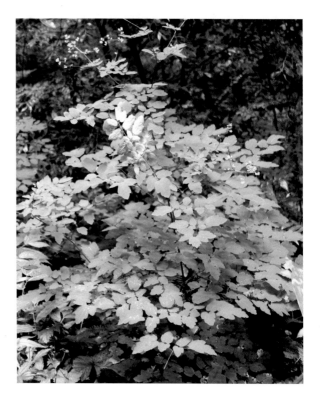

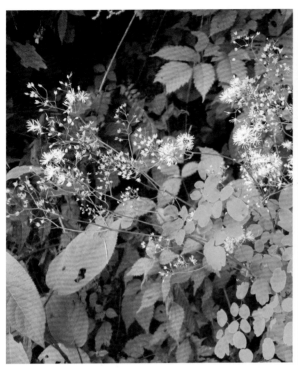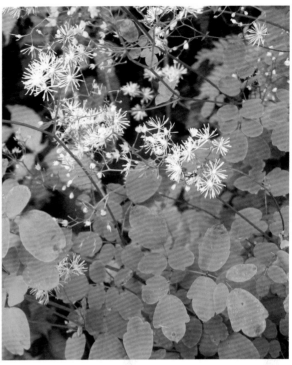

11 | 瓣蕊唐松草 **Thalictrum petaloideum** Linnaeus

植株无毛，高 20~80cm，上部分枝。三至四回三出复叶或羽状复叶；小叶草质，形状变异很大，顶生小叶倒卵形或宽倒卵形，长 3~12mm，宽 2~15mm，3 浅裂至 3 深裂，裂片全缘，脉网不明显。花序伞房状，少花或多花；萼片 4 枚，白色；雄蕊多数；心皮 4~13 个，无柄。瘦果卵形，长 4~6mm，有 8 条纵肋；宿存花柱长约 1mm。花期 6~7 月，果期 8~9 月。

分布于神农架红坪、木鱼、宋洛等地，生于海拔 600~1800m 山坡灌丛下、林缘草地阴湿地。常见。

根健胃消食，清肝明目，清热解毒；用于黄疸、泄泻、痢疾、渗出性皮炎。

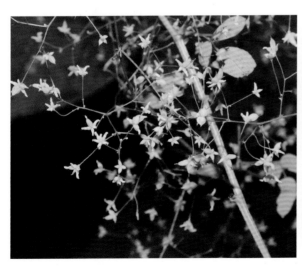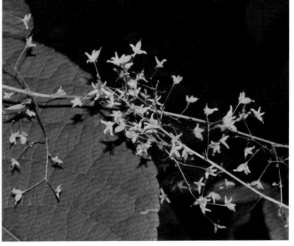

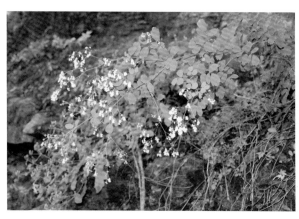
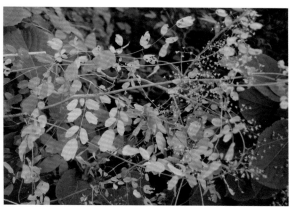

12 贝加尔唐松草 **Thalictrum baicalense** Turczaninow

　　植株高 45~80cm，无毛。叶为三回三出复叶；小叶草质，顶生小叶宽菱形或菱状宽倒卵形，长 1.8~4.5cm，宽 2~5cm，3 浅裂，裂片有圆齿，脉网稍明显。花序圆锥状；萼片 4 枚，绿白色，早落；雄蕊 10~20 枚；心皮 3~7 个。瘦果卵形或宽椭圆形，稍扁，长约 3mm，有 8 条纵肋；心皮柄长约 0.2mm。花期 5~6 月，果期 8~9 月。

　　分布于神农架木鱼、新华等地，生于海拔 1400m 的山坡、沟边草丛。常见。

　　根、根茎清热燥湿，解毒；用于痢疾、目赤。

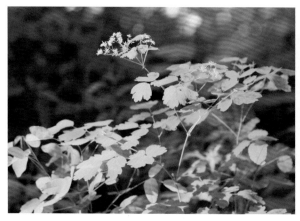
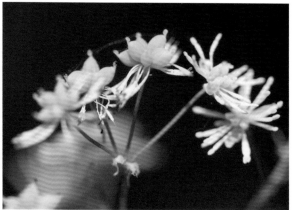

13 小果唐松草 **Thalictrum microgynum** Lecoyer ex Oliver

　　植株无毛。根状茎短，须根有斜倒圆锥形的小块根。基生叶 1 枚，为二至三回三出复叶；小叶薄草质，顶生小叶楔状倒卵形、菱形，长 2~6.4cm，宽 1.5~3.8cm，3 浅裂，边缘有粗圆齿。茎生叶 1~2 枚，似基生叶。花序似复伞形花序；萼片白色，早落；雄蕊多数；心皮 6~15 个，有柄，柱头小，无花柱。瘦果狭椭圆球形，有 6 条细纵肋；心皮柄长约 1.2mm。花期 4~7 月，果期 6~9 月。

　　分布于神农架大九湖、红坪、木鱼、宋洛等地，生于 2200m 以下的山地林下、草坡和岩石边较阴湿处。常见。

全草用于全身黄肿、眼睛发黄、祛寒。根清热凉血，理气消肿。

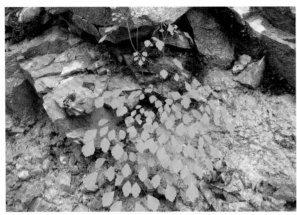
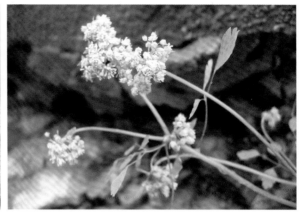

14　短梗箭头唐松草（变种）**Thalictrum simplex** var. **brevipes** H. Hara

植株无毛，高 54~100cm。叶为二回羽状复叶；小叶多为楔形，小裂片狭三角形，3 裂，顶端锐尖。圆锥花序长 9~30cm；萼片 4 枚，早落，狭椭圆形；雄蕊约 15 枚；心皮 3~6 个，无柄，柱头宽三角形。瘦果狭椭圆球形或狭卵球形，长约 2mm，有 8 条纵肋。花期 7 月，果期 9 月。

分布于神农架松柏、下谷等地，生于海拔 900~1200m 的山坡林下草丛中。常见。

全草清热解毒。花、果实用于肝炎、肝肿大。

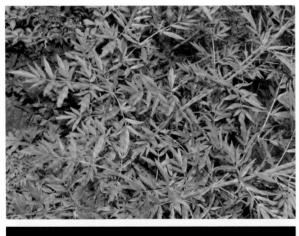
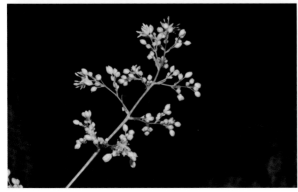
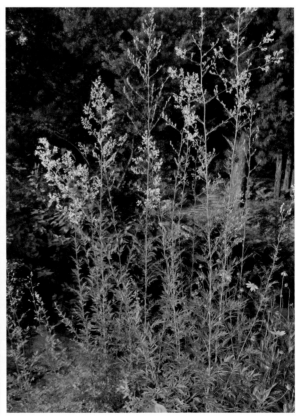

15 | 东亚唐松草（变种）**Thalictrum minus** var. **hypoleucum** (Siebold & Zuccarini) Miquel

植株无毛。茎生叶和花序分枝均平展。茎生叶为四回三出羽状复叶；小叶坚纸质，顶生小叶楔状倒卵形、近圆形或狭菱形，长 0.7~1.5cm，宽 0.4~1.3cm，3 浅裂或有疏牙齿，脉网不明显。圆锥花序长；萼片 4 枚，淡黄绿色，脱落；雄蕊多数；心皮 3~5 个，无柄，柱头正三角状箭头形。瘦果膨胀，卵球形，稍扁，有 8 条纵肋。花期 6~7 月，果期 8~9 月。

分布于神农架大九湖、红坪、木鱼、松柏、宋洛等地，生于海拔 800~1700m 的山坡林下草丛中。常见。

根清热解毒，利水消肿。

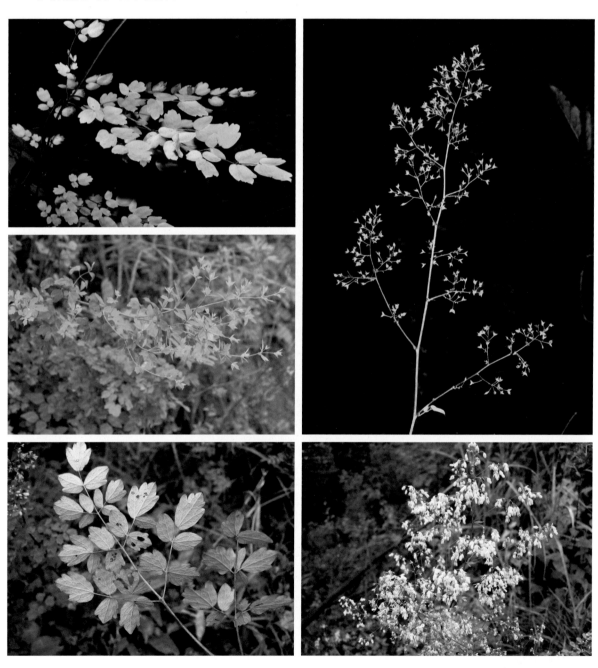

（六）侧金盏花属 Adonis Linnaeus

多年生或一年生草本。基生叶和茎下部叶常退化成鳞片状；茎生叶互生，多回掌状或羽状细裂。花单生于茎或分枝的顶端，两性；萼片5~8枚，淡黄绿色或带紫色，长圆形或卵形；花瓣5~24枚，倒卵形、倒披针形或长圆形；雄蕊多数，花丝狭线形或近丝形；心皮多数，螺旋状着生于圆锥状的花托上，子房卵形，有1枚胚珠，花柱短。瘦果倒卵球形或卵球形。

30种；我国10种；湖北2种；神农架1种，可供药用。

蜀侧金盏花 Adonis sutchuenensis Franchet

多年生草本。叶无毛，卵状五角形，长3.5~6.8cm，宽5~8cm，3全裂，二回羽状全裂或深裂，小裂片有锐齿；叶柄鞘顶端有叶状裂片。花黄色；萼片约6枚，多为倒披针形；花瓣8~12片，倒披针形或长圆状倒披针形；雄蕊长约为花瓣的1/3；心皮多数，子房疏被短柔毛，花柱短或近不存在，柱头小，球形。花期4~6月，果期7~9月。

分布于神农架红坪、木鱼等地，生于海拔1000~1800m的山地林下、沟边草丛中。少见。

全草清热燥湿、健胃、镇痛、强心；用于痈肿疮毒、目赤肿痛、呕吐、泻痢、心悸不眠、癫痫。

本种花新鲜时黄色，但压制成标本后变为白色，极易被误定为短柱侧金盏花 A. davidii。

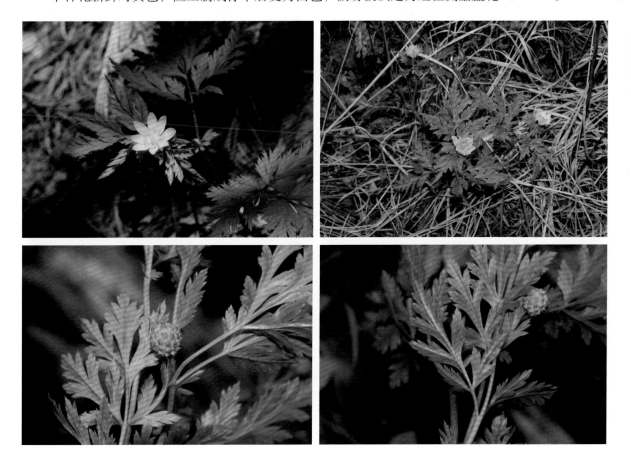

（七）美花草属 Callianthemum C. A. Meyer

多年生草本，有根状茎。叶均基生或基生或茎生，为二至三回羽状复叶。花单生于茎或分枝的顶端，两性；萼片 5 枚，椭圆形，淡绿色或带淡紫色；花瓣 5~16 片，倒卵形或倒卵状长圆形，白色或带淡紫色；雄蕊多数，花药椭圆形，花丝披针状线形；心皮多数，子房有 1 枚胚珠，花柱短。聚合果近球形；瘦果卵球形，宿存花柱短。

12 种；我国 5 种；湖北 1 种；神农架 1 种，可供药用。

太白美花草 Callianthemum taipaicum W. T. Wang

多年生无毛草本。根状茎直径约 4mm。基生叶 3~6 枚，叶片在开花时尚未完全发育，狭卵形，长 1.8~2.5cm，宽 1~2.2cm，果期时长达 6cm，羽片 2~3 对，下部的无柄，上部的有柄，二回深裂；叶柄长 2~10cm，有鞘。茎生叶较小。花单生茎或分枝的顶端；萼片 5 枚，带蓝紫色；花瓣 9~13 片；雄蕊长 4~5mm，花药狭椭圆形，长约 0.8mm，花丝狭线形；心皮 18~22 个，有短花柱。

分布于神农架木鱼、红坪，生于海拔 2800m 以下的山地。少见。

全草清热解毒，消炎；用于小儿肺炎。

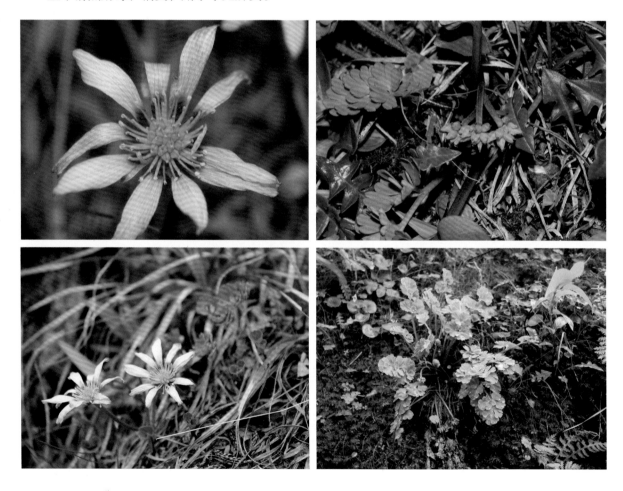

（八）毛茛属 Ranunculus Linnaeus

一年生或多年生草本。叶大多基生并茎生，单叶或三出复叶，3浅裂至3深裂，或全缘；叶柄基部扩大成鞘状。花单生或呈聚伞花序，两性；具苞片；萼片5枚，绿色；花瓣常5片，黄色，具爪，基部有1个蜜槽；雄蕊多数，向心发育；心皮多数，离生，含1枚胚珠，花柱短。聚合果球形或长圆形；瘦果卵球形或两侧压扁，背腹线有纵肋，或边缘有棱至宽翼。

550种；我国125种；湖北9种；神农架6种，均可供药用。

■ 分种检索表

1. 茎单生或数个簇生，直立，上部常有多花。
　2. 叶裂片先端圆钝；瘦果极多，达70~130个····················1. 石龙芮 R. sceleratus
　2. 叶裂片先端渐尖或急尖；瘦果少。
　　3. 花托被毛；基生叶有3枚小叶。
　　　4. 聚合果球形····························2. 禺毛茛 R. cantoniensis
　　　4. 聚合果近长圆形·························3. 茴茴蒜 R. chinensis
　　3. 花托无毛；基生叶3深裂，有时几全裂，裂片无柄·······4. 毛茛 R. japonicus
1. 茎软而平卧或上升，或直立，矮小，常有少数单花。
　5. 单叶，不分裂····························5. 西南毛茛 R. ficariifolius
　5. 三出复叶····························6. 扬子毛茛 R. sieboldii

---

1 ｜ 石龙芮 Ranunculus sceleratus Linnaeus

一年生直立草本。基生叶多数，叶片肾状圆形，长1~4cm，宽1.5~5cm，基部心形，3深裂不达基部，裂片先端钝圆，有粗圆齿；茎生叶多数，与基生叶相似，上部叶较小。聚伞花序有多花；花小；萼片5枚，外面有短柔毛；花瓣5片，倒卵形，等长或稍长于花萼，基部有短爪；雄蕊10枚至多数。聚合果长圆形；瘦果极多，近百个。花、果期5~8月。

分布于神农架大九湖、木鱼等地，生于河沟边及平原湿地。常见。

根茎泻火燥湿，抗菌消炎，健胃；用于目赤、口腔溃疡、痢疾、泄泻、金疮。

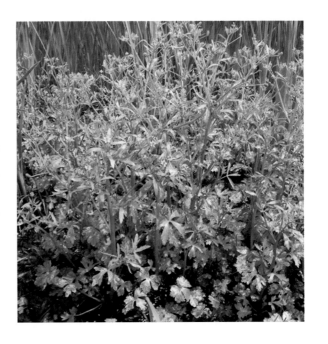

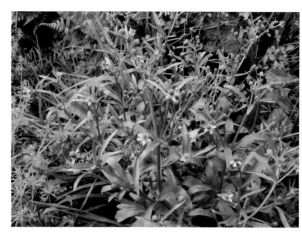
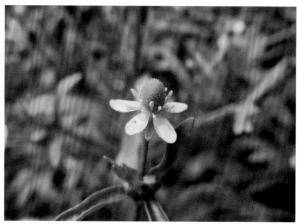

2 | 禺毛茛 *Ranunculus cantoniensis* de Candolle

多年生直立草本。叶为三出复叶；小叶卵形至宽卵形，宽 2~4cm，2~3 中裂，边缘密生锯齿，两面贴生糙毛；上部叶渐小，3 全裂。花序多花，疏生；萼片 5 枚，卵形；花瓣 5 片，椭圆形。聚合果近球形，直径约 1cm；瘦果扁平，无毛，边缘有宽约 0.3mm 的棱翼，喙基部宽扁，顶端弯钩状。花、果期 4~7 月。

分布于神农架大九湖、木鱼、下谷等地，生于海拔 500~2500m 的平原或丘陵田边、沟旁水湿地。常见。

全草解毒消炎；用于黄疸、目翳，外用于跌打损伤；有毒。

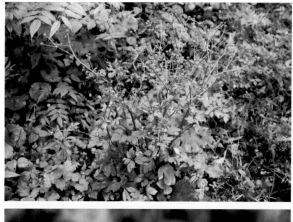
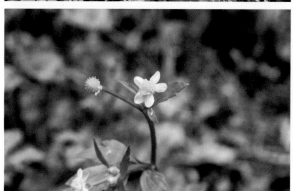
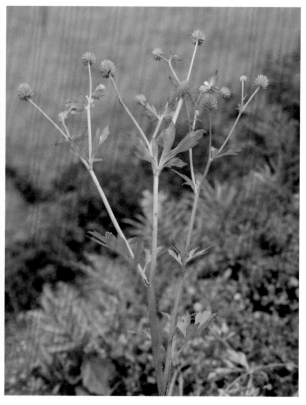

3 | 茴茴蒜 **Ranunculus chinensis** Bunge

一年生直立草本。三出复叶；小叶 2~3 深裂；裂片倒披针状楔形，宽 5~10mm，上部有不等的粗齿，两面伏生糙毛。花序有较多花；萼片 5 枚，狭卵形；花瓣 5 片，黄色；花托在果期显著伸长，圆柱形。聚合果长圆形，直径 6~10mm；瘦果扁平，无毛。花、果期 5~9 月。

分布于神农架红坪、木鱼、新华等地，生于海拔 800~1400m 的山坡、沟边草丛中。常见。

全草清热解毒，杀虫截疟；有毒。

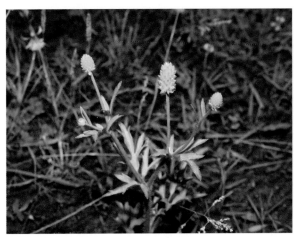 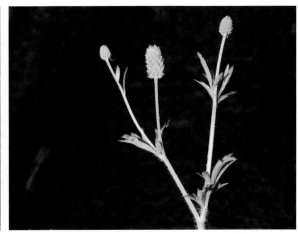

4 | 毛茛 **Ranunculus japonicus** Thunberg

多年生直立草本。数叶基生，圆心形或五角形，通常 3 深裂不达基部，中裂片倒卵状楔形或宽卵圆形，3 浅裂，边缘有粗齿或缺刻，侧裂片不等 2 裂，裂片两面贴生柔毛。聚伞花序有多数花，疏散；萼片 5 枚；花瓣 5 片，黄色。聚合果近球形；瘦果扁平，边缘有宽约 0.2mm 的棱，无毛，喙短直或外弯。花、果期 4~9 月。

分布于神农架各地，生于海拔 700~2200m 的山坡、沟边草丛中。常见。

全草退黄，定喘，截疟，镇痛等；用于黄疸、哮喘、风湿关节痛、牙痛、跌打损伤等；有毒。

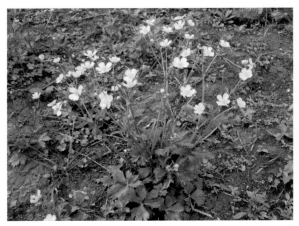 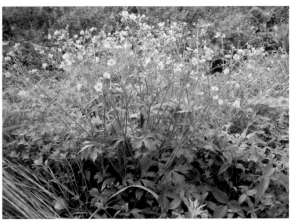

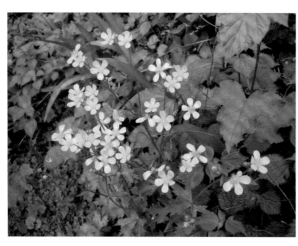
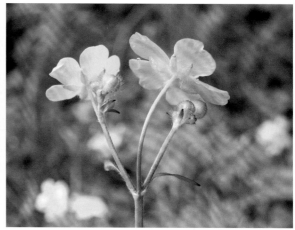

5 西南毛茛 **Ranunculus ficariifolius** H. Léveillé & Vaniot

一年生草本。基生叶与茎生叶相似，叶片不分裂，宽卵形或近菱形，长 0.5~3cm，宽 5~25mm，顶端尖，基部楔形，边缘有 3~9 枚浅齿或近全缘。花直径 8~10mm，与叶对生；萼片 5 枚；花瓣 5 片。聚合果近球形，直径 3~4mm；瘦果卵球形，两面较扁，有疣状小突起，喙短直或弯。花、果期 4~7 月。

分布于神农架大九湖，生于湿地中。少见。

茎叶利湿消肿，止痛杀虫。

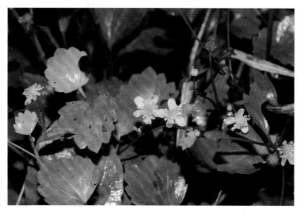
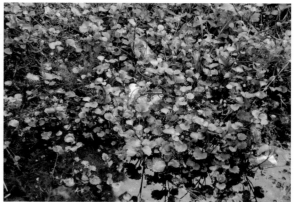

6 扬子毛茛 **Ranunculus sieboldii** Miquel

多年生草本。基生叶与茎生叶相似，为三出复叶；叶片圆肾形至宽卵形，长 2~5cm，宽 3~6cm，基部心形，中央小叶宽卵形或菱状卵形，3 浅裂至较深裂，边缘有锯齿。花与叶对生；萼片 5 枚，花期向下反折；花瓣 5 片，黄色；雄蕊 20 余枚。聚合果圆球形，直径约 1cm；瘦果扁平，无毛，边缘有宽约 0.4mm 的宽棱。花、果期 5~10 月。

分布于神农架红坪、木鱼、松柏、新华、阳日等地，生于海拔 500~800m 的沟边、路边草丛中。常见。

全草除痰截疟，解毒消肿；用于疟疾、瘿肿、毒疮、跌打损伤。

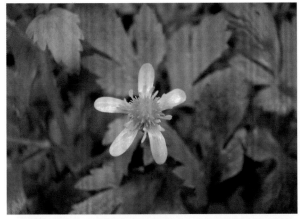

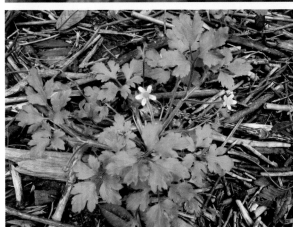

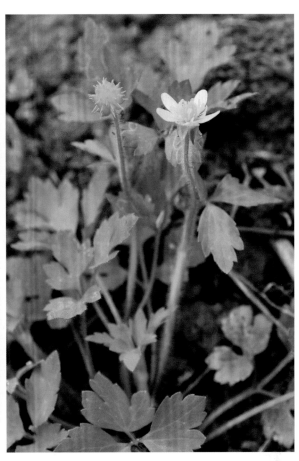

（九）乌头属 Aconitum Linnaeus

一年生或多年生草本。根为多年生直根，或由 2 至数个块根形成。茎直立或缠绕。单叶互生，掌状分裂或不裂。花序通常总状；花两性，两侧对称；具苞片；萼片 5 枚，花瓣状，上萼片 1 枚，船形、盔形或圆筒形，侧萼片 2 枚，近圆形，下萼片 2 枚，近长圆形；花瓣 2 片，有爪，瓣片通常有唇和距；雄蕊多数；心皮 3~13 个，花柱短。蓇葖果，宿存花柱短。

约 400 种；我国约 211 种；湖北 16 种；神农架 12 种，可供药用的 8 种。

■ 分种检索表

1. 茎缠绕。
  2. 叶深裂 ⋯⋯⋯⋯⋯⋯⋯⋯⋯⋯⋯⋯⋯⋯⋯⋯⋯⋯⋯⋯⋯ 1. **瓜叶乌头** A. hemsleyanum
  2. 叶全裂。
    3. 叶裂片密生锯齿 ⋯⋯⋯⋯⋯⋯⋯⋯⋯⋯⋯⋯⋯⋯⋯⋯⋯ 2. **大麻叶乌头** A. cannabifolium

3. 叶裂片疏生牙齿 ··· 3. 川鄂乌头 A. henryi
1. 茎直立。
　4. 叶全裂或几全裂。
　　5. 叶的全裂片末回裂片线形 ····································· 4. 铁棒锤 A. pendulum
　　5. 叶的全裂片末回裂片卵形或三角形 ··················· 5. 乌头 A. carmichaeli
　4. 叶掌状深裂。
　　6. 小苞片生花梗基部，卵形 ······························· 6. 花葶乌头 A. scaposum
　　6. 小苞片生花梗下部至上部，线形。
　　　7. 萼片蓝紫色 ··· 7. 高乌头 A. sinomontanum
　　　7. 萼片黄色 ·········· 8. 毛果吉林乌头 A. kirinense var. australe

1　瓜叶乌头 Aconitum hemsleyanum E. Pritzel

　　多年生缠绕草本。根圆锥形。茎中部叶的叶片五角形或卵状五角形，长 6.5~12cm，宽 8~13cm，基部心形，3 深裂，中裂片梯状菱形，先端渐尖，3 浅裂，上部具粗牙齿，侧裂片不等 2 浅裂，叶下表面基部及叶柄疏被柔毛。总状花序有 2~12 朵花；萼片深蓝色，上萼片高盔形，喙不明显；花瓣 2 片，具长约 2mm 的距；雄蕊无毛；心皮 5 个。蓇葖果长 1.2~1.5cm。种子三棱形。花、果期 7~10 月。

　　分布于神农架各地，生于海拔 1200~2200m 的山坡林下灌丛中。常见。

　　块根用于跌打损伤、关节炎，外用于无名肿毒、疥疮；有大毒。

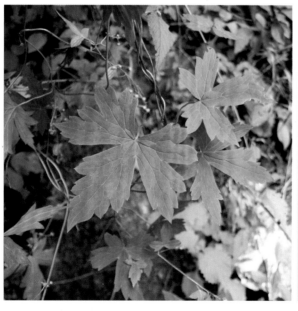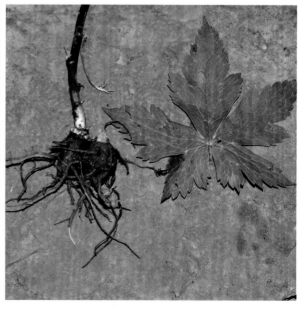

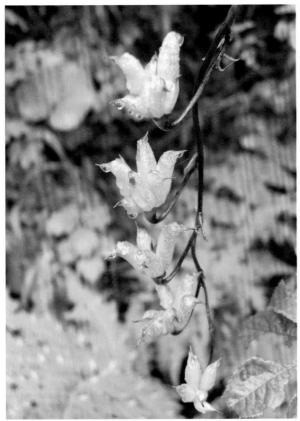
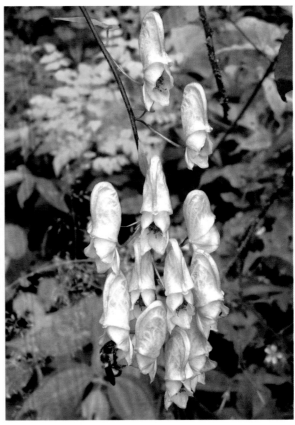

2　大麻叶乌头 Aconitum cannabifolium Franchet ex Finet & Gagnepain

茎缠绕，被短柔毛或变无毛。叶片草质，五角形，长 6.8~10cm，宽 9~11cm，3 全裂，全裂片具细长柄，中裂片披针形，渐尖，边缘密生三角形锐齿，侧全裂片不等 2 裂通常达基部，叶两面几无毛或上表面疏生短柔毛。总状花序有 3~6 朵花；萼片淡绿色带紫色，上萼片高盔形；花瓣无毛，向后弯的距长约 3.5mm；雄蕊无毛；心皮 3 个。蓇葖果长约 1.5cm。花期 8~9 月，果期 9~10 月。

分布于神农架各地，生于海拔 1200~2000m 的山地林中、沟边。常见。

根用于五劳七伤；有毒。

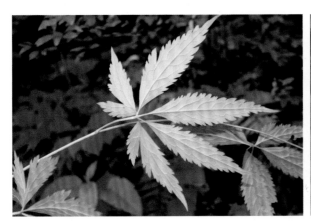
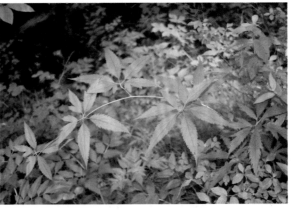

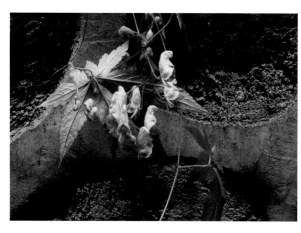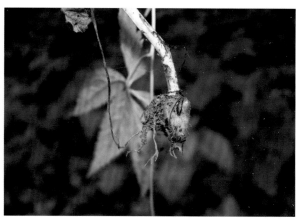

3 | 川鄂乌头 Aconitum henryi E. Pritzel

块根倒圆锥形，长 1.5~3.8cm。茎缠绕，无毛。叶片坚纸质，卵状五角形，长 4~10cm，宽 6.5~12cm，3 全裂，中央全裂片披针形，渐尖，边缘具钝状牙齿，两面无毛。花序有 3~6 朵花；萼片蓝色，上萼片高盔形；花瓣无毛，距长 4~5mm，向内弯曲；雄蕊无毛；心皮 3 个，子房无毛或疏被短柔毛。花、果期 9~10 月。

分布于神农架各地，生于海拔 1000~2000m 的山地林下草丛中。常见。

块根祛风胜湿，活血行瘀。

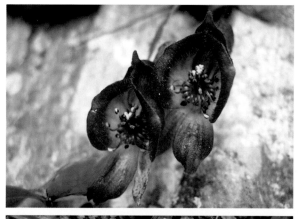
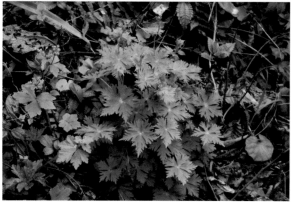
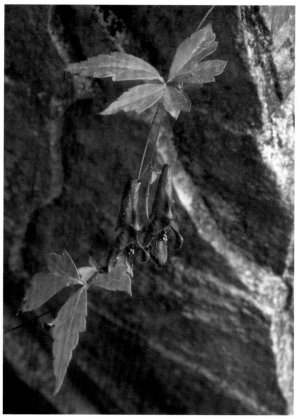

4 铁棒锤 Aconitum pendulum Busch

直立草本。块根倒圆锥形。叶片形状似伏毛铁棒锤，宽卵形，长 3.4~5.5cm，宽 4.5~5.5cm，几全裂，小裂片线形，两面无毛。顶生总状花序，有花 8~35 朵；萼片黄色，常带绿色，有时蓝色，上萼片船状镰刀形，具爪；花瓣无毛或有疏毛；心皮 5 个。蓇葖果长 1.1~1.4cm。种子倒卵状三棱形。花期 7~9 月，果期 9~10 月。

分布于神农架木鱼、红坪，生于海拔 2800m 以上的山坡草地。少见。

块根祛风镇痛，散瘀止血，消肿拔毒；有大毒。

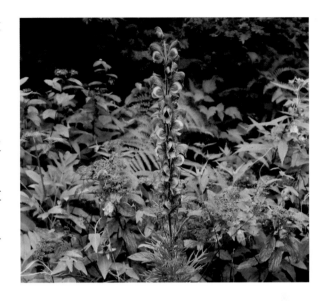

5 乌头 Aconitum carmichaeli Debeaux

直立草本。块根倒圆锥形。叶片薄革质，五角形，长 6~11cm，宽 9~15cm，基部浅心形，3 裂近基部，中央全裂片宽菱形，急尖，末回裂片卵形或三角形，侧全裂片不等 2 深裂，叶上表面疏被短伏毛，

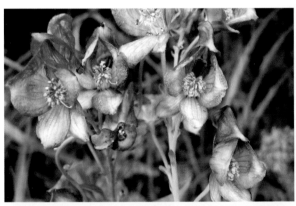

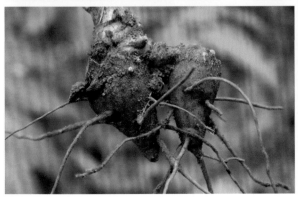

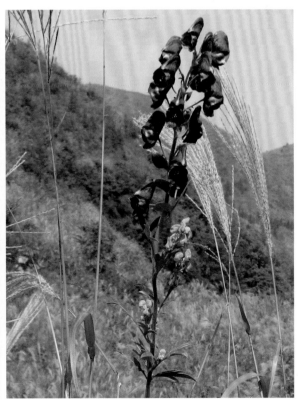

下表面沿脉疏被短柔毛。总状花序顶生；萼片蓝紫色；花瓣无毛，距长 2~2.5mm；雄蕊多数；心皮 3~5 个。蓇葖长 1.5~1.8cm。种子三棱形。花、果期 9~10 月。

分布于神农架各地，生于海拔 500~2200m 的山坡草地、灌丛中。常见。

根祛风除湿，温经止痛；有毒。

6　花葶乌头 Aconitum scaposum Franchet

■ 分变种检索表

1. 基生叶 3 或 4 枚，花期不枯萎。
　2. 茎生叶 2~4 枚，集生于基部···················6a. 花葶乌头 A. scaposum var. scaposum
　2. 茎生叶 3~5 枚，在花序之下密集············6b. 聚叶花葶乌头 A. scaposum var. vaginatum
1. 基生叶 1 或 2 枚，花期枯萎···················6c. 等叶花葶乌头 A. scaposum var. hupehanum

6a　花葶乌头（原变种）Aconitum scaposum var. scaposum

直立草本。根近圆柱形。茎密生柔毛。基生叶 3 或 4 枚，花期不枯萎；茎生叶 2~4 枚，集生于茎基部；叶肾状五角形，长 5.5~11cm，宽 8.5~22cm，基部心形，掌状深裂，中裂片倒梯状菱形，不明显 3 浅裂，边缘有粗齿，侧裂片斜扇形，不等 2 浅裂。总状花序长 20~40cm，有 15~40 朵花；萼片蓝紫色；花瓣具距，距比瓣片长 2~3 倍，拳卷；雄蕊无毛；心皮 3 个。蓇葖不等大。花期 8~9 月，果期 9~10 月。

分布于神农架大九湖、红坪、木鱼、宋洛、松柏、新华等地，生于海拔 1300~2100m 的山坡林下或沟边。常见。

根行气止痛，活血调经；外用于无名肿毒；有小毒。

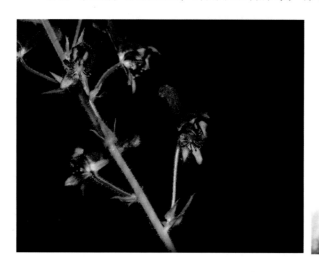
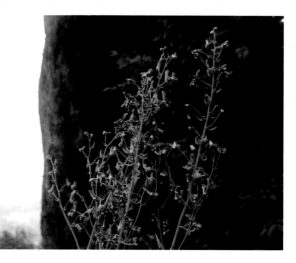

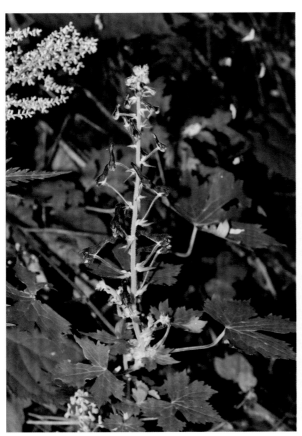 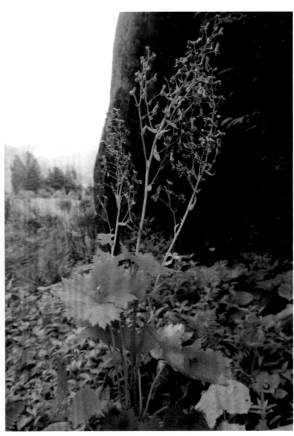

6b 聚叶花葶乌头（变种）Aconitum scaposum var. vaginatum (E. Pritzel ex Diels) Rapaics

本变种与花葶乌头（原变种）的区别为茎生叶 3~5 枚，最下部的茎生叶距离茎基部 6~20cm，其他茎生叶在花序之下密集，有发育的叶鞘，最上部的 1~3 枚叶的叶片极小，长 0.5~2cm 或完全退化；萼片紫色，偶尔黄色。

分布于神农架红坪、木鱼等地，生于海拔 1100~2100m 的山地林中、沟边林下、灌丛中。常见。

根祛风散寒，除湿止痛，活血调经；有小毒。

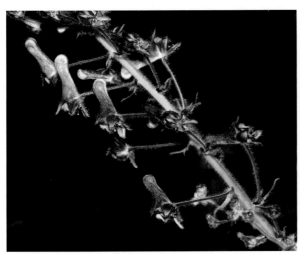 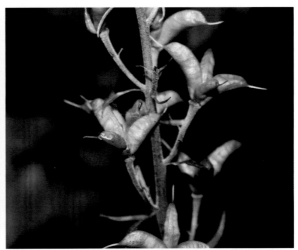

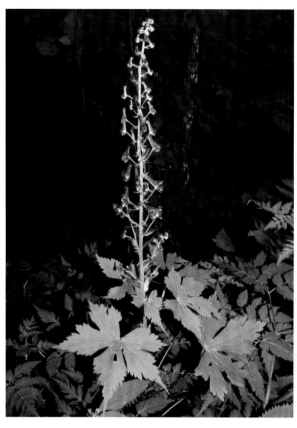
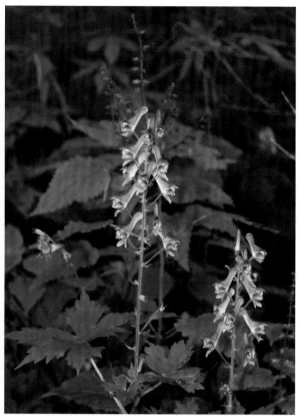

6c 等叶花葶乌头（变种）Aconitum scaposum var. hupehanum Rapaics

　　本变种与花葶乌头（原变种）的区别为基生叶 1~2 枚，在开花时枯萎；茎生叶 3~4 枚，在茎上等距地排列，均有发育的叶片；萼片蓝紫色，偶尔黄色或绿色。

　　分布于神农架红坪、木鱼等地，生于海拔 1300~2100m 的山坡林下阴湿处。少见。

　　根、块根用于关节及肋骨疼痛、胃痛。

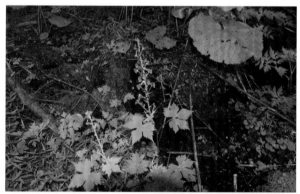

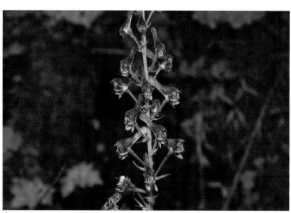
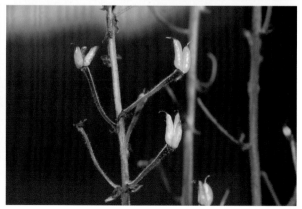

7 | 高乌头 *Aconitum sinomontanum* Nakai

　　直立草本。根圆柱形，直径达 2cm。叶片肾形或圆肾形，长 12~14.5cm，宽 20~28cm，基部宽心形，3 深裂，中深裂片楔状狭菱形，3 裂，边缘有三角形锐齿，侧深裂片斜扇形，不等 3 裂。总状花序的花密集，萼片蓝紫色或淡紫色；花瓣的距向后拳卷；雄蕊无毛；心皮 3 个。蓇葖果不等长。花期 6~9 月。

　　分布于神农架各地，生于海拔 800~2000m 的山坡草地、林下湿地。常见。

　　根祛风除湿，理气止痛，活血散瘀。

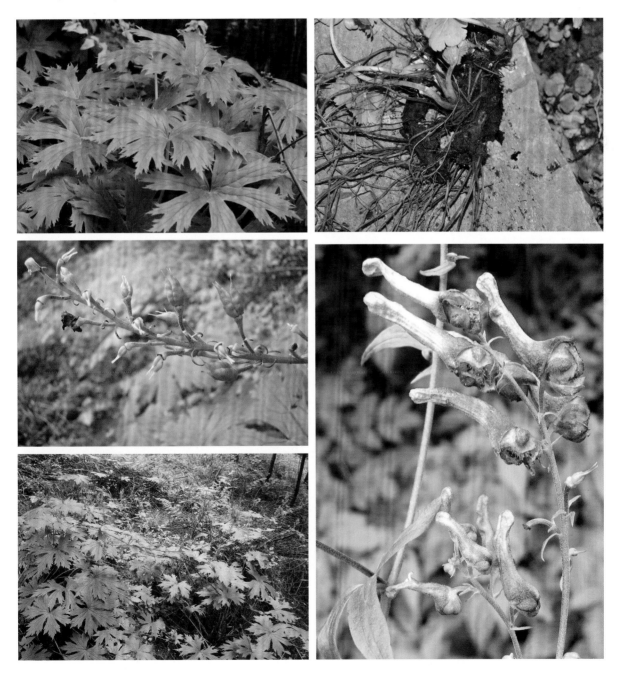

8 | 毛果吉林乌头（变种）**Aconitum kirinense** var. **australe** W. T. Wang

直立草本。茎被柔毛，疏生 2~6 枚叶片。叶片肾状五角形，长 12~17cm，宽 20~24cm，3 深裂，两面被柔毛。总状花序顶生；萼片黄色；花瓣无毛，距与唇近等长或稍短，顶端膨大，直或向后弯曲；心皮 3 个，常疏被黄色短柔毛。蓇葖果不等长，长 1~1.2cm。种子三棱形。花期 7~9 月，果期 9 月。

分布于神农架红坪、宋洛等地，生于海拔 1000~1500m 的山坡草丛或路边岩石上。常见。

根祛风除湿，活血止痛。

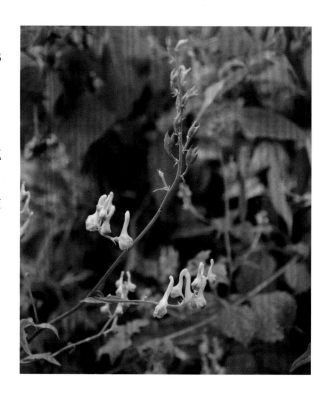

（十）翠雀属 **Delphinium** Linnaeus

一年生或多年生草本。单叶互生，掌状分裂或羽状分裂。花两性，两侧对称，总状花序或聚伞花序；萼片 5 枚，花瓣状，离生或基部合生，上萼片有距，2 枚侧萼片和 2 枚下萼片无距；花瓣 4 片，上方 2 片为蜜叶，基部有距突伸于萼距之内，下方 2 片为退化雄蕊，基部有爪；雄蕊多数；心皮 3~7 个，子房上位。蓇葖果含有种子 1~7 枚。种子沿棱生狭翅或密生横翅。

350 种；我国约 173 种；湖北 12 种；神农架 7 种，可供药用的 5 种。

■ 分种检索表

1. 一年生草本；叶通常为二至三回羽状复叶·····················1. 还亮草 **D. anthriscifolium**
1. 多年生草本；叶掌状分裂。
  2. 叶掌状全裂·····················2. 秦岭翠雀花 **D. giraldii**
  2. 叶掌状深裂。
    3. 茎有毛·····················3. 腺毛翠雀花 **D. hirticaule** var. **mollipes**
    3. 茎无毛。
      4. 花梗被毛·····················4. 河南翠雀花 **D. honanense**
      4. 花梗无毛·····················5. 黑水翠雀花 **D. potaninii**

1 | 还亮草 Delphinium anthriscifolium Hance

■ 分变种检索表

1. 退化雄蕊斧形···1a. 还亮草 **D. anthriscifolium** var. **anthriscifolium**

1. 退化雄蕊卵形···1b. 大花还亮草 **D. anthriscifolium** var. **majus**

1a | 还亮草（原变种）Delphinium anthriscifolium var. anthriscifolium

一年生草本。叶为二至三回近羽状复叶；叶片菱状卵形或三角状卵形，长 5~11cm，宽 4.5~8cm；羽片 2~4 对，末回裂片狭卵形或披针形，叶片上表面疏被短柔毛，下表面无毛。总状花序；花较少，

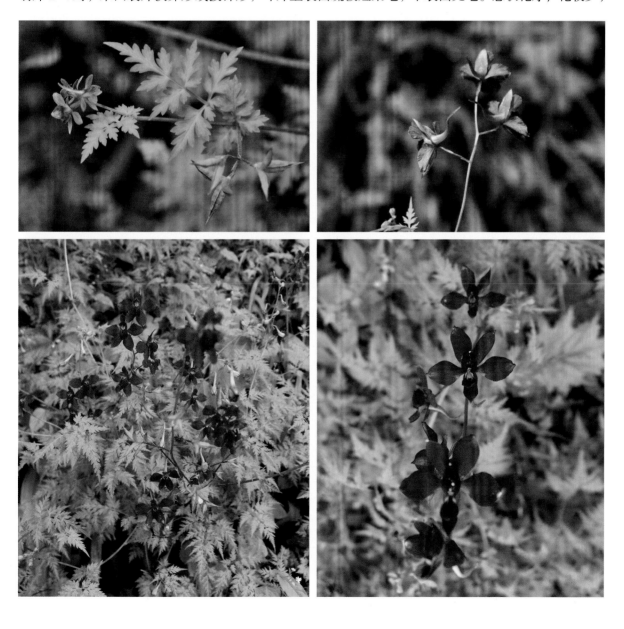

长 1~2.5cm；萼片紫色，距钻形，长 5~15mm；花瓣紫色，上部变宽；退化雄蕊斧形无毛，雄蕊无毛；心皮 3 个。蓇葖果。种子扁球形，有膜质翅。花期 3~5 月，果期 5~8 月。

分布于神农架各地，生于路边、草地、疏林下等。常见。

全草祛风除湿，止痛活络。

1b 大花还亮草（变种）Delphinium anthriscifolium var. majus Pampanini

本变种与还亮草（原变种）的区别为花较大，长 2.3~3.4cm；萼距长 1.7~2.4cm；退化雄蕊的瓣片卵形，2 裂至本身长度的 1/4~1/3 处，偶尔达中部。

分布于神农架红坪、木鱼、松柏、新华、阳日等地，生于海拔 600~1000m 的山坡、沟边、路边草丛中。常见。

全草祛风湿，止痛；外用于止血。

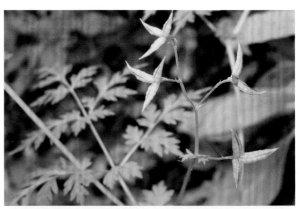

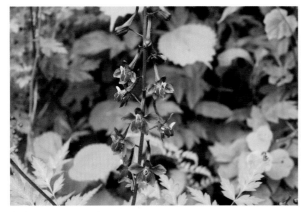

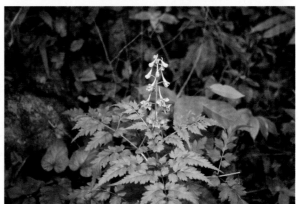

2 秦岭翠雀花 Delphinium giraldii Diels

多年生草本。叶片五角形，长 6.5~10cm，宽 12~20cm，3 全裂，中央全裂片菱形，中部 3 裂，二回裂片具小裂片和卵形粗齿，侧全裂片不等 2 深裂至近基部，裂片两面均有短柔毛。数个总状花序组成圆锥花序；萼片蓝紫色，距钻形，长 1.6~2cm；花瓣蓝色；雄蕊多数，无毛；心皮 3 个。蓇葖长约 1.4cm。种子倒卵球形，密生波状横翅。花期 7~8 月，果期 8~9 月。

分布于神农架红坪、木鱼等地，生于海拔 1500~1700m 的山坡、沟谷草丛中。常见。

根活血止痛，用于头疼、腰背痛、腹痛、劳伤等。

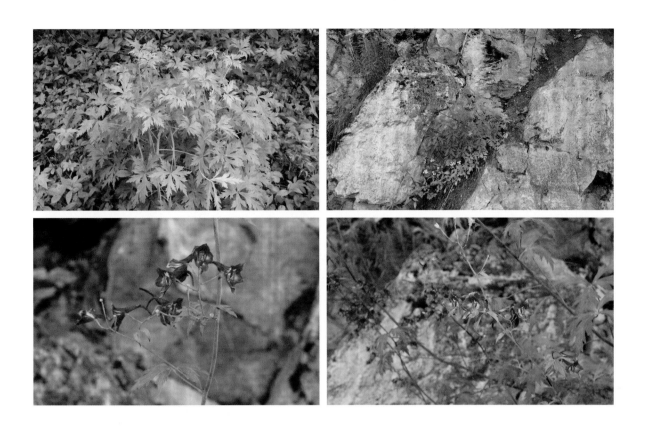

3 腺毛翠雀花（变种）**Delphinium hirticaule** var. **mollipes** W. T. Wang

多年生草本，下部疏被长糙毛。叶片五角形，长 4.8~5.6cm，宽 8.5~9.5cm，3 深裂，中深裂片菱状倒卵形，中部 3 裂，二回裂片细裂，小裂片线状披针形，叶片上表面被短糙毛，下表面疏被长

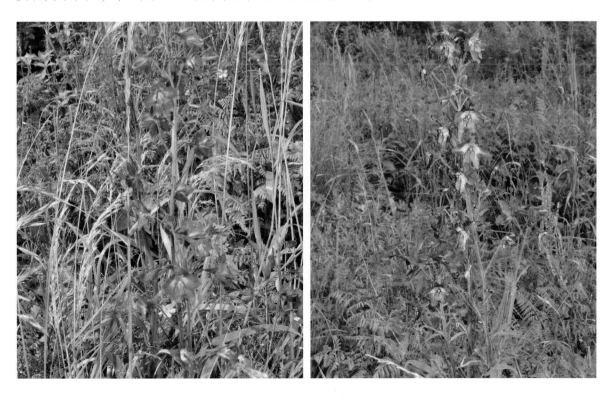

糙毛。总状花序被腺毛，具花 5~10 朵；萼片蓝紫色，距长 1.7~2cm；花瓣和退化雄蕊蓝色；雄蕊无毛；心皮 3 个。蓇葖长 1~1.3cm。种子倒卵球形，密生鳞状横翅。花期 8 月，果期 9 月。

分布于神农架红坪、木鱼等地，生于海拔 1200~2600m 的山坡路旁草丛中。常见。

全草祛风除湿，活血止痛。

4　河南翠雀花 Delphinium honanense W. T. Wang

多年生无毛草本，不分枝。叶片五角形，长 6~7cm，宽 7~10cm，3 深裂，中央深裂片菱形，中部以下全缘，中部以上有三角形粗牙齿，叶片上表面有少数糙毛，下表面沿脉网疏被糙毛。总状花序；花梗被开展的黄色腺毛和反曲的白色短柔毛；萼片紫色，距钻形，长 2~2.1cm；花瓣无毛；退化雄蕊紫色，雄蕊无毛；心皮 3 个，无毛。花期 5 月。

分布于神农架大九湖，生于海拔 1700~1900m 的山坡、路边草丛中。常见。

根清热活血，止痛；用于头疼、腰背痛、腹痛、劳伤等。

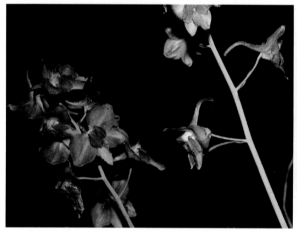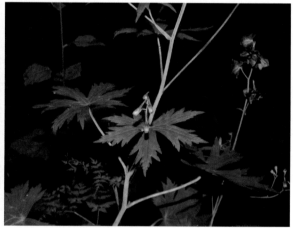

5　黑水翠雀花 Delphinium potaninii Huth

多年生无毛草本。叶五角形，长 7~8.5cm，宽 10~15cm，3 深裂，中裂片菱形，下部全缘，中部 3 裂，二回裂片有三角形锐牙齿，叶上表面散生糙伏毛，下表面只沿脉疏被糙伏毛。顶生总状花序多花；轴和花梗无毛；萼片蓝紫色，距钻形，长 1.6~3cm；花瓣紫色；退化雄蕊蓝紫色，雄蕊无毛；心皮 3 个，无毛。蓇葖长 1.4~1.7cm。种子倒卵球形，密生鳞状横翅。花期 8~9 月。

分布于神农架大九湖、红坪、木鱼等地，生于海拔 1800m 以上的山坡林下。常见。

全草镇痛，祛风除湿等；有毒。

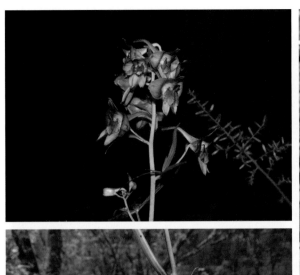
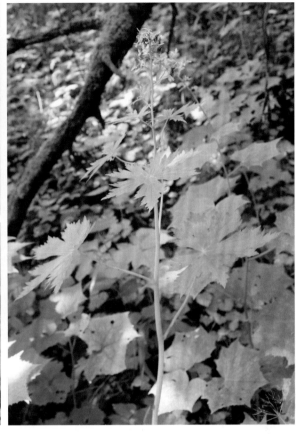

（十一）铁破锣属 Beesia I. B. Balfour & W. W. Smith

多年生草本，有根状茎。单叶基生，心形，不分裂，有长柄。聚伞花序几无柄，含少数花，外形似总状花序；花辐射对称；花葶不分枝；苞片及小苞片钻形；萼片5枚，花瓣状，白色，椭圆形；花瓣不存在；雄蕊多数，花药近球形，花丝近丝形；心皮1个，胚珠约10枚，排成2列，着生于腹缝线上。蓇葖狭长，扁，具横脉。种子少数，卵球形；种皮具皱褶。

2种；我国2种；湖北1种；神农架1种，可供药用。

铁破锣 Beesia calthifolia (Maximowicz ex Oliver) Ulbrich

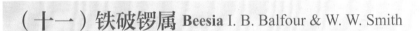

多年生草本。叶2~4枚基生，肾形或心脏形，长4.5~9.5cm，宽5.5~16cm，顶端圆形，基部深心形，边缘密生圆锯齿，两面无毛，稀在下表面沿脉被短柔毛。复聚伞花序；花小；花葶高14~58cm；萼片5枚，白色或带粉红色；雄蕊多数；心皮1个，基部疏被短柔毛。蓇葖果扁。种皮具纵皱褶。花期6~7月，果期7~8月。

分布于神农架大九湖、红坪、木鱼等地，生于海拔1100~2200m的山谷林下阴湿处。常见。

全草祛风散寒，除湿止痛；外用于毒蛇咬伤。

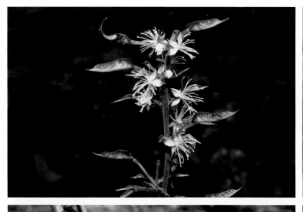
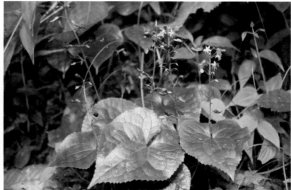
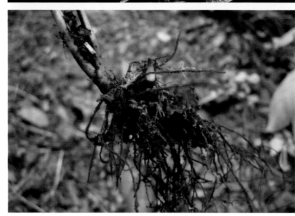
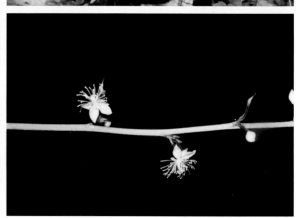

（十二）类叶升麻属 Actaea Linnaeus

多年生草本。根状茎横走。茎单一，直立。基生叶鳞片状；茎生叶互生，为二至三回三出复叶，有长柄。花序为简单或分枝的总状花序；花小，辐射对称；萼片通常 4 枚，花瓣状，早落；花瓣 1~6 枚，匙形；雄蕊多数，花药卵圆形，花丝狭线状丝形；心皮 1 个，子房卵形或椭圆形，无毛，柱头无柄，扁球形。果实浆果状，近球形。种子多数，卵形，具 3 条棱。

8 种；我国 2 种；湖北 1 种；神农架 1 种，可供药用。

类叶升麻 Actaea asiatica H. Hara

根状茎横走。叶 2~3 枚，二至三回三出复叶，具长柄；顶生小叶卵形至宽卵状菱形，长 3.5~8.5cm，宽 2~8cm，边缘有锐锯齿，侧生小叶卵形至斜卵形，两面近无毛。总状花序密被短柔毛；萼片倒卵形；花瓣匙形，下部渐狭成爪；心皮与花瓣近等长。果序长 5~17cm，果实紫黑色。种子约 6 枚，卵形，有 3 条纵棱。花期 5~6 月，果期 7~9 月。

分布于神农架红坪、木鱼、宋洛、松柏、新华等地，生于海拔 1000~2800m 的山坡林下或阴湿处。常见。

全草祛风止咳，清热解毒。

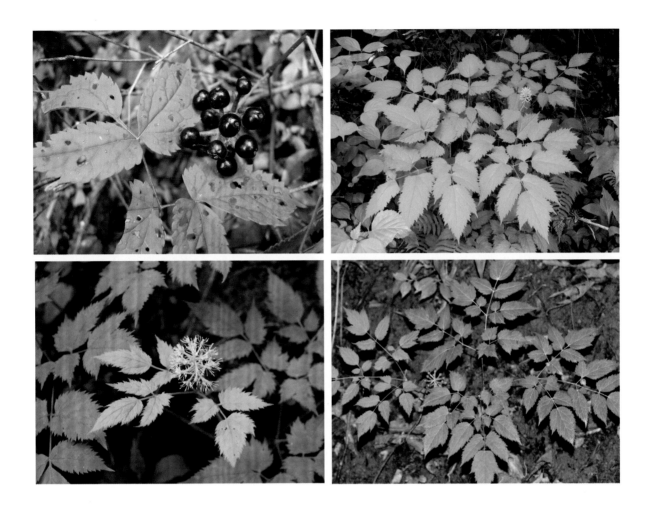

（十三）升麻属 Cimicifuga Linnaeus

多年生草本，具根状茎。茎直立，圆柱形。叶大型，三出复叶或羽状复叶。花两性或单性，密生，常白色或紫红色，排成总状花序或圆锥状花序；萼片 4~5 枚，花瓣状，早落；花瓣不存在；退化雄蕊基部常具蜜腺；雄蕊多数；心皮 1~8 个，有多数胚珠。蓇葖果直立或稍开展，顶端具一外弯的喙。种子四周生膜质的鳞翅。

18 种；我国 8 种；湖北 4 种；神农架 3 种，均可供药用。

■ **分种检索表**

1. 叶为一回三出复叶···1. 小升麻 **C. japonica**
1. 叶为二至三回三出复叶。
  2. 花序不分枝，或下部有少数极短的分枝···················2. 单穗升麻 **C. simplex**
  2. 花序常 3~20 条分枝···3. 升麻 **C. foetida**

1 小升麻 Cimicifuga japonica (Thunberg) Sprengel

直立草本。叶1或2枚，三出复叶，叶上表面叶缘处被短糙伏毛，下表面沿脉被柔毛；顶生小叶卵状心形，长 5~20cm，宽 4~18cm，7~9 掌状浅裂，浅裂片三角形或斜梯形，边缘有锯齿。花序顶生，轴密被短柔毛；花小；萼片白色；退化雄蕊基部具蜜腺，雄蕊多数；心皮 1 或 2 个。蓇葖果长约 10mm。种子椭圆状卵球形。花期 8~9 月，果期 10 月。

分布于神农架各地，生于海拔 600~2600m 的山地林下、林缘。常见。

根茎升阳发汗，理气，散瘀活血，降血压；用于跌打损伤、风湿痛、咽喉痛、无名肿毒、疔毒等；有小毒。

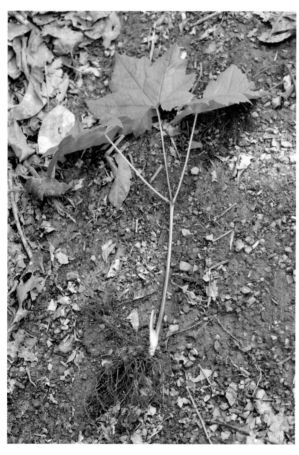
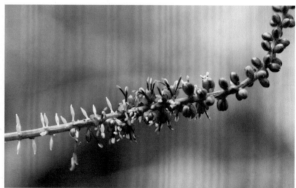
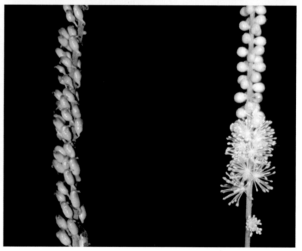

2 单穗升麻 Cimicifuga simplex (de Candolle) Wormskjold ex Turczaninow

多年生草本。叶常为二至三回三出复叶，叶上表面无毛，下表面沿脉疏生长柔毛；顶生小叶有柄，宽披针形至菱形，长 3~8.5cm，宽 2~5.5cm，常 3 深裂或浅裂，边缘有锯齿。总状花序长达 35cm，常不分枝；萼片 4 枚，花瓣状，白色；退化雄蕊基部具蜜腺，雄蕊多数；心皮 2~7 个，密被短绒毛。蓇葖果长

7~9mm。花期 8~9 月，果期 9~10 月。

分布于神农架大九湖、红坪、木鱼、松柏等地，生于海拔 1000~2300m 的山坡或沟边。常见。

根茎散风解毒，升阳发表；用于伤风咳嗽。

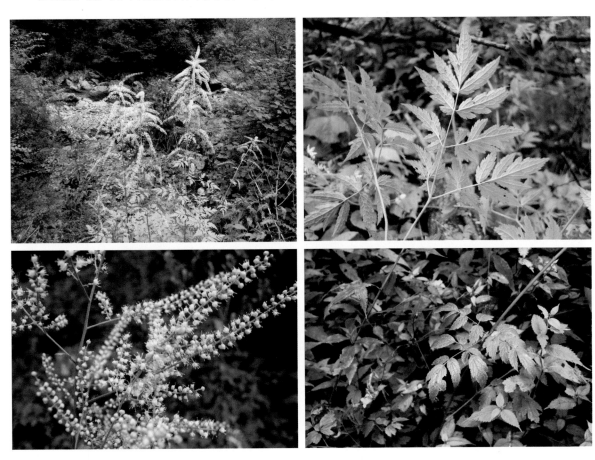

3 升麻 Cimicifuga foetida Linnaeus

多年生草本。叶为二至三回三出羽状复叶，叶上表面无毛，叶下表面沿脉疏被柔毛；顶生小叶具长柄，菱形，长 7~10cm，宽 4~7cm，常浅裂，边缘有锯齿，侧生小叶具短柄或无柄，斜卵形。花序具分枝 3~20 条，轴密被腺毛及短毛；花两性；萼片 4 枚，白色或绿白色；雄蕊多数。蓇葖长圆形，有伏毛。花期 7~9 月，果期 8~10 月。

分布于神农架各地，生于海拔 1300~2500m 的山坡林下草丛中。常见。

根茎发表透疹，清热解毒，升举阳气；用于风热头痛、溃疡、咽喉肿痛、麻疹不透、阳毒发斑、脱肛、阴挺。

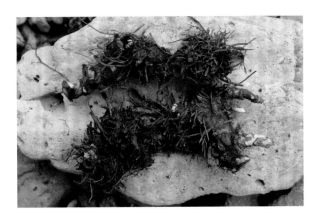

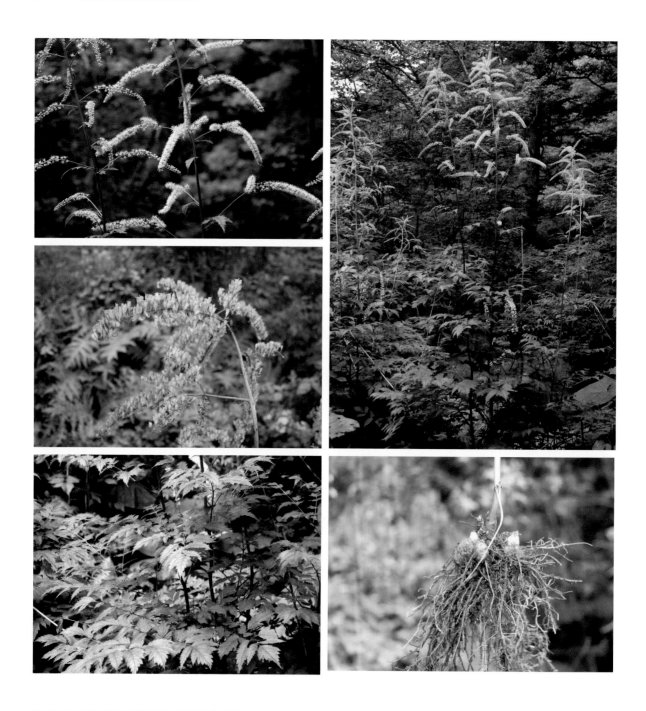

（十四）驴蹄草属 Caltha Linnaeus

多年生草本植物。单叶互生，不裂或掌状分裂，有齿或全缘；叶柄基部具鞘。花单生或 2 朵至多朵花组成单歧聚伞花序，两性，辐射对称；萼片 5~9 枚，花瓣状；花瓣不存在；雄蕊多数；心皮少数至多数，无柄或具短柄，呈簇生状，胚珠多数，2 列生于子房腹缝线上。蓇葖果开裂，稀不开裂。种子椭圆球形，种皮光滑或具少数纵皱纹。

15 种；我国 4 种；湖北 1 种；神农架 1 种，可供药用。

驴蹄草 Caltha palustris Linnaeus

　　多年生草本。基生叶 3~7 枚，有长柄；叶片圆形、圆肾形或心形，长 1.5~5cm，宽 2~9cm，顶端圆形，基部深心形或基部 2 枚裂片互相覆压，边缘密生锯齿。单歧聚伞花序由 2 朵花组成；苞片三角状心形；萼片 5 枚，黄色；雄蕊多数；心皮 5~12 个，无柄，有短花柱。蓇葖长约 1cm，具横脉。花、果期 5~9 月。

　　分布于神农架各地，生于海拔 1300~2000m 的山地林荫处、沟边、岩石旁。常见。

　　全草散风除寒；用于头晕目眩、周身痛，外用于烫伤、皮肤病。

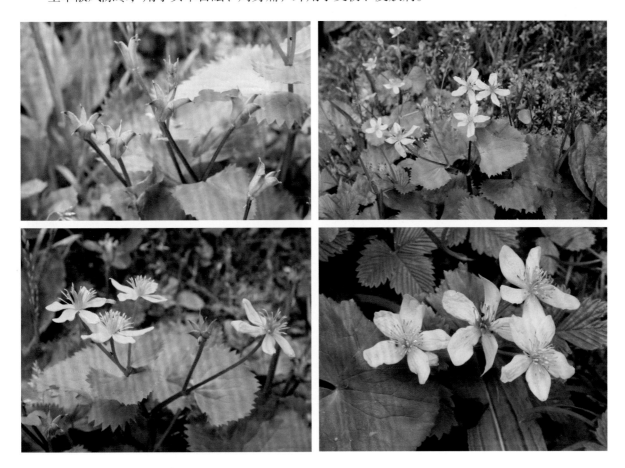

（十五）鸡爪草属 Calathodes J. D. Hooker & Thomson

　　多年生草本。单叶互生，掌状 3 全裂。花单生于茎端或枝端，辐射对称；萼片 5 枚，花瓣状，黄色或白色，覆瓦状排列；花瓣不存在；雄蕊多数，花药长圆形，花丝狭线形；心皮 7~50 个，斜披针形，顶端渐狭成短花柱，基部常稍呈囊状，胚珠 8~10 枚，排成 2 列，着生于子房下部的腹缝线上。蓇葖亚革质，在背面常有突起。种子倒卵球形，光滑。

　　4 种；我国 4 种；湖北 2 种；神农架 1 种，可供药用。

多果鸡爪草 Calathodes unciformis W. T. Wang

多年生直立草本。茎高 30~40cm，无毛。叶片五角形，长 4~8cm，宽 5~12cm，中央全裂片和侧全裂片的深裂片顶端渐尖，上表面沿脉有极短的毛；叶柄长约 10cm，无毛，基部有狭鞘。花直径约 2.5cm，无毛；萼片白色，狭倒卵形或椭圆形；雄蕊多数；心皮 30~50 个，背面近基部处稍呈囊状。蓇葖果长 7~8mm，突起位于果背面纵肋的下部，狭三角形。花期 6 月，果期 8 月。

分布于神农架木鱼，生于海拔 1800m 左右的林下。罕见。

全草接骨，用于风湿麻木、骨折。

神农架尚有鸡爪草 C. anomala 的记录，但本种与多果鸡爪草仅是心皮数量上的差别，其他性状区别不大，可能两者是同物异名。

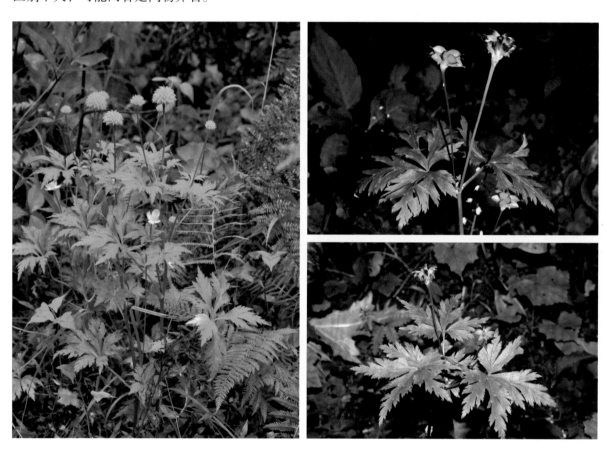

（十六）人字果属 Dichocarpum W. T. Wang & Hsiao

多年生直立草本，具根状茎。叶基生及茎生，鸟趾状复叶或一回三出复叶。单歧或二歧聚伞花序；苞片 3 浅裂至 3 全裂；花两性，辐射对称；萼片 5 枚，花瓣状；花瓣 5 片，具细长的爪；无退化雄蕊，雄蕊 5~25 枚；心皮 2 个，直立，基部合生。蓇葖 2 个，两叉状或近水平状展开。

15 种；我国 11 种；湖北 5 种；神农架 3 种，均可供药用。

■ 分种检索表

1. 花瓣合生至中部，呈漏斗形 ·················1. **纵肋人字果 D. fargesii**
1. 花瓣下部不合生成漏斗状。
  2. 花直径 4.2~6mm；蓇葖长 7~10mm ·················2. **小花人字果 D. franchetii**
  2. 花直径 1.1~2.3cm；蓇葖长 1.2~1.5cm ·················3. **人字果 D. sutchuenense**

1 纵肋人字果 Dichocarpum fargesii (Franchet) W. T. Wang & P. K. Hsiao

多年生无毛草本。叶基生及茎生，为一回三出复叶；中央指片肾形或扇形，长 5~12mm，宽 7~16mm，顶端具 5 枚浅牙齿，侧生指片轮廓斜卵形，具 2 枚不等大的小叶；具长柄。茎生叶似基生叶，渐变小。聚伞花序；花小；萼片白色；花瓣金黄色，中部合生成漏斗状；雄蕊 10 枚。蓇葖线形。种子具纵肋。花、果期 5~7 月。

分布于神农架红坪、木鱼、松柏、新华等地，生于海拔 1300~1800m 的山谷阴湿处。常见。

全草健脾益胃，清热明目。

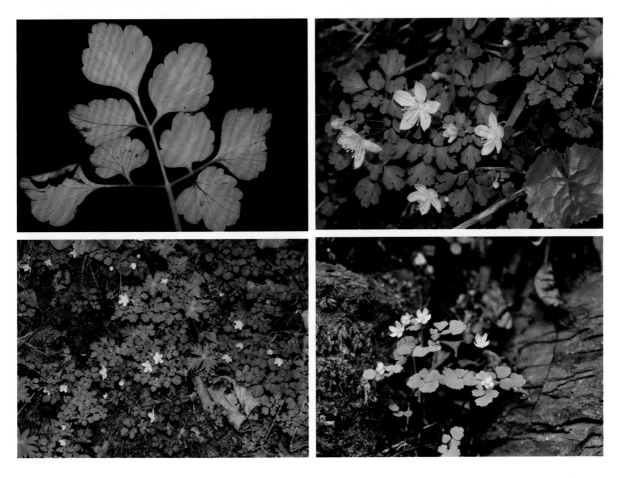

2 | 小花人字果 Dichocarpum franchetii (Finet & Gagnepain) W. T. Wang & P. K. Hsiao

　　直立草本。基生叶少数，为鸟趾状复叶，中央指片近扇形或近圆形，长 6~12mm，宽 9~14mm，中部以上有 5 枚圆牙齿，侧生指片有 4 或 6 枚小叶；茎生叶似基生叶，渐变小。复单歧聚伞花序，有 3~7 朵花；花小，直径 4. 2~6mm；萼片白色；花瓣金黄色；雄蕊多数。蓇葖倒人字状广叉开。花期 4~5 月，果期 5~6 月。

　　分布于神农架红坪、木鱼等地，生于海拔 1300~2500m 的山地密林或疏林中，或生沟底潮湿处。常见。

　　全草用于消化不良、目赤肿痛。根清热解毒。

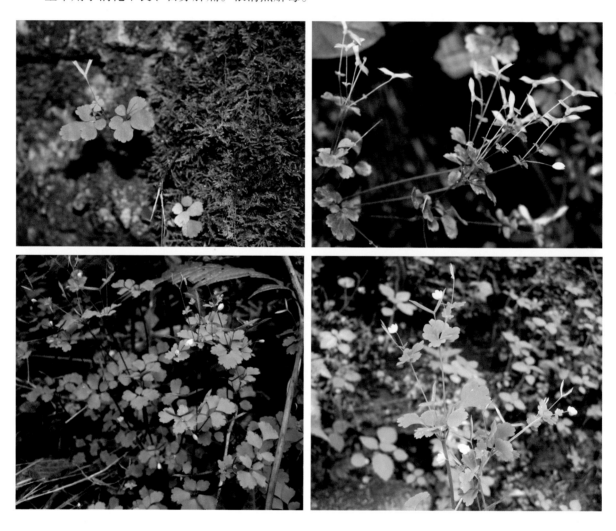

3 | 人字果 Dichocarpum sutchuenense (Franchet) W. T. Wang & P. K. Hsiao

　　多年生草本。茎单一。基生叶少数，为鸟趾状复叶，中央指片圆形或宽倒卵圆形，长 5~23mm，宽 6~25mm，中部以上 3~5 浅裂，侧生指片有小叶 2~6 枚；茎生叶通常 1 枚，似基生叶。

复单歧聚伞花序，常有 3~8 朵花；花大，直径 1.1~2.3cm；萼片白色；花瓣金黄色；雄蕊 20~45 枚。蓇葖狭倒卵状披针形。花期 4~5 月，果期 5~6 月。

分布于神农架各地，生于海拔 500~1800m 的山地林下阴湿处或溪边岩石旁。常见。

根茎清热解毒，消肿。

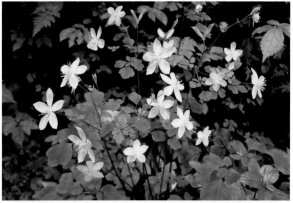

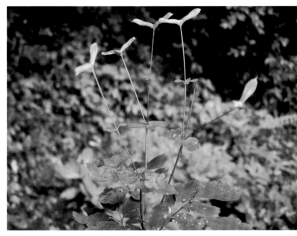
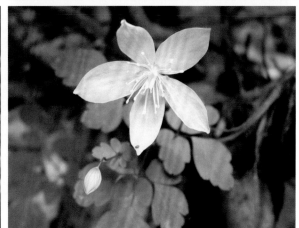

（十七）星果草属 Asteropyrum Drummond & Hutchinson

多年生小草本。根状茎很短。单叶，全部基生；叶片轮廓圆形或五角形；有长柄，叶柄盾状着生。花辐射对称，单一，顶生；花茎 1~3 条；苞片对生或轮生；萼片 5 枚，白色，花瓣状；花瓣 5 片，小，长约为萼片之半，金黄色，下部具细爪；雄蕊多数；心皮 5~8 个，无毛。蓇葖成熟时星状展开，卵形，顶端有尖喙。种子多数，小，宽椭圆球形。

2 种，我国特有；湖北 2 种；神农架 1 种，可供药用。

星果草 Asteropyrum peltatum (Franchet T. R.) Drummond & Hutchinson

多年生小草本。叶 2~6 枚；叶片圆形或近五角形，宽 2~3cm，不分裂或 5 浅裂，边缘浅锯齿，上表面疏被短硬毛，下表面无毛。花葶 1~3 条，疏被倒向的长柔毛；花直径 1.2~1.5cm；萼片 5 枚，白色；花瓣 5 片，金黄色，下部具细爪；雄蕊 11~18 枚；心皮 5~8 个。蓇葖卵形，顶端具喙。花期 5~6 月，果期 6~7 月。

分布于神农架红坪、木鱼等地，生于海拔 1200~2500m 的山地林下阴湿处。少见。

根、根茎清热解毒，除湿利水。

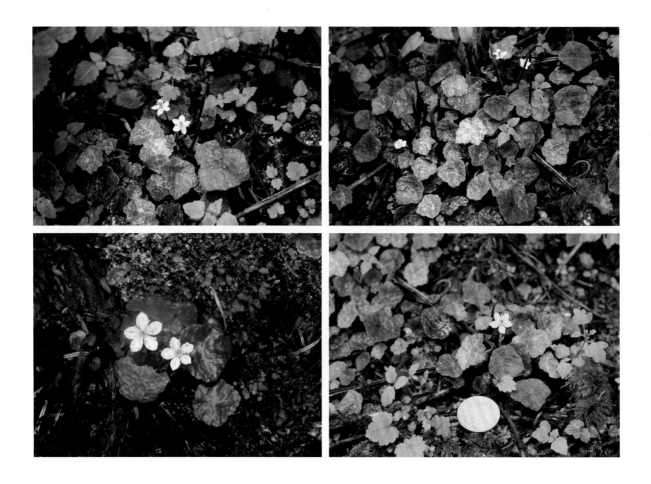

（十八）黄连属 Coptis Salisbury

　　多年生草本，有黄色根状茎。叶基生，3 或 5 全裂，或为一至三回三出复叶。花序为单歧或多歧聚伞花序，稀单花；具苞片；花小，两性，辐射对称；萼片 5 枚，黄绿色或白色，花瓣状；花瓣比萼片短，基部有时下延成爪，中央通常具蜜槽；雄蕊多数；心皮 5~14 个，基部有柄。蓇葖具柄，在花托顶端作伞形状排列。种子少数，长椭圆球形。

　　15 种；我国 6 种；湖北 1 种；神农架 1 种，可供药用。

黄连 Coptis chinensis Franchet

　　多年生草本。根状茎黄色。叶片卵状三角形，3 全裂，中央全裂片卵状菱形，长 3~8cm，宽 2~4cm，羽状深裂，边缘具细刺尖的锐锯齿，侧全裂片比中央全裂片短，不等 2 深裂。花葶 1~2 条；二歧或多歧聚伞花序，有 3~8 朵花；萼片黄绿色；花瓣线形，中央有蜜槽；雄蕊约 20 枚；心皮 8~12 个。蓇葖长 6~8mm，柄约与之等长。种子长椭圆形。花期 2~3 月，果期 4~6 月。

　　分布于神农架各地，生于海拔 1200~1600m 的山地林下阴湿处。罕见。

　　根茎清热燥湿，泻火解毒。

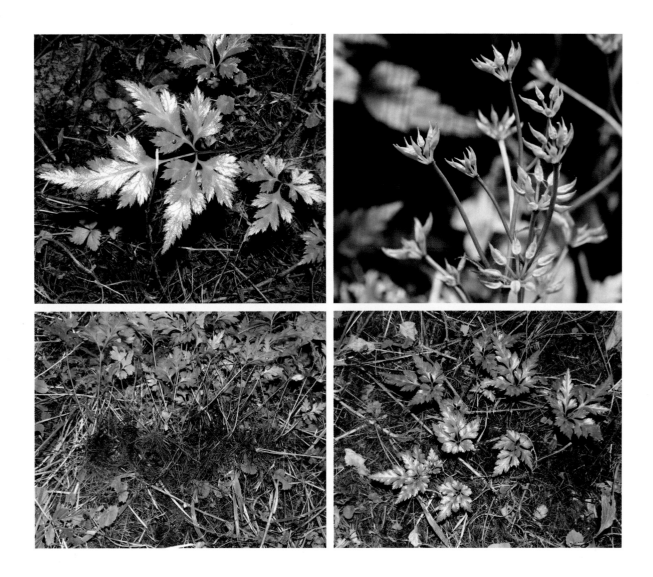

（十九）天葵属 Semiaquilegia Makino

　　多年生小草本，具块根。叶掌状三出复叶，基生和茎生。单歧或蝎尾状聚伞花序，具小苞片；花小，辐射对称；萼片 5 枚，白色，花瓣状；花瓣 5 片，基部囊状；雄蕊 8~14 枚，退化雄蕊约 2 枚；心皮 3~5 个。蓇葖微呈星状展开，卵状长椭圆形，先端具一小细喙，表面有横向脉纹，无毛。

　　1 种，神农架有分布，可供药用。

天葵 Semiaquilegia adoxoides (de Candolle) Makino

　　本种特征同天葵属。花期 3~4 月，果期 4~5 月。

　　分布于神农架各地，生于 500~1600m 的林下、路边。常见。

　　全草解毒消肿，利水通淋；用于瘰疬痈肿、蛇虫咬伤、疝气、小便淋痛等。

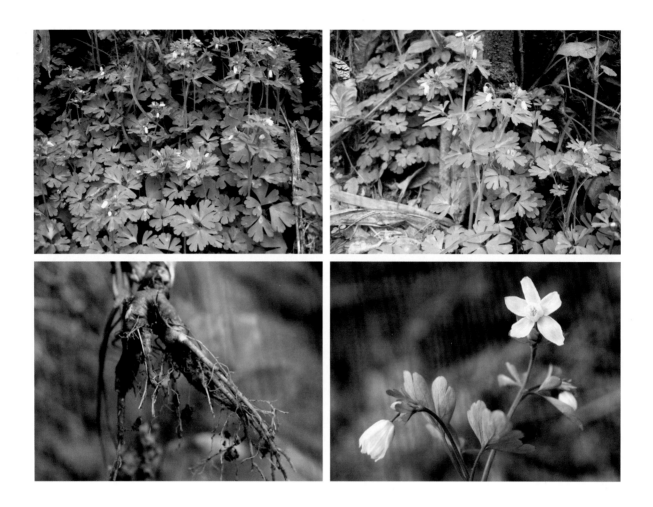

（二十）尾囊草属 Urophysa Ulbrich

多年生草本。单叶基生，呈莲座状，掌状 3 全裂或近一回三出复叶，具长柄。聚伞花序有 1 或 3 朵花；花辐射对称；萼片 5 枚，花瓣状，天蓝色或粉红白色，基部有短爪。花瓣 5 片，基部囊状或有短距；雄蕊多数，退化雄蕊约 7 枚；心皮 5~8 个，子房及花柱下部被短柔毛。蓇葖卵形，肿胀，具长而宿存的花柱。

约 2 种，我国特有；湖北 1 种；神农架 1 种，可供药用。

尾囊草 Urophysa henryi (Oliver) Ulbrich

多年生草本，具根状茎。叶多数，基生；叶片宽卵形，长 1.4~2.2cm，宽 3~4.5cm，掌状 3 全裂，中裂片扇状倒卵形，上部 3 裂，二回裂片有少数钝齿，侧裂片较大，斜扇形，叶片两面疏被短柔毛。聚伞花序常有 3 朵花；花直径 2~2.5cm；萼片天蓝色或粉红白色；花瓣 5 片；雄蕊多数；心皮 5~8 个。蓇葖有短柔毛。花期 3~4 月，果期 5~6 月。

分布于神农架木鱼等地，生于岩石上。少见。

根用于跌打损伤、消肿、疟疾、吐泻。

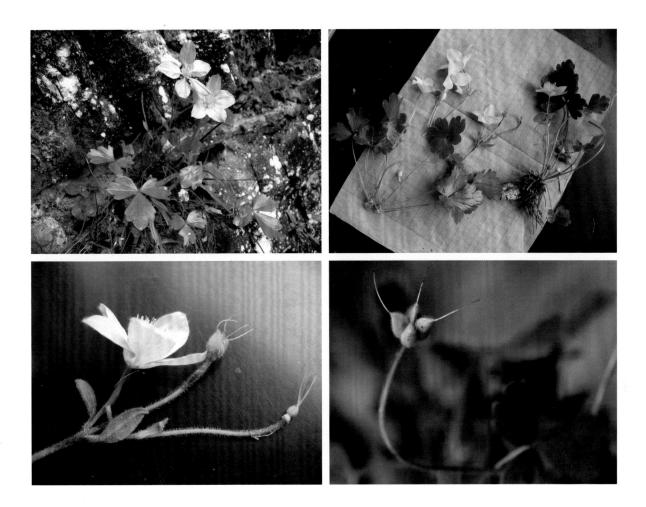

（二十一）耧斗菜属 Aquilegia Linnaeus

多年生草本。基生叶为二至三回三出复叶。单歧或二歧聚伞花序；花辐射对称，美丽；萼片5枚，花瓣状，紫色、堇色、黄绿色或白色；花瓣5片，与萼片同色或异色，瓣片常向下延长成距，稀囊状或不存在；雄蕊多数，退化雄蕊少数；心皮常5个，花柱长约为子房之半，胚珠多数。蓇葖多少直立，顶端有细喙，表面有明显的网脉。种子多数。

70种；我国13种；湖北4种；神农架3种，均可供药用。

■ 分种检索表

1. 花瓣无距或有短囊··1. 无距耧斗菜 A. ecalcarata
1. 花瓣有距。
　2. 花瓣黄白色··································2. 甘肃耧斗菜 A. oxysepala var. kansuensis
　2. 花瓣紫色··3. 华北耧斗菜 A. yabeana

1 无距耧斗菜 Aquilegia ecalcarata Maximowicz

多年生草本。基生叶数枚，二回三出复叶；中央小叶楔状倒卵形至扇形，长和宽均为 1.5~3cm，3 深裂或 3 浅裂，侧面小叶斜卵形，小叶上表面无毛，下表面粉绿色，疏被柔毛。花 2~6 朵；萼片紫色；花瓣无距；雄蕊长约为萼片的 1/2；心皮 4~5 个。蓇葖长 8~11mm，疏被长柔毛。种子黑色，表面有突起的纵棱。花期 5~6 月，果期 6~8 月。

分布于神农架高海拔地区，生于海拔 1000~2800m 的山顶石上。常见。

根拔毒生肌，清热解毒；用于烂疮、黄水疮久不收口及溃疡等。

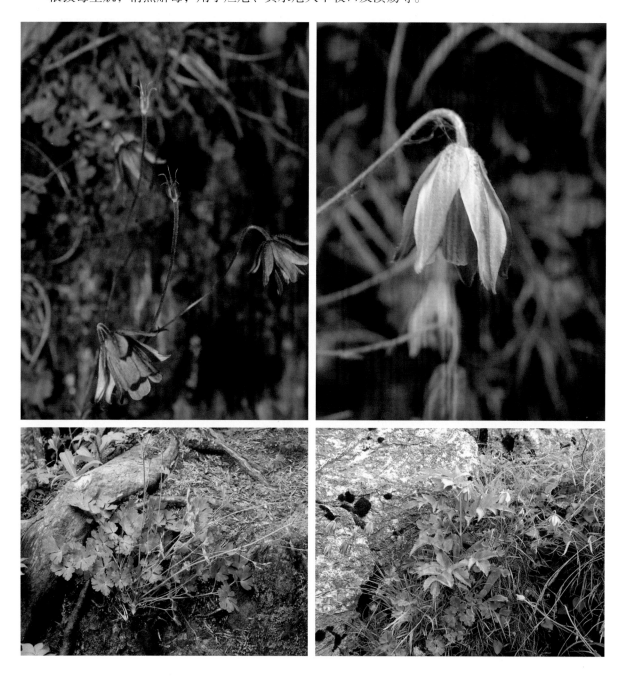

2 甘肃耧斗菜（变种）**Aquilegia oxysepala** var. **kansuensis** Brühl

多年生草本。基生叶数枚，为二回三出复叶，两面无毛，中央小叶楔状倒卵形，长2~6cm，宽1.8~5cm，3浅裂或3深裂，裂片顶端圆形；茎生叶数枚，向上渐变小。花3~5朵，大而美丽；萼片紫色，长1.6~2.5cm；花瓣瓣片黄白色，具内弯的钩状距；雄蕊与瓣片近等长；心皮5个。蓇葖长1.2~1.7cm。种子黑色。花期5~6月，果期7~8月。

分布于神农架红坪、木鱼等地，生于海拔1300~2700m的山地草丛中、林荫下。常见。

全草用于感冒。根活血。

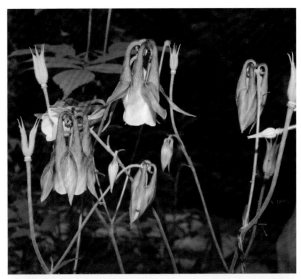

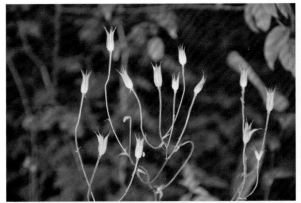

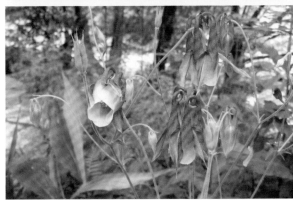

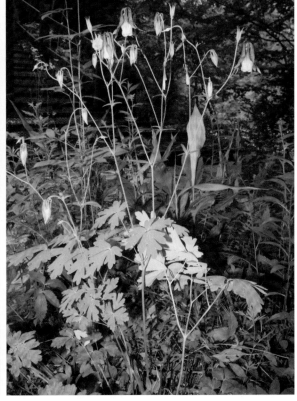

3 华北耧斗菜 **Aquilegia yabeana** Kitagawa

多年生草本。基生叶数枚，一或二回三出复叶；小叶菱状倒卵形或宽菱形，长2.5~5cm，宽2.5~4cm，3裂，边缘有圆齿，上表面无毛，下表面疏被短柔毛。茎中部以上叶变小。花序有少数花，密被短腺毛；

萼片紫色；花瓣紫色，具内弯的钩状距；具退化雄蕊；心皮5个，子房密被短腺毛。蓇葖长1.2~2cm。种子狭卵球形。花期5~6月。

　　分布于神农架大九湖、红坪、木鱼、宋洛、松柏、新华等地，生于1000~2000m的路边草丛中。常见。

　　全草用于月经不调、产后瘀血过多、痛经、瘰疬、疮疖、泄泻、蛇咬伤等。

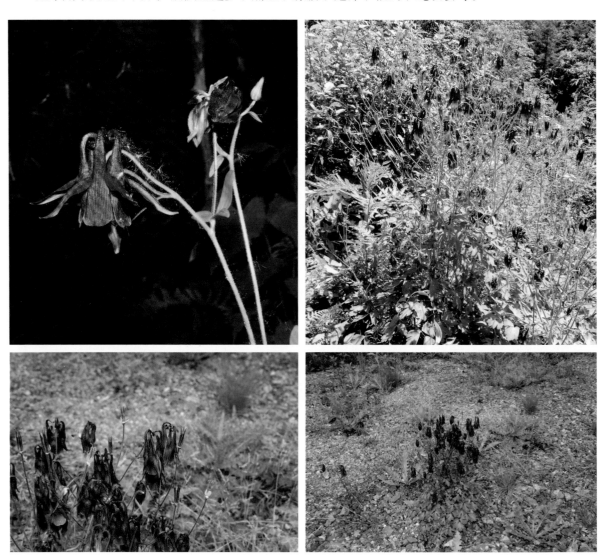

（二十二）金莲花属 Trollius Linnaeus

　　多年生草本。单叶，基生或茎上互生，掌状分裂。花单独顶生或少数组成聚伞花序；萼片5至多枚，花瓣状，常黄色，稀淡紫色，通常脱落；花瓣5至多片，线形，具短爪，近基部有蜜槽；雄蕊多数；心皮5至多个，无柄，胚珠多数，成2列，着生于子房室的腹缝线上。蓇葖开裂，具脉网及短喙。种子近球形，种皮光滑。

　　30种；我国16种；湖北1种；神农架1种，可供药用。

川陕金莲花 **Trollius buddae** Schipczinsky

　　多年生草本，植株无毛。基生叶 1~3 枚，叶片五角形，长 5.5~9cm，宽 9.5~18cm，基部深心形，3 深裂近基部，中央深裂片菱形或宽菱形，3 浅裂，具少数小裂片及卵形小牙齿，侧深裂片斜扇形，不等 2 深裂；茎生叶 3~4 枚，中部以上的变小。花序具 2~3 朵花；萼片 5 枚，黄色；花瓣 5 片；雄蕊多数；心皮 20~30 个。蓇葖长 1~1.4cm，顶端稍外弯。花期 7 月，果期 8 月。

　　分布于神农架木鱼、红坪等地，生于海拔 1800~2100m 的山坡草地。少见。

　　根活血，破血。

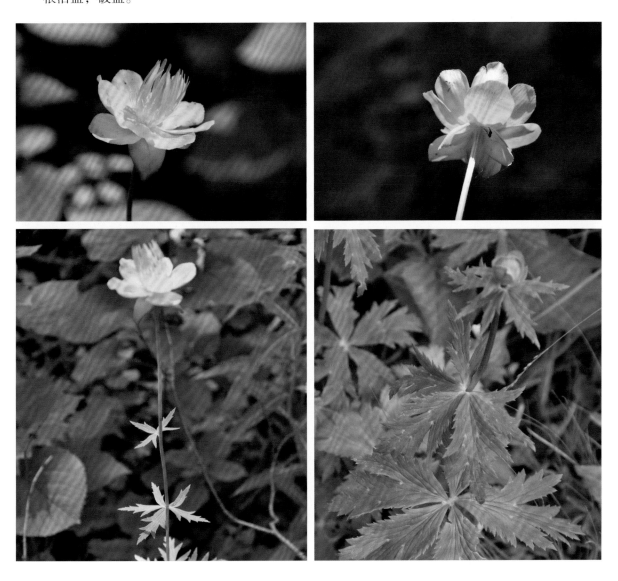

（二十三）铁筷子属 **Helleborus** Linnaeus

　　多年生草本，有根状茎。单叶，鸡足状全裂或深裂。花 1 朵顶生或少数组成顶生聚伞花序；萼片 5 枚，花瓣状，白色、粉红色或绿色，常宿存；花瓣小，筒形或杯形，有短柄，顶端多少呈唇形；

雄蕊多数，花药椭圆形，花丝狭线形，有 1 条脉；心皮 3~4 个，有多数胚珠。蓇葖果革质，有宿存花柱。种子椭圆球形。

　　20 种；我国 1 种；湖北 1 种；神农架 1 种，可供药用。

铁筷子 *Helleborus thibetanus* Franchet

　　多年生无毛草本。基生叶 1~2 枚，叶片肾形或五角形，长 7.5~16cm，宽 14~24cm，鸡足状 3 全裂，中全裂片倒披针形，宽 1.6~4.5cm，边缘有密锯齿，侧全裂片扇形，不等 3 全裂。花 1~2 朵生于茎端或枝端；萼片初粉红色，在果期变绿色；花瓣 8~10 片；雄蕊多数；心皮 2~3 个。蓇葖扁，长 1.6~2.8cm。花期 4 月，果期 5 月。

　　分布于神农架红坪、阳日，生于海拔 600~1100m 的山坡林下或岩石旁。少见。

　　根、根茎活血散瘀，消肿止痛，清热解毒。

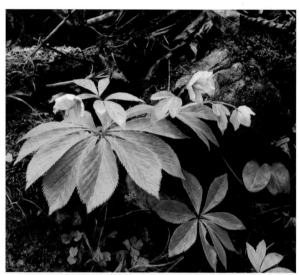

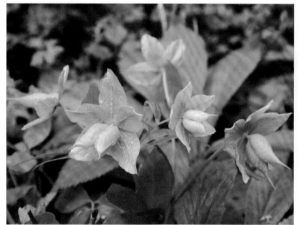

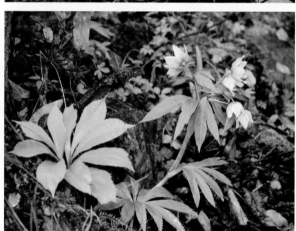

星叶草科 Circaeasteraceae

一年生草本。茎极短。叶为单叶楔形，数枚或较多枚簇生于茎顶端，顶部边缘有齿，具开放式二歧分枝的脉序。花簇生于叶丛中央，小，两性；萼片 2~3 枚，宿存；花瓣不存在；雄蕊 1~3 枚；心皮 1~3 个，分生，无花柱。瘦果狭长，不分裂。

1 属，2 种；我国 1 种；湖北 1 种；神农架 1 种，可供药用。

星叶草属 Circaeaster Maximowicz

本属特征同星叶草科。

1 种，神农架有分布，可供药用。

星叶草 Circaeaster agrestis Maximowicz

本种特征同星叶草科。花期 4~6 月，果期 8~9 月。

分布于神农架大九湖（南天门）、下谷（板壁岩），生于海拔 2800m 的山顶岩石下阴湿处。罕见。

全草止痛，利痰。

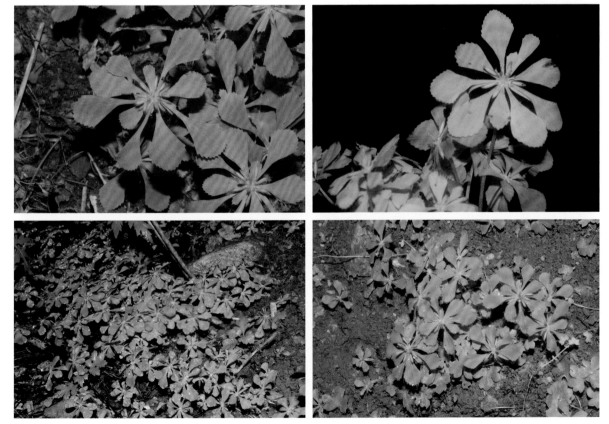

木通科 Lardizabalaceae

木质藤本，稀灌木。叶互生，掌状或三出复叶，少数羽状复叶；叶柄和小柄两端膨大为节状；无托叶。花辐射对称，单性，雌雄同株或异株，稀杂性，常组成总状花序或伞房状的总状花序，稀圆锥花序；萼片（3~）6枚，花瓣状；花瓣6片；雄蕊6枚，在雌花中有6枚退化雄蕊；心皮3个，稀6~9个，轮生在花托上，或心皮多数，退化心皮3个，子房上位，离生，柱头显著。果为蓇葖果或浆果。

9属，50种；我国7属，37种；湖北6属，12种；神农架6属，12种，可供药用的5属，9种。

■ 分属检索表

1. 心皮多数；种子1枚 ·· 1. 大血藤属 Sargentodoxa
1. 心皮3~12个；种子多数。
  2. 直立木本；叶为奇数羽状复叶 ································ 2. 猫儿屎属 Decaisnea
  2. 茎攀缘；叶为掌状复叶。
    3. 花萼3枚 ·· 3. 木通属 Akebia
    3. 花萼6枚。
      4. 雄蕊分离。
        5. 花序近伞房状；雄蕊6枚 ·························· 4. 八月瓜属 Holboellia
        5. 花序总状；雄蕊6枚，退化雄蕊6枚 ············ 5. 串果藤属 Sinofranchetia
      4. 雄蕊合生 ·· 6. 野木瓜属 Stauntonia

（一）大血藤属 Sargentodoxa Rehder & E. H. Wilson

落叶木质藤本。叶互生，三出复叶，具长柄，无托叶。花单性，雌雄同株，排成下垂的总状花序；雄花萼片6枚，2轮，花瓣状，花瓣6片，雄蕊6枚，退化雌蕊4~5枚；雌花萼片及瓣片与雄花同数相似，具6枚退化雄蕊，心皮多数，每心皮具1枚胚珠，花托在果期膨大，肉质。果实为多数小浆果合成的聚合果，每1个小浆果具梗，含种子1枚。种子卵形。

1种，神农架有分布，可供药用。

大血藤 红藤
Sargentodoxa cuneata (Oliver) Rehder & E. H. Wilson

本种特征同大血藤属。花期4~5月，果期6~9月。

分布于神农架红坪、木鱼、新华等地，生于海拔1800m以下的山谷、林中、沟边灌丛中。常见。

藤茎活血通络，祛风除湿，强筋壮骨，杀毒，杀虫；用于肠痈腹痛、经闭痛经、风湿痹痛、跌打肿痛。

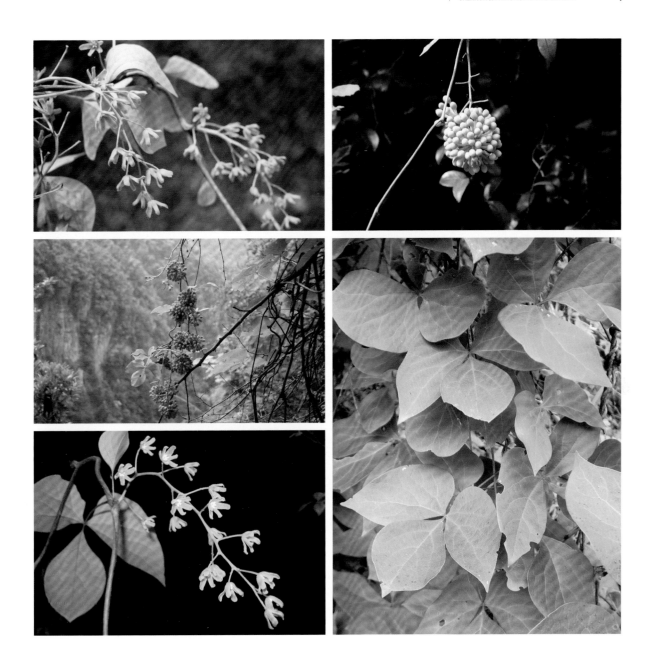

（二）猫儿屎属 Decaisnea J. D. Hooker & Thomson

　　落叶灌木。奇数羽状复叶，小叶对生，全缘；叶柄基部具关节；无托叶。花杂性，组成总状花序或顶生的圆锥花序；萼片6枚，花瓣状；花瓣不存在；雄花雄蕊6枚，合生为单体，退化心皮小；雌花退化雄蕊6枚，离生或基部合生，心皮3个，离生，胚珠多数。肉质蓇葖果圆柱形。

　　1种，神农架有分布，可供药用。

猫儿屎 _{野香蕉} Decaisnea insignis (Griffith) J. D. Hooker & Thomson

　　本种特征同猫儿屎属。花期4~6月，果期8~9月。

分布于神农架各地，生于海拔 800~1900m 的山坡、路旁、沟边。常见。

根、果实清肺止咳，润燥，祛风除湿。果实煎浓剂用于皮肤皲裂、肛裂。

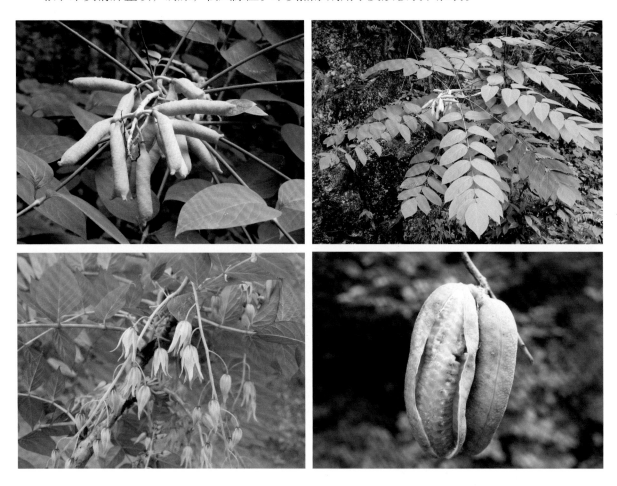

（三）木通属 Akebia Decaisne

落叶或半常绿木质藤本。掌状复叶，具长柄。花单性，雌雄同株同序，花多数组成腋生的总状花序或伞房状花序；萼片 3 枚，稀 4~6 枚，花瓣状；无花瓣；雄花较小而多数，生于花序上部，雄蕊 6 枚，退化心皮小；雌花远较雄花大，1 至数朵生于花序轴基部，心皮 3~12 个，胚珠多数。肉质蓇葖果圆柱形，成熟时沿腹缝开裂。

5 种；我国 4 种；湖北 2 种；神农架 2 种，均可供药用。

■ 分种检索表

1. 小叶 5 枚·····································1. 木通 **A. quinata**

1. 小叶 3 枚·····································2. 三叶木通 **A. trifoliata**

1 木通 八月参
Akebia quinata (Houttuyn) Decaisne

　　落叶木质藤本。掌状复叶；小叶 5 枚，纸质，倒卵形，长 2~5cm，宽 1.5~2.5cm，先端圆或凹入，基部阔楔形，全缘；叶柄长 4.5~10cm。总状花序腋生，花单性，雌雄同株；雄花紫红色，雄蕊 6 枚，分离；雌花暗紫色，比雄花稍大。果实为浆果，椭圆形或长圆形，长约 6cm，直径 3~4cm，成熟时暗紫色，纵裂。种子黑色。花期 4~5 月，果期 6~8 月。

　　分布于神农架木鱼、阳日等地，生于海拔 500~800m 的山坡灌丛中。常见。

　　根祛风，利尿，行气，活血。藤茎泻火行水，通利血脉。果实疏肝理气，活血止痛，除烦利尿。种子疏肝理气，散结，解毒。

　　本种在神农架木鱼（红花）有一个居群，小叶边缘具明显的波状浅圆齿，如按本属现有的分类标准，可作为 1 个新亚种。

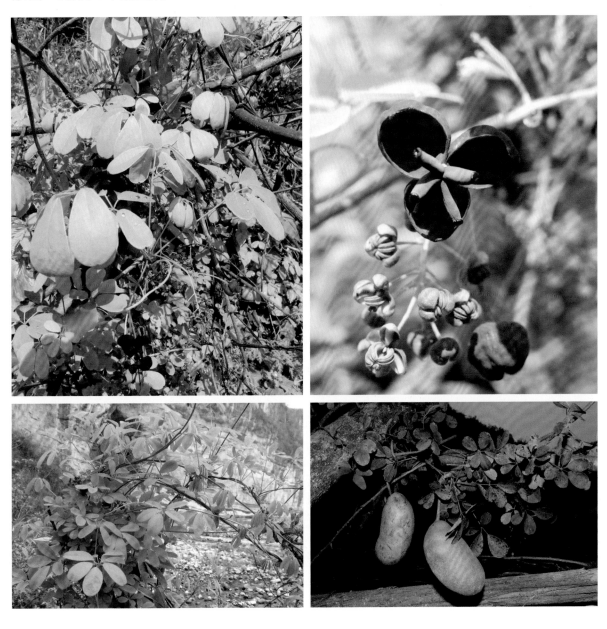

2　三叶木通 _{八月参} **Akebia trifoliata** (Thunberg) Koidzumi

■ 分亚种检索表

1. 小叶边缘具明显的波状浅圆齿·······················2a. 三叶木通 **A. trifoliata** subsp. **trifoliata**

1. 小叶全缘或近全缘·····························2b. 白木通 **A. trifoliata** subsp. **australis**

2a　三叶木通（原亚种）**Akebia trifoliata** subsp. **trifoliata**

　　落叶木质藤本。掌状复叶；小叶 3 枚，卵形至阔卵形，长 4~7.5cm，宽 2~6cm，先端钝或略凹入，基部圆形，边缘具波状齿。总状花序，下部生 1~2 朵雌花，有 15~30 朵雄花；雄花萼片 3 枚，淡紫色，雄蕊 6 枚，退化心皮 3 个；雌花萼片 3 枚，紫褐色，退化雄蕊 6 枚或更多，心皮 3~9 个。果长圆形，直径 2~4cm。花期 4~5 月，果期 7~8 月。

　　分布于神农架各地，生于海拔 600~1600m 的山坡灌丛中和路边。常见。

　　根祛风，利尿，行气，活血。藤茎泻火行水，通利血脉。果实疏肝理气，活血止痛，除烦利尿。种子疏肝理气，散结，解毒。

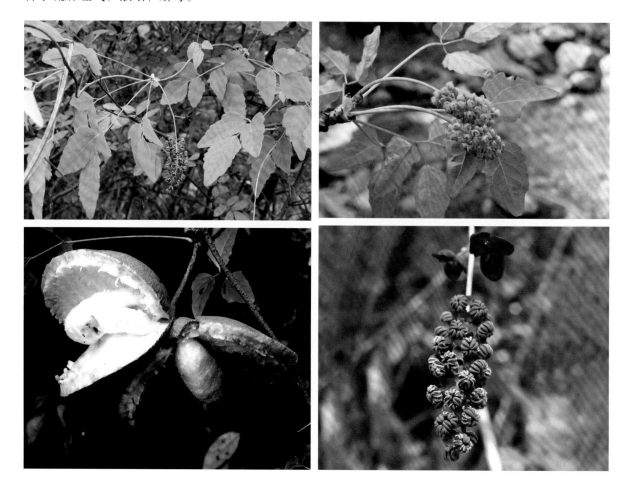

2b 白木通（亚种）

八月参
Akebia trifoliata subsp. **australis** (Diels) T. Shimizu

落叶木质藤本。小叶 3 枚，卵状长圆形或卵形，长 4~7cm，宽 1.5~5cm，先端狭圆，顶微凹入而具小凸尖，基部阔楔形，边通常全缘。总状花序长 7~9cm，腋生或生于短枝上；雄花萼片长 2~3mm，紫色，雄蕊 6 枚，离生；雌花直径约 2cm，心皮 5~7 个，紫色。果长圆形。花期 4~5 月，果期 6~9 月。

分布于神农架木鱼、松柏、新华、阳日等地，生于海拔 500~1300m 的山坡灌丛中。常见。

根祛风，利尿，行气，活血。藤茎泻火行水，通利血脉。果实疏肝理气，活血止痛，除烦利尿。种子疏肝理气，散结，解毒。

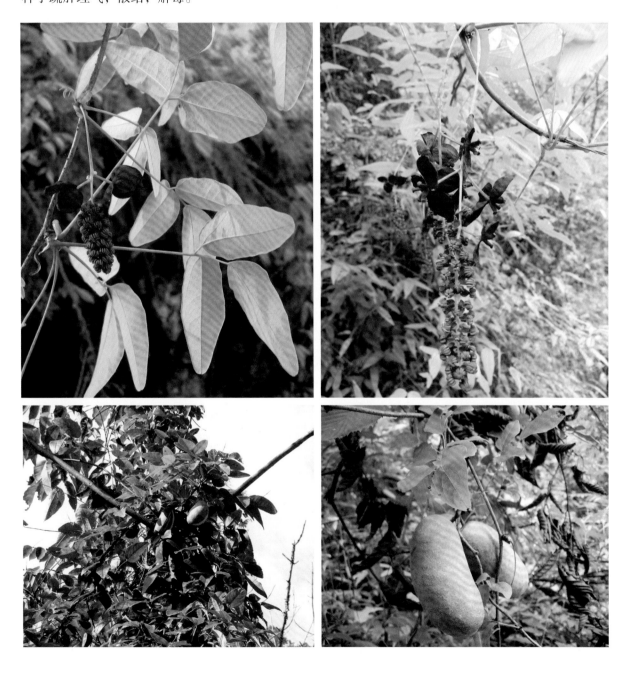

（四）八月瓜属 Holboellia Wallich

常绿木质藤本。掌状复叶，互生，全缘，常具长柄。花单性，雌雄同株，少数排成腋生的总状花序；萼片6枚，排成2轮，花瓣状，近肉质，先端钝圆；蜜腺6枚，细小，圆形；雄花的雄蕊6枚，分离，退化心皮3个；雌花的心皮3个，退化雄蕊6枚，细小。果实为肉质的蓇葖果，通常长圆形或椭圆形，不开裂。种子多数，排成数列藏于果肉中。

20种；我国9种；湖北4种；神农架3种，均可供药用。

■ 分种检索表

1. 小叶3枚···1. 鹰爪枫 **H. coriacea**
1. 小叶3~9枚。
  2. 小叶长圆形，下表面具白粉···································2. 牛姆瓜 **H. grandiflora**
  2. 小叶长椭圆状披针形或倒披针形，下表面无白粉············3. 五月瓜藤 **H. angustifolia**

---

1   鹰爪枫 _{八月参} Holboellia coriacea Diels

八月参
Holboellia coriacea Diels

常绿木质藤本。掌状复叶；小叶3枚，厚革质，椭圆形圆形，长6~14cm，宽4~8cm，先端渐尖，基部圆形，基部三出脉。花雌雄同株，组成短的伞房状总状花序，雄花白色，雌花紫色；萼片长圆形；花瓣极小；雄蕊6枚，离生；心皮卵状棒形。果长圆状柱形，直径约3cm，熟时紫色。花期4~5月，果期6~8月。

分布于神农架木鱼、下谷等地，生于海拔600~1800m的山坡林缘、沟边、沟谷林中。少见。

根祛风活血，用于风湿筋骨痛。藤茎泻火行水，通利血脉。果实（预知子）疏肝理气，活血止痛，除烦利尿。

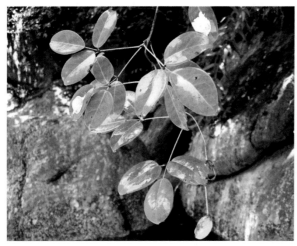
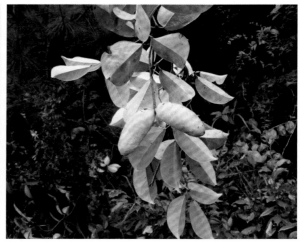

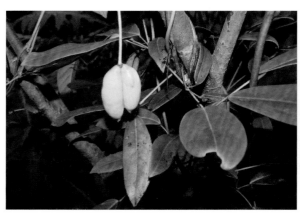
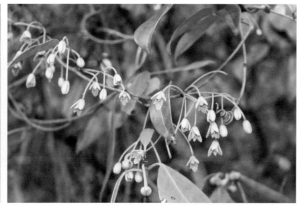

2 牛姆瓜 八月爹
Holboellia grandiflora Réaubourg

常绿木质藤本。掌状复叶；小叶 3~9 枚，椭圆形，长 6~14cm，宽 4~6cm，先端渐尖，基部楔形。花淡绿白色或淡紫色，雌雄同株，数朵组成伞房状总状花序；雄花外轮萼片长倒卵形，内轮线状长圆形，花瓣极小，雄蕊 6 枚，有退化心皮；雌花外轮萼片阔卵形，内轮萼片卵状披针形，心皮 3 个。浆果长圆形，长 6~9cm。花期 4~5 月，果期 7~9 月。

分布于神农架各地，生于海拔 2000m 以下的山地林中。常见。

果实疏肝理气，活血止痛，除烦利尿。藤茎泻火行水，通利血脉。

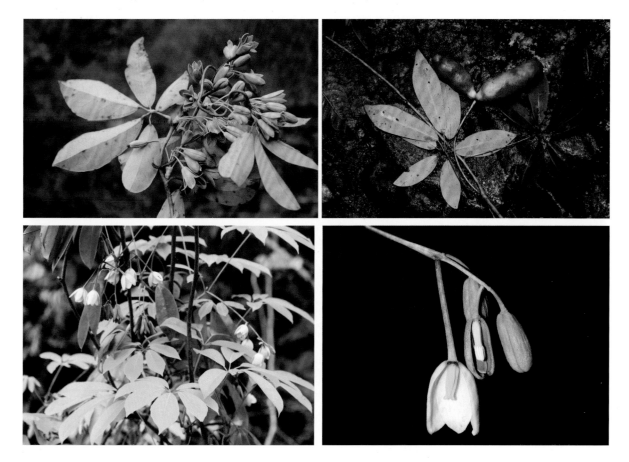

3　五月瓜藤 ^{八月參} **Holboellia angustifolia** Wallich

常绿木质藤本。掌状复叶；小叶 3~9 枚，近革质，长圆状披针形，长 3~13cm，宽 0.3~5cm，先端渐尖，基部钝。花雌雄同株；雄花淡绿色，萼片长椭圆形，雄蕊短于萼片；雌花紫色。果紫色，长圆形，长 5~9cm，顶端圆而具凸头。种子椭圆形，长 5~8mm，厚 4~5mm；种皮褐黑色，有光泽。花期 4~5 月，果期 7~8 月。

分布于神农架各地，生于海拔 600~1600m 的沟谷林中或山坡灌丛中。常见。

果实理气，破血；用于疝气、妇女闭经等。

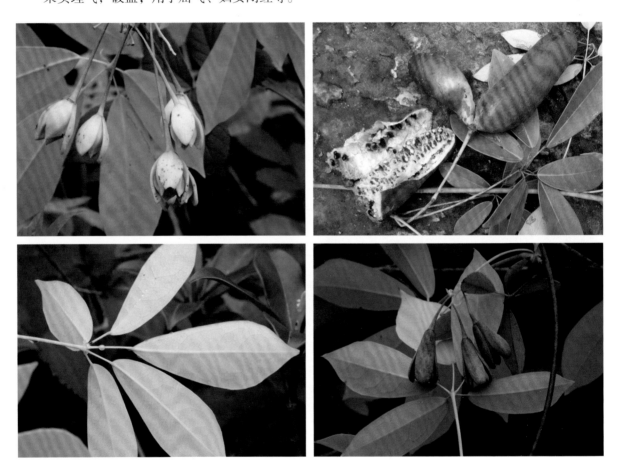

（五）串果藤属 Sinofranchetia (Diels) Hemsley

落叶木质藤本。三出复叶，互生，具长柄。总状花序细长，多花；花小，单性，雌雄同株或异株；萼片 6 枚，内、外轮萼片近等大；蜜腺状花瓣 6 片，与萼片对生；雄蕊 6 枚，离生；雌蕊具 3 个倒卵形的心皮，无花柱，胚珠 10~20 枚。浆果椭圆状，单生、孪生或 3 个聚生于果序的每节上，有种子多枚。种子卵形或近椭圆形，压扁。

1 种，我国特有，神农架有分布，可供药用。

串果藤 **Sinofranchetia chinensis** (Franchet) Hemsley

本种特征同串果藤属。花期 5~6 月，果期 9~10 月。

分布于神农架各地，生于海拔 1000~2000m 的密林或灌丛中。常见。

藤茎祛风除湿，舒筋活血。

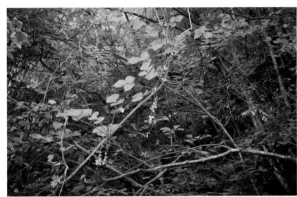
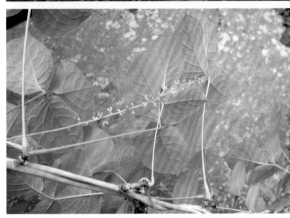
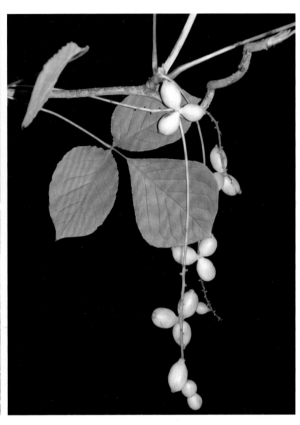

（六）野木瓜属 **Stauntonia** de Candolle

常绿木质藤本。叶互生，掌状复叶，全缘。花单性，同株或异株，排成腋生伞房状的总状花序；萼片 6 枚，花瓣状；无花瓣；雄花花瓣不存在，或仅有 6 枚小而不显著的蜜腺状花瓣，雄蕊 6 枚，花丝合生为管，花药 2 室，纵裂，3 枚心皮退化；雌花退化雄蕊 6 枚，心皮 3 枚，胚珠多数，成熟心皮浆果状，3 个聚生、孪生或单生，卵状球形或长圆形。种子多数。

25 种；我国 21 种；湖北 2 种；神农架 2 种，可供药用的 1 种。

野木瓜 **Stauntonia chinensis** de Candolle

木质大藤本。茎绿色。掌状复叶；有小叶 5~7 枚，小叶革质，倒卵形，长 6~9cm，宽 2~4cm，先端渐尖，基部钝、圆或楔形，基部具三出脉；叶柄长 5~10cm。总花梗纤细，基部被大型的芽鳞片所包托；雄花萼片外面淡黄色或浮白色，内面紫红色，外轮的披针形；雌花萼片与雄花的相似，但稍大，有6枚退化雄蕊，心皮3枚，卵状柱形。果长圆形，直径3~5cm。花期4月，果期8~10月。

分布于神农架下谷，生于海拔400m的密林或灌丛中。少见。

带叶茎枝（野木瓜）祛风止痛，舒筋活络；用于风湿痹痛、腰腿疼痛、头痛、牙痛、痛经、跌打损伤。

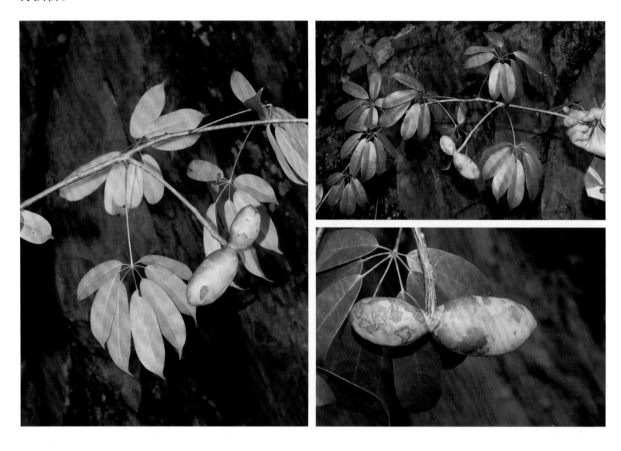

防己科 Menispermaceae

攀缘或缠绕藤本，稀直立木本。叶螺旋状排列，单叶互生，稀复叶，全缘或掌状分裂，通常具掌状脉；无托叶。花小，单性，雌雄异株，单生、簇生或呈总状花序、圆锥花序或伞形花序；花萼与花冠常均存在，常6数，2轮排列；雄蕊2至多枚，通常6~8枚，花丝分离或合生；心皮3~6个，稀1~2个或多个，分离，子房上位。核果。

65属，350余种；我国19属，77种；湖北7属，17种；神农架7属，12种，可供药用的6属，10种。

■ 分属检索表

1. 叶盾状着生；雄蕊合生。
  2. 萼片离生，花序伞形或头状 ·······························1. 千斤藤属 Stephania
  2. 萼片合生，花序圆锥状或总状 ·························2. 轮环藤属 Cyclea
1. 叶不为盾状；雄蕊离生。
  3. 子叶为叶状，脆弱；雄蕊6枚 ·························3. 青牛胆属 Tinospora
  3. 子叶不为叶状，而为厚肉质；雄蕊6~12枚。
    4. 花药纵裂 ·······································4. 风龙属 Sinomenium
    4. 花药横裂。
      5. 萼片外轮与内轮近等长或稍短，有黑色斑点 ·······5. 秤钩风属 Diploclisia
      5. 萼片外轮较内轮小很多，无黑色斑点 ···········6. 木防己属 Cocculus

（一）千斤藤属 Stephania Loureiro

草质或木质藤本。有时有块根。叶盾状着生，全缘，掌状脉。花雌雄异株，组成腋生的聚伞花序或再作伞形花序排列；雄花萼片6~10枚，离生，花瓣常3~5枚，雄蕊合生成盾状聚药雄蕊，花药2~6个，通常4个，横裂；雌花萼片和花瓣各1轮，每轮常3~5枚，心皮1个，近卵形，花柱3~6裂。核果光滑无毛，近球形，两侧稍扁。种子马蹄形，具胚乳。

60种；我国37种；湖北6种；神农架5种，可供药用的4种。

■ 分种检索表

1. 木质藤本 ···1. 汝兰 S. sinica
1. 草质藤本。
  2. 花序伞形或聚伞状伞形，单生或数个聚生。
    3. 雌花花被辐射对称，萼片3~5枚，花瓣3~5片 ·······2. 千斤藤 S. japonica
    3. 雌花花被左右对称，花萼1枚，花瓣2片 ···········3. 江南地不容 S. excentrica
  2. 花序多数，排成头状聚伞花序，再成总状花序 ·······4. 金线吊乌龟 S. cephalantha

1 汝兰 Stephania sinica Diels

木质藤本。叶宽三角形状卵形，长 5~12cm，或更之，宽度常大于长度，顶端钝，有小凸尖，基部近截平，边缘浅波状至全缘，掌状脉向上的 5 条。复伞形聚伞花序腋生；雄花萼片 6 枚，花瓣 3（4）片，花瓣内有 2 个大腺体，聚药雄蕊；雌花萼片 1 枚，花瓣 2 枚。核果。花期 6 月，果期 8~9 月。

分布于神农架下谷，生于海拔 1300~1600m 的山坡灌丛中。常见。

块根清热解毒，祛风除湿；用于痈疖疮毒、蛇咬伤、痢疾、中暑、风湿关节痛。

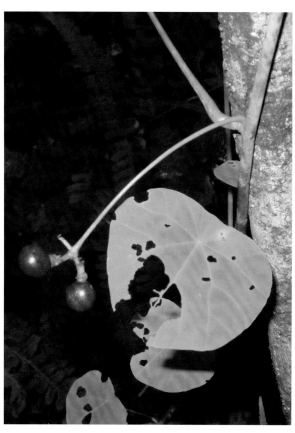
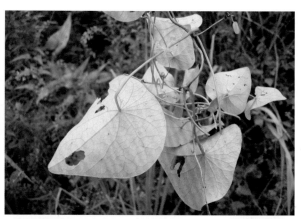
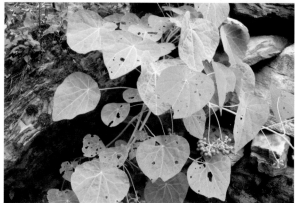

2 千斤藤 Stephania japonica (Thunberg) Miers

草质藤本，全株无毛。叶纸质，常三角状近圆形，长 6~9cm，长度与宽度近相等或略短，顶端有小凸尖，基部通常微圆，下表面粉白。复伞形聚伞花序腋生，小聚伞花序近无柄，密集呈头状；雄花萼片 6（~8）枚，花瓣 3（~4）片，黄色，聚药雄蕊；雌花萼片 3~4 枚，花瓣 3~4 片，心皮卵状。果倒卵形至近圆形，成熟时红色；果核背部有 2 行小横肋状雕纹。花期 6 月，果期 8~9 月。

分布于神农架木鱼、宋洛等地，生于海拔 800~1000m 的林缘沟边或灌丛中。常见。

根、茎清热解毒，利水消肿，祛风止痛。

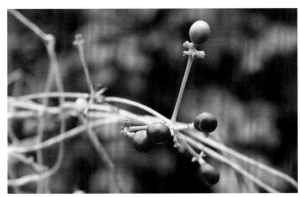 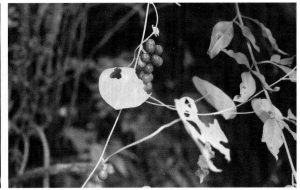

3 | 江南地不容 *Stephania excentrica* H. S. Lo

草质缠绕藤本。具块根。叶纸质，三角状近圆形，长、宽均为5~10cm，顶端钝，具凸尖，基部微凹至浅心形，全缘，稀波状。花序腋生，常为复伞形聚伞花序；雄花萼片6枚，花瓣3片，内面有2个大型腺体，聚药雄蕊比花瓣稍长；雌花萼片常1枚，花瓣通常2片。果梗肉质；核果成熟时红色；果核近圆球形，背部有4列刺状突起。花期6月，果期8~9月。

分布于神农架低海拔地区，生于灌丛中。少见。

块根理气止痛，用于胃痛、腹胀、腹痛、风湿痹痛、蛇咬伤等。

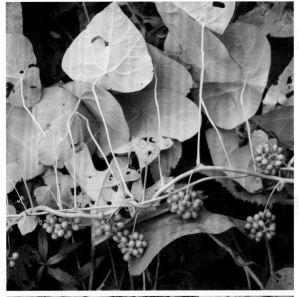

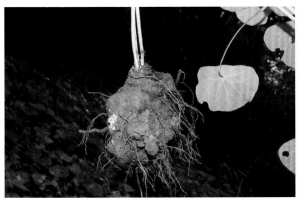 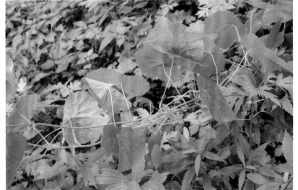

4 | 金线吊乌龟 *Stephania cephalantha* Hayata

草质无毛藤本。具块根。叶纸质，三角状扁圆形，长2~6cm，宽2.5~6.5cm，顶端具小凸尖，基部圆或近截平，边全缘或多少浅波状。雌雄花序同形，均为头状花序；雄花萼片6枚，偶有4或8枚，花瓣3或4片；雌花萼片1枚，偶有2~5枚，花瓣2~4片，比萼片小。核果阔倒卵圆形，成熟时红色；果核背部两侧各有10~12条小横肋状雕纹。花期4~5月，果期6~7月。

分布于神农架木鱼、松柏、宋洛、新华等地，生于海拔600~1000m的林缘沟边或灌丛中。常见。

块根清热解毒，止痛，散瘀消肿。

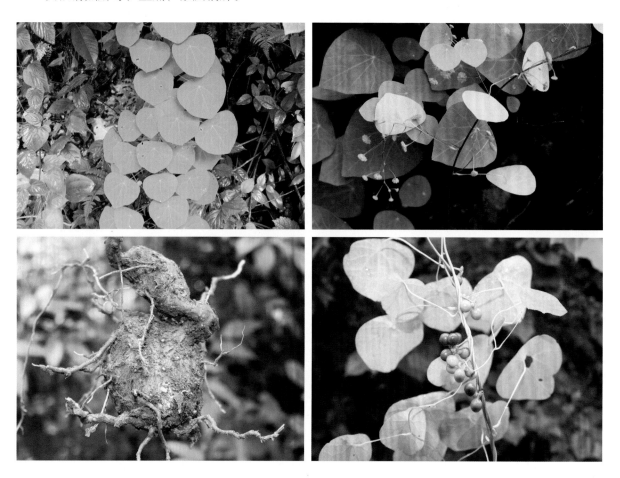

（二）轮环藤属 Cyclea Arnott ex Wight

木质藤本。单叶互生，叶柄盾状着生。花雌雄异株，腋生的总状花序或聚伞圆锥花序；雄花萼片常4~5枚，稀6枚，通常合生成筒状，花瓣4~5片，常合生，雄蕊合生成盾状聚药雄蕊，花药4~5个，横裂；雌花萼片和花瓣均1~2枚，彼此对生，稀无花瓣，心皮1个，花柱很短，柱头3裂或较多裂。核果倒卵状球形。

29种；我国13种；湖北2种；神农架2种，均可供药用。

■ 分种检索表

1. 花序轴和核果被毛···1. 轮环藤 C. racemosa

1. 花序轴和核果无毛···2. 四川轮环藤 C. sutchuenensis

1 轮环藤 Cyclea racemosa Oliver

藤本。茎被柔毛或近无毛。叶卵状三角形，长 4~9cm，宽 3.5~8cm，顶端渐尖，基部截平至心形，全缘，上表面被疏柔毛或近无毛，下表面常被柔毛。总状聚伞花序，密被柔毛；雄花花萼钟形，深裂近达基部，花冠碟状或浅杯状，聚药雄蕊；雌花萼片（1~）2 枚，花瓣（1~）2 片，子房密被刚毛，柱头 3 裂。核果扁球形，被刚毛。花期 4~5 月，果期 8 月。

分布于神农架木鱼、松柏、新华等地，生于海拔 600~1200m 的山坡灌丛中或沟边。常见。

根清热解毒，理气止痛；用于脘腹疼痛、吐泻、风湿痛、毒蛇咬伤；有小毒。

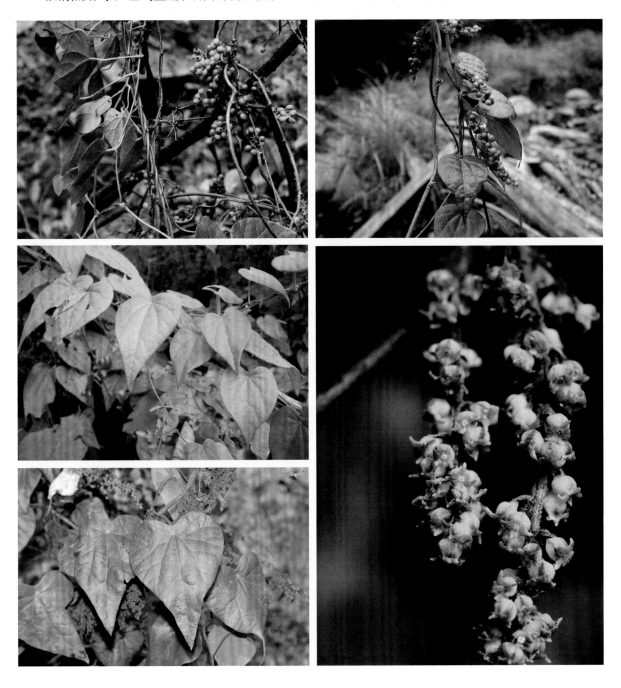

2 四川轮环藤 Cyclea sutchuenensis Gagnepain

草质藤本，除苞片外全株无毛。叶纸质，披针形或卵形，长 5~15cm，宽 2~5.5cm，顶端渐尖，基部圆，全缘。花序腋生，总状花序或穗状花序，长达 20cm；花序轴无毛；雄花萼片 4 枚，基部合生，花瓣 4 片，通常合生，聚药雄蕊；雌花萼片 2 枚，花瓣 2 片，心皮无毛。核果红色。花期夏季，果期秋季。

分布于神农架下谷，生于海拔 400~600m 的溪边林缘。少见。

根、藤茎清热解毒，利水通淋，散瘀止痛；有小毒。

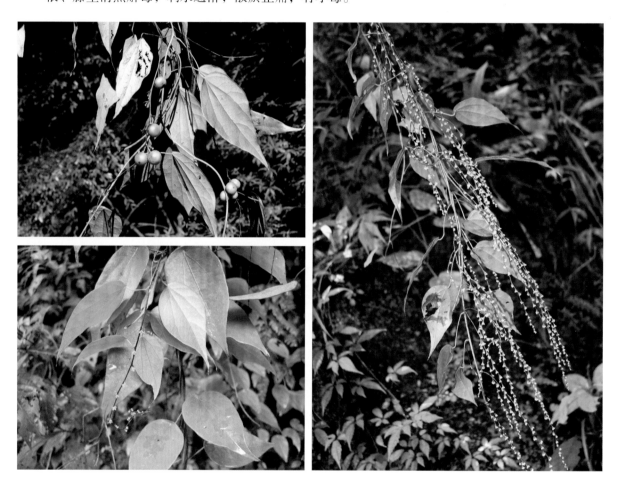

（三）青牛胆属 Tinospora Miers

藤本。单叶互生，叶基心形或戟形。花雌雄异株，腋生或顶生的总状花序或圆锥花序，或单生和簇生；雄花萼片通常 6 枚，花瓣（3）6 片，雄蕊 6 枚，分离；雌花萼片与雄花相似，花瓣较小，退化雄蕊 6 枚；心皮 3 个，花柱短而肥厚。核果 1~3 个，具柄，近球形；果核近骨质，背部具棱脊，有时有小瘤体，腹面近平坦。种子新月形，有嚼烂状胚乳。

30 种；我国 6 种；湖北 2 种；神农架 1 种，可供药用。

青牛胆 **Tinospora sagittata** (Oliver) Gagnepain

藤本。具连珠状块根。叶纸质，披针状箭形或戟形，长 7~20cm，宽 2.4~5cm，先端渐尖，基部狭箭形，掌状脉 5 条。花序腋生，常数个簇生，聚伞花序或分枝成疏花的圆锥状花序，长 2~10cm；雄花萼片 6 枚，花瓣 6 枚，雄蕊 6 枚；雌花萼片与雄花相似，花瓣楔形，退化雄蕊 6 枚，心皮 3 个，近无毛。核果红色，近球形；果核近半球形。花期 4 月，果期秋季。

分布于神农架各地，生于海拔 500~1500m 的山坡密林中、沟边或岩石缝中。常见。

块根清热解毒，利咽，止痛。

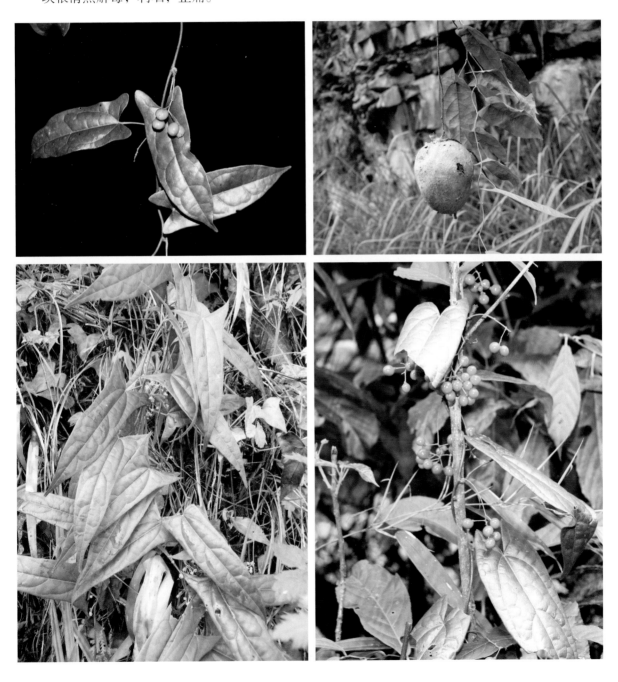

（四）风龙属 Sinomenium Diels

木质藤本。单叶互生，叶柄非盾状着生。花小，雌雄异株，圆锥花序腋生；雄花花萼和花瓣各为6枚，雄蕊6~12枚，分离，花药4室；雌花萼片和花瓣与雄花的相似，退化雄蕊9枚，心皮3个，柱头分裂。核果扁球形，稍歪斜；果核扁，两边凹入部分平坦，背部沿中肋有2行刺状突起，两侧各有1行小横肋状雕纹。种子半月形，有丰富的胚乳。

1种，神农架有分布，可供药用。

风龙 Sinomenium acutum (Thunberg) Rehder & E. H. Wilson

本种特征同风龙属。花期6~7月，果期8~9月。

分布于神农架各地，生于海拔600~1500m的山坡林缘、沟谷林下或沟边灌丛中。常见。

茎藤祛风除湿，止痛，利水，理气消食。

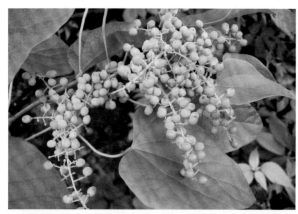

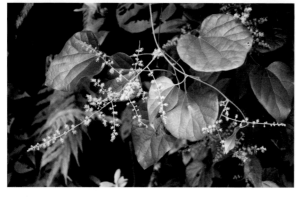

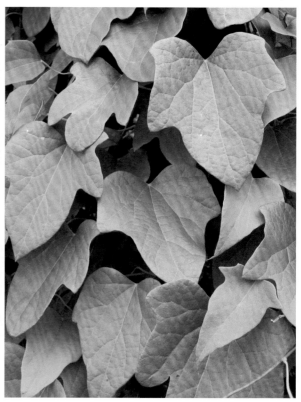

（五）秤钩风属 Diploclisia Miers

木质藤本。单叶互生，叶柄非盾状着生。聚伞花序腋生，或由聚伞花序组成的圆锥花序生于老枝或茎上；雄花萼片6枚，排成2轮，覆瓦状排列，花瓣6片，雄蕊6枚，分离，药室横裂；雌花萼片和花瓣与雄花相似，花瓣顶端常2裂，退化雄蕊6枚，心皮3个，花柱短。核果倒卵形或狭倒卵形而弯。

2 种；我国 2 种；湖北 1 种；神农架 1 种，可供药用。

秤钩风 Diploclisia affinis (Oliver) Diels

木质藤本。叶互生，革质，宽卵形，长 3.5~9cm，或稍过之，宽度通常稍大于长度，顶端短尖，基部近截平至浅心形，边缘具明显或不明显的波状圆齿。聚伞花序腋生，有花 3 至多朵花；总梗长 2~4cm；雄花萼片 6 枚，椭圆形至阔卵圆形，花瓣 6 片，卵形，雄蕊长 2~2.5mm。核果红色，倒卵圆形。花期 4~5 月，果期 7~9 月。

分布于神农架木鱼（九冲、红花），生于海拔 800m 的山坡灌丛中。少见。

根、茎祛风除湿，活血祛瘀，利尿。

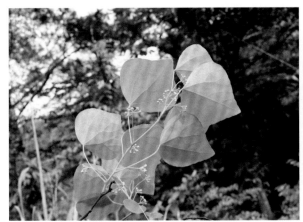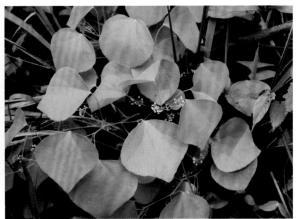

（六）木防己属 Cocculus Candolle

木质藤本。叶非盾状，具掌状脉。聚伞花序或聚伞圆锥花序；雄花萼片 6 或 9 枚，排成 2（3）轮，花瓣 6 片，雄蕊 6 或 9 枚，花丝分离，药室横裂；雌花萼片和花瓣与雄花的相似，退化雄蕊 6 枚或无，心皮 6 或 3 裂，花柱柱状，外弯。核果倒卵形或近圆形，稍扁；果核骨质，背肋两侧有小横肋状雕纹。种子马蹄形，胚乳少，子叶线形，扁平。

8 种；我国 2 种；湖北 1 种；神农架 1 种，可供药用。

木防己 Cocculus orbiculatus (Linnaeus) Candolle

木质藤本。叶片厚纸质，形状变异极大，通常卵形，顶端短尖，边全缘或 3（~5）裂，长 3~10cm，两面被柔毛。聚伞花序或排成狭窄聚伞圆锥花序，长可达 10cm，被柔毛；雄花小苞片（1）2 枚，萼片 6 枚，花瓣 6 片，雄蕊 6 枚；雌花萼片和花瓣与雄花相同，退化雄蕊 6 枚，心皮 6 枚。

核果近球形，熟时紫黑色。花期 5~8 月，果期 8~10 月。

分布于神农架木鱼、阳日、新华等地，生于海拔 500~1500m 的山坡路边、林缘或沟边。常见。根茎祛风解毒，止痛。

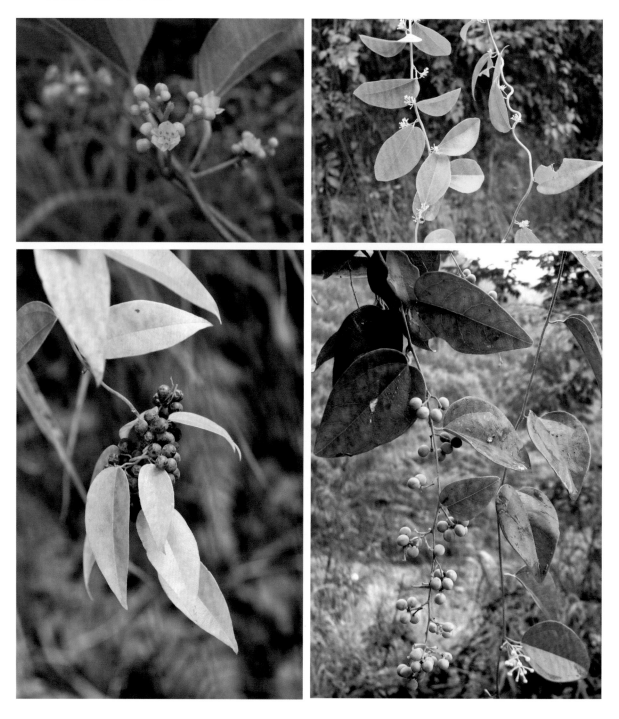

八角科 Illiciaceae

常绿乔木或灌木，植株常有芳香气味。单叶互生，常集生枝顶，革质，全缘。花两性，腋生或近顶生，常单生或 2~3 朵簇生；花被片多数，常成数轮；雄蕊 4 枚至多数，花药 2 室，内向纵裂；心皮通常 7~15 枚，稀达 21 枚，离生，单轮排列于花托上，侧向压扁，每心皮具胚珠 1 枚。聚合果由数个至 10 余个单轮排列的蓇葖组成，呈星状。

1 属，40 种；我国 27 种；湖北 3 种；神农架 1 种，可供药用。

八角属 Illicium Linnaeus

本属特征同八角科。

40 种；我国 27 种；湖北 3 种；神农架 1 种，可供药用。

红茴香 Illicium henryi Diels

灌木或乔木。叶互生或 2~5 枚簇生，革质，倒披针形至长披针形，长 6~18cm，宽 1.2~6cm，先端长渐尖，基部楔形。花粉红色至深红色，腋生或近顶生，单生或 2~3 朵簇生；花被片 10~15 枚；雄蕊 11~14 枚；心皮通常 7~9 枚，花柱钻形。蓇葖 7~9 个，长 12~20mm，宽 5~8mm，先端明显钻形，细尖。花期 4~6 月，果期 8~10 月。

分布于神农架各地，生于海拔 500~1500m 的林下或灌丛中。常见。

根、根皮祛风除湿，活血止痛，散瘀止痛；用于跌打等；有毒。

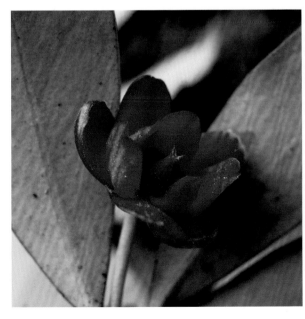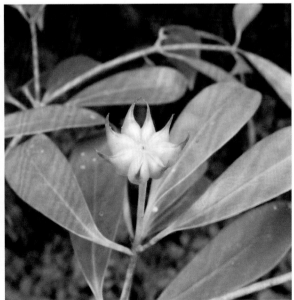

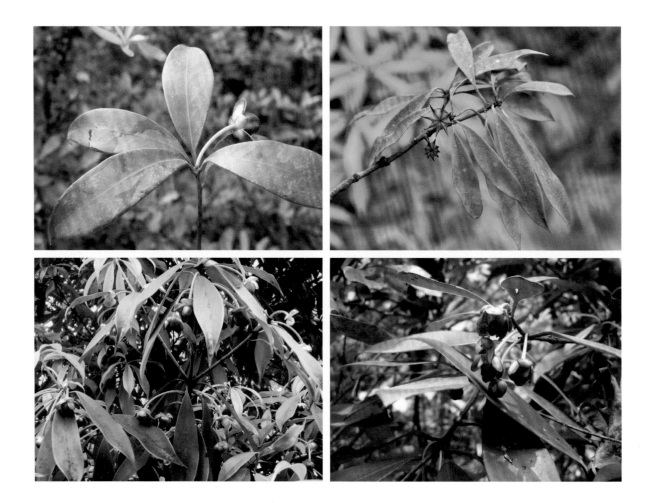

五味子科 Schisandraceae

　　木质藤本。单叶互生。花单性，雌雄异株，常单生叶腋；花被片 6~24 枚，排成 2 至多轮；雄蕊多数，稀 4 或 5 枚；心皮多数，离生，每心皮有倒生的胚珠 2~5 枚，稀达 11 枚，开花时聚生于短的肉质花托上，果期聚生于不伸长的花托上而成球状聚合果，或散生于伸长的花托上而成穗状的聚合果。

　　2 属，39 种；我国 2 属，27 种；湖北 2 属，10 种；神农架 2 属，7 种，均可供药用。

■ 分属检索表

1. 雌蕊群的花托发育时不伸长，聚合果球状或椭圆体状·····················1. **南五味子属 Kadsura**
1. 雌蕊群的花托发育时明显伸长，聚合果长穗状·····················2. **五味子属 Schisandra**

（一）南五味子属 **Kadsura** Jussieu

　　常绿无毛木质藤本。叶纸质或革质，全缘或具锯齿。花单性，单生或 2~4 朵聚生于叶腋；花被片 7~24 枚，覆瓦状排列成数轮，中轮的通常最大；雄蕊 12~80 枚，花丝细长，合生成头状或圆锥状雄蕊群，药室分离；雌蕊 20~300 枚，花托倒卵形或椭圆形，发育时不伸长。果实由多数小浆果生于短棒状的花托上，形成近球状的聚合果。

　　16 种；我国 8 种；湖北 2 种；神农架 2 种，均可供药用。

■ 分种检索表

1. 叶侧脉 7~11 对；果梗长 7~30mm·····················1. **异形南五味子 K. heteroclita**
1. 叶侧脉 5~7 对；果梗长 3~13cm·····················2. **南五味子 K. longipedunculata**

1　异形南五味子 **Kadsura heteroclita** (Roxburgh) Craib

　　常绿木质藤本。叶卵状椭圆形，长 6~15cm，宽 3~7cm，先端渐尖，基部阔楔形，全缘或上半部边缘有疏离的小锯齿，侧脉 7~11 对。花单生于叶腋，雌雄异株；花被片白色或浅黄色，11~15 枚；雄蕊多数；雌蕊群近球形，具雌蕊 30~55 枚。聚合果近球形，果梗长 7~30mm。花期 5~8 月，果期 8~12 月。

　　分布于神农架木鱼、下谷、新华等地，生于海拔 600~900m 的林下。常见。

　　藤、根行气止痛，祛风除湿；用于风湿骨痛、跌打损伤。

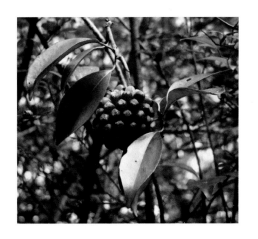

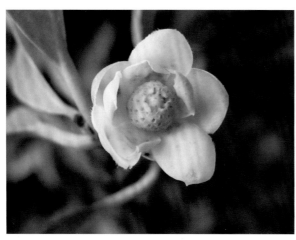
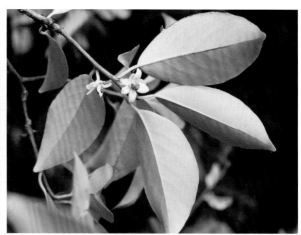

2 南五味子 **Kadsura longipedunculata** Finet & Gagnepain

常绿无毛藤本。叶长圆状披针形或倒卵状披针形，长 5~13cm，宽 2~6cm，先端渐尖，基部楔形，边有疏齿，侧脉每边 5~7 条。花单生叶腋，雌雄异株；雄花花被片 8~17 枚，雄蕊群球形，具雄蕊 30~70 枚；雌花花被片与雄花相似，雌蕊群椭圆体形或球形，具雌蕊 40~60 枚。聚合果球形，果梗长 3~13cm。花期 6~9 月，果期 9~12 月。

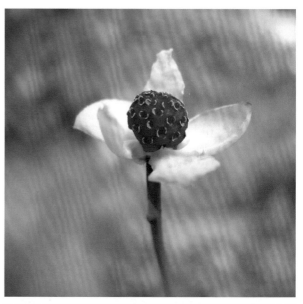

分布于神农架木鱼、下谷、阳日等地，生于低海拔地区的林中。少见。

茎理气止痛，舒筋活络，强筋壮骨。种子滋补强壮，镇咳；用于神经衰弱、支气管炎等。

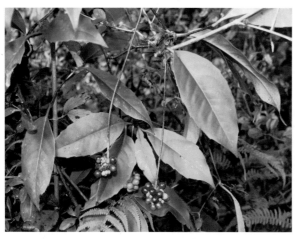
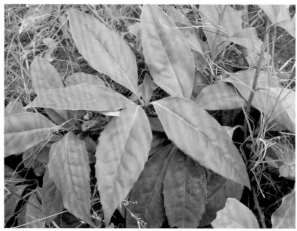

（二）五味子属 Schisandra Michaux

木质藤本，具芽鳞。单叶互生，全缘或具稀疏锯齿。花单性，雌雄异株，常单生短枝的叶腋，少有 2~8 朵花呈聚伞状花序；花被片 5~20 枚，中轮的最大；雄蕊 5 枚至多数，常合成圆柱形或近球形；雌蕊 12~120 枚，离生，螺旋状紧密排列于花托上，花托花后明显伸长。成熟心皮为小浆果，排列于下垂肉质果托上，形成疏散或紧密的长穗状的聚合果。

22 种；我国约 19 种；湖北 8 种；神农架 5 种，均可供药用。

分种检索表

1. 小枝具翅··1. **翼梗五味子 S. henryi**
1. 小枝不具翅。
　2. 叶线形、狭披针形或狭卵状长圆形···················2. **铁箍散 S. propinqua** subsp. **sinensis**
　2. 叶常为倒卵形或卵形。
　　3. 叶下表面粉白色····································3. **金山五味子 S. glaucescens**
　　3. 叶下表面绿色，无白粉。
　　　4. 花被片淡黄色····································4. **华中五味子 S. sphenanthera**
　　　4. 花被片粉红色····································5. **兴山五味子 S. incarnata**

1　翼梗五味子 Schisandra henryi C. B. Clarke

落叶木质藤本。小枝具翅棱。叶宽卵形，长 6~11cm，宽 3~8cm，先端渐尖，基部阔楔形，上部边缘浅锯齿。雄花花被片黄色，8~10 枚，雄蕊群倒卵圆形，雄蕊 28~40 枚；雌花花被片与雄花的相似，雌蕊群长圆状卵圆形，具雌蕊约 50 枚。聚合果长 5~15cm。花期 5~7 月，果期 8~9 月。

分布于神农架各地，生于海拔 500~1500m 的沟谷边、山坡林下或灌丛中。常见。

茎理气止痛，舒筋活络，强筋壮骨。果实收敛固涩，益气生津，补肾宁心。

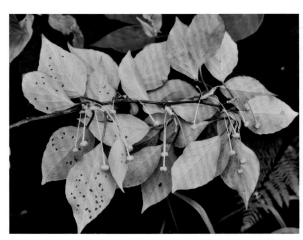
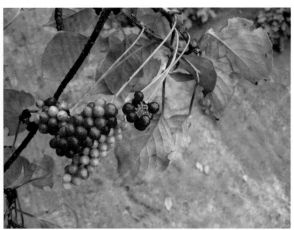

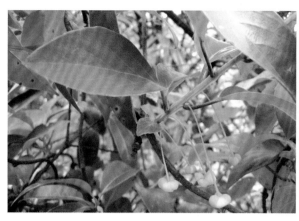
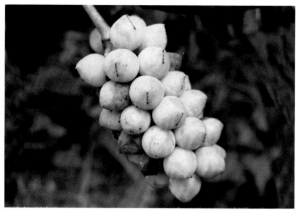

2 铁箍散（亚种）*Schisandra propinqua* subsp. **sinensis** (Oliver) R. M. K. Saunders

　　落叶木质藤本，全株无毛。叶坚纸质，线形、狭披针形或狭卵状长圆形，长 7~17cm，宽 2~5cm，先端渐尖，基部阔楔形，下表面带苍白色，边缘具疏离的胼胝质齿。花橙黄色，常单生或 2~3 朵聚生于叶腋；花被片 9（~15）枚；雄蕊群淡红色至紫红色，近球形，雄蕊 12~16 枚；雌蕊群卵球形，心皮 25~45 个。聚合果长 3~15cm。花期 6~7 月。

　　分布于神农架各地，生于海拔 500~1200m 的灌丛中。常见。

　　根、茎活血调经，散瘀消肿，行气止痛。种子用于神经衰弱。

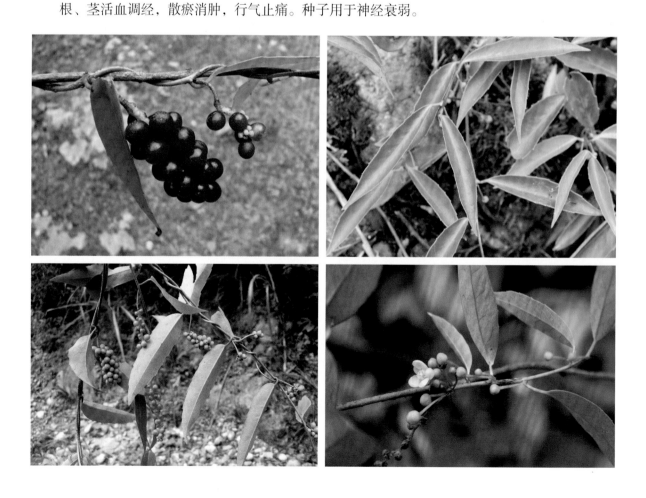

3 金山五味子 Schisandra glaucescens Diels

落叶木质藤本，全株无毛。叶 3~7 片聚生于短枝上，倒卵状椭圆形，长 5~10cm，宽 2.5~4.5cm，先端渐尖，基部楔形，上半部具浅锯齿，基部下延成狭翅，下表面粉白色。花被片 6~8 枚，粉红色；雄蕊群近球形，具离生的雄蕊 18~25 枚；雌蕊群近球形，心皮不超过 60 个。果梗长 4.5~7cm。花期 5~6 月，果期 7~8 月。

分布于神农架各地，生于海拔 1200~1600m 的林缘或疏林中。常见。

茎用于劳伤、虚弱、瘿瘤。果实清肺热，可作为五味子的替代品入药。

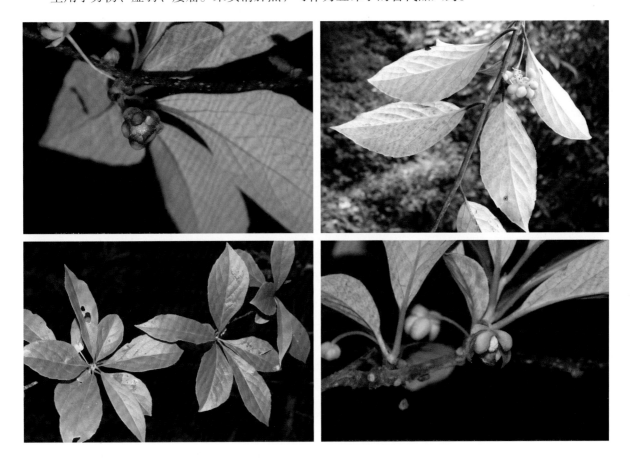

4 华中五味子 Schisandra sphenanthera Rehder & E. H. Wilson

落叶木质藤本，全株无毛。叶纸质，倒卵形，长 3~11cm，宽 2~7cm，先端渐尖，基部楔形，中部以上具波状齿。花生于叶腋；花梗长 2~4.5cm；花被片 5~9 枚，淡黄色；雄蕊群倒卵圆形，有雄蕊 11~23 枚；雌蕊群卵球形，心皮 30~60 个。聚合果果托长 6~17cm，聚合果梗长 3~10cm。花期 4~7 月，果期 7~9 月。

分布于神农架各地，生于海拔 500~2300m 的山地林中。常见。

果收敛固涩，益气生津，补肾宁心，可作为五味子代用品入药。茎、根养血消瘀，理气化湿。

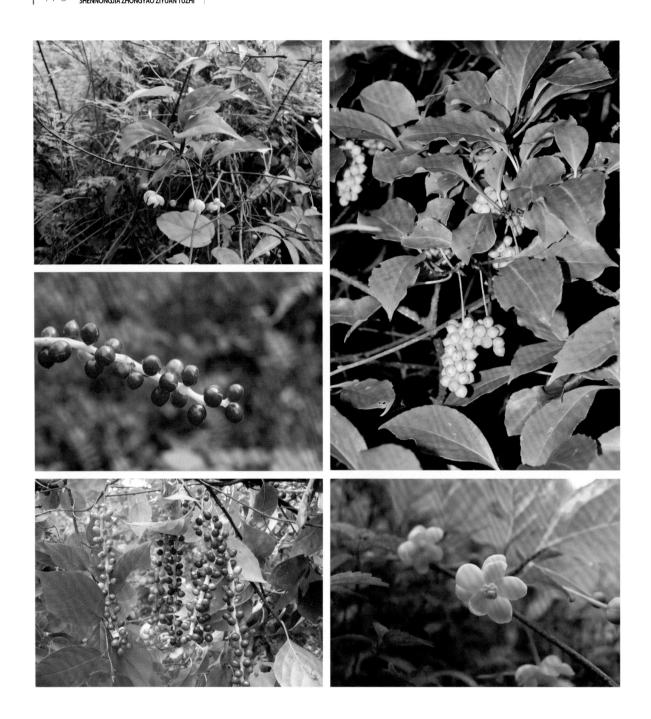

5 兴山五味子 *Schisandra incarnata* Stapf

　　落叶木质藤本，全株无毛。叶纸质，倒卵形或椭圆形，长 6~12cm，宽 3~6cm，先端渐尖，基部楔形，边缘 2/3 以上具稀疏锯齿。花被片 7~9 枚，粉红色；雄蕊群椭圆体形或倒卵圆形，雄蕊 24~32 枚，分离；雌蕊群长圆状椭圆体形，雌蕊约 70 枚，子房椭圆形，稍弯。聚合果长 5~9cm，小浆果深红色。花期 5~6 月，果期 9 月。

　　分布于神农架大九湖、木鱼等地，生于海拔 1500~1800m 的高山灌丛或密林中。常见。

　　果实收敛，止泻，止咳。

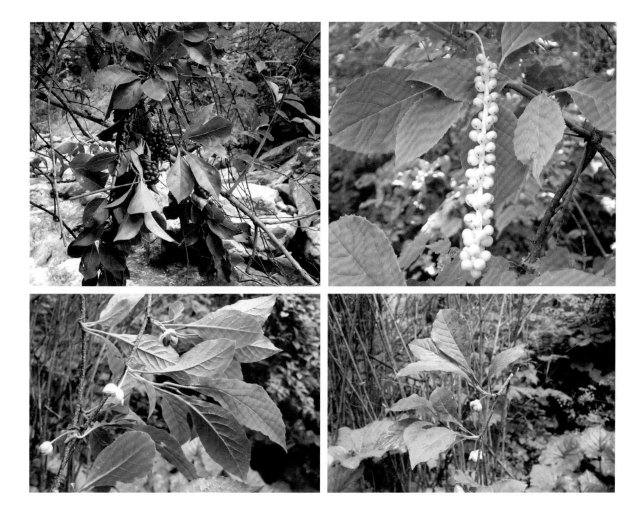

木兰科 Magnoliaceae

落叶或常绿乔木或灌木。单叶互生，全缘，稀分裂，羽状脉；托叶大，包被着幼芽，早落。花大，常单生，通常两性，稀杂性或单性异株；花被片2至多轮，常每轮3枚；雌蕊和雄蕊均多数，分离，呈螺旋状排列在伸长的花托上，雄蕊群排列在下部，雌蕊群排列在上部，无柄或具雌蕊群柄。聚合蓇葖果，稀带翅坚果。

17属，300种；我国13属，112余种；湖北6属，22种；神农架7属，13种，可供药用的6属，11种。

分属检索表

1. 叶马褂形，两侧边缘各有1~2对裂片·····················1. 鹅掌楸属 Liriodendron
1. 叶全缘。
  2. 蓇葖果圆筒状或圆柱状，花托在果期伸长。
    3. 花常单生叶腋·····················2. 含笑属 Michelia
    3. 花单生枝顶·····················3. 玉兰属 Yulania
  2. 果为圆球形或卵球形，花托在果期不伸长。
    4. 常绿植物，稀落叶；每个心皮具4至多枚胚珠·····················4. 木莲属 Manglietia
    4. 落叶植物；每心皮具2枚胚珠。
      5. 叶假轮生·····················5. 厚朴属 Houpoea
      5. 叶螺旋状排列或簇生·····················6. 木兰属 Magnolia

（一）鹅掌楸属 Liriodendron Linnaeus

落叶乔木。单叶互生，托叶与叶柄离生，近基部具1对或2对侧裂，叶片先端平截或微凹。花单生枝顶，与叶同时开放，两性；花被片9~17枚；雄蕊多数；雌蕊群无柄，心皮多数，分离，最下部不育，每心皮具2枚胚珠。聚合果纺锤状，成熟心皮木质，种皮与内果皮愈合，顶端延伸成翅状。

2种；我国1种；湖北1种；神农架1种，可供药用。

鹅掌楸 ^{马褂木}
Liriodendron chinense (Hemsley) Sargent

落叶乔木，高可达40m。叶互生，先端截形，两侧各有1枚裂片，形似"马褂"。花单生枝顶，杯状；花被片9枚，外轮3枚绿色，内2轮6枚，花瓣状，绿色，具黄色纵条纹，直径5~8cm。聚合果长7~9cm，小坚果具翅。花期5月，果期9~10月。

分布于神农架木鱼，多有栽培；生于海拔 600~1700m 的山地林中、山坡路旁或沟边。罕见。

茎皮、根祛风除湿，散寒止咳；用于风湿痹痛、风寒咳嗽等。

本种为国家二级重点保护野生植物。

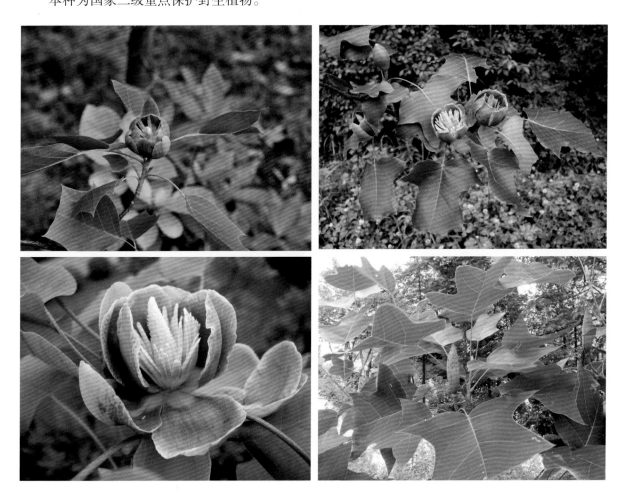

（二）含笑属 **Michelia** Linnaeus

常绿乔木或灌木。单叶，互生，全缘；托叶膜质，与叶柄贴生或离生。花两性，单生于叶腋，稀 2~3 朵花；花被片 6~21 枚；雄蕊多数；雌蕊群有柄，心皮多数，腹面基部着生于花轴，上部分离，通常部分不发育，每心皮有胚珠 2 至数枚。聚合果常因部分蓇葖不发育形成疏松的穗状聚合果；成熟蓇葖革质或木质，全部宿存于果轴。种子 2 至数枚，红色或褐色。

70 种；我国约 39 种；湖北 9 种；神农架 4 种，可供药用的 2 种。

■ 分种检索表

1. 叶下表面无白粉，花淡黄色···1. 含笑花 **M. figo**

1. 叶下表面具白粉，花白色···2. 深山含笑 **M. maudiae**

1 含笑花 Michelia figo (Loureiro) Sprengel

常绿灌木。芽、嫩枝、叶柄和花梗均密被黄褐色绒毛。叶倒卵状椭圆形，长4~10cm，宽1.8~4.5cm，先端钝短尖，基部楔形，下表面中脉上留有褐色平伏毛。花淡黄色而边缘有时红色或紫色，芳香；花被片6枚；雄蕊多数，雌蕊群超出雄蕊群；雌蕊群柄被淡黄色绒毛。聚合果长2~3.5cm，菁葖顶端有短尖的喙。花期3~5月，果期7~8月。

原产于华南南部各省区，神农架各地均有栽培。

叶用于跌打损伤。花行气通窍，芳香化湿。

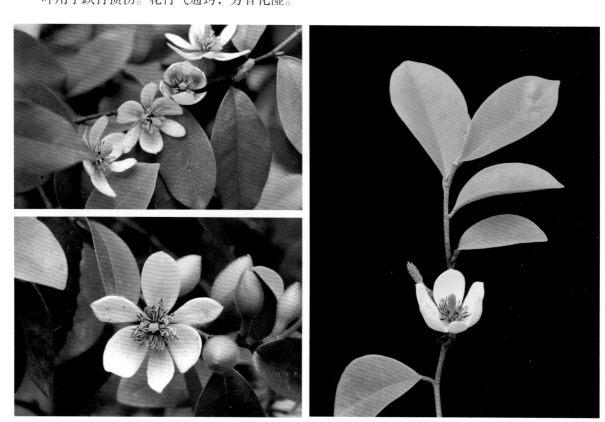

2 深山含笑 Michelia maudiae Dunn

常绿乔木。芽、嫩枝、叶背和苞片均被白粉。叶革质，长圆状椭圆形，长7~18cm，宽3.5~8.5cm，先端渐尖，基部楔形近圆钝，上表面深绿色，下表面被白粉。花芳香；花被片9枚，纯白色，基部稍呈淡红色；雄蕊多数；雌蕊群长1.5~1.8cm，雌蕊群柄长5~8mm。聚合果长7~15cm；菁葖长圆体形，顶端圆钝或具短突尖头。花期2~3月，果期9~10月。

原产于我国华南至西南地区，神农架各地有栽培。

花散风寒，通鼻窍，行气止痛。根、花清热解毒，行气化浊，止咳。

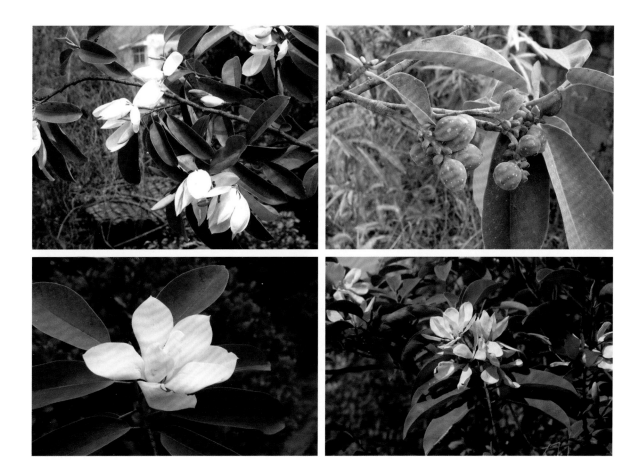

（三）玉兰属 Yulania Spach

落叶乔木或灌木。叶互生，常全缘；托叶膜质；幼叶在芽中直立，对折。花大而美丽，常单生枝顶，两性，花叶前开放或与叶同时开放；花被片9~21（~45）枚，每轮3~5枚，外轮花被片萼片状；雄蕊多数；雌蕊群和雄蕊群相连接，无雌蕊群柄，心皮分离，多数，每心皮有胚珠2枚。聚合果成熟时通常为长圆状圆柱形；成熟骨葖单质或近木质，互相分离，全部宿存于果轴。

25种；我国约20种；湖北约8种；神农架5种，均可供药用。

■ **分种检索表**

1. 花被片不等长，外轮花被片似花萼，比内部花被片小得多。
　2. 叶基明显下延··1. 紫玉兰 **Y. liliiflora**
　2. 叶基不下延··2. 望春玉兰 **Y. biondii**
1. 花被片近相似，外轮与内轮近等长，外轮花被片不似花萼。
　3. 小枝无毛··3. 武当玉兰 **Y. sprengeri**
　3. 小枝具毛。
　　4. 花被片纯白色，有时基部外面带红色····························4. 玉兰 **Y. denudata**
　　4. 花被片浅红色至深红色································5. 二乔玉兰 **Y. ×soulangeana**

1 紫玉兰 辛夷
Yulania liliiflora (Desrousseaux) D. L. Fu

　　落叶灌木。叶椭圆状倒卵形，长 8~18cm，宽 3~10cm，先端渐尖，基部渐狭；上表面幼嫩时疏生短柔毛，下表面沿脉有短柔毛。花叶同期；花被片 9~12 枚，外轮 3 枚萼片状，内 2 轮外面紫色或紫红色，内面带白色；雄蕊多数；雌蕊群长约 1.5cm，淡紫色。聚合果圆柱形，长 7~10cm；成熟蓇葖近圆球形。花期 3~4 月，果期 8~9 月。

　　原产于中国福建、湖北、四川、云南，神农架各地有栽培。

　　花蕾祛风散寒，通窍；用于鼻塞、头痛、齿痛。树皮行气消积，燥湿除满，降逆平喘。

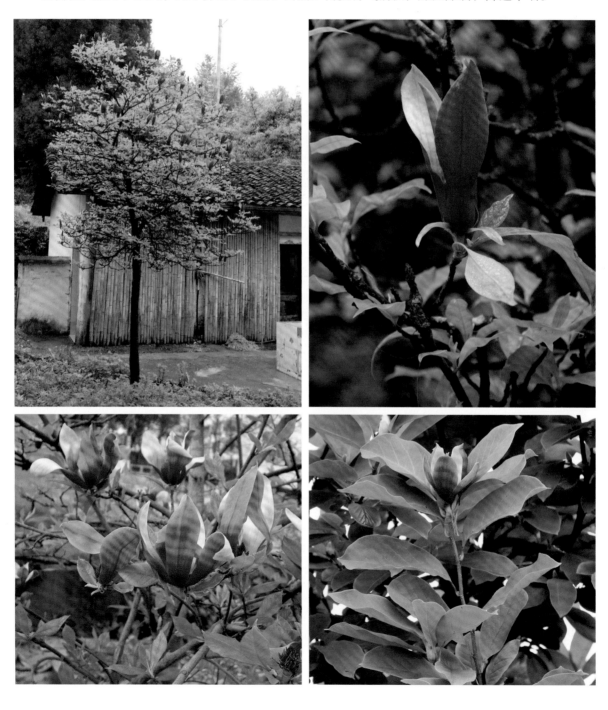

2 望春玉兰 **Yulania biondii** (Pampanini) D. L. Fu

落叶乔木。顶芽卵圆形，密被淡黄色展开的长柔毛。叶椭圆状披针形，长 10~18cm，宽 3.5~6.5cm，先端有尖头。花先叶开放，直径 6~8cm；花被片 9 枚，外轮 3 枚近狭倒卵状条形，中内 2 轮近匙形，白色，外面基部常紫红色；雄蕊多数；雌蕊群长 1.5~2.0cm。聚合果圆柱形，长 8~14cm；蓇葖近圆形，具凸起瘤点。花期 2~3 月，果期 8~9 月。

分布于神农架各地，生于海拔 2000m 以下的山地林中或栽培。常见。

花蕾散风寒，通鼻窍；用于鼻渊、风寒感冒之头痛、鼻塞、流涕等。

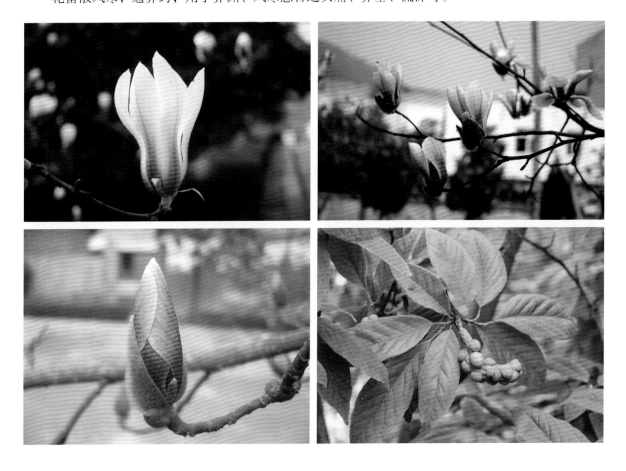

3 武当玉兰 **Yulania sprengeri** (Pampanini) D. L. Fu

落叶乔木。叶倒卵形，长 10~18cm，宽 4.5~10cm，先端急尖，基部楔形，上表面仅沿中脉及侧脉疏被柔毛，下表面初被平伏细柔毛。花蕾直立，被淡灰黄色绢毛；花先叶开放；花被片 12（~14）枚，外面玫红色，倒卵状匙形；雄蕊多数；雌蕊群圆柱形，长 2~3cm，花柱玫红色。聚合果圆柱形，长 6~18cm。花期 3~4 月，果期 8~9 月。

分布于神农架红坪、木鱼等地，生于海拔 1200~1900m 的山坡或山谷林中。少见。

树皮行气消积，燥湿除满，降逆平喘。花蕾用于风寒头痛、鼻塞、鼻渊、浊涕。

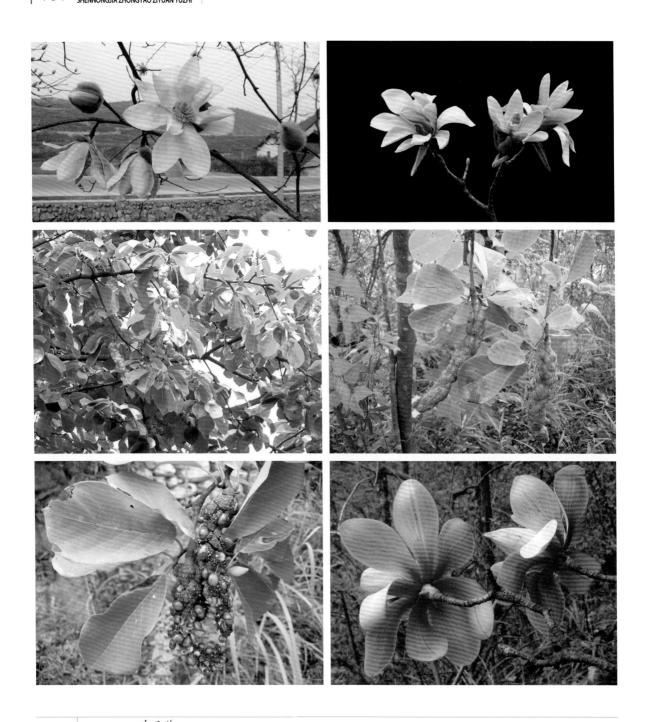

4 玉兰 ^{白玉兰}
Yulania denudata (Desrousseaux) D. L. Fu

落叶乔木。冬芽密被淡灰黄色长绢毛。叶纸质，倒卵形，长 10~18cm，宽 6~12cm，先端具短突尖。花单生枝顶，先叶开放，白色，直立，芳香，直径 10~16cm；花被片 9 枚，长圆状倒卵形，基部常带粉红色；雄蕊长 7~12mm，花药长 6~7mm；雌蕊群圆柱形。聚合果圆柱形，长可达 15cm，直径 3.5~5cm，成熟时果皮常带红色。花期 2~3 月，果期 8~9 月。

分布于神农架各地，生于海拔 1400~2100m 的山坡沟谷及林中。常见。

花蕾（辛夷）祛风通窍。花用于骨鲠。树皮用于酒疸、酒渣鼻、面疮、阴下湿痒、痈疽、水肿。

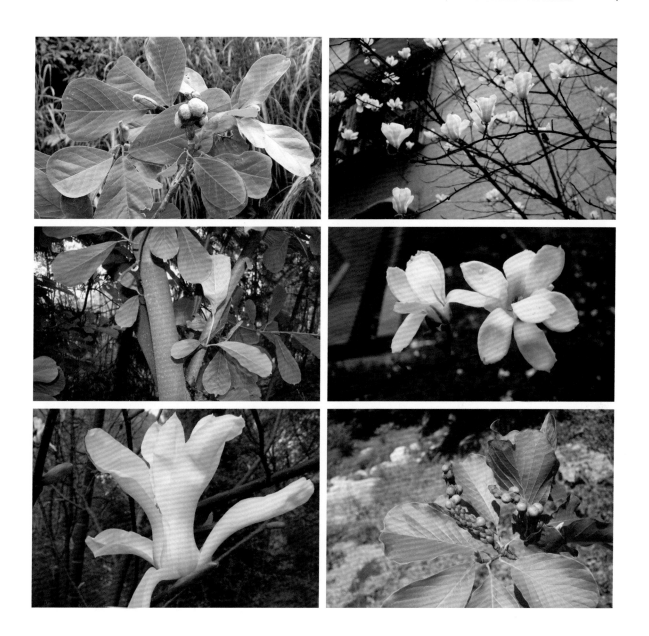

5 二乔木兰 **Yulania** × **soulangeana** (Soulange-Bodin) D. L. Fu

小乔木。叶倒卵形，长 6~15cm，宽 4~7.5cm，先端短急尖，基部狭楔形，上表面中脉常具残毛，下表面多少被柔毛。花蕾卵圆形，花先叶开放，浅红色至深红色；花被片 6~9 枚；雄蕊多数；雌蕊群无毛，圆柱形。聚合果长约 8cm，直径约 3cm；蓇葖卵圆形。花期 2~3 月，果期 9~10 月。

园艺品种，神农架各地有栽培。

花蕾祛风散寒，通鼻窍；用于鼻塞、头痛、齿痛。

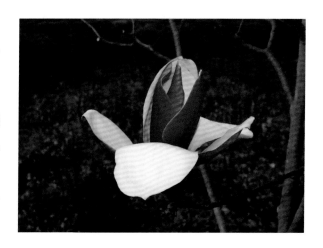

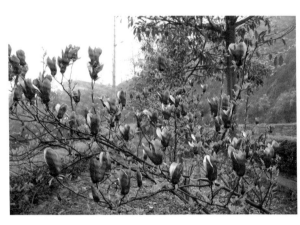
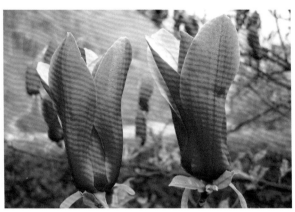

（四）木莲属 Manglietia Blume

常绿乔木。叶全缘，幼叶在芽中对折；托叶包着幼芽；叶柄上留有托叶痕。花单生枝顶，两性；花被片通常 9~13 枚，3 枚 1 轮；雄蕊多数，花丝短而不明显；雌蕊群无柄；心皮多数，腹面几乎全部与花托愈合，螺旋状排列，离生，每个心皮具 4 枚或更多胚珠。聚合果球形、卵状球形和圆柱形。

约 40 种；我国 27 种；湖北 1 种；神农架 1 种，可供药用。

巴东木莲 Manglietia patungensis Hu

常绿乔木。叶薄革质，倒卵状椭圆形，长 14~20cm，宽 3.5~7cm，先端尾状渐尖。花白色，直径 8.5~11cm；花被片 9 枚，外轮 3 枚近革质，狭长圆形，中轮及内轮肉质，倒卵形；雄蕊多数，紫红色；雌蕊群圆锥形，长约 2cm，每个心皮有胚珠 4~8 枚。聚合果圆柱状椭圆形，长 5~9cm，直径 2.5~3cm，成熟时淡紫红色。种子心形，外种皮红色，内种皮黑色。花期 6 月，果期 10 月。

分布于神农架木鱼（九冲），生于海拔 600~1200m 的山谷密林中。罕见。

花祛风止痛，收敛止血。

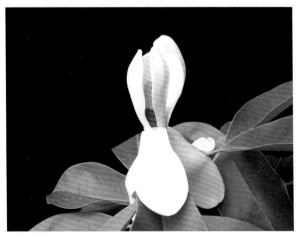
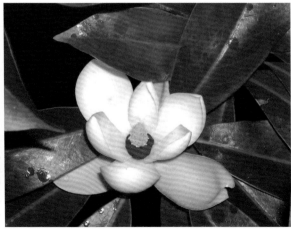

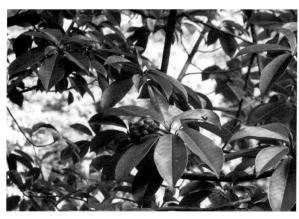
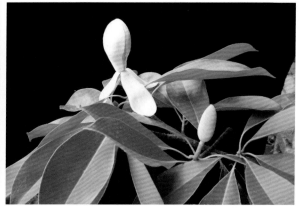

（五）厚朴属 Houpoea N. H. Xia & C. Y. Wu

落叶乔木或灌木。小枝具环状托叶痕。叶常假轮生，全缘，稀先端2浅裂；托叶膜质；幼叶在芽中直立，对折。花大而美丽，单生枝顶，两性；花被片9~12枚，每轮3枚，近相等；雄蕊多数，花丝扁平；雌蕊群和雄蕊群相连接，无雌蕊群柄，心皮分离，多数，每个心皮通常具2枚胚珠。聚合果常为圆柱形。成熟蓇葖革质或近木质，互相分离，沿背缝线开裂。

9种；我国3种；湖北2种；神农架1种，可供药用。

厚朴 Houpoea officinalis (Rehder& E. H. Wilson) N. H. Xia & C. Y. Wu

落叶乔木。顶芽大，狭卵状圆锥形。叶7~9枚聚生于枝端，长圆状倒卵形，长45cm，宽10~24cm，先端具短急尖或圆钝，全缘，下表面灰绿色，被灰色柔毛。花白色，直径10~15cm；花被片常9~12枚，外轮3枚淡绿色，长圆状倒卵形，内2轮白色，倒卵状匙形；雄蕊多数；雌蕊群椭圆状卵圆形，长2.5~3cm。聚合果长圆状卵圆形，长9~15cm，蓇葖具喙。种子三角状倒卵形，长约1cm。花期3月，果期8~9月。

神农架各地均有栽培。

树皮、根皮、花、种子、芽行气消积，燥湿除满，降逆平喘。

野生种为国家二级重点保护野生植物。

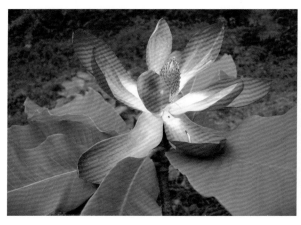
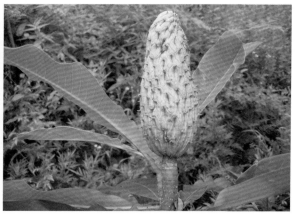

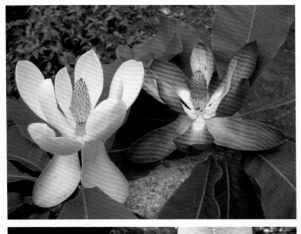
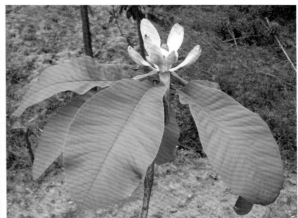
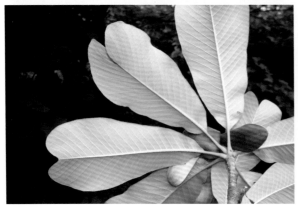
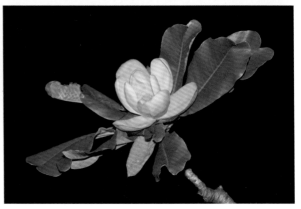

（六）木兰属 Magnolia Linnaeus

常绿或落叶乔木或灌木。小枝具环状的托叶痕。叶全缘，互生；叶柄上留有托叶痕，或托叶与叶柄离生；幼叶在芽中直立，对折。花单生枝顶，两性；花被片 9~12 枚，每轮 3 枚；雄蕊多数；雌蕊群和雄蕊群相连接，无雌蕊群柄，心皮分离，多数，花柱向外弯曲，每个心皮通常具胚珠 2 枚。聚合果常为卵球形；成熟蓇葖革质或近木质，沿背缝线开裂。

20 种；我国栽培 1 种；湖北栽培 1 种；神农架栽培 1 种，可供药用。

荷花木兰 洋玉兰 Magnolia grandiflora Linnaeus

常绿乔木。小枝、芽、叶下表面、叶柄均密被褐色短绒毛。叶革质，倒卵状椭圆形，长 10~20cm，宽 4~10cm，先端钝或钝尖，基部楔形。花白色，直径 15~20cm；花被片 9~12 枚，厚肉质，倒卵形；雄蕊多数；雌蕊群椭圆体形，密被长绒毛，花柱卷曲状。聚合果圆柱状长圆形，长 7~10cm，直径 4~5cm，密被绒毛。花期 5~6 月，果期 9~10 月。

原产于北美，神农架各地有栽培。

花祛风散寒，止痛。树皮燥湿，行气止痛。

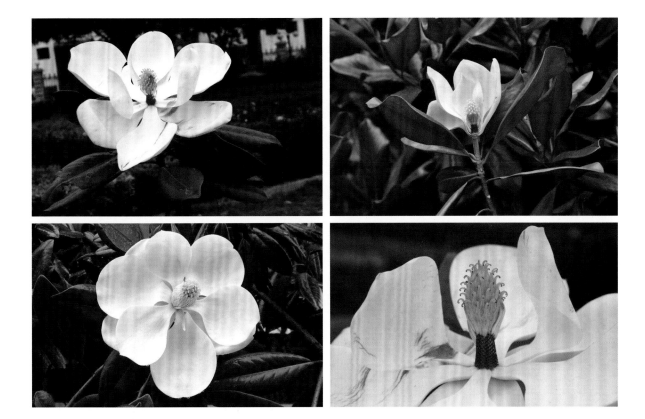

蜡梅科 Calycanthaceae

灌木，有油细胞。单叶对生，全缘。花两性，辐射对称，腋生或单生于枝顶；花被片多数，螺旋状着生于杯状花托外围；雄蕊2轮，内轮不育，外轮能育雄蕊5~30枚，螺旋状着生于杯状花托顶端，花丝短而离生，花药2室，纵裂；心皮离生，着生于杯状花托内面，每心皮有胚珠2枚，或有1枚不发育，花柱丝状。聚合瘦果被包于肉质坛状的果托内。

2属，9种；我国2属，7种；湖北连引种在内2属，3种；神农架1属，1种，可供药用。

蜡梅属 Chimonanthus Lindley

落叶灌木。小枝方形至近圆柱形，鳞芽裸露。叶对生，叶面粗糙。花腋生，芳香；花被片多数，黄色，带有紫红色条纹，膜质；雄蕊5~6；心皮5~15枚，离生。瘦果长圆形，内有种子1枚。

6种，我国特有；湖北2种；神农架1种，可供药用。

蜡梅 Chimonanthus praecox (Linnaeus) Link

落叶灌木。幼枝方形，老枝近圆柱形。叶卵状披针形至椭圆状卵形，长5~25cm，宽2~8cm，顶端急尖至渐尖，基部圆形至宽楔形，叶脉上稍被毛。花黄色，芳香；花被片卵状椭圆形，无毛，内部花被渐短，基部有紫晕。果托近木质化。花期12月至翌年2月，果期4~11月。

野生腊梅分布于神农架木鱼、宋洛、阳日，其他地区有栽培，生于海拔1500m以下的山地。少见。

根（腊梅根）、叶（腊梅叶）理气止痛，散寒解毒，镇咳止喘。花（腊梅花）解暑生津。

《湖北植物大全》记载神农架有山蜡梅 *C. nitens* 分布，但未采到标本。

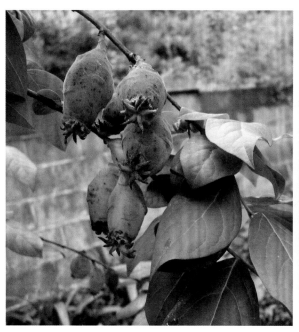 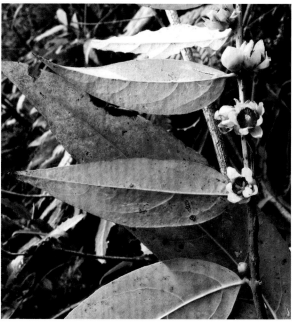

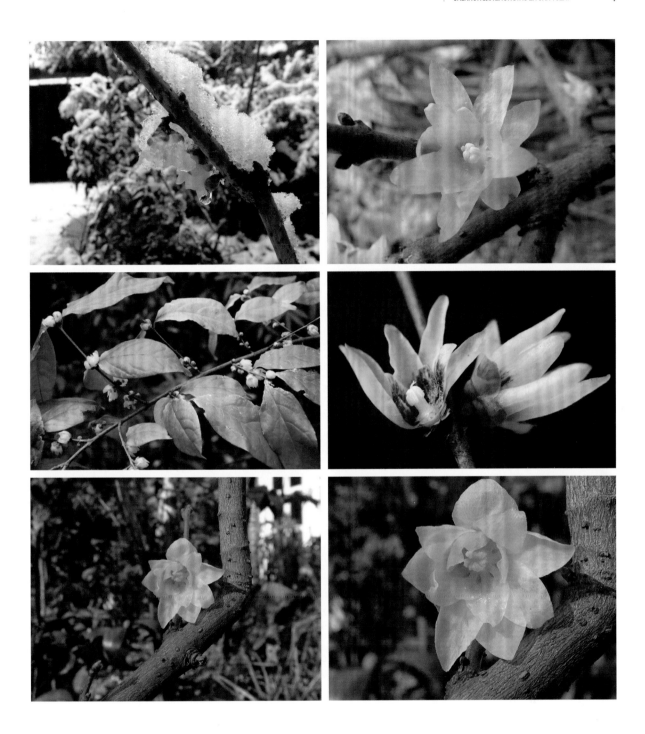

樟科 Lauraceae

多为乔木，具油细胞，有香味。单叶，互生，全缘，羽状三出脉或离基三出脉。花两性或单性，排成顶生或腋生的伞形花序、总状花序或圆锥花序；花常 3 基数，花被排成二轮；雄蕊 9~12 枚，排成三轮，花丝基部常具腺体，花药 4 室或 2 室，瓣裂；子房上位，1 室，胚珠单一。果为浆果或核果，具 1 枚种子；果托常肉质。

约 45 属，约 2500 种；我国 25 属，445 种；湖北 12 属，73 种；神农架 9 属，41 种，可供药用的 9 属，28 种。

■ 分属检索表

1. 花序通常呈圆锥状，疏松，均无明显的总苞。
  2. 果着生于无宿存花被的果梗上，若花被宿存，则绝不成果托。
    3. 果时花被直立而坚硬，紧抱果上 ···1. 楠属 Phoebe
    3. 果时花被脱落，若宿存则绝不紧抱果上 ·····························2. 润楠属 Machilus
  2. 果着生于由花被筒发育而成的果托上，果托只部分地包被果。
    4. 花序在开花前有小而早落的苞片。
      5. 花序圆锥状；叶基部三出脉或羽状脉 ····················3. 樟属 Cinnamomum
      5. 花序排成簇状；叶具离基三出脉 ·················4. 新樟属 Neocinnamomum
    4. 花序在开花前有大而迟落的苞片。
      6. 叶互生，常具浅裂 ·································5. 檫木属 Sassafras
      6. 叶通常轮生，稀对生，全缘 ···············6. 黄肉楠属 Actinodaphne
1. 花序排成假伞形或簇状，稀为单花或总状至圆锥状，总苞片大，常宿存。
  7. 花 3 基数。
    8. 花药 2 室 ·····································7. 山胡椒属 Lindera
    8. 花药 4 室 ·······································8. 木姜子属 Litsea
  7. 花 2 基数 ···9. 新木姜子属 Neolitsea

（一）楠属 Phoebe Nees

常绿乔木。叶互生，全缘，羽状脉。聚伞状圆锥花序或近总状花序，腋生或顶生，花两性，花被裂片 6 枚，花后直立，宿存；能育雄蕊 9 枚，排成 3 轮，花药 4 室，第 1 至第 2 轮雄蕊的花药内向，第 3 轮的外向，基部有腺体 1 对。果卵球形、椭球形、球形，基部为宿存花被片所包围；宿存花被裂片紧贴或开展，但不反卷。

94 种；我国 34 种；湖北 8 种；神农架 4 种，可供药用的 1 种。

紫楠 *Phoebe sheareri* (Hemsley) Gamble

常绿乔木。小枝、叶柄及花序密被黄褐色、灰黑色柔毛、绒毛。叶革质，倒卵形、椭圆状倒卵形或阔倒披针形，长 8~27cm，宽 3.5~9cm，先端突渐尖或突尾状渐尖，基部渐狭，上表面完全无毛或沿脉上被毛，下表面密被黄褐色长柔毛。圆锥花序，花被片近等大，卵形，两面被毛。果卵形；果梗略增粗，被毛；宿存花被片卵形，两表面均被毛。花期 4~5 月，果期 9~10 月。

分布于神农架新华，生于海拔 400~800m 的山坡沟谷林中。少见。

叶、根用于脚气浮肿、腹胀、跌打损伤。

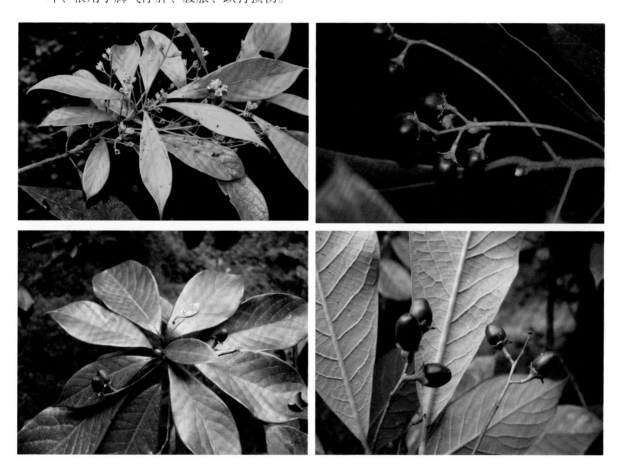

（二）润楠属 **Machilus** Nees

乔木或灌木。芽具覆瓦状排列的鳞片。叶互生，全缘，具羽状脉。圆锥花序顶生或近顶生，花两性；花被筒短，花被裂片 6 枚，排成 2 轮，近等大或外轮的较小；能育雄蕊 9 枚，排成 3 轮，花药 4 室，外面 2 轮无腺体，少数种类有变异而具腺体，花药内向，第三轮雄蕊具腺体，腺体具柄，花药外向，有时下面 2 室外向，上面 2 室内向或侧向，第四轮为退化雄蕊，先端箭头形；柱头小或盘状或头状。果肉质，下部具宿存反曲的花被裂片。

约 100 种；我国约 82 种；湖北 7 种；神农架 3 种，可供药用的 1 种。

宜昌润楠 ^{宜昌楠} **Machilus ichangensis** Rehder & E. H. Wilson

宜昌楠

乔木。叶常集生于当年生枝上，长圆状披针形至长圆状倒披针形，先端短渐尖，基部楔形。圆锥花序生于当年生枝基部脱落苞片的腋内；总梗纤细，中部分枝，下部分枝具花 2~3 朵，较上部的具花 1 朵；花白色；雄蕊较花被稍短，第三轮雄蕊腺体近球形，退化雄蕊，呈三角形；子房近球形，柱头头状。果近球形，黑色，具小尖头；果梗不增大。花期 4 月，果期 8 月。

分布于神农架大九湖、红坪、新华等地，生于海拔 560~1400m 的山谷疏林内。常见。

茎、叶、皮用于皮肤炎症、关节肿痛、风湿、霍乱、吐泻等。

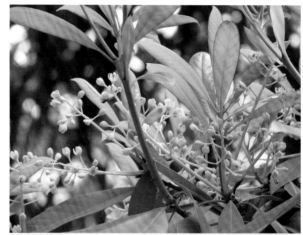

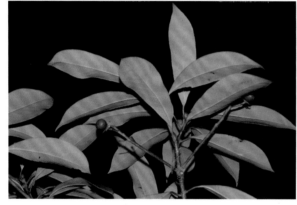

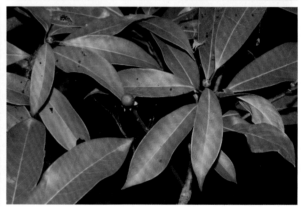

（三）樟属 Cinnamomum Trew

常绿乔木或灌木，具芳香味。叶互生、近对生或对生，离基三出脉、三出脉或羽状脉。花两性，组成圆锥花序；花被筒短、杯状或钟状，花被裂片 6 枚；能育雄蕊 9 枚，花药 4 室，退化雄蕊 3 枚；柱头头状或盘状。果肉质，有杯状、钟状或圆锥状果托。

约 250 种；我国约 46 种；湖北 10 种；神农架 4 种，可供药用的 3 种。

■ 分种检索表

1. 羽状叶脉···2. 猴樟 **C. bodinieri**

1. 离基三出叶脉；枝条无毛或嫩枝稍被毛；幼叶和花序上被疏毛。

  2. 中脉仅基部 1 对侧脉···3. 川桂 **C. wilsonii**

  2. 中脉在基部 1 对侧脉之上，尚有 1~2 对侧脉·······················1. 樟 **C. camphora**

1　樟 小叶樟、香樟
Cinnamomum camphora (Linnaeus) J. Presl

常绿乔木。枝条圆柱形，无毛。叶互生，卵状椭圆形，长 6~12cm，宽 2.5~5.5cm，先端急尖，基部宽楔形至近圆形，有时呈微波状，两表面无毛，具离基三出脉。圆锥花序腋生；花绿白或带黄色；能育雄蕊9枚，花丝被短柔毛。果卵球形或近球形，熟时紫黑色；果托杯状，顶端截平。花期 4~5 月，果期 8~11 月。

原产于我国华中、华南及西南，神农架各地均有栽培。

果实（臭樟子）、木材（臭樟木）、树皮（臭樟皮）祛风散寒，理气止痛，止喘。

野生种为国家二级重点保护野生植物。

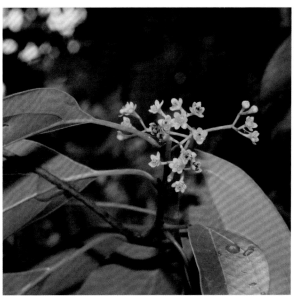

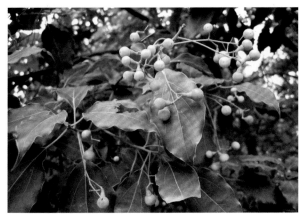

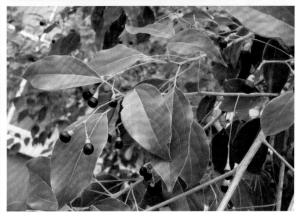

2　猴樟 **Cinnamomum bodinieri** H. Léveillé

乔木。枝嫩时多少具棱角。叶互生，卵圆形或椭圆状卵圆形，长 8~17cm，宽 3~10cm，先端短渐尖，基部锐尖、宽楔形至圆形，下表面苍白。圆锥花序腋生；花绿白色；花被筒倒锥形，花被裂片 6 枚，反折，很快脱落；能育雄蕊 9 枚，退化雄蕊 3 枚；子房卵形，柱头头状。果球形；果托浅杯状。花期 5~6 月，果期 7~8 月。

分布于神农架木鱼、宋洛、新华，生于海拔 400~1200m 的沟谷林中。常见。

根皮、茎皮（猴樟皮）祛风，行气，温中，镇痛。果实（猴樟果）祛风，行气，镇痛。

有人把本种鉴定为云南樟 *C. glanduliferum* 或湖北樟 *C. bodinieri* var. *hupehanum*，但均被《Flora of China》归并。

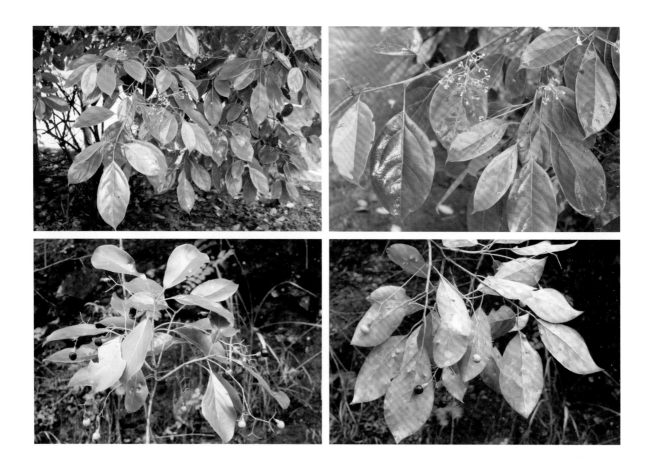

3 | 川桂 **Cinnamomum wilsonii** Gamble

　　乔木。叶互生或近对生，卵圆形或卵圆状长圆形，长 8.5~18cm，宽 3.3~5.3cm，先端渐尖，基部渐狭下延至叶柄，边缘软骨质而内卷，下表面灰绿色，离基三出脉。圆锥花序腋生，少花；花白色；花被内外两面被丝状微柔毛，花被筒倒锥形，花被裂片卵圆形；能育雄蕊 9 枚，退化雄蕊 3 枚；子房卵形，柱头宽大头状。果托顶端截平。花期 4~5 月，果期 6 月以后。

　　分布于神农架红坪、宋洛、新华，生于海拔 400~800m 的山谷林中。常见。

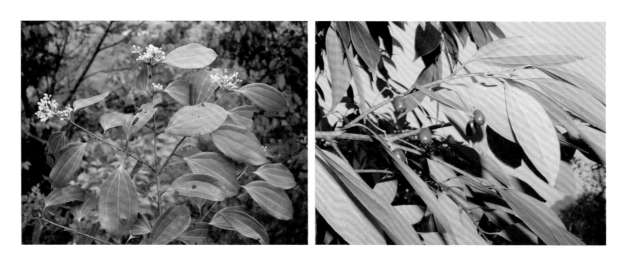

树皮温经散寒，行气活血，止痛。

由于民间无节制地剥取本种树皮用于制作佐料，已导致资源锐减，野外已很难见到，有灭绝之虞，应予以重点保护。

（四）新樟属 Neocinnamomum H. Liu

常绿灌木或小乔木。叶互生，全缘，三出脉。花小，由1至多花组成团伞花序，花小，具梗；花被筒短小，花被裂片6枚，近等大，果时厚而稍带肉质；能育雄蕊9枚，花药4室，上2室内向（第一至第二轮雄蕊）或外向（第三轮雄蕊）或全部侧向。果为浆果状核果，椭圆形或圆球形；果托大而浅，肉质增厚，高脚杯状；花被片宿存而略增大。

约7种；我国5种；湖北1种；神农架1种，可供药用。

川鄂新樟 Neocinnamomum fargesii (Lecomte) Kostermans

常绿灌木或小乔木。叶互生，宽卵圆形至菱状卵圆形，先端稍渐尖，基部楔形至宽楔形，两表面无毛，下表面淡绿或白绿色，中部以上明显呈波状，三出脉或近三出脉。团伞花序腋生，花近无梗；花浅绿色；花被裂片6枚，两面被微柔毛。果近球形，先端具小突尖，成熟时红色。花期6~8月，果期9~11月。

分布于神农架木鱼至兴山一带，生于海拔100~500m的河谷林中。少见。

根祛风除湿；用于感冒、月经不调、寒性胃痛、腹胀、风湿性关节炎、半身不遂、骨折、湿疹疥疮。

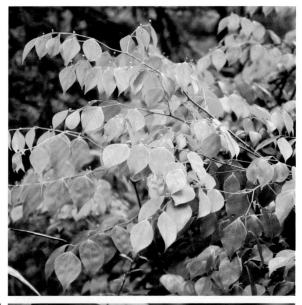

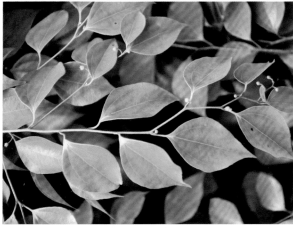
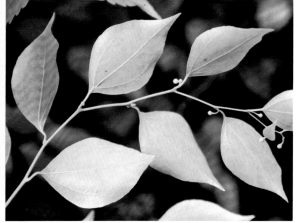

（五）檫木属 Sassafras Trew

落叶乔木。叶互生，聚集于枝顶，具羽状脉或离基三出脉。常雌雄异株，总状花序顶生，下垂，具总苞；苞片线形至丝状；花黄色，花被裂片6枚，排成2轮；雄花能育雄蕊9枚，着生于花被筒喉部，呈3轮排列，第三轮花丝基部有1对腺体，退化雄蕊3枚或无；雌花中退化雄蕊6枚，排成2轮，或为12枚，排成4轮。核果，深蓝色，基部有浅杯状的果托。种子先端有尖头。

3种；我国2种；湖北1种；神农架1种，可供药用。

檫木 Sassafras tzumu (Hemsley) Hemsley

乔木。叶互生，卵形或倒卵形，长9~18cm，宽6~10cm，全缘或2~3浅裂，裂片先端略钝，叶基部1对侧脉对生，十分发达，向叶缘一方生出多数支脉，支脉向叶缘弧状网结。花序顶生；花黄色，雌雄异株。果近球形，成熟时蓝黑色而带有白蜡粉，着生于浅杯状的果托上；果梗与果托红色。花期3~4月，果期5~9月。

分布于神农架木鱼（九冲），生于海拔450~1000m的山坡林中。常见。

根、树皮活血散瘀，祛风除湿。

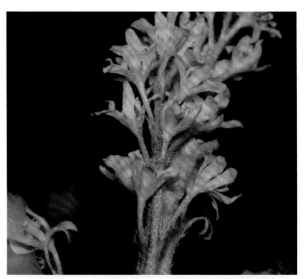

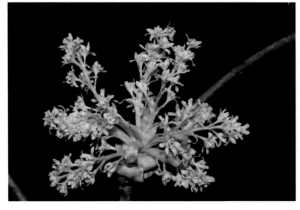

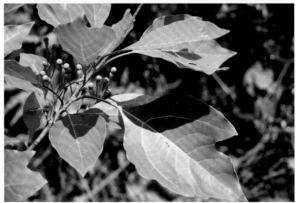

（六）黄肉楠属 Actinodaphne Nees

常绿乔木或灌木。叶簇生成近轮生，少数为互生或对生，羽状叶脉，少数为离基三出脉。伞形花序，或由伞形花序组成圆锥状或总状花序；苞片呈覆瓦状排列，早落；花单性，雌雄异株，花被裂片6枚，排成2轮，每轮3枚；雄花能育雄蕊9枚，排成3轮，每轮3枚，花药4室，内向瓣裂。

果着生于杯状或盘状果托内。

约 100 种；我国 19 种；湖北 3 种；神农架 1 种，可供药用。

红果黄肉楠 **Actinodaphne cupularis** (Hemsley) Gamble

常绿灌木或小乔木。叶通常 5~6 枚簇生于枝端排成轮生状，长圆形至长圆状披针形，两端渐尖或急尖，革质，下表面粉绿色，被灰色短柔毛，后脱落，羽状脉。伞形花序单生或数个簇生于枝侧，无总梗。果卵形或卵圆形，成熟时红色，着生于杯状果托上；果托外面被皱褶。花期 10~11 月，果期翌年 8~9 月。

分布于神农架下谷，生于海拔 500m 的河谷林中。少见。

根、叶辛、凉，外用于脚癣、烫火伤、痔疮等。

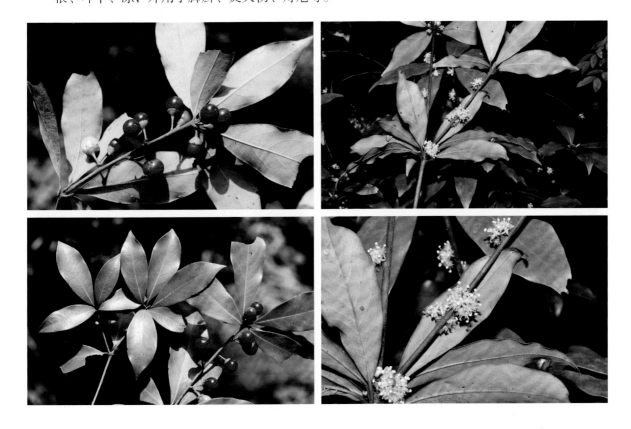

（七）山胡椒属 **Lindera** Thunberg

乔木或灌木，具香气。叶互生，全缘或 3 裂，羽状脉、三出脉或离基三出脉。花单性，雌雄异株，伞形花序在叶腋单生或簇生；总苞片 4 枚；花被片 6 枚，常脱落；雄花能育雄蕊常 9 枚，常 3 轮，花药 2 室内向，第三轮的花丝基部通常着生具柄的腺体 2 枚；雌花中退化雄蕊常 9 枚，第三轮具肾形片状腺体 2 枚着生于退化雄蕊两侧。浆果或核果，熟时红色，后变紫黑色，内有种子 1 枚；花被管稍膨大成果托于果实基部或膨大成杯状包被果实基部以上至中部。

约 100 种；我国 38 种；湖北 18；神农架 11 种，可供药用的 10 种。

■ 分种检索表

1. 叶脉基部三出或离基三出。

  2. 叶常绿，革质或近革质。

    3. 幼枝、叶下表面近无毛，老叶下表面几无毛。

      4. 叶脉在叶上表面较下表面更为凸出，或至少两表面相等。

        5. 叶下端略呈菱形，先端尾状渐尖……………………………1. 菱叶钓樟 L. supracostata

        5. 叶下端不呈菱形，先端渐尖…………………………………2. 香叶子 L. fragrans

      4. 叶脉在叶下表面较上表面更为凸出……………………………3. 西藏钓樟 L. pulcherrima

    3. 幼枝、叶下表面密被毛，老叶下表面仍有毛………………………4. 绒毛钓樟 L. floribunda

  2. 叶脱落，膜质。

    6. 叶全缘………………………………………………………5. 绿叶甘橿 L. neesiana

    6. 叶先端有3浅裂………………………………………………6. 三桠乌药 L. obtusiloba

1. 叶脉羽状。

  7. 叶常绿，厚革质。

    8. 果熟时红色……………………………………………………7. 绒毛山胡椒 L. nacusua

    8. 果熟时紫黑色…………………………………………………8. 黑壳楠 L. megaphylla

  7. 叶脱落，膜质、纸质至薄革质。

    9. 1~2 年枝条绿色；果熟时红色………………………………9. 山橿 L. reflexa

    9. 1~2 年枝条灰黄色；果熟时黑色……………………………10. 山胡椒 L. glauca

---

1 | 菱叶钓樟 Lindera supracostata Lecomte

    常绿灌木或乔木。叶互生，椭圆形至卵形，长 5.5~10.5cm，宽 2~3.5cm，基部略呈菱形、楔形，叶缘多少呈波状。伞形花序；雄花黄绿色，每伞形花序具花约 5 朵，花被片 6 枚，雄蕊 9 枚；雌花

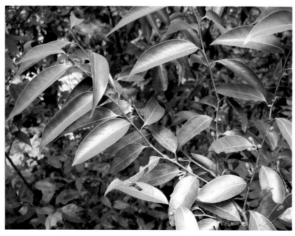
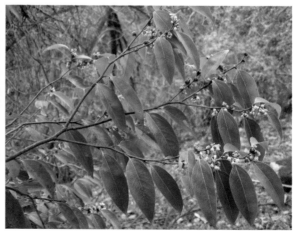

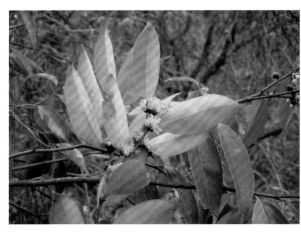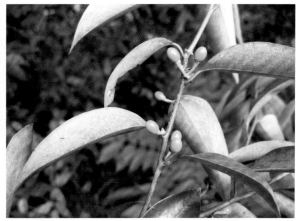

黄绿色，每伞形花序具花 3~8 朵，花被片 6 枚，第三轮雄蕊中部有 2 枚长圆球形具短柄的腺体，柱头盘状。果卵形，成熟时黑紫色。花期 3~5 月，果期 7~9 月。

分布于神农架各地，生于海拔 600~2100m 的山坡。常见。

根皮（香叶子皮）、茎（香叶子木）、叶（香子叶）温中行气，消食化积。

经检视，采自神农架新华、阳日的狭叶山胡椒 *L. angustifolia* 标本皆系本种的误定，目前尚无标本证实神农架有狭叶山胡椒的分布。

2 香叶子 Lindera fragrans Oliver

常绿小乔木，有纵裂及皮孔。叶互生，披针形至长狭卵形，长 5.5~11cm，宽 1~2.8cm，先端渐尖，基部楔形。伞形花序腋生；总苞片 4 枚，内具花 2~4 朵；雄花黄色，有香味，花被片 6 枚，雄蕊 9 枚，第三轮的基部具宽肾形腺体 2 枚，退化子房长椭圆形，柱头盘状；雌花未见。果长卵形，成熟时紫黑色；果托膨大。

分布于神农架木鱼、宋洛、新华、阳日，生于海拔 500~800m 的沟谷或山坡林缘。常见。

树皮（香叶子皮）温经通络，行气散结。枝（香叶子枝）、叶（香叶子）顺气。

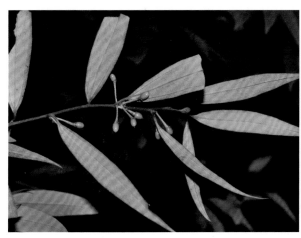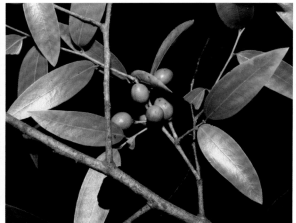

3 西藏钓樟 Lindera pulcherrima (Nees) J. D. Hooker

■ **分变种检索表**

1. 芽鳞被毛·····················3a. 香粉叶 L. pulcherrima var. attenuata
1. 芽鳞无毛·····················3b. 川钓樟 L. pulcherrima var. hemsleyana

3a 香粉叶（变种）Lindera pulcherrima var. attenuata C. K. Allen

常绿灌木。枝条绿色，幼时被白色柔毛，后渐脱落。叶互生，长卵形至长圆状披针形，先端渐尖或有时尾状渐尖，基部圆或宽楔形，下表面蓝灰色，幼叶两表面被白色疏柔毛，不久脱落，三出脉。伞形花序无总梗或具极短总梗；花被片6枚，椭圆形，外面背脊部被白色疏柔毛，内面无毛。果椭圆形，幼果顶部及未脱落的花柱密被白色柔毛。花期3~4月，果期6~8月。

分布于神农架各地，生于海拔400~1200m的山坡疏林地。常见。

树皮清凉，消食。

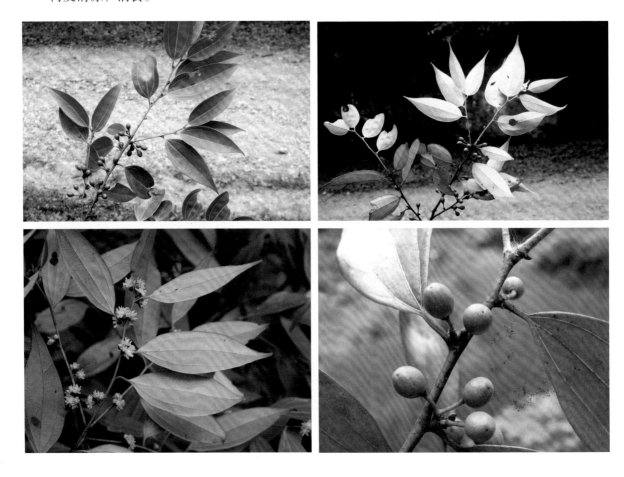

3b | **川钓樟**（变种）**Lindera pulcherrima** var. **hemsleyana** (Diels) H. P. Tsui

常绿乔木，具细纵条纹。叶互生，椭圆形、狭椭圆形，长 5~17cm，宽 2~8cm，基部圆或宽楔形，下表面灰白色，幼叶两表面被白色疏柔毛，三出脉，中、侧脉黄色。伞形花序无总梗或具极短总梗，3~5 个生于叶腋的短枝先端；雄花花被片 6 枚，能育雄蕊 9 枚，花丝被白色柔毛，第三轮花丝基部以上着生具柄肾形腺体 2 枚；雌花未见。果椭圆形，幼果被稀疏白色柔毛。花期 3~4 月，果期 6~8 月。

分布于神农架新华、宋洛、阳日，生于海拔 600~1500m 的山坡。常见。

枝叶（川钓樟）顺气。根（川钓樟根）行气散结。

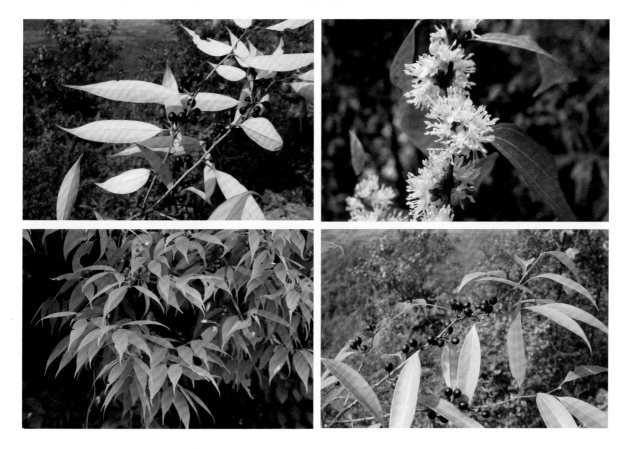

4 | **绒毛钓樟** **Lindera floribunda** (C. K. Allen) H. P. Tsui

常绿乔木。幼枝条密被灰褐色茸毛。叶互生，倒卵形或椭圆形，先端渐尖，下表面灰白色，密被黄褐色绒毛，三出脉，第一对侧脉弧曲上伸至叶先端，第二对侧脉自叶中上部展出，下表面较上表面突出。果椭圆形，幼果被绒毛；果托盘状膨大。花期 3~4 月，果期 4~8 月。

分布于神农架宋洛、新华，生于海拔 800~1000m 的山坡灌丛或疏林下。少见。

根、枝叶渗湿利尿；用于胃寒吐泻、腹痛腹胀、水肿脚气、风湿痹痛、疥癣湿疮、跌打损伤。

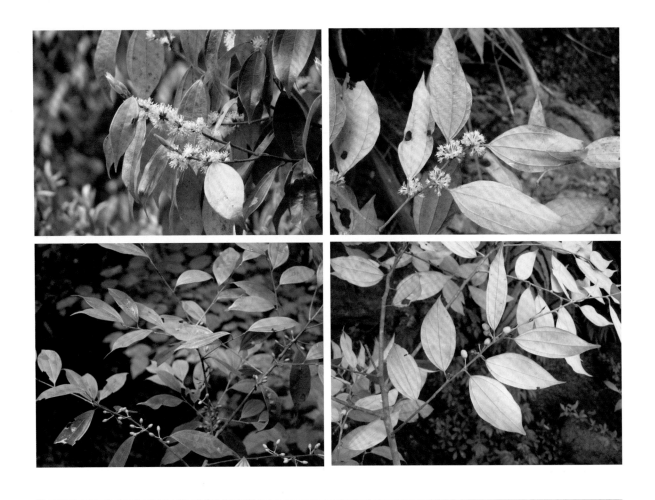

5　绿叶甘橿 Lindera neesiana (Wallich ex Nees) Kurz

　　落叶灌木或小乔木。叶互生，卵形至宽卵形，长 5~14cm，宽 2.5~8cm，基部多为圆形，三出脉或离基三出脉。伞形花序；总苞片 4 枚，具缘毛，内具花 7~9 朵；第三轮花丝基部着生具柄阔三角状肾形腺体 2 枚，有时第一至第二轮花丝也具腺体 1 枚；雌蕊"凸"字形；雌花花被片黄色，退化雄蕊条形。果近球形。花期 4 月，果期 9 月。

　　分布于神农架各地，生于海拔 700~900m 的山坡。常见。

　　果实祛风散寒，理气止痛，平喘。

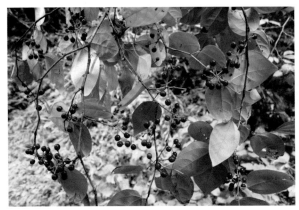
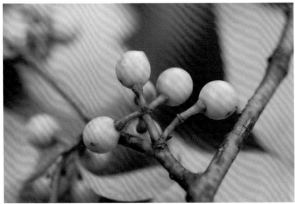

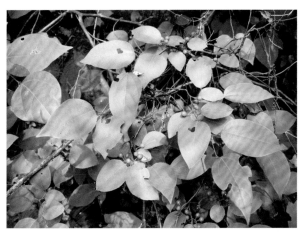 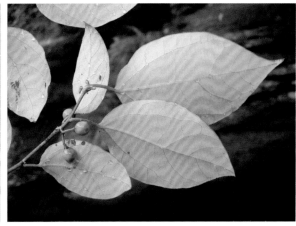

6 | 三桠乌药 **Lindera obtusiloba** Blume

　　落叶乔木或灌木。枝具纵纹。叶互生，近圆形，先端常明显 3 裂，长 5.5~10cm，宽 4.8~11cm，基部常近圆形或心形；三出脉，网脉明显。花序腋生混合芽；花芽内具无总梗花序 5~6 个，混合芽内具花芽 1~2 个；总苞片 4 枚，膜质，内具花 5 朵；雄花花被片 6 枚，能育雄蕊 9 枚，第三轮花丝的基部着生具长柄、具角突的宽肾形腺体 2 枚；雌花花被片 6 枚，退化雄蕊条片形。果成熟时红色，

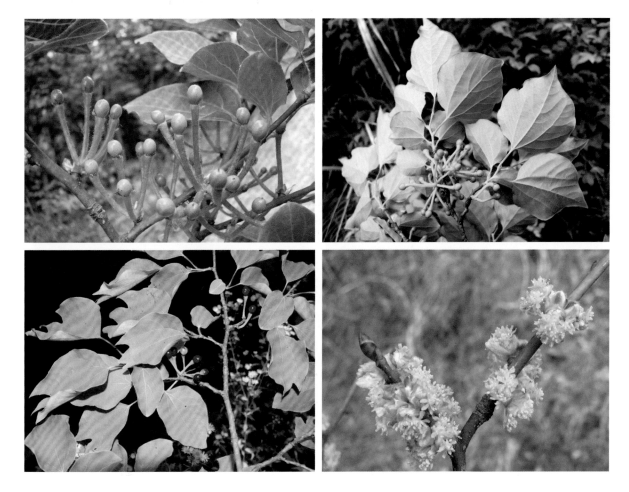

后变紫黑色。花期 3~4 月，果期 8~9 月。

分布于神农架各地，生于海拔 3000m 以下的山坡林中。常见。

树皮（三钻风）温中行气，活血散瘀。

7 绒毛山胡椒 Lindera nacusua (D. Don) Merrill

常绿灌木或小乔木。枝条具纵条纹或不规则纵裂。叶互生，常披针形、卵形，长 5~11cm，宽 1.5~3.5cm，先端渐尖、急尖，基部宽楔形或近圆形，边缘内卷，羽状脉。伞形花序具花 5~8 朵，总梗极短；总苞片 4 枚，早落；雄花黄色，花被片 6 枚，雄蕊 9 枚，第三轮基部具角突宽肾形腺体 2 枚；雌花黄色或黄白色，花被片 6 枚，退化雄蕊 9 枚。果卵形，成熟时红色。花期 5~6 月，果期 7~10 月。

分布于神农架红坪、木鱼、宋洛、新华、阳日，生于海拔 500~1400m 的山坡林下。常见。

树皮、叶散瘀消肿，止血止痛，解毒。

本种易被误认为香叶树 *L. communis*，两者区别在于本种叶下表面密被灰黄色绒毛，而香叶树的叶下表面仅被疏毛。

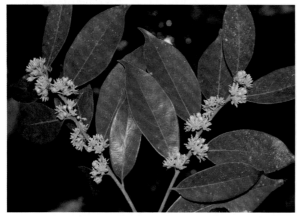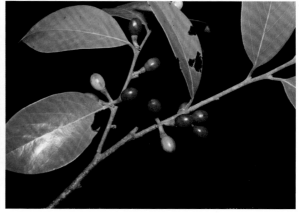

8 黑壳楠 Lindera megaphylla Hemsley

常绿乔木，枝条具近圆形纵裂皮孔。叶互生，倒披针形，长 8~18cm，宽 2.5~5cm，羽状脉。伞形花序；雄花序花多达 16 朵；雌花序花多达 12 朵，均密被黄褐色柔毛；雄花黄绿色，花被片 6 枚，花丝被疏柔毛，第三轮的基部有具柄的三角漏斗状腺体 2 枚；雌花黄绿色，密被黄褐色柔毛，花被片 6 枚，退化雄蕊 9 枚，第三轮的中部有具柄三角漏斗形腺体 2 枚，柱头盾形，具乳突。果成熟时紫黑色；宿存果托杯状。花期 2~4 月，果期 9~12 月。

分布于神农架各地，生于海拔 1700m 以下的沟谷或山坡林缘。常见。

根（黑壳楠根）、枝（黑壳楠枝）、树皮（黑壳楠皮）祛风除湿，消肿止痛。

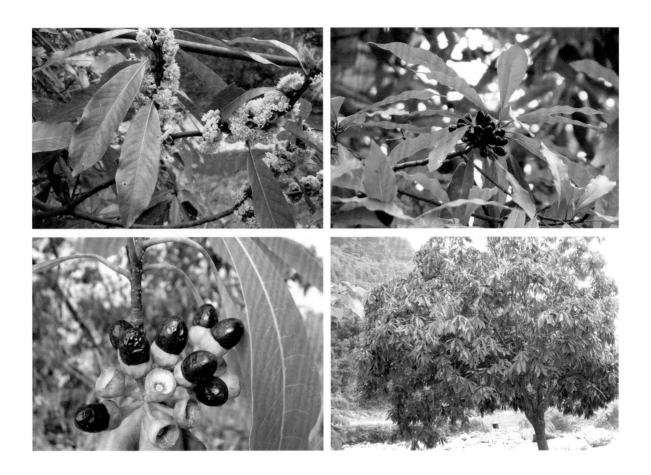

9 　山橿 Lindera reflexa Hemsley

落叶乔木或灌木。幼枝被绢状短柔毛，老叶脱落。叶互生，纸质，圆卵形、倒卵状椭圆形，有时略呈心形，上表面无毛，下表面带苍绿白色，被柔毛，羽状脉，侧脉6对。花先叶开放，花被片黄色。果实球形，熟时红色；果梗细长，被疏柔毛。花期2~3月，果期8~10月。

分布于神农架宋洛、新华，生于海拔400~900m的山坡。常见。

根、根皮理气止痛，祛风解表，杀虫，止血；用于胃痛、腹痛、风寒感冒、风疹、疥风、疥癣、刀伤出血。

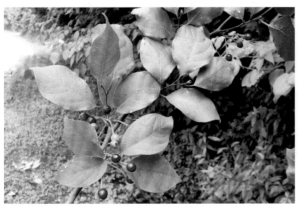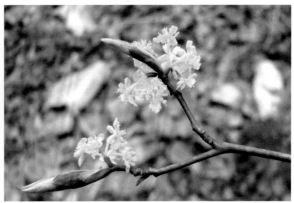

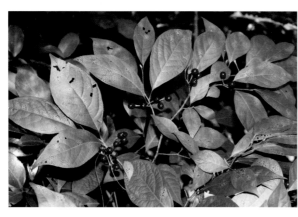
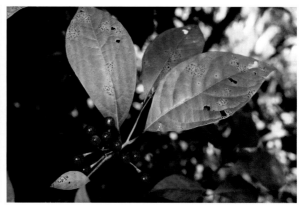

10 山胡椒 **Lindera glauca** (Siebold et Zuccarini) Blume

灌木或小乔木。叶互生，宽椭圆形、椭圆形，长 4~9cm，宽 2~5cm，被白色柔毛，羽状脉。伞形花序腋生；雄花花被片黄色，雄蕊 9 枚，第三轮的花丝基部着生具角突宽肾形腺体 2 枚，柄基部与花丝基部合生；雌花花被片黄色，退化雄蕊第三轮的基部着生有具柄不规则肾形腺体 2 枚，腺体柄与退化雄蕊中部以下合生。花期 3~4 月，果期 7~8 月。

分布于神农架各地，生于海拔 500~1500m 的山坡阔叶林中。常见。

果实（山胡椒）用于中风不语、心腹冷痛。根（山胡椒根）祛风活络，解毒消肿。叶（山胡椒叶）止血，解毒，祛风，止痒。

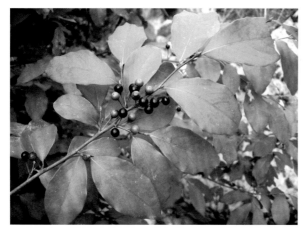
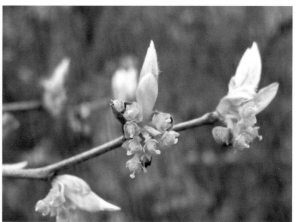

（八）木姜子属 **Litsea** Lamarck

乔木或灌木。叶多为互生，羽状脉。花单性，雌雄异株，伞形花序或再排成聚伞或圆锥花序；苞片 4~6 枚，交互对生；花被裂片常 6 枚，排成 2 轮，早落；雄花能育雄蕊 9 或 12 枚，每轮 3 枚，第三轮和最内轮若存在时两侧具腺体，花药 4 室，内向瓣裂；雌花退化的雄蕊与雄花中的雄蕊数目相同。果着生于多少增大的浅盘状或深杯状果托上。

200 种；我国 74 种；湖北 17 种；神农架 13 种，可供药用的 8 种。

■ 分种检索表

1. 叶柄长 2~8cm···8. 天目木姜子 **L. auriculata**

1. 叶柄长 2cm 以下。

  2. 小枝无毛。

    3. 叶下表面无毛。

      4. 每一伞形花序具花 4~6 朵···2. 山鸡椒 **L. cubeba**

      4. 每一伞形花序具花 10~18 朵···5. 红叶木姜子 **L. rubescens**

    3. 叶片下表面被毛···3. 宜昌木姜子 **L. ichangensis**

  2. 小枝被毛。

    5. 小枝、叶下表面具柔毛或绒毛···1. 毛叶木姜子 **L. mollis**

    5. 小枝、叶下表面具绢毛。

      6. 嫩枝、叶下表面被灰色短绢状毛···4. 木姜子 **L. pungens**

      6. 嫩枝、叶下表面被黄色或棕色长绢毛。

        7. 叶片长圆状披针形，先端渐尖；花序总梗无毛··················6. 绢毛木姜子 **L. sericea**

        7. 叶片倒卵状圆形，先端急尖或钝；花序总梗被毛·········7. 钝叶木姜子 **L. veitchiana**

---

1 毛叶木姜子 Litsea mollis Hemsley

    灌木或小乔木，具松节油气味。叶互生，长圆形或椭圆形，长 4~12cm，宽 2~5cm，先端突尖，基部楔形，下表面苍白色，密被白色柔毛，羽状脉。伞形花序腋生，每花序具花 4~6 朵，先叶开放或与叶同时开放；花被裂片 6 枚，黄色；能育雄蕊 9 枚；无退化雌蕊。果球形，成熟时蓝黑色。花期 3~4 月，果期 9~10 月。

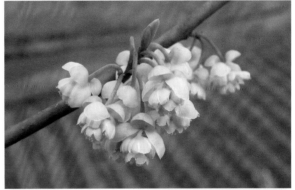

    分布于神农架木鱼、新华，生于海拔 800~1400m 的山坡林下或灌丛中。常见。

    果实（木姜子）温中散寒，行气止痛。

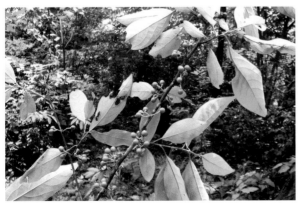

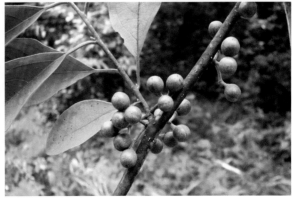

2 │ 山鸡椒 Litsea cubeba (Loureiro) Persoon

　　灌木或小乔木，具芳香味。叶互生，披针形或长圆形，长 4~8cm，宽 1~2.5cm，先端渐尖，基部楔形，下表面粉绿色，羽状脉。伞形花序单生或簇生，每一花序具花 4~6 朵，先叶开放或与叶同时开放；花被裂片 6 枚；能育雄蕊 9 枚；雌花子房卵形，柱头头状。果近球形，幼时绿色，成熟时黑色。花期 2~3 月，果期 7~8 月。

　　分布于神农架各地，生于海拔 500m 以下的向阳山地、灌丛、疏林中。常见。

　　果实（荜澄茄）祛风散寒，消肿止痛。

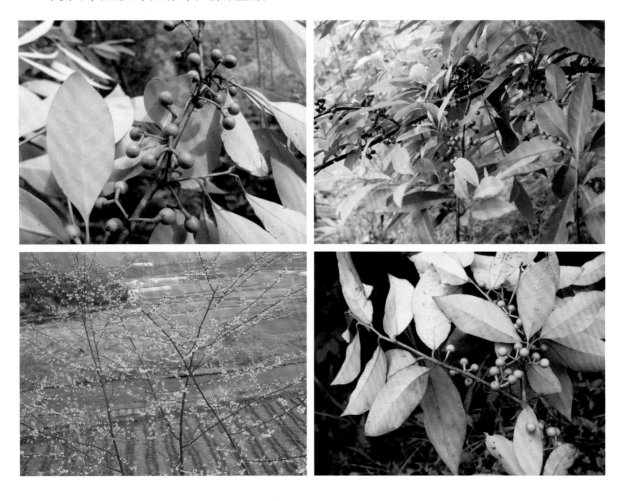

3 │ 宜昌木姜子 Litsea ichangensis Gamble

　　灌木或小乔木。叶互生，倒卵形或近圆形，长 2~5cm，宽 2~3cm，先端急尖或圆钝，基部楔形，下表面粉绿色。伞形花序单生或 2 个簇生，每花序常具花 9 朵；花被裂片 6 枚，黄色；能育雄蕊 9 枚，第三轮基部腺体小，黄色；雌花子房卵圆形，柱头头状。果近球形，成熟时黑色。花期 4~5 月，果期 7~8 月。

分布于神农架各地，生于海拔 900~2000m 的山坡、沟谷林中、灌丛中。常见。

果实（宜昌木姜子）行气止痛。

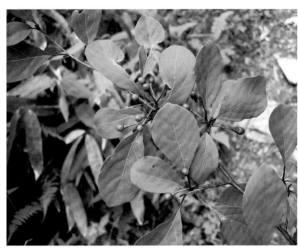
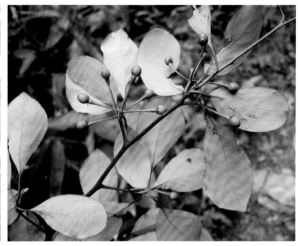

4 木姜子 *Litsea pungens* Hemsley

小乔木。叶互生，常聚生于枝顶，披针形或倒卵状披针形，长 4~15cm，宽 2~5.5cm，先端短尖，基部楔形，幼叶下表面被绢状柔毛，沿中脉被稀疏毛，羽状脉。伞形花序腋生，每一花序具雄花 8~12 朵，先叶开放；花被裂片 6 枚，黄色；能育雄蕊 9 枚。果球形，成熟时蓝黑色。花期 3~5 月，果期 7~9 月。

分布于神农架各地，生于海拔 800~2000m 的山坡灌丛中。常见。

果实（木姜子）健脾燥湿，行气消肿。根（木姜子根）祛风散寒，温中理气。茎枝（木姜子茎）调冷气，散气郁，止痛。叶（木姜子叶）用于痧证、水肿、肿毒。

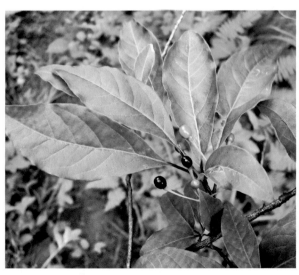
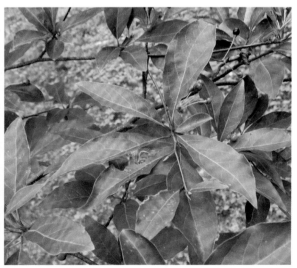

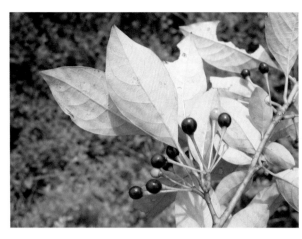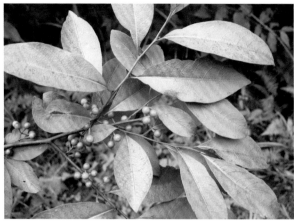

5 红叶木姜子 **Litsea rubescens** Lecomte

　　落叶灌木或小乔木。小枝无毛。叶互生，纸质，椭圆形、披针状椭圆形，幼时两表面被疏柔毛，后渐脱落，干时变为红色，具羽状脉，侧脉5~6对，在两表面隆起。果椭圆形。花期3月，果期7~8月。

　　分布于神农架各地，生于海拔1500~2000m的山坡林内。常见。

　　果实祛风散寒，止痛；用于感冒头痛、风湿骨痛、跌打损伤。

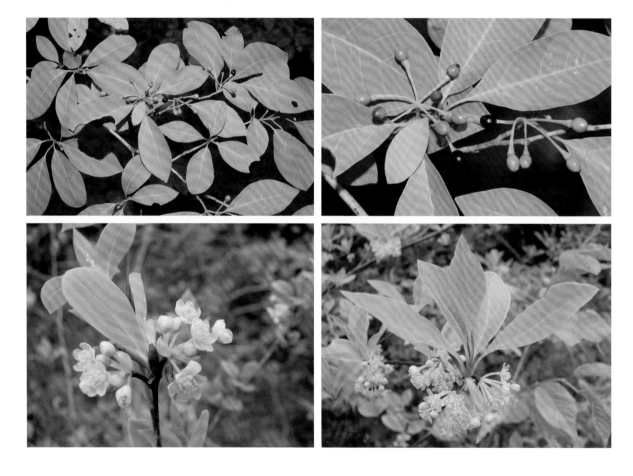

6 绢毛木姜子 Litsea sericea (Wallich ex Nees) J. D. Hooker

落叶灌木或小乔木。幼枝绿色，密被锈色或黄白色长绢毛。叶互生，长圆状披针形，先端渐尖，基部楔形，幼时两表面密被黄白色或锈色长绢毛，后仅下表面被稀疏长毛，沿脉毛密且颜色较深，羽状脉，每边具侧脉 7~8 条。伞形花序单生于去年枝顶，先叶开放或与叶同时开放，总梗无毛；花梗密被柔毛。果近球形，熟时黑色。花期 4~5 月，果期 8~9 月。

分布于神农架各地，生于海拔 1500m 以上的山坡灌丛中。常见。

果实利尿，祛痰，祛风健胃，防腐；用于脘腹寒痛、腹胀呕吐。

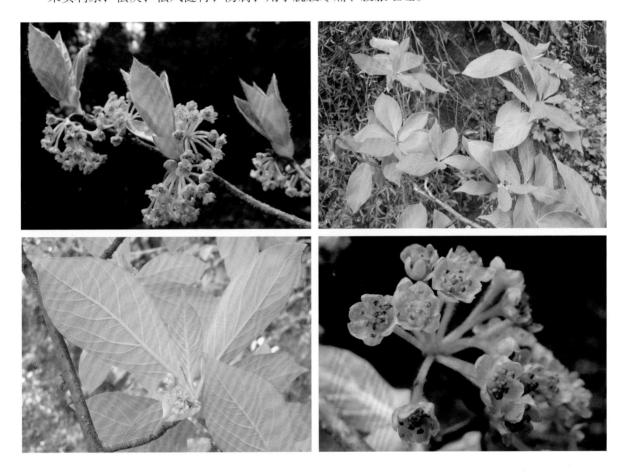

7 钝叶木姜子 Litsea veitchiana Gamble

落叶灌木或小乔木。本种与绢毛木姜子极相似，唯本种叶片倒卵状长圆形或倒卵形，先端急尖或钝，叶下表面绢毛同色，花序总梗被毛；而绢毛木姜子叶片长圆状披针形，先端渐尖，叶下表面脉上绢毛的颜色较深，褐色，花序总梗无毛，可以区别。花期 4~5 月，果期 8~9 月。

分布于神农架各地，生于海拔 1500m 以上的山坡灌丛中。常见。

果实利尿，祛痰，祛风健胃，防腐；用于脘腹寒痛、腹胀呕吐。

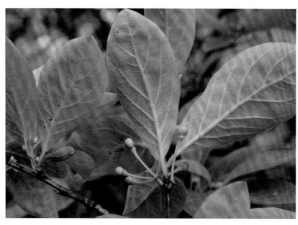
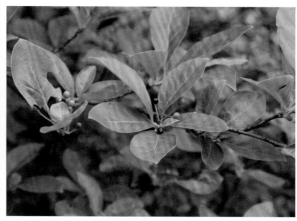

8 | 天目木姜子 Litsea auriculata S. S. Chien & W. C. Cheng

落叶乔木。树皮灰色或灰白色，小鳞片状剥落。小枝无毛。叶互生，椭圆形、圆状椭圆形、近心形或倒卵形，先端钝或钝尖或圆形，基部耳形，下表面苍白绿色，有短柔毛，羽状脉，侧脉每边7~8条；叶柄长 3~8cm。果卵形，成熟时黑色；果托杯状，深 3~4mm。花期 3~4 月，果期 7~8 月。

分布于神农架大九湖（长岭村），生于海拔 1500m 的山坡林缘。罕见。

果实和根皮入药，民间用于绦虫病。叶外敷用于伤筋。

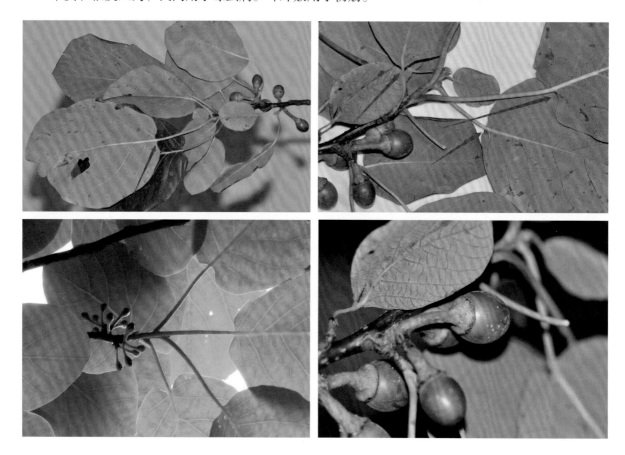

（九）新木姜子属 Neolitsea Merrill

常绿乔木或灌木。叶互生或簇生成轮生状，离基三出脉。花单性，雌雄异株，伞形花序单生或簇生；苞片大，交互对生；花被片 4 枚，内外轮各 2 枚；雄花能育雄蕊 6 枚，排成 3 轮，每轮 2 枚，花药 4 室，内向瓣裂，第三轮花丝基部具腺体 2 枚；雌花退化的雄蕊 6 枚，第三轮基部具腺体 2 枚，子房上位，柱头盾状。果着生于稍扩大的盘状或内陷的果托上；果梗常略增粗。

85 种；我国 45 种；湖北 8 种；神农架 3 种，可供药用的 2 种。

■ **分种检索表**

1. 离基三出脉或基部三出脉 ⋯⋯⋯⋯⋯⋯⋯⋯⋯⋯⋯⋯⋯⋯⋯⋯1. **大叶新木姜子 N. levinei**
1. 羽状脉或间有近似远离基三出脉 ⋯⋯⋯⋯⋯⋯⋯⋯⋯⋯⋯⋯⋯2. **簇叶新木姜子 N. confertifolia**

1 大叶新木姜子 Neolitsea levinei Merrill

常绿乔木。叶轮生，革质，倒卵状矩圆形，长 15~31cm，宽 4.5~9cm，上表面深绿色，无毛，下表面带苍绿白色，有时被贴伏微柔毛，离基三出脉，侧脉在两表面隆起。果实椭圆形，黑色；果梗顶部稍增粗。花期 3~4 月，果期 8~10 月。

分布于神农架下谷（石柱河），生于山坡常绿阔叶林中。罕见。

根、树皮祛风除湿；用于风湿骨痛、带下、痈肿疮毒。

下谷为本种在我国分布地点的最北处。

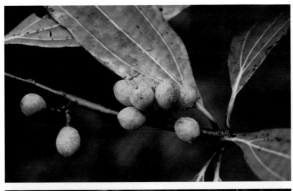

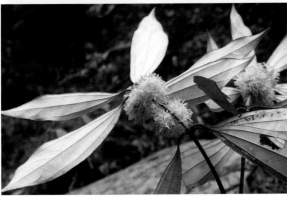

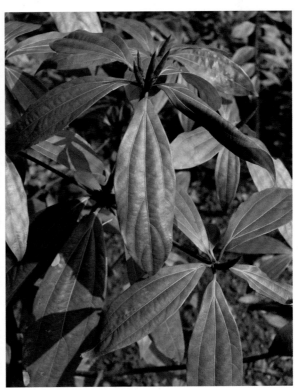

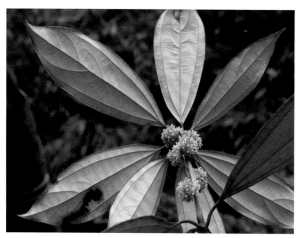 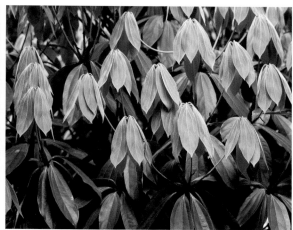

2 簇叶新木姜子 香楠树
Neolitsea confertifolia (Hemsley) Merrill

　　小乔木。小枝常轮生。叶密集成轮生状，长圆形、披针形至狭披针形，长 5~12cm，宽 1.5~3.5cm，先端渐尖或短渐尖，基部楔形，边缘呈微波状，下表面带苍绿白色，幼时被短柔毛，羽状脉。伞形花序常 3~5 个簇生于叶腋，苞片 4 枚，每一花序具花 4 朵；雄花能育雄蕊 6 枚；退化雌蕊柱头头状，雌花子房卵形，柱头膨大，2 裂。果卵形或椭圆形，成熟时灰蓝黑色。花期 4~5 月，果期 9~10 月。

　　分布于神农架新华、宋洛，生于海拔 900~1300m 的沟谷或山坡。常见。

　　枝叶（香楠）祛风除湿，消肿止痛。

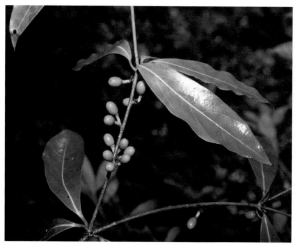 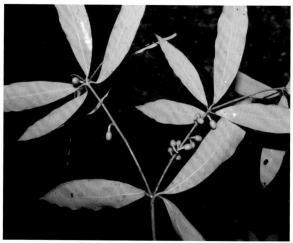

罂粟科 Papaveraceae

草本或稀为灌木，常有乳汁或有色液汁。叶互生。花单生或排列成各式花序；花两性，辐射对称或两侧对称；萼片2枚，稀3枚，早脱；花瓣通常2倍长于花萼，有时花瓣外面的2或1枚呈囊状或成距；雄蕊多数，离生，或4枚分离，或6枚合生成2束；雌蕊由2至多数合生心皮组成，子房上位，1室，侧膜胎座。蒴果，瓣裂或顶孔开裂，稀有蓇葖果或坚果。

40属，800种；我国约19属，443种；湖北12属，43种；神农架10属，33种，可供药用的9属，32种。

■ 分属检索表

1. 雄蕊多数，分离。
　2. 花瓣4片，稀较多。
　　3. 雌蕊3个至多个心皮；蒴果3~12瓣裂或顶孔开裂。
　　　4. 花柱通常明显，柱头棒状或头状················1. 绿绒蒿属 Meconopsis
　　　4. 花柱无，柱头辐射状连合成盘状体··············2. 罂粟属 Papaver
　　3. 雌蕊2个心皮，稀4个；蒴果2~4瓣裂。
　　　5. 茎不为花葶状；叶茎生和基生。
　　　　6. 叶近对生于茎先端；果不为念珠状。
　　　　　7. 花具苞片，子房被短柔毛················3. 金罂粟属 Stylophorum
　　　　　7. 花无苞片，子房无毛··················4. 荷青花属 Hylomecon
　　　　6. 叶互生于茎上；果近念珠状··············5. 白屈菜属 Chelidonium
　　　5. 茎花葶状；叶全部基生··················6. 血水草属 Eomecon
　2. 花瓣无··························7. 博落回属 Macleaya
1. 雄蕊4枚，分离，或6枚合成2束。
　8. 花纵轴两侧对称；蒴果2瓣裂··············8. 荷包牡丹属 Lamprocapnos
　8. 花横轴两侧对称；蒴果2瓣裂或为不开裂的坚果······9. 紫堇属 Corydalis

（一）绿绒蒿属 Meconopsis Viguier

一年生或多年生草本，具黄色液汁。叶全缘，少有羽状浅裂至全裂。花单生，或排成圆锥状总状花序；花蓝色、红色或黄色；萼片2枚，早落；花瓣4片，稀5或10片；雄蕊多数；子房1室，3至多个心皮，胚珠多数。蒴果近球形、卵形、椭圆形，被刺毛、硬毛或无毛。

约54种；我国43种；湖北2种；神农架2种，均可供药用。

■ 分种检索表

1. 叶全部基生，全缘···1. 五脉绿绒蒿 **M. quintuplinervia**

1. 叶基生及茎生，羽状分裂····································2. 柱果绿绒蒿 **M. oliveriana**

1 五脉绿绒蒿 Meconopsis quintuplinervia Regel

多年生草本，全株被淡黄色或棕褐色刚毛。叶基生，呈莲座状，叶片倒披针形或狭倒卵形，基部下延，全缘。花单生，下垂；萼片卵形，花瓣4~6片，淡蓝色或堇色；子房密被刚毛，花柱极短，柱头3~6裂。蒴果椭圆形或长圆状椭圆形，密被紧贴的刚毛。种子密具网纹和皱褶。花期6~7月，果期7~8月。

分布于神农架高海拔地区（金猴岭、猴子石、大神农架、小神农架、神农谷），生于山坡草丛中。常见。

全草（五脉绿绒蒿）镇静息风，定喘，清热解毒。

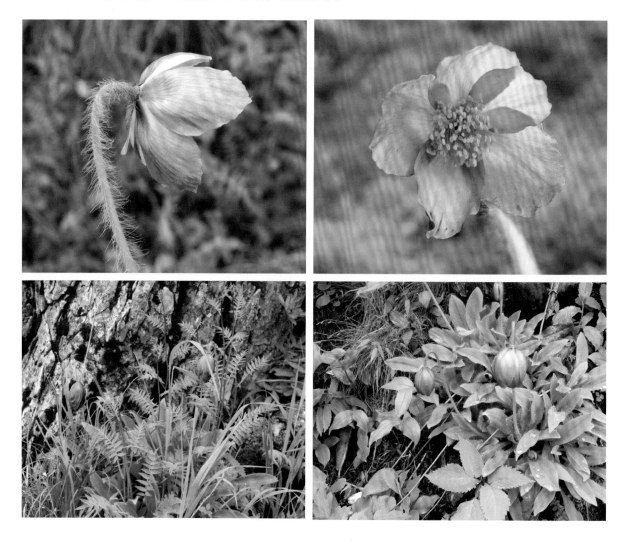

2 柱果绿绒蒿 Meconopsis oliveriana Franchet & Prain

多年生草本。茎近基部疏被刚毛。基生叶卵形，近基部羽状全裂，顶部羽状浅裂，背面具白粉，两面疏被黄棕色长硬毛。花1或2朵生于最上部的叶腋内，组成聚伞状圆锥花序；萼片2枚；花瓣4片，黄色；雄蕊多数，子房狭长圆形，柱头4~5裂。蒴果狭长圆形或近圆柱形，具隆起的肋。花期5~7月，果期6~9月。

分布于神农架高海拔地区（金猴岭、大神农架、小神农架、神农谷、大界岭、燕天垭），生于海拔 1900~2400m 的山坡林下。常见。

全草（黄鸦片草）清热解毒，镇静，定喘。

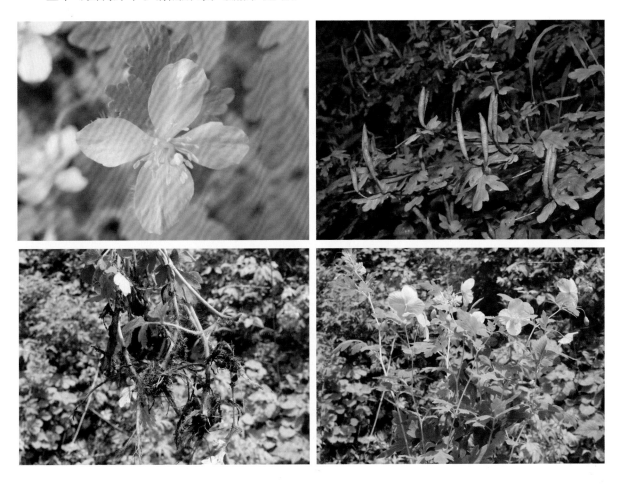

（二）罂粟属 Papaver Linnaeus

一年生、二年生或多年生草本，具白色乳汁。叶互生，羽状分裂，表面通常具白粉，两面被刚毛。花单生，花蕾下垂；萼片2枚，稀3枚；花瓣4片；雄蕊多数；子房1室，上位，心皮4~8个，连合，被刚毛或无毛，胚珠多数，花柱短或无，柱头盘状且盖于子房之上，盘状体边缘圆齿状或分裂。蒴果孔裂。

约100种；我国7种；湖北3种；神农架3种，均可供药用。

■ 分种检索表

1. 花红色、粉红色、紫红色或白色。
　2. 茎生叶基部抱茎···1. 罂粟 **P. somniferum**
　2. 茎生叶基部不抱茎···2. 虞美人 **P. rhoeas**
1. 花橙黄色或黄色···3. 野罂粟 **P. nudicaule**

| 1 | 罂粟 **Papaver somniferum** Linnaeus |

　　大型二年生草本，体内含乳汁。叶互生，椭圆形或卵状椭圆形，基部抱茎，边缘具不整齐缺刻。花大，单生，花梗细长；萼片 2 枚，早落；花瓣 4 片，红色、粉红色或白色等；雄蕊多数；子房由多心皮组成，1 室，侧膜胎座，胚珠多数。蒴果类球形，孔裂。花期 5~7 月，果期 6~7 月。

　　原产于南欧，神农架民间有少量种植。

　　果实、种子健脾开胃，止痛。

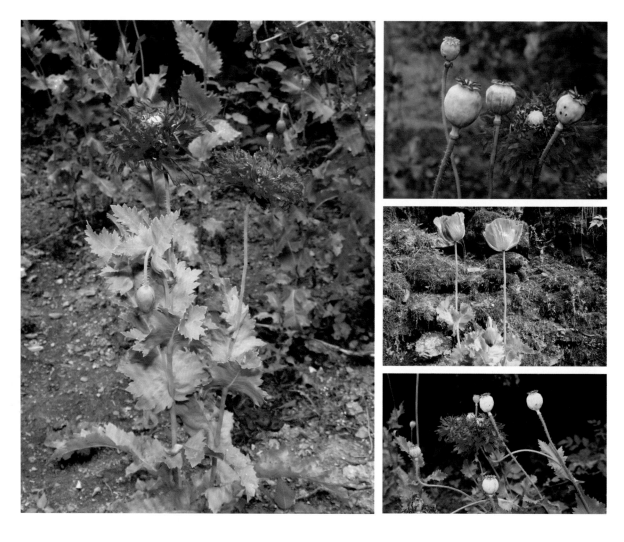

2 | 虞美人 **Papaver rhoeas** Linnaeus

二年生草本，疏被伸展的刚毛。叶互生，披针形或狭卵形，长 3~15cm，宽 16cm，下部叶全裂，具柄，上部叶羽状深裂或浅裂，无柄，两面被淡黄色刚毛。花单生于茎和分枝顶端；萼片 2 枚；花瓣 4 片，紫红色，基部通常具深紫色斑点；雄蕊多数；子房倒卵形，柱头 5~8 裂。蒴果宽倒卵形，无毛，具不明显的肋。花期 5~6 月，果期 6~7 月。

原产于欧洲，神农架有栽培。

花止痢。果实止泻，镇痛，镇咳。

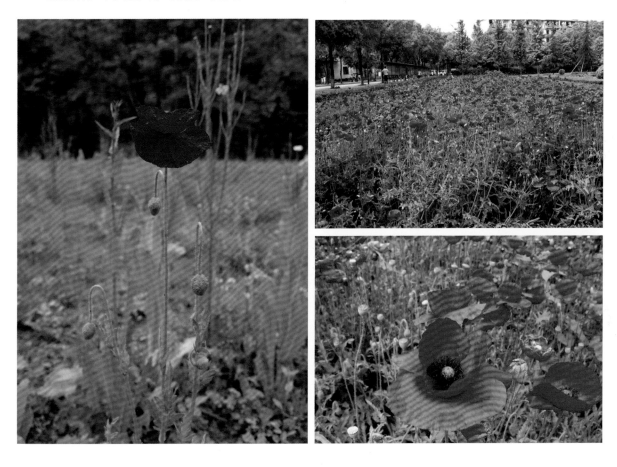

3 | 野罂粟 **Papaver nudicaule** Linnaeus

多年生草本，全体被糙硬毛。叶全部基生，卵形至披针形，羽状浅裂、深裂或全裂，两面稍具白粉，被刚毛。花单生于花葶先端；萼片 2 枚；花瓣 4 片，基部具短爪，黄色；雄蕊多数；子房密被紧贴的刚毛，柱头 4~8 个。蒴果倒卵形，密被紧贴的刚毛，具 4~8 条淡色的宽肋。花期 7~8 月，果期 8~9 月。

分布于神农架九湖，生于海拔 2500m 的沟边或荒坡。少见。

全草或未成熟果实（野罂粟）止痛，止泻，镇咳。

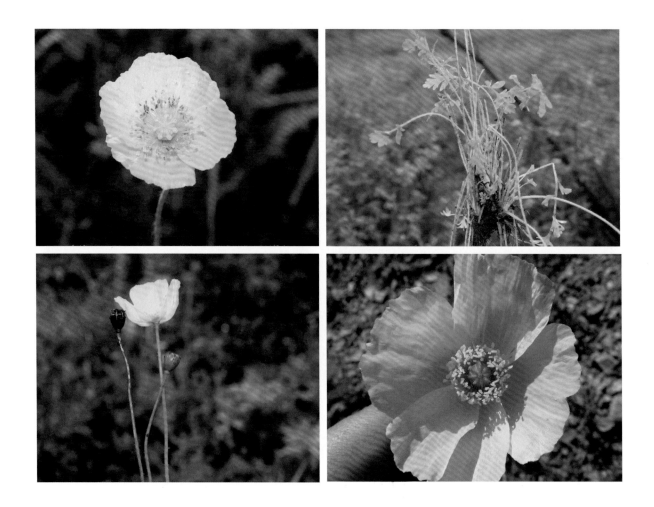

（三）金罂粟属 Stylophorum Nuttall

多年生草本，具黄色或血红色液汁。基生叶少数，具长柄，叶片羽状分裂；茎生叶 2~3 或 4~7 枚，具短柄，叶片同基生叶。花排列成伞房状或伞形花序；萼片 2 枚，早落；花瓣 4 片，黄色，覆瓦状排列；雄蕊多数，花丝丝状；子房被短柔毛，1 室，2~4 个心皮，胚珠多数。蒴果，被短柔毛。

3 种；我国 2 种；湖北 1 种；神农架 1 种，可供药用。

金罂粟 人血草
Stylophorum lasiocarpum (Oliver) Fedde

多年生草本，具血红色液汁。基生叶叶片倒长卵形，大头羽状深裂，裂片 4~7 对，下部羽片较小，顶生裂片宽卵形，背面具白粉；茎生叶 2~3 枚，近对生或近轮生。花 4~7 朵，于茎先端排列成伞形花序；花瓣黄色；雄蕊多数；子房圆柱形，被短毛，柱头 2 裂。蒴果狭圆柱形，被短柔毛。花期 4~8 月，果期 6~9 月。

分布于神农架各地，生于海拔 700~2400m 的山坡灌丛下。常见。

全草用于崩漏，煎水可洗疮毒。根和叶用于外伤出血。

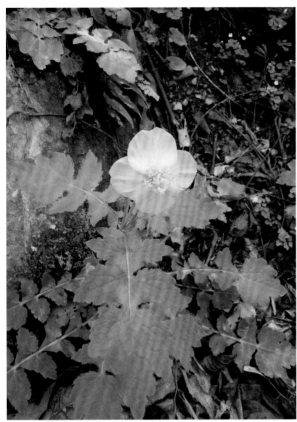
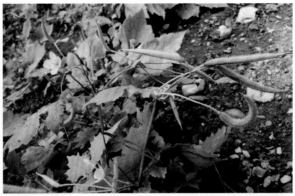
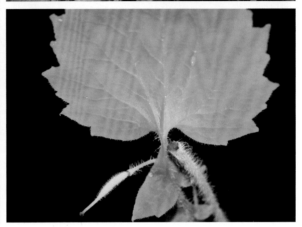

（四）荷青花属 Hylomecon Maximowicz

　　多年生草本，具黄色液汁。根状茎斜生。茎直立，不分枝。基生叶少数，叶片羽状全裂；茎生叶 2 枚，对生或近互生。花 1~3 朵，组成伞房状聚伞花序；萼片 2 枚，早落；花瓣 4 片，黄色，具短爪；雄蕊多数，花药直立；雌蕊由 2 个心皮组成，子房长柱状，1 室，胚珠多数，花柱短，柱头 2 裂。蒴果狭圆柱形，自基部向上 2 瓣裂。种子小，有鸡冠状突起。

　　3 种；我国 1 种；湖北 1 种；神农架 1 种，可供药用。

1 荷青花 Hylomecon japonica (Thunberg) Prantl

■ 分变种检索表

1. 小叶边缘具不整齐的重锯齿……………………………………1a. 荷青花 **H. japonica** var. **japonica**

1. 小叶边缘有锐裂或深裂。

　　2. 小叶常在一侧或两侧具 4 锐裂……………………1b. 锐裂荷青花 **H. japonica** var. **subincisa**

　　2. 小叶边缘深裂，每裂片再具不整齐的锐裂……………1c. 多裂荷青花 **H. japonica** var. **dissecta**

1a 荷青花（原变种）Hylomecon japonica var. japonica

多年生草本，具黄色液汁。叶羽状全裂，裂片2~3对，宽披针状菱形、倒卵状菱形或近椭圆形，边缘具不规则的圆齿状锯齿或重锯齿；茎生叶通常2枚，花12朵，稀3朵，排列成伞房状；萼片2枚；花瓣4片，金黄色，基部具短爪；雄蕊黄色；子房长柱状，柱头2裂。蒴果长5~8cm，2瓣裂，具长达1cm的宿存花柱。花期4~7月，果期5~8月。

分布于神农架各地，生于海拔700~2400m的山坡灌丛下。常见。

根茎祛风湿，止血，止痛，舒筋活络，散瘀消肿。

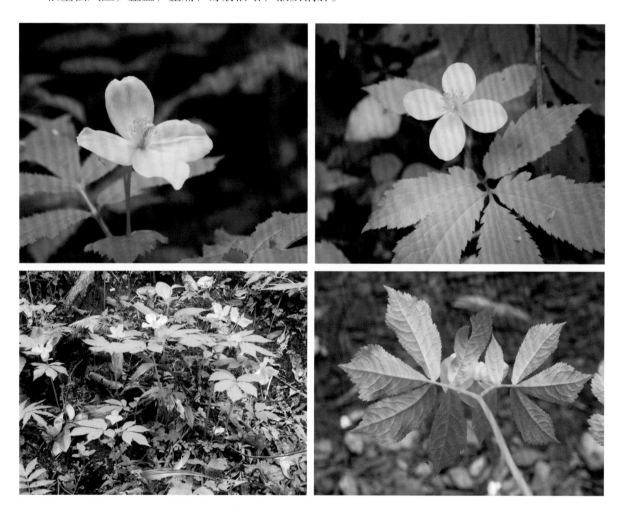

1b 锐裂荷青花（变种） 水芹菜
Hylomecon japonica var. subincisa Fedde

本变种与荷青花（原变种）的区别在于叶最下部的全裂片通常一侧或两侧具深裂或缺刻。花期7~8月，果期8~9月。

分布于神农架各地，生于海拔1500~2000m的山坡林下阴湿处。常见。

根（拐枣七）祛风湿，舒筋活络，散瘀消肿，止血，止痛。

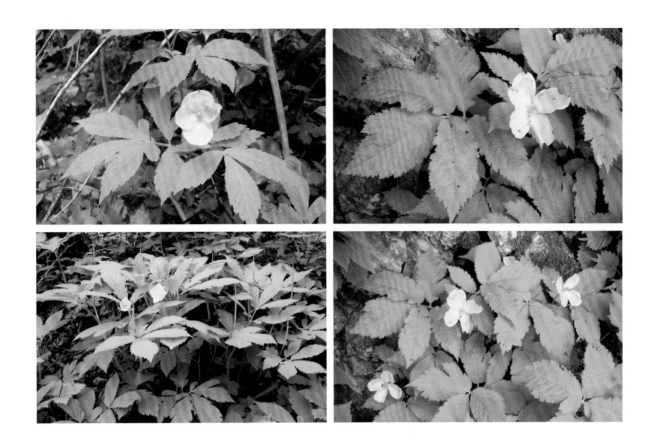

1c　多裂荷青花（变种）菜子七
Hylomecon japonica var. **dissecta** (Franchet & Savatier) Fedde

本变种与荷青花（原变种）的区别在于叶全裂片羽状深裂，裂片再次不整齐的锐裂。花期7~8月，果期8~9月。

分布于神农架各地，生于海拔900~1800m的山坡林下沟边。少见。

根茎（多裂荷青花）清热解毒。

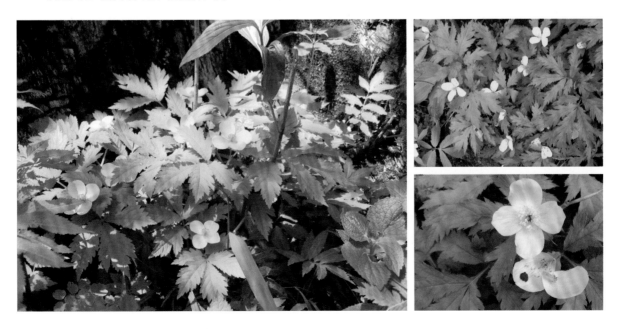

（五）白屈菜属 Chelidonium Linnaeus

多年生草本，具黄色液汁。基生叶羽状全裂，具长柄；茎生叶互生，叶片同基生叶，具短柄。花多数，排列成伞形花序；具苞片；萼片 2 枚，黄绿色；花瓣 4 片，黄色，2 轮；雄蕊多数；子房圆柱形，1 室，2 个心皮。蒴果圆柱形，近念珠状，成熟时自基部向先端开裂。

1 种，我国广泛分布，神农架亦产，可供药用。

白屈菜 Chelidonium majus Linnaeus

本种特征同白屈菜属。花期 4~7 月，果期 6~8 月。

分布于神农架阳日（长青），生于海拔 600~1000m 的山坡林下沟边、土边。少见。

全草镇痛，止咳，利尿，解毒。

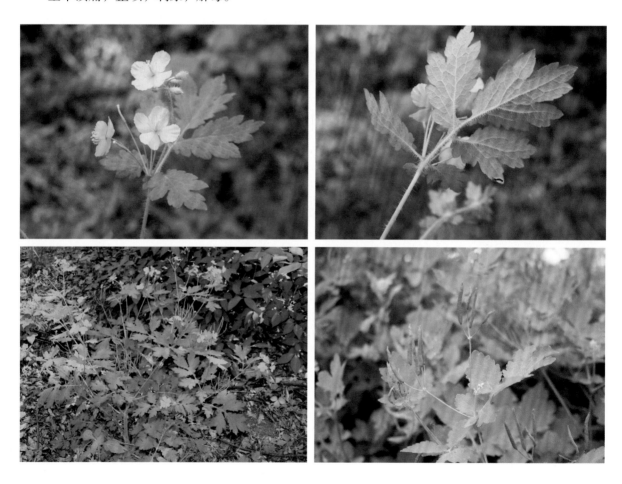

（六）血水草属 Eomecon Hance

多年生草本，具红黄色液汁。根茎匍匐状。叶基生，心形，具掌状脉；叶柄长。花葶直立，聚伞状伞房花序；萼片 2 枚，膜质，合生成一佛焰苞状；花瓣 4 枚，白色；雄蕊多数，花丝丝状；雌蕊由 2 个心皮组成，子房 1 室，具多数胚珠，柱头 2 裂。蒴果狭椭圆形。

1 种，我国特有，神农架有分布，可供药用。

血水草 Eomecon chionantha Hance

本种特征同血水草属。花期 5~6 月，果期 7~8 月。

分布于神农架低海拔地区，生于海拔 700m 以下的山坡阴湿地。常见。

全草用于劳伤咳嗽、跌打损伤、毒蛇咬伤、便血、痢疾等。

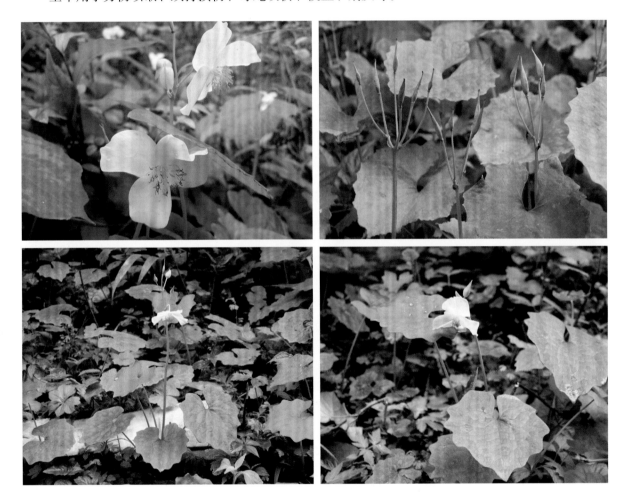

（七）博落回属 Macleaya R. Brown

多年生草本，具黄色乳汁，有毒。茎中空，具白色蜡被。叶互生，基部心形，通常 7 或 9 裂，背面多白粉，具绒毛或无毛，基出脉通常 5 条。圆锥花序；萼片 2 枚，乳白色；花瓣无；雄蕊 8~12 枚或 24~30 枚，花丝丝状；子房 1 室，心皮 2 个，胚珠 1~6 枚。蒴果卵形或近圆形，具短柄，2 瓣裂。

2 种；我国 2 种；湖北 2 种；神农架 1 种，可供药用。

小果博落回 **Macleaya microcarpa** (Maximowicz) Fedde

多年生草本，具乳黄色浆汁。茎高大，多白粉，中空。叶片长 5~14cm，宽 5~12cm，叶下表面多白粉，被绒毛。大型圆锥花序多花，生于茎和分枝顶端；萼片狭长圆形；花瓣无；雄蕊 8~12 枚，花丝极短；子房倒卵形。蒴果近圆形。花期 7~8 月，果期 8~10 月。

分布于神农架各地，生于海拔 500~1600m 的山坡路旁或沟边草丛中。常见。

全草杀虫，祛风解毒，散瘀消肿。

众多文献中神农架均有博落回 *M. cordata* 的分布记载，我们查阅其凭证标本照片，仅有 1 份花期标本，并不能认定是博落回。作者在长达 8 年的神农架调查中，均只见小果博落回。故在本书中暂作存疑种不予收录。

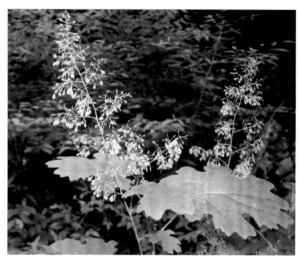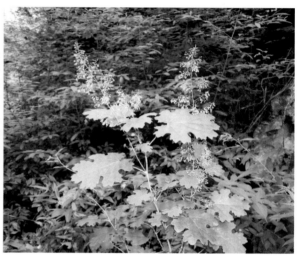

（八）荷包牡丹属 **Lamprocapnos** Endlicher

多年生草本。茎直立或近无茎。叶多回羽状分裂或为三出复叶。总状花序，有时呈聚伞状；具草质苞片；萼片 2 枚，鳞片状，早落；花瓣 4 片，基部囊状或距状；雄蕊 6 枚，合成 2 束；子房 1 室，线形或长圆状椭圆形，胚珠多数，花柱线形，柱头具 4 个乳突。蒴果线形至椭圆形，2 瓣裂。

约 12 种；我国 1 种；湖北 1 种；神农架 1 种，可供药用。

荷包牡丹 **Lamprocapnos spectabilis** (Linnaeus) Fukuhara

多年生草本。茎紫红色。叶片轮廓三角形，二回三出全裂，背面具白粉。总状花序具花 8~15 朵，于花序轴的一侧下垂；萼片早落；外花瓣紫红色至粉红色，下部囊状，具数条脉纹，上部变狭并向下反曲，内花瓣的花瓣片略呈匙形，先端圆形，部分紫色，具爪；雄蕊 6 枚，合生成 2 束；子房狭长圆形，柱头狭长方形，顶端 2 裂。花期 4~5 月，果期 7 月。

原产于中国北部及日本、西伯利亚，神农架有栽培。

全草镇痛，解痉，利尿，调经，散血，和血，祛风，消疮毒。

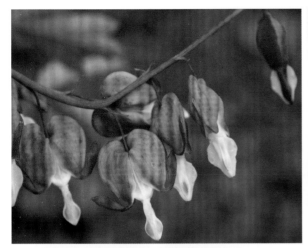 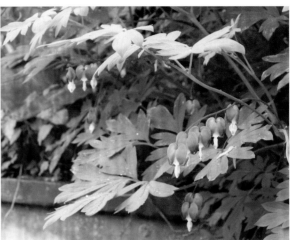

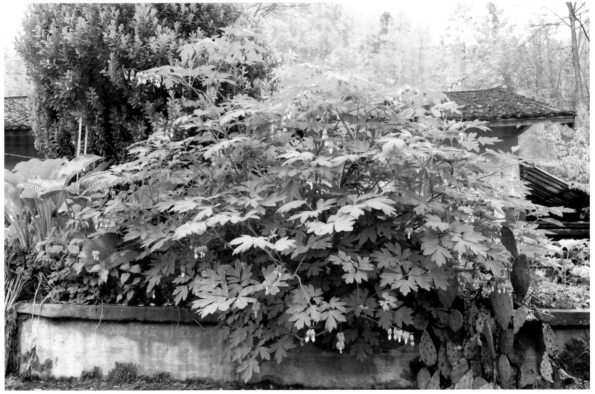

（九）紫堇属 Corydalis Candolle

二年生至多年生草本。具基生叶和茎生叶，稀无茎生叶，叶片一至多回羽状分裂或掌状分裂。花排列成总状花序；苞片分裂或全缘，长短不等；萼片2枚，通常小，膜质，早落，稀宿存；花冠两侧对称，花瓣4片，上花瓣前端扩展成距，下花瓣大多具明显爪；雄蕊6枚，合生成2束；雌蕊由2个心皮组成，子房1室，胚珠2至多枚。蒴果分裂成2个果瓣。

428种；我国298种；湖北26种；神农架21种，均可供药用。

■ 分种检索表

1. 全株被毛······1. 毛黄堇 **C. tomentella**

1. 植株不被绒毛。

  2. 花瓣长 0.6~1cm。

    3. 蒴果直或稍弯曲······2. 小花黄堇 **C. racemosa**

    3. 蒴果呈蛇状弯曲······3. 蛇果黄堇 **C. ophiocarpa**

  2. 花瓣长 1.2cm 以上。

    4. 花瓣长达 2cm 以上。

      5. 花紫色至紫红色或白色。

        6. 花瓣长达 3cm······4. 大叶紫堇 **C. temulifolia**

        6. 花瓣长 2~3cm。

          7. 茎基部或上部常有珠芽······6. 地锦苗 **C. sheareris**

          7. 茎基部或上部无珠芽。

            8. 叶片三回羽状分裂······7. 川东紫堇 **C. acuminata**

            8. 叶片二回三出······8. 神农架紫堇 **C. ternatifolia**

      5. 花瓣淡金黄色、硫黄色或紫红色。

        9. 蒴果圆柱状，种子间不缢缩。

          10. 植株具粗大的根状茎，无块根······11. 岩黄连 **C. saxicola**

          10. 植株无增大的根状茎，有块根······10. 秦岭紫堇 **C. trisecta**

        9. 蒴果线形，种子间缢缩呈念珠状······9. 珠果黄堇 **C. speciosa**

    4. 花瓣长 1.5~2cm。

      11. 花黄色或黄白色。

        12. 距长 3~4mm。

          13. 距短囊状，约占花瓣全长的 1/4······12. 北越紫堇 **C. balansae**

          13. 距向上斜展，约占花瓣全长的 1/3······13. 地柏枝 **C. cheilanthifolia**

        12. 距长 6~16mm。

          14. 花瓣舟状卵形。

            15. 上花瓣长 1.5~1.7cm。

              16. 蒴果宽倒卵形······14. 鄂西黄堇 **C. shennongensis**

              16. 蒴果圆柱形或狭倒卵状圆柱形······15. 北岭黄堇 **C. fargesii**

            15. 花瓣长 1.8~2.5cm······16. 南黄堇 **C. davidii**

          14. 花瓣非舟状卵形······17. 川鄂黄堇 **C. wilsonii**

      11. 花紫色、紫红色或花粉红色。

        17. 叶腋之间具珠芽······18. 巫溪紫堇 **C. bulbilligera**

        17. 叶腋之间无珠芽。

1 | 毛黄堇 Corydalis tomentella Franchet

多年生草本。全株具白色而卷曲的短绒毛。基生叶具长柄，基部具鞘，叶片披针形，二回羽状全裂。总状花序约具花 10 朵；苞片披针形；花黄色；萼片卵圆形；外花瓣顶端多少微凹，无或具浅鸡冠状突起，距圆钝，约占花瓣全长的 1/4，内花瓣具高的鸡冠状突起；子房线形，柱头 2 叉状分裂，各枝顶端具 2~3 个并生乳突。蒴果线形，被毛。花期 5 月，果期 6~7 月。

分布于神农架各地，生于海拔 500~1400m 的悬崖石缝中。常见。

全草清热解毒，止泻。最新研究表明，本种除具有抗菌、消炎、镇痛和安定作用外，还具抑制肿瘤细胞作用，用于疮痈肿毒、肝炎、肝硬化、肝癌等。

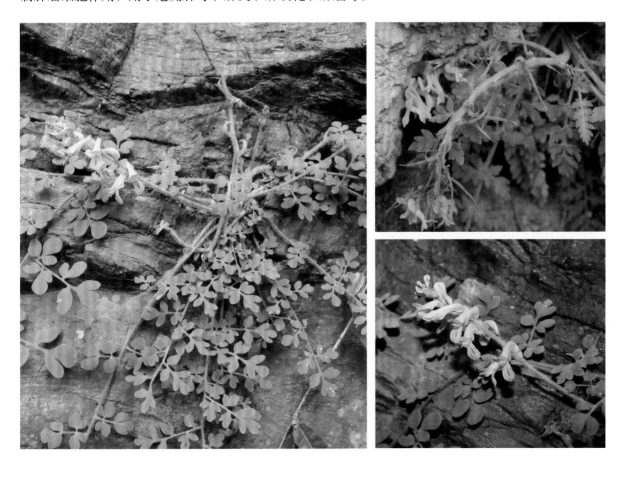

2 小花黄堇 **Corydalis racemosa** (Thunberg) Persoon

二年生草本。茎具棱。基生叶早枯；茎生叶叶片三角形，上表面绿色，下表面灰白色，二回羽状全裂。总状花序；苞片披针形至钻形；花黄色至淡黄色；萼片卵圆形；上花瓣长 6~7mm，距短囊状，占花瓣全长的 1/6~1/5，子房线形，柱头宽浅，具 4 个乳突，顶生 2 个呈广角状分叉。蒴果线形。花期 4~8 月，果期 5~9 月。

分布于神农架新华、阳日，生于海拔 500~1800m 的山坡路旁或沟边。常见。

全草或根（黄堇）杀虫，清热解毒，利尿。

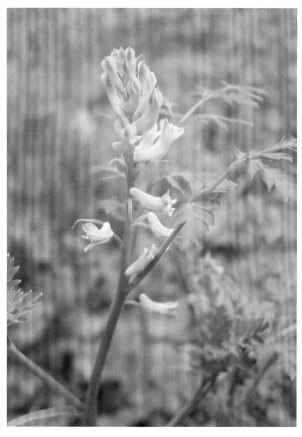
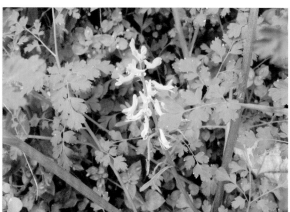
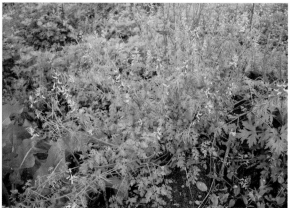

3 蛇果黄堇 **Corydalis ophiocarpa** Hooker f. & Thomson

二年生草本。基生叶多数，早枯；茎生叶近一回羽状全裂；叶柄边缘延伸至叶片基部呈明显的翅状。总状花序；苞片线状披针形；花淡黄色至苍白色；距短囊状，占花瓣全长的 1/4~1/3，内花瓣具伸出顶端的鸡冠状突起；子房线形，柱头具 4 个乳突，顶生 2 个呈广角状分叉。蒴果，蛇形弯曲，具 1 列种子。花期 4~5 月，果期 5~9 月。

分布于神农架大九湖、木鱼、松柏、下谷、红坪，生于海拔 1200~2200m 的山坡路旁草丛中。常见。

根及全草（蛇果黄堇）清热解毒。

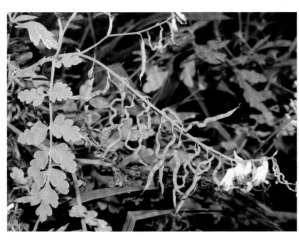 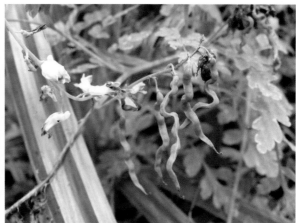

4　大叶紫堇　Corydalis temulifolia Franchet

■ 分亚种检索表

1. 叶片二回三出羽状全裂······················4a. 大叶紫堇 C. temulifolia subsp. temulifolia

1. 叶常仅二回三出全裂······················4b. 鸡雪七 C. temulifolia subsp. aegopodioides

4a　大叶紫堇（原亚种）Corydalis temulifolia subsp. temulifolia

多年生草本。茎生叶 2~4 枚，三角形，二回三出羽状全裂。总状花序；萼片鳞片状，撕裂状分裂；花瓣紫蓝色，下花瓣匙形，背部具鸡冠状突起，长为花瓣片的 3~4 倍；雄蕊束长 1.2~1.5cm；子房线形，柱头具 10 个乳突。蒴果，近念珠状。花期 4~5 月，果期 5~6 月。

分布于神农架松柏、红坪、木鱼，生于海拔 1000~2300m 的山坡、沟边或岩缝中。常见。

全草用于跌打损伤、外伤出血。

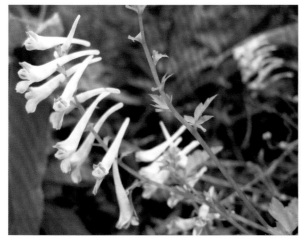 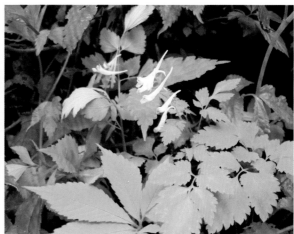

4b **鸡雪七**（亚种）**Corydalis temulifolia** subsp. **aegopodioides** (H. Léveillé & Vaniot) C. Y. Wu

　　本亚种与大叶紫堇（原亚种）的区别为叶小，表面常有杂色斑纹，裂片通常较大，常仅二回三出全裂，第一回裂片菱状卵圆形，渐尖，边缘多为浅圆齿；花瓣无鸡冠状突起。花期4~5月，果期5~6月。

　　分布于神农架大九湖（东溪），生于海拔600m的山坡、沟边或岩堆中。常见。

　　全草用于跌打损伤、外伤出血。

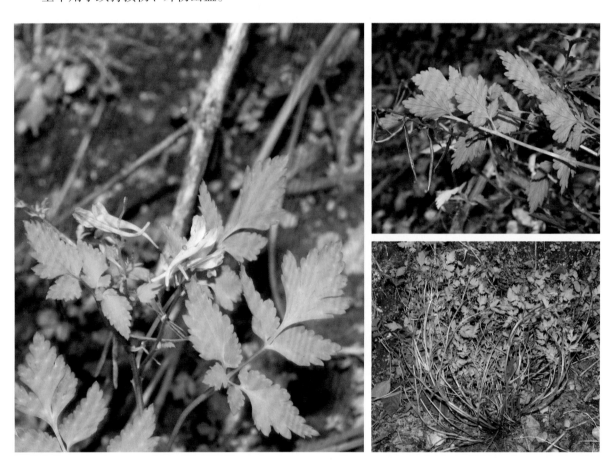

5 **紫堇** **Corydalis edulis** Maximowicz

　　多年生草本。基生叶具长柄，叶片近三角形，一至二回羽状全裂；茎生叶与基生叶同形。总状花序；苞片狭卵圆形至披针形，有时下部的疏具齿；花粉红色至紫红色；上花瓣的距圆筒形，约占花瓣全长的1/3，内花瓣具鸡冠状突起；柱头横向纺锤形，两端各具1个乳突。蒴果线形。花期4~7月，果期6~9月。

　　分布于神农架松柏、阳日、新华，生于海拔500~900m的山坡林下草丛中或沟边岩缝中。常见。

　　全草、根（紫堇）用于肺结核咳血、遗精、疮毒、顽癣。

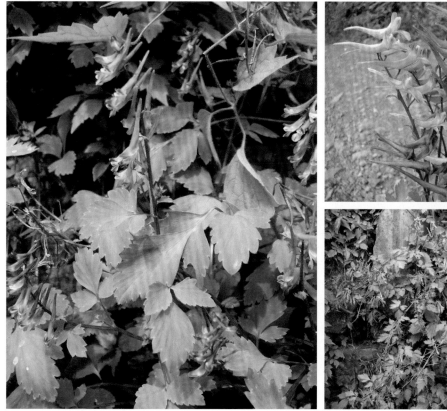
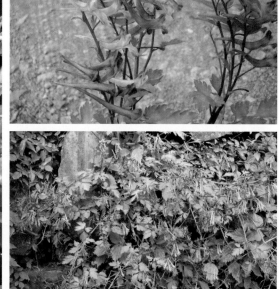

6 地锦苗 Corydalis sheareris S. Moore

多年生草本。茎生叶互生，三角形，二回羽状全裂。总状花序；下部苞片近圆形，3~5深裂，中部者倒卵形，3浅裂，上部者狭倒卵形至倒披针形，全缘；萼片鳞片状，具缺刻状流苏；花瓣紫红色，上花瓣舟状卵形，背部具短鸡冠状突起，下花瓣长1.2~1.8cm，匙形，花瓣片近圆形，背部鸡冠状突起；子房狭椭圆形，柱头具8~10个乳突。蒴果狭圆柱形。花期3~5月，果期5~6月。

分布于神农架各地，生于海拔400~2300m的山坡林下阴湿地。常见。

全草、根祛瘀止血。

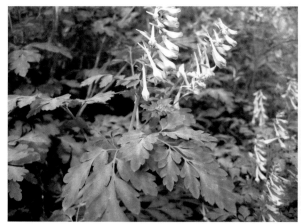
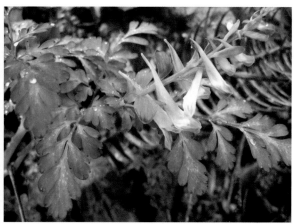

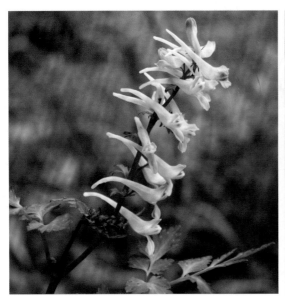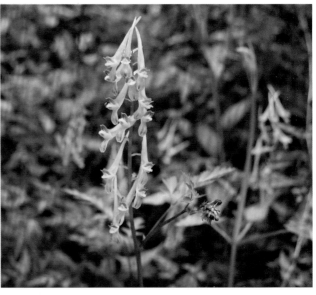

7 川东紫堇 Corydalis acuminata Franchet

多年生草本。基生叶基部扩大成鞘，残留于根状茎上呈莲座状，叶片宽卵形，三回羽状分裂，背面具白粉；茎生叶 2~3 枚，互生。总状花序；萼片鳞片状，白色；花瓣紫色，上花瓣舟状卵形，距圆筒形，末端稍下弯，与花瓣片近等长或略长，下花瓣背部鸡冠状突起极矮；子房狭椭圆形，柱头双卵形，具 8 个乳突。蒴果狭椭圆形。花、果期 4~8 月。

分布于神农架高海拔地区，生于海拔 2300~3000m 的山坡林缘。常见。

全草清热解毒，活血消肿。

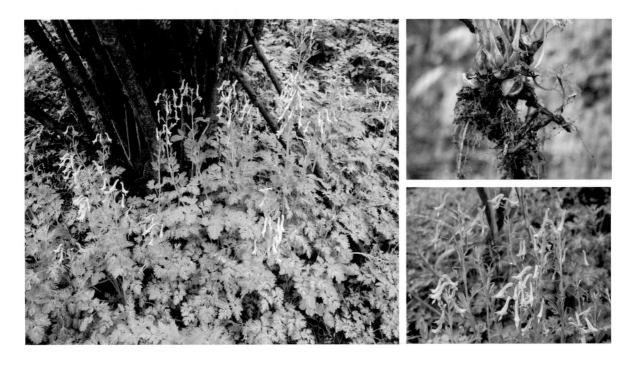

8 | 神农架紫堇 ^{闷头花} **Corydalis ternatifolia** C. Y. Wu

　　二年生草本。茎生叶一至二回三出，叶片边缘具粗齿；叶柄基部具膜质叶鞘。总状花序疏具花3~9朵；下部苞片叶状；花红色、紫红色至白色，平展；萼片宽卵圆形；外花瓣顶端微凹，无鸡冠状突起，上花瓣长 2~2.3cm，距漏斗状，稍长于瓣片，蜜腺体极短，下花瓣长约 1.3cm，内花瓣长约 1.2cm，瓣片明显具耳状突起；柱头近四方形，顶端具 4~6 个乳突，侧面具 2 对双生乳突。花期 4~5 月，果期 5~6 月。

　　分布于神农架（猴子石至天生桥一带），生于海拔 1102~1630m 的沟谷或溪边。少见。

　　全草清热解毒，镇痛。

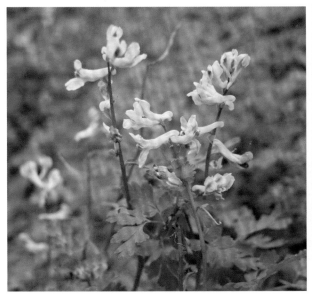
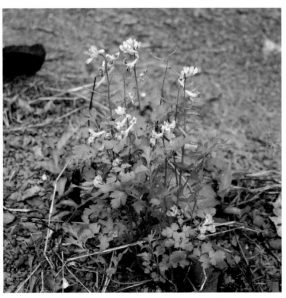

9 | 珠果黄堇 **Corydalis speciosa** Maximowicz

　　二年生草本。茎生叶二回羽状全裂，下表面苍白色。总状花序，密具多花；苞片披针形至菱状披针形；花金黄色；萼片小，具疏齿；上花瓣的距约占花瓣全长的 1/3，内花瓣顶端微凹，具短尖和粗厚的鸡冠状突起；雄蕊束披针形；柱头横向伸出，各枝顶端具 3 个乳突。蒴果线形，念珠状。花期 3~5 月，果期 5~6 月。

　　分布于神农架大九湖、木鱼、松柏、下谷，生于海拔 1200~2000m 的路旁草丛中。少见。

　　根清热解毒，消痈止痛。

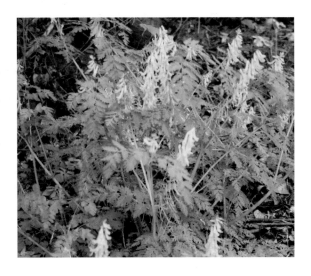

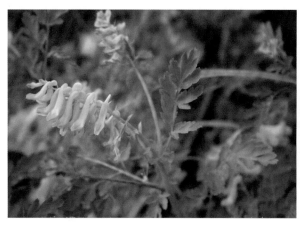 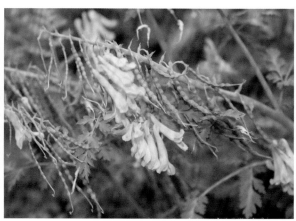

10 秦岭紫堇 Corydalis trisecta Franchet

多年生草本。具指状块根。基生叶近于 5 全裂或深裂至二回三出分裂；茎生叶 2 枚，互生，叶一回奇数羽状分裂，上表面灰绿色，下表面白绿色。总状花序；苞片卵状披针形至披针形；花瓣黄色，上花瓣片背部具高鸡冠状突起，距圆筒形，稍向下弯曲，下花瓣背部具高鸡冠状突起；子房线形。蒴果圆柱形。花、果期 7~8 月。

分布于神农架高海拔地区，生于海拔 2500~3000m 的山坡石缝中。常见。

紫堇属具块根的类群含多种生物碱，具有活血、散瘀、理气、止痛之功效，用于心腹腰膝诸痛等。

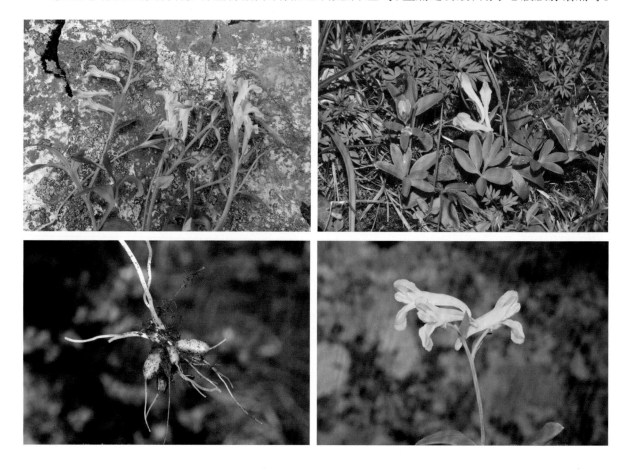

11 | 岩黄连 ^{石生黄堇} **Corydalis saxicola** Bunting

多年生草本，具粗大主根。叶一至二回羽状全裂，末回羽片楔形至倒卵形。总状花序；苞片椭圆形至披针形；花金黄色，平展；萼片近三角形；上花瓣长约 2.5cm，距约占花瓣全长的 1/4，稍下弯，末端囊状，下花瓣基部具小瘤状突起，内花瓣具厚而伸出顶端的鸡冠状突起；柱头 2 叉状分裂，各枝顶端具 2 裂的乳突。蒴果线形，具 1 列种子。花期 5~6 月，果期 6~7 月。

分布于神农架宋洛、新华，生于海拔 600~800m 的岩石边。少见。

根（石生黄堇）清热解毒，利湿止泻，消痈止痛。

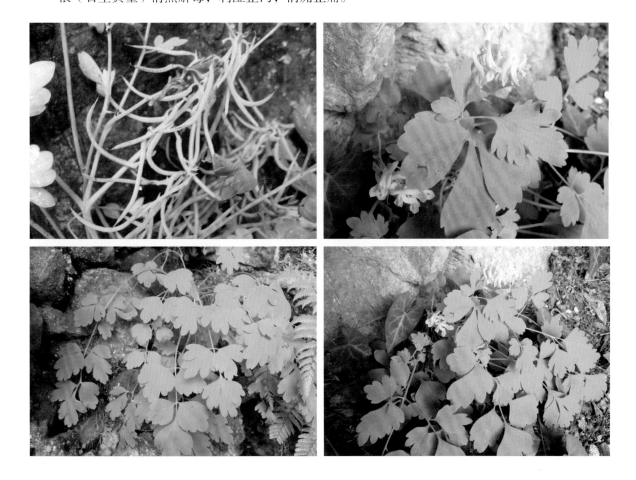

12 | 北越紫堇 **Corydalis balansae** Prain

二年生草本。茎具棱。叶下表面苍白色，二回羽状全裂。总状花序；苞片披针形至长圆状披针形；花黄色至黄白色；萼片卵圆形，边缘具小齿；外花瓣勺状，具龙骨状突起，上花瓣长 1.5~2cm，距短囊状，约占花瓣全长的 1/4；柱头横向伸出 2 臂，各枝顶端具 3 个乳突。蒴果线状长圆形。花期 2~5 月，果期 5~6 月。

分布于神农架各地，生于海拔 600~800m 的路边或土边荒地中。少见。

全草清热泻火。

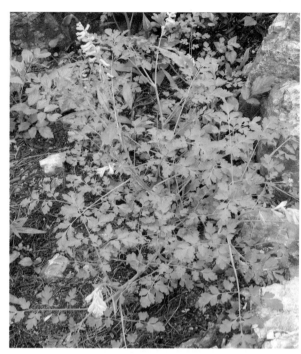
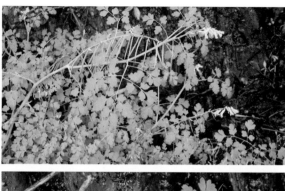
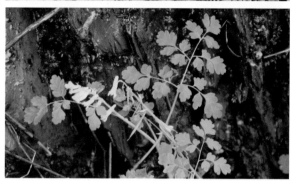

13 | 地柏枝 *Corydalis cheilanthifolia* Hemsley

　　多年生草本。基生叶具长柄，披针形，二回羽状全裂。茎花葶状，无叶。总状花序；苞片狭披针形；花黄色；外花瓣渐尖，无鸡冠状突起，距向上斜伸，约占花瓣全长的1/3，内花瓣具浅鸡冠状突起，爪短于瓣片；雄蕊束披针形；子房线形，柱头具4个乳突，顶生2枚广角状叉分。蒴果线形，具1列种子。

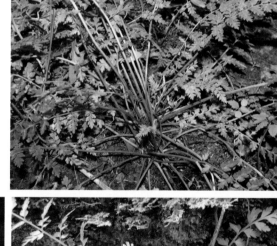

　　分布于神农架木鱼、新华，生于海拔1200~1500m 的林下岩石上。少见。

　　根（地黄连）清热解毒，泻火。

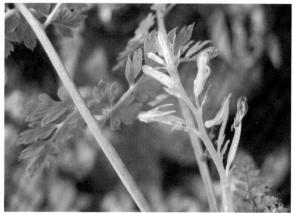
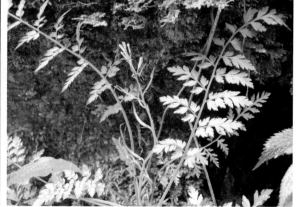

14 鄂西黄堇 **Corydalis shennongensis** H. Chuang

多年生草本。茎具狭翅。叶宽卵形，三回羽状分裂，背面沿脉密具细乳突。总状花序；苞片近圆形至卵形；萼片半圆形；花瓣黄色，上花瓣距圆筒形，稍长于花瓣片，下花瓣中部缢缩，下部呈囊状；子房狭倒卵形，具2列胚珠，柱头上端具4个乳突。蒴果，先端圆或微凹。花、果期7~9月。

分布于神农架红坪、下谷，生于海拔1300~2300m的沟边草丛中。常见。

全草清热解毒，利湿，消痈止痛。

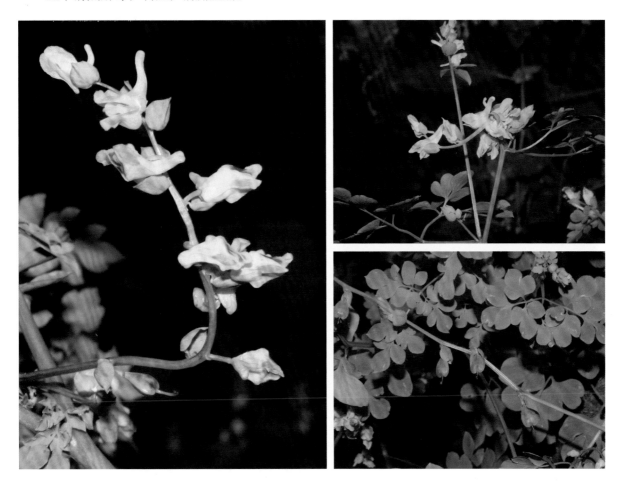

15 北岭黄堇 **Corydalis fargesii** Franchet

二年生草本。叶卵形，三回三出全裂，下表面具白粉。总状花序生于茎和分枝先端，数枚花序复合成圆锥状；苞片卵形至狭卵形；萼片鳞片状，边缘具缺刻状流苏；花瓣黄色，上花瓣长1.7~2cm，花瓣片舟状卵形，先端具短尖，背部鸡冠状突起矮，距圆筒形，向上弧曲，占上花瓣长的2/3或更多；子房线状椭圆形，柱头横向长方形，2裂，具4个乳突。蒴果。花、果期7~9月。

分布于神农架红坪、下谷，生于海拔1300~2000m的林缘崖壁上和沟边草丛中。少见。

本种过去一直当作南黄堇 *C. daviddi* 药用，具有接骨、镇痛之效，用于骨折、跌打损伤。

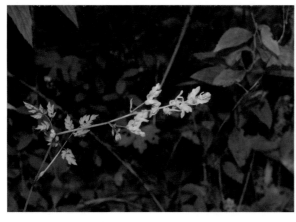 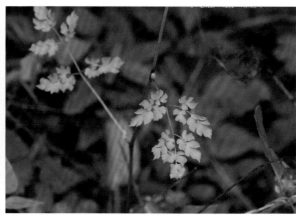

16 南黄堇 **Corydalis davidii** Franchet

多年生草本。茎具翅状的棱。基生叶宽三角形，三回三出全裂，下表面具白粉；茎生叶叶柄基部扩大成狭鞘。总状花序；苞片长圆形、狭卵形至披针形；萼片鳞片状；花瓣黄色，上花瓣背部鸡冠状突起极矮或无，距圆筒形，占上花瓣长的2/3，下花瓣舟状长圆形，鸡冠极矮或无；子房狭圆柱形，柱头具8个乳突。蒴果。花期8~9月，果期9~10月。

分布于神农架大九湖、红坪、木鱼，生于海拔1500~2200m的山坡林下或沟边草丛中。少见。

全草（南黄紫堇）清热解毒。

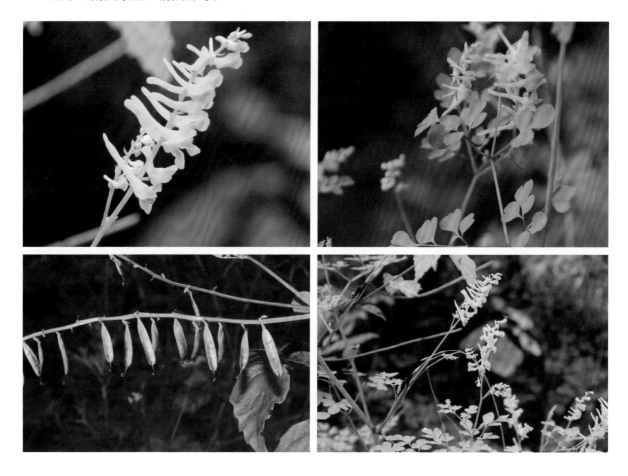

17 川鄂黄堇 Corydalis wilsonii N. E. Brown

多年生草本。基生叶莲座状丛生。叶二回羽状全裂。初生茎花葶状，无叶或仅下部具叶，次生花葶常高于初生花葶，总状花序；苞片披针形，顶端渐狭成芒状；花金黄色，外花瓣顶端带绿色，内花瓣匙状倒卵形，具粗厚的伸出顶端的鸡冠状突起，爪较短；子房线形，柱头2叉状分裂，顶端具2个乳突。蒴果，具4条棱。花期4~5月，果期5~7月。

分布于神农架木鱼、新华，生于海拔800m的山坡草丛中。少见。

全草（川鄂黄堇）清热解毒，止痛。

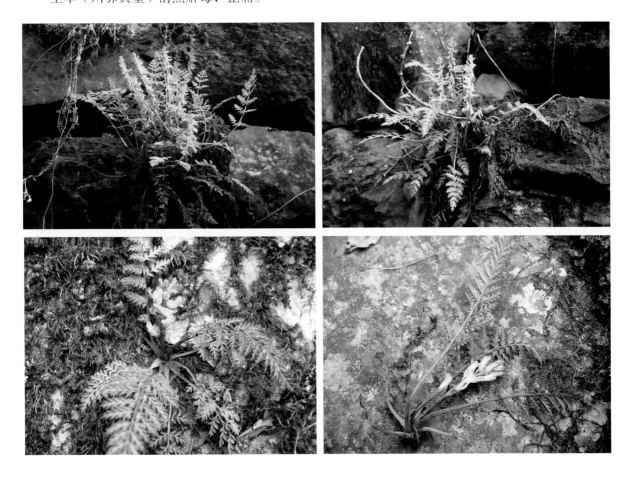

18 巫溪紫堇 Corydalis bulbilligera C. Y. Wu

多年生草本。茎单一，具棱。茎生叶互生，叶二回羽状分裂，叶腋间常具珠芽。总状花序；苞片披针形，具1~2枚缺刻；萼片鳞片状；上花瓣背部具鸡冠状突起，距圆筒形，渐狭，约占上花瓣长的3/5，下花瓣舟状近倒卵形，内花瓣倒提琴形，花瓣片倒卵形；子房线形，柱头双卵形，具8个乳突。

分布于神农架大九湖，生于海拔2500m山坡林下阴湿地。常见。

全草消炎。

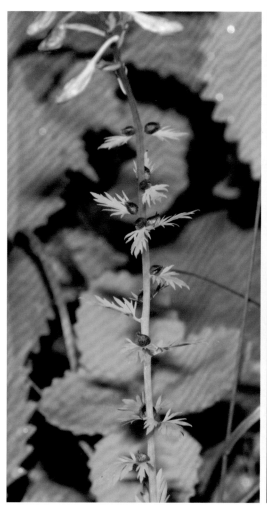
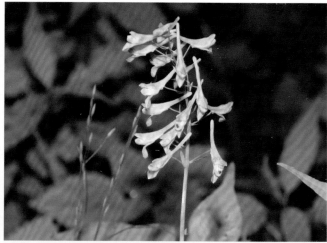
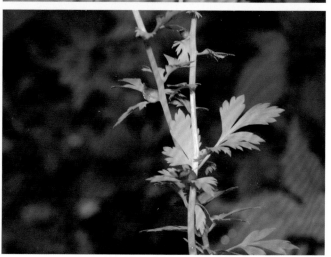

19　小药八旦子 *Corydalis caudata* (Lamarck) Persoon

多年生草本。块茎圆球形。茎基部以上具 1~2 枚鳞片,鳞片上部具叶。叶柄基部常具叶鞘;小叶圆形至椭圆形。总状花序;苞片卵圆形或倒卵形;花蓝色或紫蓝色;上花瓣瓣片较宽展,顶端微凹,距圆筒形,弧形上弯,下花瓣基部具宽大的浅囊;柱头四方形,上端具 4 个乳突,下部具 2 个尾状的乳突。蒴果。

分布于神农架宋洛、松柏,生于海拔 1200m 的山坡林下阴湿地。少见。

块茎入药。

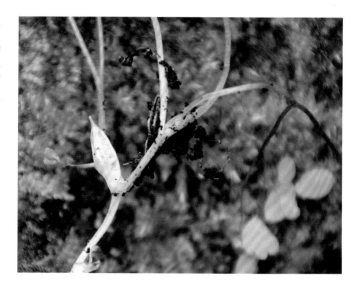

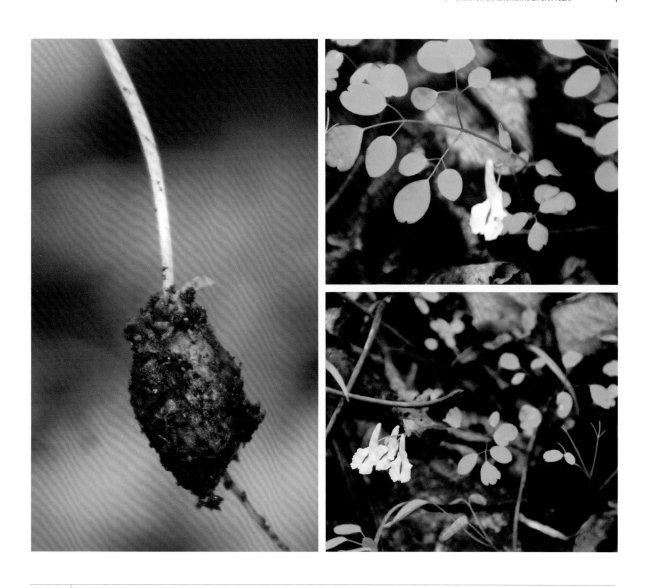

20 | 刻叶紫堇 *Corydalis incisa* (Thunberg) Persoon

二年生草本。基生叶早枯；叶柄基部具鞘，叶二回三出。总状花序；苞片菱形或楔形，具缺刻状齿；萼片丝状深裂；花紫红色至紫色；外花瓣顶端圆钝，平截至多少下凹，顶端稍后具陡峭的鸡冠状突起，上花瓣长 1~2.5cm，距圆筒形，近直，约与瓣片等长或稍短；柱头近四方形，顶端具 4 个短乳突，侧面具 2 对无柄的双生乳突。蒴果。花期 4~6 月，果期 5~9 月。

分布于神农架低海拔地区，生于海拔 400~500m 的路边草丛中。常见。

全草或根（紫花鱼灯草）杀虫，解毒。

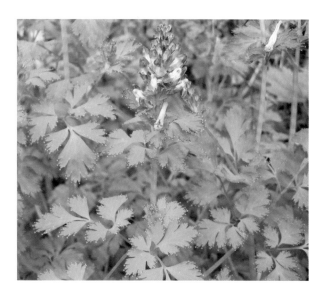

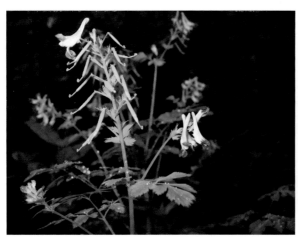
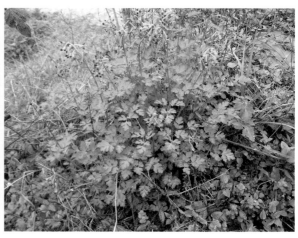

21 | 地丁草 *Corydalis bungeana* Turczaninow

二年生草本。基生叶基部多少具鞘；叶片下表面苍白色，二至三回羽状全裂；茎生叶与基生叶同形。总状花序；苞片叶状；萼片宽卵圆形至三角形；花粉红色至淡紫色；外花瓣顶端多少下凹，具浅鸡冠状突起，上花瓣的距末端多少囊状膨大；柱头小，圆肾形，顶端稍下凹，两侧基部稍下延。蒴果。花期 3~5 月，果期 5~6 月。

分布于神农架低海拔地区，生于海拔 400~500m 的路边草丛中或荒地中。少见。

全草清热毒，消痈肿。

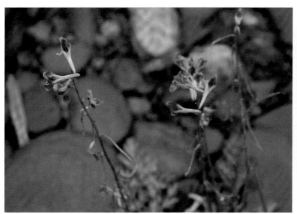
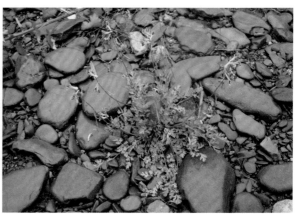

白花菜科 Cleomaceae

草本或木本，若为草本则常具腺毛和特殊气味。单叶或复叶，互生；托叶呈细小刺状或无。花两性，有时杂性或单性，辐射或两侧对称，常集成总状、伞房、伞形或圆锥花序，腋生；萼片 4~8 枚，排成 2 或 1 轮，分离或多少连合，花瓣与萼片同数而互生，有时缺；花托延伸为雌雄蕊柄；雄蕊 6 至多枚；雌蕊由 2（~8）个心皮组成，常有雌蕊柄，子房 1 室，侧膜胎座，稀 3~6 室而具中轴胎座。浆果或蒴果。

约 45 属，700~900 种；我国 5 属，44 种；湖北 3 属，3 种；神农架 2 属，2 种，可供药用的 1 属，1 种。

醉蝶花属 Tarenaya Rafinesque

草本，常被黏质柔毛或腺毛，具特殊气味，有时生刺。掌状复叶，互生，小叶 3~9 枚。总状或圆锥花序，顶生或腋生；花两性，有时雄花与两性花同株；萼片 4 枚，与花瓣互生，花瓣常有爪；多具花盘；雄蕊常 6~30 枚，多着生于雌雄蕊柄顶上；子房 1 室。蒴果，瓣裂，有宿存胎座框。种子常具张开的爪。

约 150 种；我国 6 种；湖北 3 种；神农架 1 种，可供药用。

醉蝶花 Tarenaya hassleriana (Chodat) Iltis

一年生草本，全株被黏质腺毛。掌状复叶；小叶 5~7 枚，椭圆状披针形或倒披针形，长 6~8cm，宽 1.5~2.5cm，顶端渐狭或急尖，基部下延成小叶柄，下表面脉上偶生刺，总叶柄也常生刺，托叶变态成外弯的锐刺。总状花序；苞片单一；花瓣的瓣片比爪长，倒卵状匙形，常粉红色；雄蕊 6 枚，雄蕊柄长 1~3mm；雌蕊柄长 4cm。果圆柱形，内具种子多数。花期初夏，果期夏末秋初。

原产于热带美洲，神农架各地均有栽培。

全草（醉蝶花、紫龙须）祛风散寒，杀虫止痒。

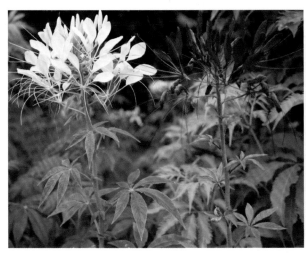 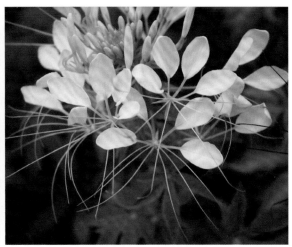

十字花科 Brassicaceae

一年生、二年生或多年生草本，稀亚灌木状。茎生叶通常互生，单叶或羽状复叶。花整齐，两性，排成总状花序；萼片4枚，分离，排成2轮；花瓣4片，分离，呈十字形排列；雄蕊6枚，通常4长和2短（四强雄蕊）；雌蕊1枚，子房上位，由于假隔膜的形成，子房常为2室，每室有胚珠1至多枚。果实为长角果或短角果。

330属，3500种；我国102属，412种；湖北22属，45种；神农架22属，43种，可供药用的13属，27种。

■ 分属检索表

1. 果成熟后不开裂。
  2. 长角果 ·······1. 萝卜属 Raphanus
  2. 短角果 ·······2. 菘蓝属 Isatis
1. 果成熟后开裂。
  3. 果为短角果。
    4. 植株无毛或具不分枝的毛。
      5. 花黄色 ·······3. 蔊菜属 Rorippa
      5. 花白色。
        6. 短角果周边有宽翅，每室具种子2~10枚 ·······4. 菥蓂属 Thlaspi
        6. 短角果或无翅或有狭翅，每室具种子1枚 ·······5. 独行菜属 Lepidium
    4. 植株具分枝毛。
      7. 短角果倒三角形至倒心形 ·······6. 荠属 Capsella
      7. 短角果卵形或披针形，有时为长圆形、宽线形。
        8. 叶全缘或有锯齿 ·······7. 葶苈属 Draba
        8. 叶羽状半裂、深裂、全裂或复叶 ·······13. 阴山荠属 Yinshania
  3. 果为长角果。
    9. 长角果有喙（宿存花柱）。
      10. 花黄色；长角果圆柱形 ·······8. 芸苔属 Brassica
      10. 花紫色或淡红色；长角果线形 ·······9. 诸葛菜属 Orychophragmus
    9. 长角果无喙。
      11. 植株无毛或有单毛。
        12. 花黄色 ·······3. 蔊菜属 Rorippa
        12. 花白色或淡紫色 ·······10. 碎米荠属 Cardamine
      11. 植株有分枝毛。
        13. 基生叶呈莲座状；花白色 ·······11. 南芥属 Arabis
        13. 基生叶不呈莲座状；花黄色 ·······12. 糖芥属 Erysimum

（一）萝卜属 Raphanus Linnaeus

一年生或多年生草本。叶大头羽状半裂，上部多具单齿。总状花序伞房状；无苞片；花大，白色或紫色；萼片直立，长圆形，内轮基部稍呈囊状；花瓣倒卵形，常有紫色脉纹，具长爪；子房钻状，2 节，柱头头状。长角果圆筒形，下节极短，无种子，上节伸长，在相当种子间处稍缢缩，顶端成一细喙，成熟时裂成多节。

3 种；我国 2 种；湖北栽培 1 种；神农架栽培 1 种，可供药用。

---

1 ｜ 萝卜 Raphanus sativus Linnaeus

■ **分变种检索表**

1. 基生叶较短，有 4~6 对羽裂片 ·······1a. 萝卜 R. sativus var. sativus
1. 基生叶较长，有 8~12 对羽裂片 ·······1b. 长羽裂萝卜 R. sativus var. longipinnatus

---

1a ｜ 萝卜（原变种）Raphanus sativus var. sativus

一年生或二年生草本。直根肉质。基生叶和下部茎生叶大头羽状半裂，具钝齿；上部叶长圆形，具锯齿或近全缘。总状花序顶生及腋生；花白色或粉红色；萼片长圆形；花瓣倒卵形，具紫纹。长角果圆柱形，在相当种子间处缢缩，并形成海绵质横隔。种子卵形，微扁，红棕色，有细网纹。花期 4~5 月，果期 5~6 月。本种在神农架已实现周年栽培，花、果期几乎全年。

原产于我国，神农架各地均有栽培。

种子（莱菔子）消食除胀，降气化痰。叶消食，理气，化痰。根消食积，利尿消肿。

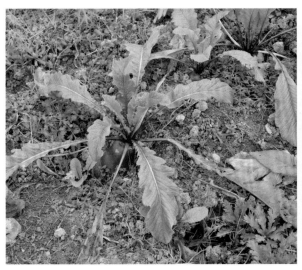
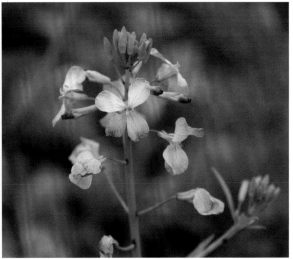

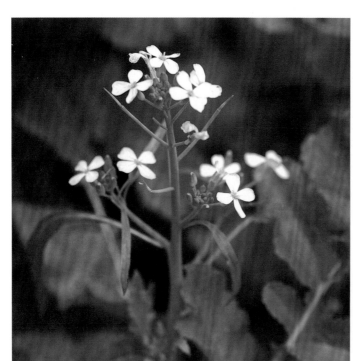
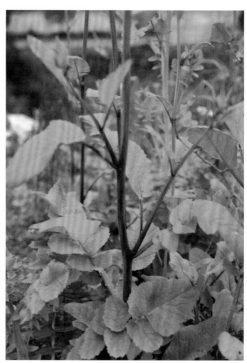

1b　**长羽裂萝卜**（变种）Raphanus sativus var. *longipinnatus* L. H. Bailey

本变种与萝卜（原变种）的区别为基生叶长而窄，有裂片 8~12 对；下部茎生叶大头羽状半裂。原产于我国，神农架各地均有栽培。

根、种子消食除胀。

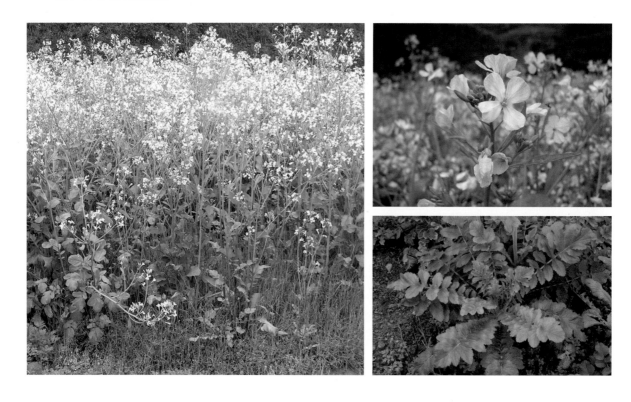

（二）菘蓝属 Isatis Linnaeus

一年生、二年生或多年生草本。基生叶有柄；茎生叶无柄，抱茎或半抱茎，全缘。总状花序排成圆锥花序状，果期延长；萼片近直立；花瓣长圆状倒卵形或倒披针形；子房 1 室，具 1~2 枚垂生胚珠，柱头几无柄，近 2 裂。短角果长圆形或近圆形，压扁，不开裂，至少在上部有翅。种子常 1 枚，长圆形，带棕色。

约 50 种；我国 4 种；湖北 2 种；神农架栽培 1 种，可供药用。

菘蓝 蓝靛、菘青
Isatis tinctoria Linnaeus

二年生草本，植株具白色粉霜。基生叶呈莲座状，长圆形至宽倒披针形，全缘或稍具波状齿，具柄；茎生叶蓝绿色，长椭圆形或长圆状披针形。萼片宽卵形或宽披针形；花瓣黄白色，宽楔形，具短爪。短角果近长圆形，扁平，边缘有翅。种子长圆形，淡褐色。花期 4~5 月，果期 5~6 月。

原产于我国西部，神农架木鱼有栽培。

叶（大青叶）清热解毒，凉血消斑。根（板蓝根）清热解毒，凉血利咽。叶、茎经加工制得的干燥物（青黛）清热解毒，凉血，定惊。

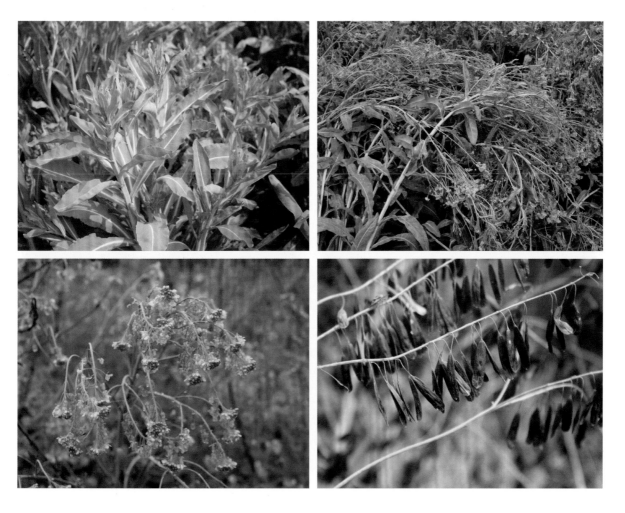

（三）蔊菜属 Rorippa Scopoli

一年生、二年生或多年生草本。叶全缘，浅裂或羽状分裂。总状花序顶生或侧生，有时每花生于叶状苞片腋部；萼片4枚，展开，长圆形或宽披针形；花瓣4片或有时缺，黄色，基部较狭，稀具爪；雄蕊6枚或较少。角果细圆柱形、椭圆形或球形，直立或微弯，果瓣凸出。

75种；我国9种；湖北4种；神农架2种，均可供药用。

■ **分种检索表**

1. 花无花瓣·····································1. 无瓣蔊菜 **R. dubia**
1. 花具黄色花瓣·····························2. 蔊菜 **R. indica**

---

1 无瓣蔊菜 **Rorippa dubia** (Persoon) H. Hara

一年生草本。单叶互生，基生叶与茎下部叶倒卵形或倒卵状披针形，多数呈大头羽状分裂，边缘具不规则锯齿；茎上部叶卵状披针形或长圆形，边缘具波状齿。总状花序顶生或侧生；萼片4枚，直立，披针形至线形，边缘膜质；通常无花瓣。长角果线形，细而直。种子多数，细小，褐色，近卵形，表面具细网纹。花期4~6月，果期6~8月。

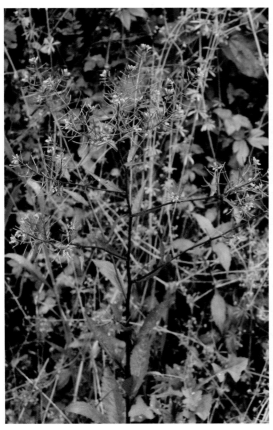
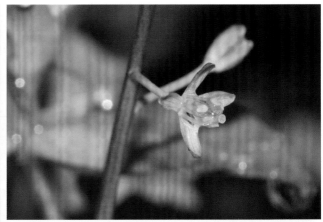
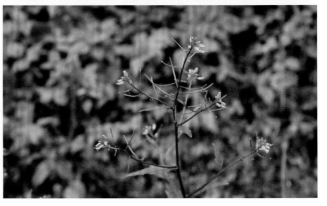

分布于神农架各地，生于海拔 400~2500m 的山坡路旁、山谷湿地及房舍边阴湿地。常见。

全草（江剪刀草）止咳化痰，平喘，散瘀消肿，清热解毒。

---

2 蔊菜 水辣辣、天菜子 **Rorippa indica** (Linnaeus) Hiern

一年生、二年生直立草本。叶互生，基生叶及茎下部叶具长柄，叶形多变化，通常大头羽状分裂；茎上部叶片宽披针形或匙形，边缘具疏齿。总状花序无苞片；萼片 4 枚，卵状长圆形；花瓣 4 片，黄色，匙形，基部渐狭成短爪。长角果线状圆柱形，短而粗，成熟时果瓣隆起。种子多数，卵圆形而扁，褐色，具细网纹。花、果期全年。

分布于神农架各地，生于海拔 400~2500m 的河边、房舍墙角及山坡路旁湿地。常见。

全草（蔊菜）清热解毒，止咳化痰，止痛，通经活血。

本种的花瓣时有退化现象，故无瓣蔊菜 *R. dubia* 与本种可能是同名异物。

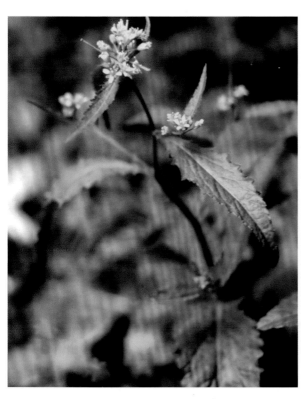

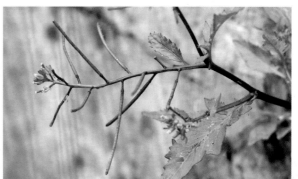

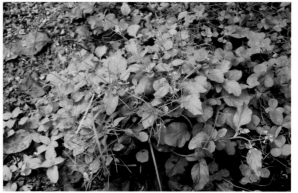

（四）菥蓂属 **Thlaspi** Linnaeus

一年生、二年生或多年生草本，常有灰白色粉霜。基生叶呈莲座状，倒卵形或长圆形，有短叶柄；茎生叶多为卵形或披针形，抱茎。总状花序伞房状，在果期常延长；萼片直立，常有宽膜质边缘；花瓣长圆状倒卵形，下部楔形；子房 2 室，柱头头状，近 2 裂。短角果倒卵状长圆形或近圆形，压扁，微有翅或有宽翅，开裂，隔膜窄椭圆形。

约 75 种；我国 6 种；湖北 1 种；神农架 1 种，可供药用。

菥蓂 臭虫草、洋辣罐
Thlaspi arvense Linnaeus

一年生草本。基生叶倒卵状长圆形，基部抱茎，边缘具疏齿。总状花序顶生；花白色；萼片直立，卵形；花瓣长圆状倒卵形。短角果倒卵形或近圆形，扁平，边缘有翅。种子倒卵形，稍扁平，黄褐色，有同心环状条纹。花期 3~4 月，果期 5~6 月。

分布于神农架阳日（麻湾），生于海拔 800~1000m 的路旁、沟边或田间。少见。

全草（苏败酱）和中益气，利气，消肿，清热解毒，利肝明目。种子清热解毒，明目，利尿。

本种在宜昌附近为常见种，但在神农架仅发现一个分布点。

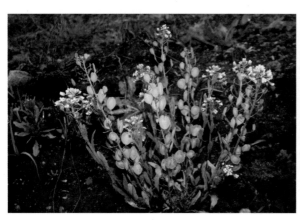 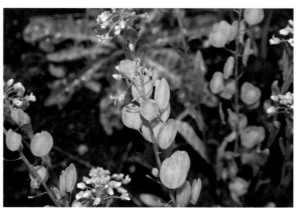

（五）独行菜属 **Lepidium** Linnaeus

一年生至多年生草本或半灌木。叶草质至纸质，线状钻形至宽椭圆形，全缘至羽状深裂，有叶柄或抱茎。总状花序顶生及腋生；萼片长方形或线状披针形，具白色或红色边缘；花瓣白色，线形至匙形，有时退化或无花瓣；雄蕊 6 枚，常退化成 2 或 4 枚，基部间具微小蜜腺；柱头头状，有时稍 2 裂；子房常有 2 枚胚珠。短角果扁平，开裂，有窄隔膜。

约 180 种；我国 16 种；湖北 2 种；神农架 1 种，可供药用。

北美独行菜 辣菜、大叶香荠
Lepidium virginicum Linnaeus

一年生或二年生草本。基生叶倒披针形，羽状分裂或大头羽裂，边缘具锯齿；茎生叶有短柄，倒披针形或线形，边缘具尖锯齿或全缘。总状花序顶生；萼片椭圆形；花瓣白色，倒卵形；雄蕊 2 或 4 枚。短角果近圆形，扁平，有窄翅。种子卵形，光滑，红棕色。花期 4~6 月，果期 6~9 月。

原产于美洲，在神农架各地均有逸生，生于海拔 600m 的田野、荒地及路旁。常见。

全草驱虫，消积。种子利水消肿，祛痰止咳。

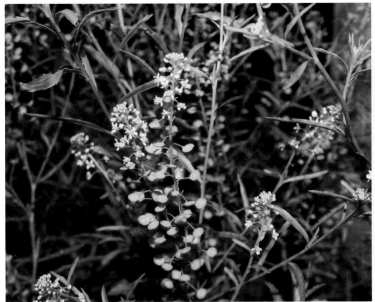
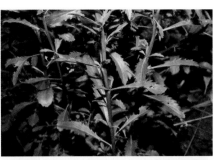
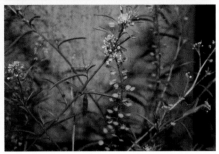

（六）荠属 Capsella Medikus

一年生或二年生草本。基生叶呈莲座状，羽状分裂至全缘，有叶柄；茎上部叶无柄，叶边缘具弯缺牙齿至全缘，基部耳状，抱茎。总状花序伞房状，花疏生，果期延长；萼片近直立，长圆形；花瓣匙形；花丝线形，花药卵形，蜜腺成对，半月形；子房2室，花柱极短。短角果倒三角形或倒心状三角形，扁平，开裂。种子椭圆形，棕色。

1种，神农架有分布，可供药用。

荠 荠菜、地米菜
Capsella bursa-pastoris (Linnaeus) Medikus

本种特征同荠属。花、果期 3~7 月。

分布于神农架各地，生于海拔 2200m 以下的田园及路旁。常见。

全草凉血止血，清热利尿，明目，降压，解毒。种子明目。

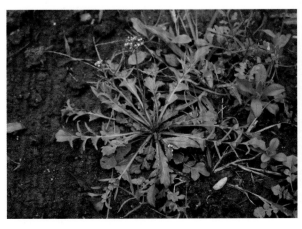
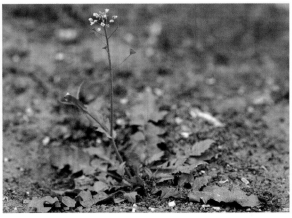

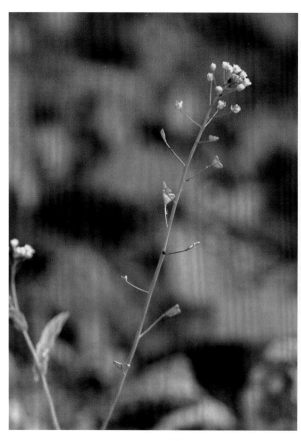
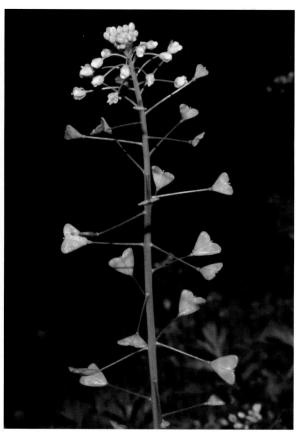

（七）葶苈属 **Draba** Linnaeus

一年生、二年或多年生草本。叶为单叶，基生叶常呈莲座状，茎生叶通常无柄。总状花序短或伸长；花小，外轮萼片长圆形，内轮较宽；花瓣常黄色或白色，倒卵楔形，基部大多呈狭爪状；雄蕊通常6枚，通常在短雄蕊基部有侧蜜腺1对；雌蕊瓶状，罕有圆柱形，无柄；花柱圆锥形或丝状。果实为短角果，大多呈卵形或披针形，2室，具隔膜；果瓣2个，熟时开裂。

约350种；我国48种；湖北2种；神农架2种，均可供药用。

■ 分种检索表

1. 花白色···1. 苞序葶苈 **D. ladyginii**
1. 花黄色···2. 葶苈 **D. nemorosa**

1	苞序葶苈	穴乌萝卜 **Draba ladyginii** Pohle

多年生丛生草本。基生叶椭圆状披针形；茎生叶卵形或长卵形，无柄，全缘或每边具1~4（~7）枚锯齿。总状花序下部数花具叶状苞片；花瓣白色，倒卵形；子房条形，无毛。短角果条形，直或

扭转。种子褐色，椭圆形。花期 5~6 月，果期 7~8 月。

分布于神农架红坪、木鱼等地，生于海拔 2100~3000m 的向阳路边及山坡石缝中。常见。

全草清热，祛痰平喘，解食物毒。

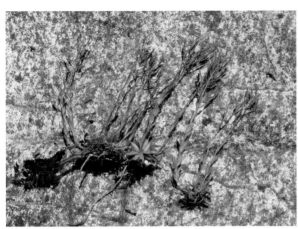 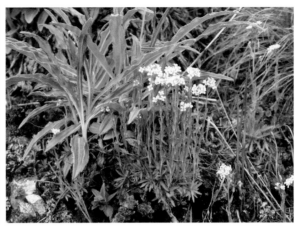

2 葶苈 **Draba nemorosa** Linnaeus

一年生或二年生草本。基生叶呈莲座状，长倒卵形；茎生叶卵形，边缘具牙齿或细齿，无柄。总状花序具花 19~90 朵，密集成伞房状，花后显著伸长，疏松；萼片椭圆形；花瓣黄色，花期后变成白色，倒楔形；子房椭圆形，花柱几乎不发育，柱头小。短角果长圆形或长椭圆形。种子椭圆形，褐色，种皮有小疣。花期 3~4 月，果期 5~6 月。

分布于神农架大九湖、松柏、宋洛、新华，生于海拔 400~800m 的田边路旁、山脊草地中。常见。

种子（葶苈子）泻肺平喘，行水消肿。

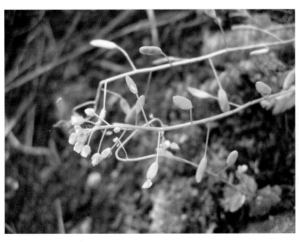 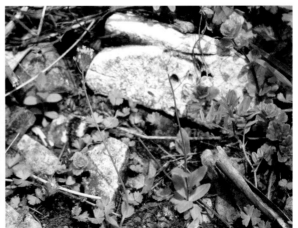

（八）芸苔属 **Brassica** Linnaeus

一年生、二年或多年生草木。基生叶常呈莲座状，茎生有柄或抱茎。总状花序伞房状，结果时延长；花中等大，黄色，少数白色；萼片近相等，内轮基部囊状；子房有5~45枚胚珠，柱头头状，近2裂。长角果线形或长圆形，圆筒状，少有近压扁，常稍扭曲，喙多为锥状。种子每室1行，球形或少数卵形，棕色，网孔状。

40种；我国15种；湖北6种；神农架4种，均可供药用。

■ 分种检索表

1. 二年或多年生草本；叶粉蓝色或多色·······················1. 野甘蓝 B. oleracea
1. 多为一年生草本；叶绿色或结球时呈白色
  2. 种子具显明窠孔；植株有辛辣味····························2. 芥菜 B. juncea
  2. 种子不具显明窠孔；植株无辛辣味。
    3. 植株具块根·······································3. 蔓菁 B. rapa
    3. 无块根·····································4. 欧洲油菜 B. napus

1 野甘蓝 Brassica oleracea Linnaeus

原种产于欧洲，神农架栽培有以下变种。

■ 分变种检索表

1. 叶较小且薄；茎在近地面处肥厚成块茎·············1d. 擘蓝 B. oleracea var. gongylodes
1. 叶大且厚，肉质；部分或全部茎生叶无柄或抱茎；茎不肥厚成块茎。
  2. 叶层层包裹成球状体······················1a. 甘蓝 B. oleracea var. capitata
  2. 叶不包裹成球状体。
    3. 由总花梗、花梗和未发育的花芽密集成乳体·········1b. 花椰菜 B. oleracea var. botrytis
    3. 花序正常，不形成肉质头状体···············1c. 羽衣甘蓝 B. oleracea var. acephala

1a 甘蓝（变种） 包菜
Brassica oleracea var. capitata Linnaeus

二年生或多年生草本，被粉霜。下部叶大，大头羽状深裂，具有色叶脉，有柄，边缘波状，具细圆齿，顶裂片3~5对，倒卵形；上部叶长圆形，全缘，抱茎，所有叶肉质，无毛，具白粉霜。花序总状；花浅黄色；萼片长圆形，直立；花瓣倒卵形，有爪。长角果圆筒形。种子球形，灰棕色。花期4月，果期5月。

原产于欧洲，神农架各地均有栽培。

球茎、叶利水消肿。叶、种子消食化积。

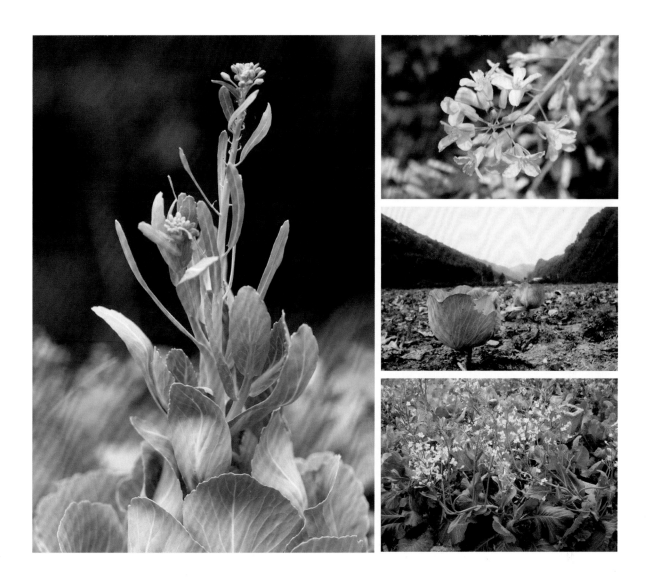

1b　**花椰菜**（变种）**Brassica oleracea** var. **botrytis** Linnaeus

　　二年生草本，被粉霜。基生叶及下部叶长圆形至椭圆形，开展，不卷心，全缘或具细牙齿；茎中上部叶较小且无柄，长圆形至披针形，抱茎。茎顶端有 1 个由总花梗、花梗和未发育的花芽密

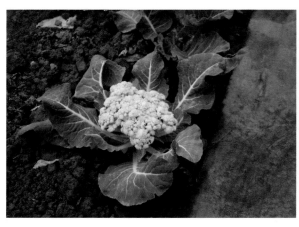

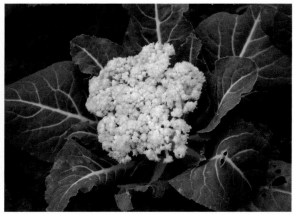

集成的乳白色肉质头状体；总状花序顶生及腋生；花淡黄色，后变成白色。长角果圆柱形。花期 4 月，果期 5 月。

原产于欧洲，神农架各地均有栽培。

花序生津止咳，助消化，增食欲。

1c 羽衣甘蓝（变种）**Brassica oleracea** var. **acephala** Candolle

二年生或多年生草本，被粉霜。下部叶大，大头羽状深裂，边缘波状，具细圆齿，顶裂片 3~5 对，倒卵形；上部叶长圆形，全缘，抱茎；所有叶肉质，皱缩，呈多色，有长叶柄。花序总状；花浅黄色；萼片长圆形，直立；花瓣倒卵形，有爪。长角果圆筒形。种子球形，灰棕色。花期 4 月，果期 5 月。

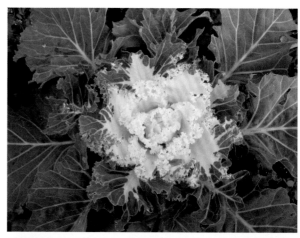

原产于欧洲，神农架各地均有栽培。

叶补脾胃，壮筋骨。

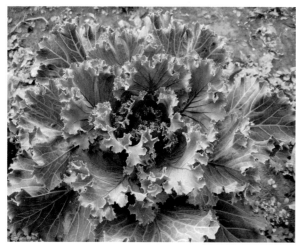
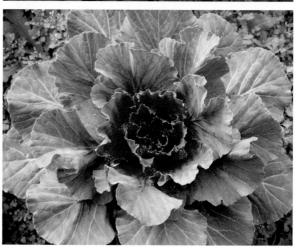

1d 擘蓝（变种）芥蓝头 **Brassica oleracea** var. **gongylodes** Linnaeus

二年生草本，带粉霜。茎短，在离地面近处膨大成 1 个实心长圆球体或扁球体，绿色，其上生叶。叶略厚，宽卵形至长圆形，边缘具不规则裂齿；茎生叶长圆形，边缘具浅波状齿。总状花序顶生。花及长角果和甘蓝的相似，但喙常很短，且基部膨大。种子有棱角。花期 4 月，果期 6 月。

原产于欧洲，神农架各地均有栽培。

球茎、叶和种子利水消肿。

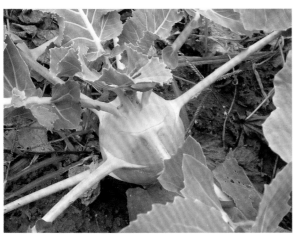
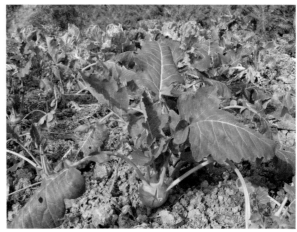

2 芥菜 Brassica juncea (Linnaeus) Czernajew

■ 分变种检索表

1. 茎在近地面处不膨大··2a. 芥菜 B. juncea var. juncea
1. 茎在近地面处膨大形成拳状块状茎··················2b. 榨菜 B. juncea var. tumida

2a 芥菜（原变种） 霜不老、冲菜 Brassica juncea var. juncea

一年生草本，带粉霜，有辣味。基生叶宽卵形至倒卵形；茎下部叶较小，边缘有缺刻或牙齿，不抱茎；茎上部叶窄披针形。总状花序顶生，花后延长；花黄色；萼片淡黄色，长圆状椭圆形，直立开展；花瓣倒卵形。长角果线形，果瓣具 1 条突出中脉。花期 3~5 月，果期 5~6 月。

原产于亚洲，神农架各地均有栽培。

种子（黄芥子）利气化痰，温中散寒，通络止痛，消肿解毒。

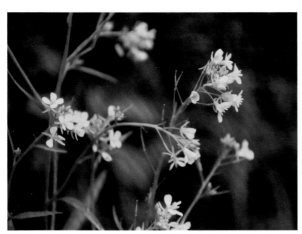
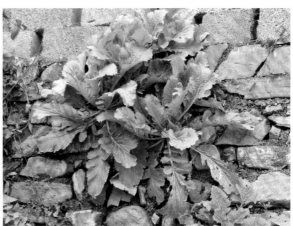

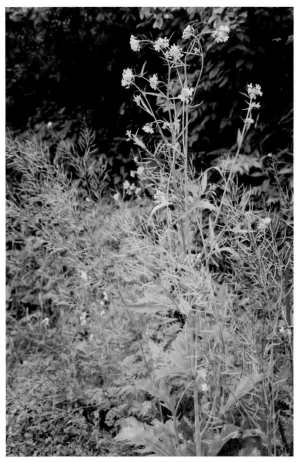
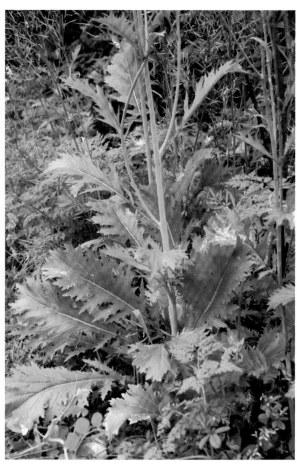

2b **榨菜**（变种）**Brassica juncea** var. **tumida** M. Tsen & S. H. Lee

　　一年生草本，带粉霜，有辣味。基生叶倒卵形或长圆形；茎下部叶较小，边缘有缺刻或牙齿，不抱茎，叶柄基部肉质，膨大；茎上部叶窄披针形。总状花序顶生，花后延长；花黄色；萼片淡黄色，长圆状椭圆形，直立开展；花瓣倒卵形。长角果线形，果瓣具1条突出中脉。花期3~5月，果期5~6月。

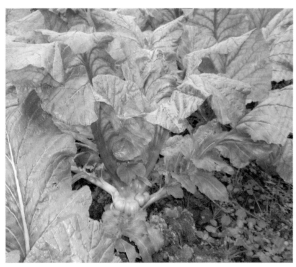
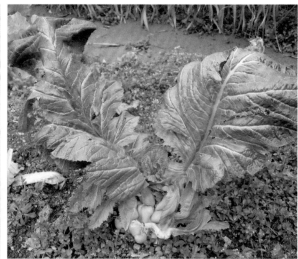

园艺种，神农架广为栽培。

球茎健脾开胃，补气填精。

3 | 蔓菁 **Brassica rapa** Linnaeus

■ 分变种检索表

1. 具肉质块根···3a. 蔓菁 **B. rapa** var. rapa
1. 无块根。
　2. 植物具粉霜；基生叶丛不太发育或残存······················3b. 芸苔 **B. rapa** var. oleifera
　2. 植物绿色或稍具粉霜；基生叶丛发育。
　　3. 基生叶、茎生叶的叶柄扁平，边缘有具缺刻的翅···········3c. 白菜 **B. rapa** var. glabra
　　3. 基生叶、茎生叶的叶柄厚，但无显明的翅···············3d. 青菜 **B. rapa** var. chinensis

3a | 蔓菁（原变种） 芜菁、扁萝卜
Brassica rapa var. **rapa**

二年生草本。块根肉质。基生叶大头羽裂或为复叶，边缘波状或浅裂；中部及上部茎生叶长圆状披针形，带粉霜，至少半抱茎，无柄。总状花序顶生；萼片长圆形；花瓣鲜黄色，倒披针形，有短爪。长角果线形，果瓣具 1 条明显中脉。种子球形，浅黄棕色，有细网状窠穴。花期 3~4 月，果期 5~6 月。

原产于欧洲，神农架各地均有栽培。

根、叶利五脏，益气，消食，止咳。化、种子明目，清热利湿，利尿。

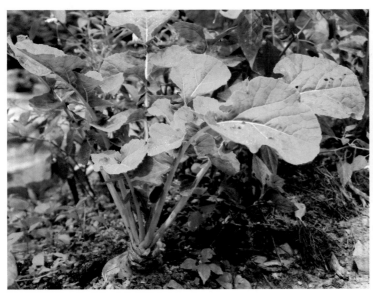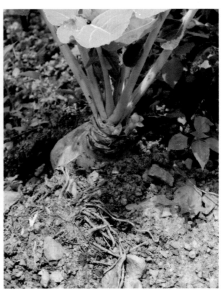

3b	**芸苔**（变种） 油菜 **Brassica rapa** var. **oleifera** de Candolle

二年生草本。基生叶大头羽裂，边缘具不整齐弯缺牙齿，叶柄宽，基部抱茎；下部茎生叶羽状半裂，基部扩展且抱茎；上部茎生叶基部抱茎。总状花序在花期呈伞房状，以后伸长；花鲜黄色；萼片长圆形，直立开展，顶端圆形，边缘透明；花瓣倒卵形，基部有爪。长角果线形。种子球形，紫褐色。花期3~4月，果期5月。

原产于我国，神农架各地均有栽培。

根、叶散血，消肿。

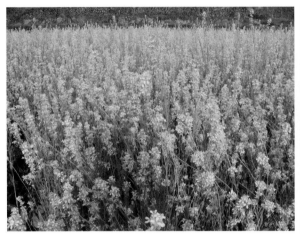 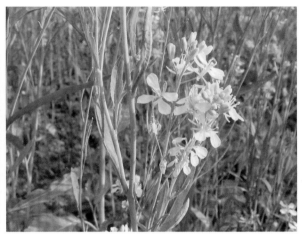

3c	**白菜**（变种） 大白菜、卷心白 **Brassica rapa** var. **glabra** Regel

二年生草本。基生叶多数，大型，宽倒卵形，顶端圆钝，边缘皱缩，波状，叶柄白色，扁平，边缘有具缺刻的宽薄翅；上部茎生叶长圆状卵形至长披针形，有粉霜。花鲜黄色；萼片长圆形或卵状披针形，直立；花瓣倒卵形，基部渐窄成爪。长角果较粗短，两侧压扁，直立。种子球形，棕色。花期5月，果期6月。

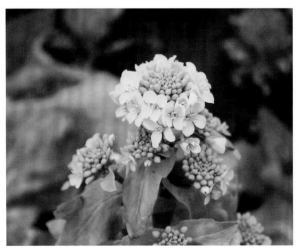 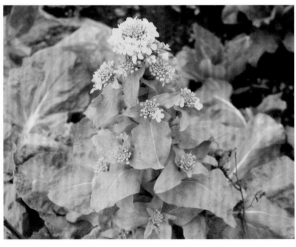

原产于我国,神农架各地均有栽培。

叶消食下气,利肠胃,利尿。

3d ｜ **青菜**（变种）小白菜
Brassica rapa var. **chinensis** (Linnaeus) Kitamura

　　一年或二年生草本,无毛,带粉霜。基生叶倒卵形,坚实,深绿色,基部渐狭成宽柄;下部茎生叶和基生叶相似;上部茎生叶倒卵形或椭圆形,基部抱茎,全缘,微带粉霜。总状花序顶生,呈圆锥状;花浅黄色;萼片长圆形,直立展开;花瓣长圆形,有脉纹,具宽爪。长角果线形。种子球形,紫褐色,有蜂窝纹。花期 4 月,果期 5 月。

　　原产于我国,神农架各地均有栽培。

　　叶、种子清热除烦,消食祛痰,解酒。

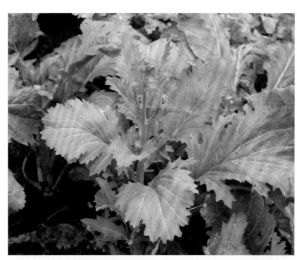

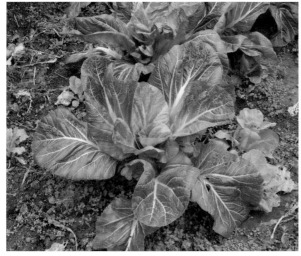

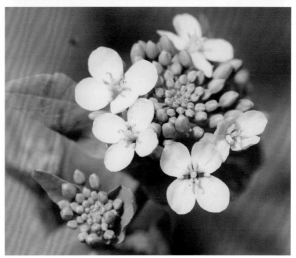

---

4 ｜ **欧洲油菜** **Brassica napus** Linnaeus

　　一年生或二年生草本。茎直立,分枝,幼叶具少数散生刚毛。下部叶大头羽裂,侧裂片约 2 对,中部及上部茎生叶基部心形,抱茎。总状花序伞房状,花瓣浅黄色。长角果线形。花期 3~4 月,果期 4~5 月。

　　原产于欧洲,神农架各地均有栽培。

　　叶和种子入药。

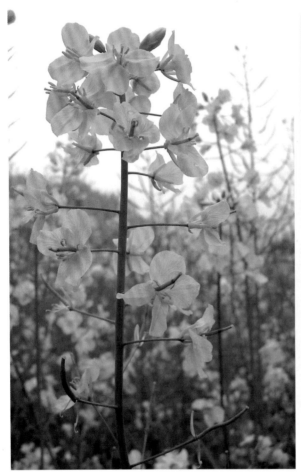
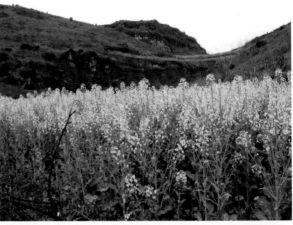
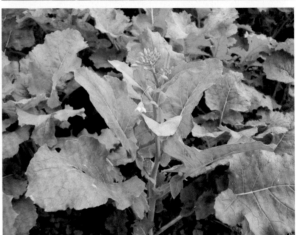

（九）诸葛菜属 Orychophragmus Bunge

一年生或二年生草本。基生叶及下部茎生叶大头羽状分裂，有长柄；上部茎生叶基部耳状，抱茎。花大，紫色或淡红色，排成疏松总状花序；花萼合生，内轮萼片基部稍成或成深囊状，边缘透明；花瓣宽倒卵形，基部呈窄长爪；花柱短，柱头2裂。长角果线形，具4条棱或压扁，熟时2瓣裂，果瓣具锐脊，顶端有长喙。

2种；我国2种；湖北1种；神农1种，可供药用。

| 1 | ## 诸葛菜 Orychophragmus violaceus (Linnaeus) O. E. Schulz |

■ 分亚种检索表

1. 长角果有四棱·······················1a. 诸葛菜 **O. violaceus** subsp. **violaceus**

1. 长角果无棱·······················1b. 湖北诸葛菜 **O. violaceus** subsp. **hupehensis**

1a 诸葛菜（原亚种）Orychophragmus violaceus subsp. **violaceus**

一年生或二年生草本。基生叶及下部茎生叶大头羽状全裂；上部叶长圆形或窄卵形，抱茎，边缘有不整齐牙齿。花紫色、浅红色或褪成白色；花萼筒状，紫色；花瓣宽倒卵形，密生细脉纹。长角果线形，具4棱。种子卵形至长圆形，稍扁平，黑棕色，有纵条纹。花期4~5月，果期5~6月。

分布于神农架各地，生海拔800m以下的山坡路旁。

全草开胃下气，利湿解毒；用于食积不化、黄疸、热毒风肿、疔疮乳痈等。

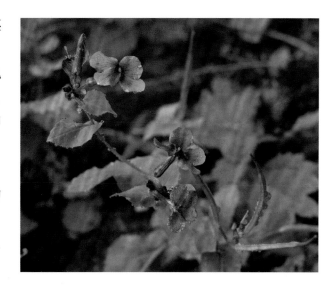

1b 湖北诸葛菜（亚种）Orychophragmus violaceus subsp. **hupehensis** (Z. M. Tan & X. L. Zhang) Z. H. Chen & X. F. Jin

本亚种与诸葛菜（原亚种）的主要区别为长角果圆柱形无棱。

分布于神农架木鱼至兴山、新华至兴山一带，生于海拔800m以下的山坡石壁上。

用途同原变种。

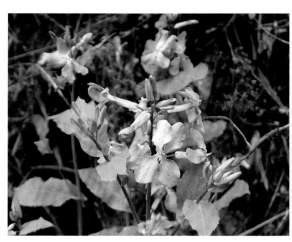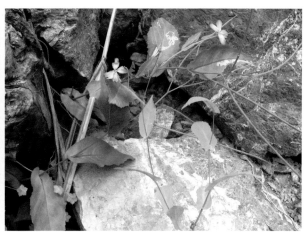

（十）碎米荠属 Cardamine Linnaeus

一年生、二年生或多年生草本。叶为单叶，或为各种羽裂，或为羽状复叶，具叶柄，很少无柄。总状花序通常无苞片，花初开时排列成伞房状；萼片卵形或长圆形，边缘膜质，基部等大，内轮萼片基部多呈囊状；花瓣倒卵形或倒心形，有时具爪；雄蕊花丝直立；雌蕊柱状。长角果线形，扁平，果瓣平坦。种子压扁状，椭圆形或长圆形。

约200种；我国48种；湖北13种；神农架11种，可供药用的7种。

■ 分种检索表

1. 花粉红色或紫色。

  2. 叶多数为 3 枚小叶，偶有 5 枚小叶或间有单叶······1. 三小叶碎米荠 **C. trifoliolata**

  2. 叶为羽状复叶，小叶 3 对以上······4. 大叶碎米荠 **C. macrophylla**

1. 花白色。

  3. 叶片无柄······2. 光头山碎米荠 **C. engleriana**

  3. 叶片具明显的叶柄。

    4. 茎生叶基部有线形的叶耳······5. 弹裂碎米荠 **C. impatiens**

    4. 茎生叶基部无线形的叶耳。

      5. 羽状复叶顶生小叶长 4~11cm······6. 白花碎米荠 **C. leucantha**

      5. 羽状复叶顶生小叶长 0.2~3cm。

        6. 茎曲折，尤其是花枝明显曲折······3. 弯曲碎米荠 **C. flexuosa**

        6. 茎不明显曲折······7. 碎米荠 **C. hirsuta**

1 | 三小叶碎米荠 **Cardamine trifoliolata** J. D. Hooker & Thomson

    多年生草本。叶少数，茎下部的叶有小叶 1 对，边缘上端呈微波状 3 钝裂；中部叶有小叶 2 对。总状花序生于枝端，花少，疏生；萼片长卵形，边缘白色膜质，内轮萼片基部稍呈囊状；花瓣白色、粉红色或紫色，倒卵形；子房圆柱形，被有单毛，柱头扁压状，微 2 裂。未成熟长角果线形，果瓣平坦。花、果期 5~6 月。

    分布于神农架红坪、阳日，生于海拔 2000m 以下的山坡林下、山沟水边草地。常见。

    全草祛风止痛。

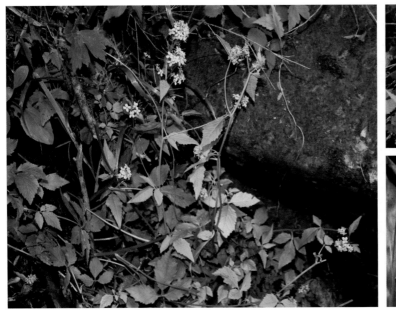
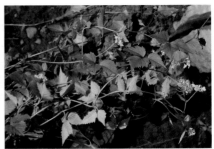
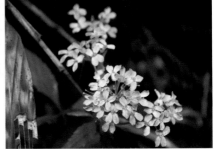

2 光头山碎米荠 **Cardamine engleriana** O. E. Schulz

多年生草本。具1至数条线形根状匍匐茎。匍匐茎上的叶小，单叶，肾形，边缘波状，质薄弱；基生叶亦为单叶，肾形，边缘波状；茎生叶无柄，3枚小叶，边缘具波状圆齿。总状花序具花3~10朵；萼片卵形，内轮萼片基部呈囊状；花瓣白色，倒卵状楔形；雌蕊柱头头状。长角果稍扁平。花期4~6月，果期6~7月。

分布于神农架红坪、木鱼、下谷、新华，生于海拔800~2400m的山坡林下或山谷沟边、路旁潮湿地。常见。

全草祛风止痛。

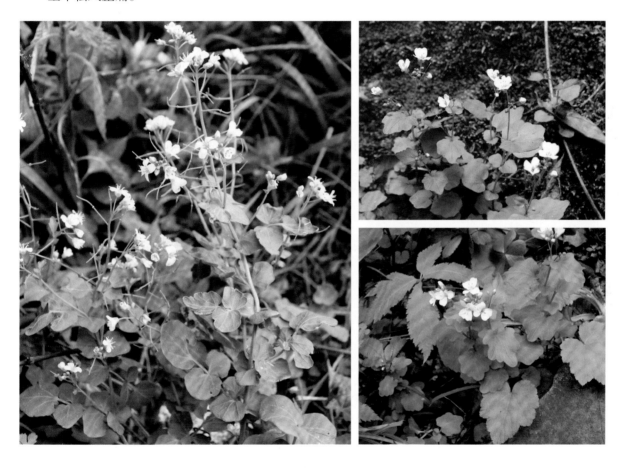

3 弯曲碎米荠

野荠菜、萝目草
Cardamine flexuosa Withering

一年生或二年生草本。基生叶有叶柄，小叶3~7对；茎生叶有小叶3~5对。总状花序多数，生于枝顶，花小；萼片长椭圆形，边缘膜质；花瓣白色，倒卵状楔形；雌蕊柱状，花柱极短，柱头扁球状。长角果线形，扁平，与果序轴近于平行排列，果序轴左右弯曲。花期2~5月，果期4~7月。

分布于神农架各地，生于海拔1000m以下的田埂、河边、山谷阴湿地。常见。

全草（白带草）清热利湿，养心安神。

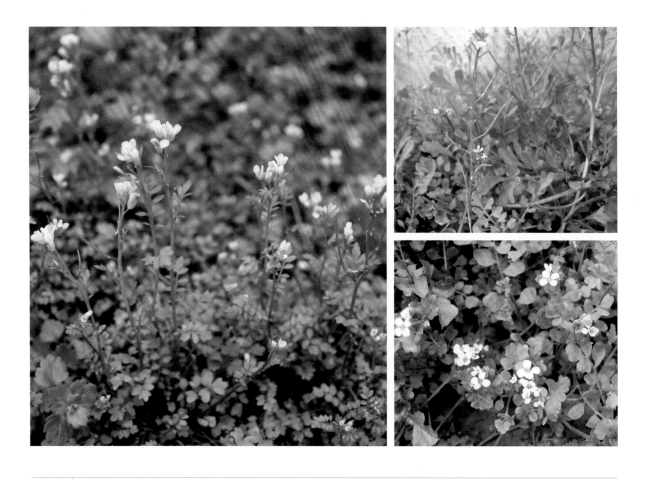

4 大叶碎米荠 **Cardamine macrophylla** Willdenow

多年生草本。根状茎粗壮，通常匍匐，其上密生须根。茎粗壮，直立，表面有沟棱。茎生叶有小叶 4~5 对，顶生小叶与侧生小叶相似，卵状披针形，边缘具不整齐的锯齿，顶生小叶无小叶柄，侧生小叶基部多少下延成翅状。总状花序多花，花瓣紫色。长角果条形而微扁。花期 4~7 月，果期 6~8 月。

分布于神农架各地，生于海拔 2900m 以下的山坡林下、山沟水边草地。常见。

全草利小便，止痛；用于败血症等。

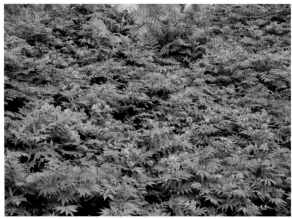
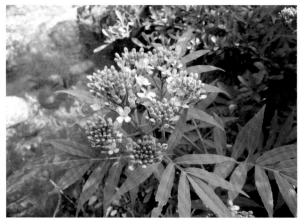

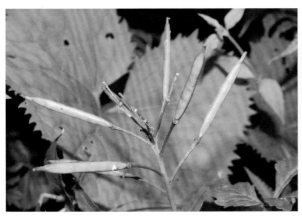
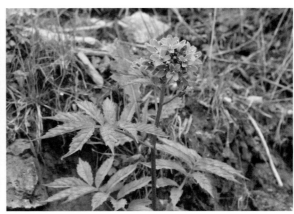

5 弹裂碎米荠 Cardamine impatiens Linnaeus

一年生或二年生草本。茎表面有沟棱，着生多数羽状复叶。基生叶叶柄基部稍扩大，有 1 对托叶状叶，小叶 2~8 对，顶生小叶卵形，侧生小叶与顶生小叶相似，自上而下渐小，全缘，都有显著的小叶柄；茎生叶基部具线形弯曲的耳，抱茎。总状花序顶生和腋生，花多数，花瓣白色。长角果狭条形而扁，成熟时自下而上弹性开裂。种子边缘有极狭的翅。花期 4~6 月，果期 5~7 月。

分布于神农架各地，生于海拔 400~3000m 的山坡林缘或高山草地中。常见。

全草（小腊菜）活血调经；用于月经不调。

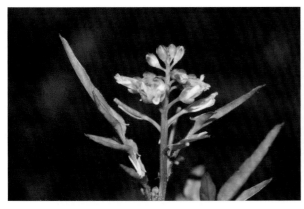
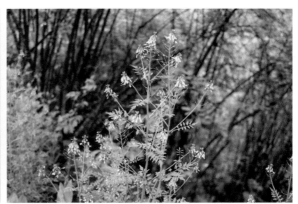

6 白花碎米荠 Cardamine leucantha (Tausch) O. E. Schulz

多年生草本。具匍匐茎。基生叶有长叶柄，小叶 2~3 对，顶生小叶卵形至长卵状披针形，长 3.5~5cm，宽 1~2cm，先端渐尖，边缘具不整齐的钝齿或锯齿，基部楔形或阔楔形。总状花序顶生；花瓣白色，长圆状楔形。长角果线形，果瓣散生柔毛，毛易脱落。种子长圆形，栗褐色，边缘具窄翅或无。花期 4~7 月，果期 6~8 月。

分布于神农架各地，生于海拔 1300m 以下的山坡林下、山沟水边草地。常见。

根（菜子七）止咳；用于百日咳。

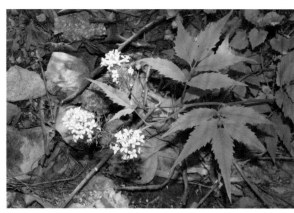 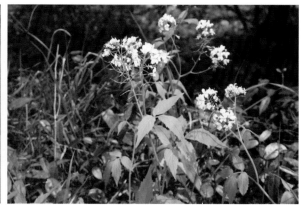

7 碎米荠 **Cardamine hirsuta** Linnaeus

一年生小草本。茎直立或斜升，分枝或不分枝，被密柔毛，上部毛渐少。基生叶具叶柄，有小叶 2~5 对，顶生小叶肾形或肾圆形，边缘有 3~5 枚圆齿，侧生小叶较顶生，形小，边缘有 2~3 枚圆齿；茎生叶有小叶 3~6 对，生于茎下部的与基生叶相似，生于茎上部的顶生小叶顶端 3 齿裂，侧生小叶全缘。总状花序生于枝顶，花小，花瓣白色。长角果线形。种子椭圆形，顶端有翅。花期 2~4 月，果期 4~6 月。

分布于神农架各地，生于海拔 1200m 以下的山坡林缘、荒地中。常见。

全草（小菜子七）清热利湿，健脾止泻。

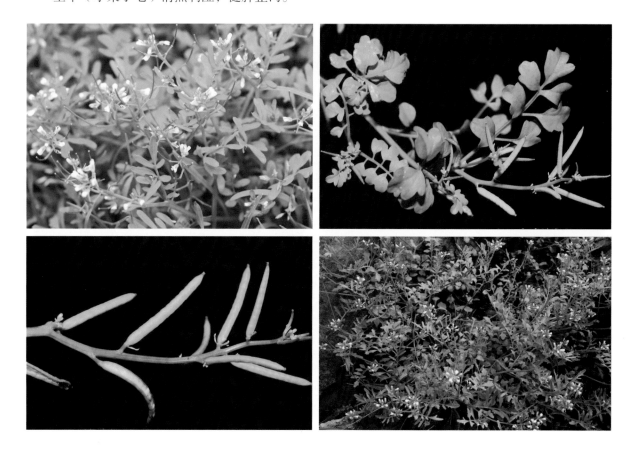

（十一）南芥属 Arabis Linnaeus

一年生、二年生或多年生草本，很少呈半灌木状。基生叶簇生；叶多为长椭圆形，全缘、具牙齿或疏齿；茎生叶基部楔形。总状花序顶生或腋生；萼片直立，卵形至长椭圆形，内轮基部呈囊状；花瓣白色、粉红色或紫色，倒卵形至楔形，基部呈爪状；雄蕊 6 枚，花药顶端常反曲；子房具多数胚珠，柱头头状或 2 浅裂。长角果线形，果瓣扁平，开裂。

约 70 种；我国 14 种；湖北 3 种；神农架 2 种，均可供药用。

■ 分种检索表

1. 萼片无星状毛；长角果不下垂 ⋯⋯⋯⋯⋯⋯⋯⋯⋯⋯⋯⋯⋯ 1. 圆锥南芥 A. paniculata
1. 萼片被单毛及星状毛；长角果下垂 ⋯⋯⋯⋯⋯⋯⋯⋯⋯⋯⋯⋯ 2. 垂果南芥 A. pendula

1　圆锥南芥 Arabis paniculata Franchet

二年生草本。茎直立，自中部以上常呈圆锥状分枝。基生叶簇生，叶片长椭圆形，边缘具疏锯齿；茎生叶多数，叶片长椭圆形至倒披针形；无柄。总状花序顶生或腋生，呈圆锥状；萼片长卵形至披针形；花瓣白色，稀淡粉红色，长匙形，基部呈爪状；柱头头状。长角果线形，顶端宿存花柱短。花期 5~6 月，果期 7~9 月。

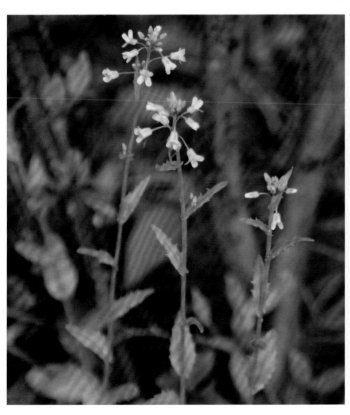
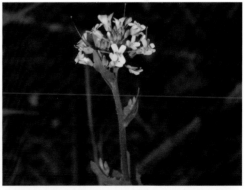
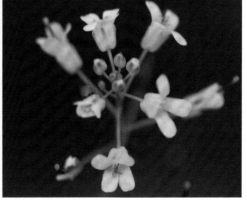

分布于神农架各地，生于海拔 2500~2900m 的山坡草地中。常见。

种子解热。

2 垂果南芥 野白菜、扁担蒿
Arabis pendula Linnaeus

二年生草本。茎下部的叶长椭圆形至倒卵形，边缘具浅锯齿；茎上部的叶狭长椭圆形至披针形，抱茎。总状花序顶生或腋生；萼片椭圆形；花瓣白色，稀粉红色，匙形。长角果线形，弧曲，下垂。种子椭圆形，褐色，边缘具环状的翅。花期 6~8 月，果期 7~9 月。

分布于神农架宋洛，生于海拔 1500~3000m 的高山灌丛下及河边草丛中。少见。

果实清热解毒，消肿。

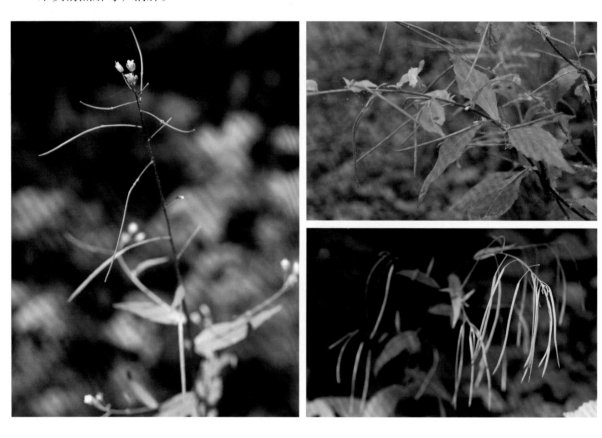

（十二）糖芥属 Erysimum Linnaeus

一年生、二年生或多年生草本，有时基部木质化呈灌木状。单叶全缘至羽状浅裂，条形至椭圆形。总状花序具多数花，呈伞房状，果期伸长；花中等大，黄色或橘黄色，稀白色或紫色；萼片直立，内轮基部稍呈囊状；花瓣具长爪；雄蕊 6 枚，花药线状长圆形；子房有多数胚珠，柱头头状，稍 2 裂。长角果稍具 4 条棱或圆筒状，隔膜膜质，常坚硬。

约 150 种；我国 17 种；湖北 2 种；神农架 2 种，可供药用的 1 种。

小花糖芥 _{打水水花}
Erysimum cheiranthoides Linnaeus

一年生草本，被叉毛。基生叶呈莲座状，无柄，平铺地面；茎生叶披针形或线形，边缘具深波状疏齿或近全缘。总状花序顶生；萼片长圆形或线形；花瓣黄色，长圆形下部具爪；柱头头状。长角果圆柱形，侧扁，稍有棱。种子卵形，淡褐色。花期 5~8 月，果期 6~9 月。

分布于神农架木鱼、松柏、新华、阳日，生于海拔 400~700m 的路边荒地中。少见。

全草、种子（桂竹糖芥）强心利尿。

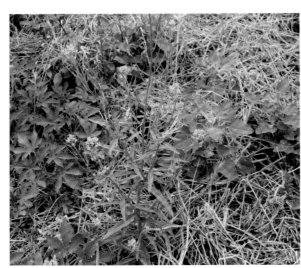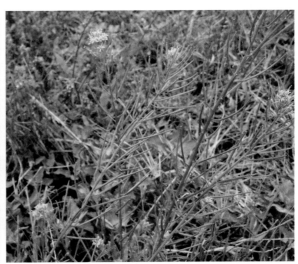

（十三）阴山荠属 Yinshania Ma & Y. Z. Zhao

植株被单毛或近于无毛，非各种毛混生。茎直立，上部分枝多。叶羽状全裂或深裂，而非 2 回羽状深裂或全裂，具柄。萼片展开，基部不呈囊状；花瓣白色，倒卵状楔形；雄蕊离生；侧蜜腺三角状卵形，外侧汇合成半环形，向内开口，另一端延伸成小凸起，中蜜腺无。短角果披针状椭圆形，开裂，果瓣舟状。种子每室 1 行，卵形，表面具细网纹而非颗粒状纹，遇水有胶黏物质；子叶背倚胚根或斜背倚胚根。

30 种；我国 13 种；湖北 4 种；神农架 4 种，可供药用的 3 种。

■ 分种检索表

1. 植株被单毛或近无毛 ···3. 察隅阴山荠 **Y. zayuensis**
1. 植株被柔毛。
　2. 柔毛分叉，基生叶的顶生小叶掌状圆裂 ·····················1. 叉毛阴山荠 **Y. furcatopilosa**
　2. 柔毛不分叉，基生叶的顶生小叶羽状深裂 ···················2. 柔毛阴山荠 **Y. henryi**

1 叉毛阴山荠 Yinshania furcatopilosa (K. C. Kuan) Y. H. Zhang

一年生草本。茎分枝，具分叉毛。复叶有 3~5 枚小叶，基生叶的顶生小叶菱状卵形或肾形，长 6~10mm，宽 4~13mm，5~7 掌状圆裂，基部圆形，全缘，两面密生灰色 2 叉分叉毛；侧生小叶卵形；茎生叶的顶生小叶倒卵形或长圆形，羽状分裂具 3 裂片或不裂，裂片长圆形。总状花序顶生成圆锥花序状，花白色。短角果卵形或倒卵形，无毛。种子棕色。花、果期 6~7 月。

分布于神农架红坪、阳日，生于海拔 500~800m 的悬崖基部。少见。

全草用于痈疽、无名肿痛、疔疮。

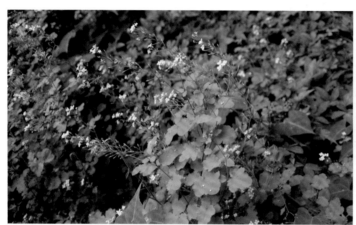 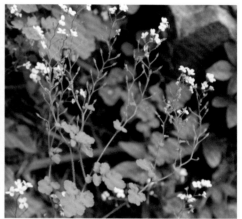

2 柔毛阴山荠 Yinshania henryi (Oliver) Y. H. Zhang

一年生草本。茎具白色长柔毛。基生叶为具 3 或 5 枚小叶的羽状复叶，顶生小叶菱状卵形，长 1.5~2cm，羽状深裂，裂片卵形或椭圆形，顶端圆钝，基部宽楔形，边缘具钝齿，侧生小叶较小。总状花序顶生，花白色。短角果长圆形或长圆状卵形，初有毛，后脱落。种子每室 2 个，卵形，棕色。花、果期 6~7 月。

分布于神农架各地，生于海拔 500~800m 的悬崖基部。常见。

全草（毛腊菜）清热解毒；用于痈疽肿痛、红肿疮毒。

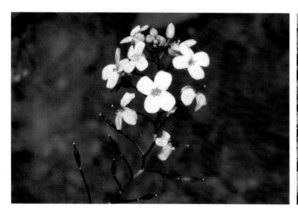 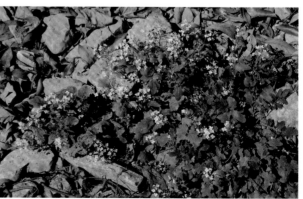

3 | 察隅阴山荠 *Yinshania zayuensis* Y. H. Zhang

　　一年生草本。茎直立，被微柔毛的分叉毛。叶羽状全裂，叶片椭圆形，长 0.6~3cm，宽 0.4~1.5（~2.3）cm，基部裂片椭圆形，叶基楔形，叶缘锯齿状或近全缘，先端锐尖；侧裂片 1~3 对。圆锥花序；花瓣白色，极少带粉红。果椭圆状或卵状。种子棕黑色，卵形，具网纹。花、果期 5~8 月。

　　分布于神农架阳日至马桥一线，生于海拔 500m 的路边荒地中。

　　本草可代叉毛阴山荠入药。

　　本种曾被命名为鄂西阴山荠 *Y. exiensis*，《Flora of China》将其合并至本种下。

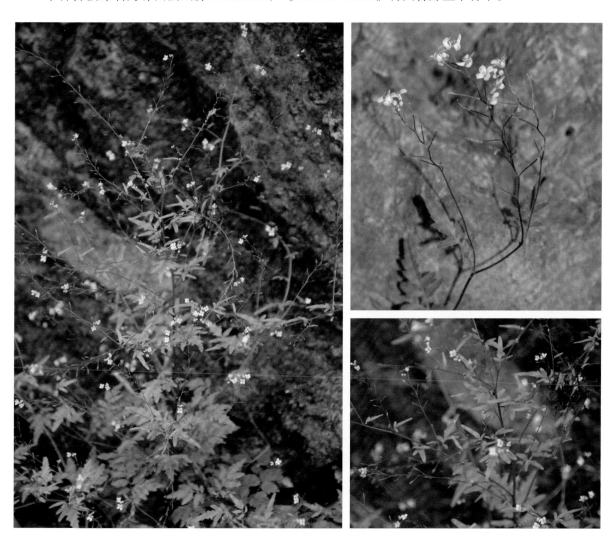

伯乐树科 Bretschneideraceae

　　落叶乔木。羽状复叶，互生，全缘。花大，两性，两侧对称，组成顶生、直立的总状花序；花萼阔钟状，5浅裂；花瓣5片，覆瓦状排列，不等大，后面的2片较小，着生于花萼上部；雄蕊8枚，基部连合，较花瓣略短，花丝丝状，花药背着；雌蕊1枚，子房上位，3~5室，中轴胎座，胚珠2枚，柱头头状。蒴果，3~5瓣裂，果瓣厚，木质。

　　1属，1种，我国特有；湖北1属，1种；神农架1属，1种，可供药用。

伯乐树属 Bretschneidera Hemsley

　　本属特征同伯乐树科。
　　1种，我国特有，神农架有分布，可供药用。

伯乐树 钟萼木
Bretschneidera sinensis Hemsley

　　本种特征同伯乐树科。花期6~7月，果期8月至翌年9月。
　　分布于神农架下谷，官门山实验室后山有栽培。
　　树皮（伯乐树皮）活血祛风。
　　本种为国家一级重点保护野生植物。

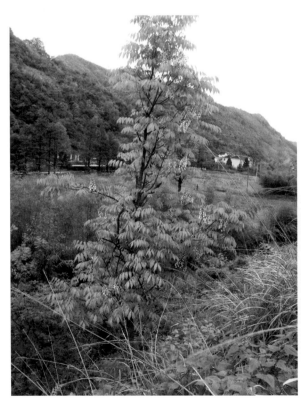
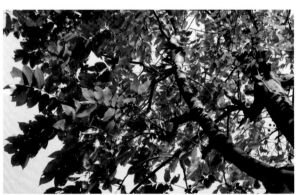
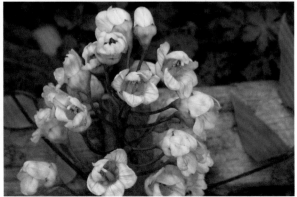

茅膏菜科 Droseraceae

食虫草本。单叶互生，常呈莲座状密集，被头状黏腺毛，幼叶拳卷；托叶无，或有而干膜质。花两性，辐射对称，常多朵排成聚伞花序，稀单生；萼常5裂至近基部，宿存；花瓣5片，具脉纹，宿存；雄蕊常5枚，与花瓣互生；子房上位，有时半下位，1室，侧膜或基生胎座，花柱2~5个，常呈各式分裂。蒴果，室背开裂。

4属，100余种；我国2属，7种；湖北1属，1种；神农架1属，1种，可供药用。

茅膏菜属 **Drosera** Linnaeus

多年生草本。常有具根之功能的退化叶。正常叶互生，或基生而呈莲座状密集，被头状黏腺毛；托叶有或无，常条裂。聚伞花序，幼时弯卷；花瓣5片，在开花后聚集扭转，宿存于果的顶部；雄蕊与花瓣同数；子房上位，侧膜胎座，花柱3~5个，稀2~6个，宿存。种子小，多数，外种皮具网状脉纹。

约100种；我国6种；湖北1种；神农架1种，可供药用。

圆叶茅膏菜 **Drosera rotundifolia** Linnaeus

草本。叶基生，圆形或扁圆形，边缘具长头状黏腺毛，上表面具较短腺毛；托叶下半部紧贴叶柄，上半部开展，5~7裂，裂片渐尖。螺状聚伞花序1~2个，花葶状，不分叉；苞片小，钻形；小花柄与花萼同被粉状毛；花瓣白色，匙形；花柱3个，均2深裂至基部。蒴果3瓣裂。种子椭圆形，外种皮囊状、疏松、两端延伸渐尖。花期夏、秋二季，果期秋、冬二季。

分布于神农架大九湖，生于海拔1800m的湖边沼泽中。罕见。

全草（圆叶茅膏菜）祛痰镇咳，平喘，止痢。

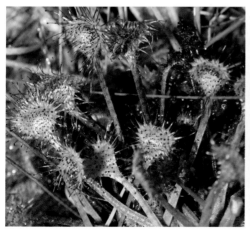 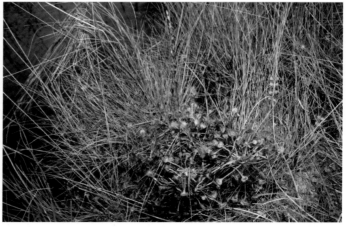

景天科 Crassulaceae

多为草本，茎、叶多肉质。单叶互生、对生或轮生。聚伞花序或单生；花两性，稀为单性而雌雄异株，常为5基数；萼片自基部分离，少有在基部以上合生，宿存；花瓣分离，或多少合生；雄蕊与萼片或花瓣同数或为其2倍，分离，或与花瓣或花冠筒部多少合生；心皮常与萼片或花瓣同数，分离或基部合生，常在基部外侧有1个鳞片状腺体，胚珠常多数。蓇葖果。

约34属，1500种以上；我国10属，242种；湖北7属，34种；神农架7属，30种，可供药用的6属，21种。

■ 分属检索表

1. 心皮有柄或基部渐狭，全部分离，直立；不具根生叶；花两性。
　2. 植株具莲座状基生叶 ·· 1. 瓦松属 Orostachys
　2. 植株不具莲座状基生叶 ···································· 2. 八宝属 Hylotelephium
1. 心皮无柄，常基部合生，在景天属中有少数为分离。
　3. 根生叶鳞片状；花单性或两性，心皮直立 ················· 3. 红景天属 Rhodiola
　3. 基部茎生或根生的鳞片状叶缺；花多两性，极少为单性，心皮先端反曲。
　　4. 基生的茎生叶在花茎上呈明显的莲座状 ·················· 4. 石莲属 Sinocrassula
　　4. 基生的茎生叶少有呈莲座状的，如植株有莲座，则莲座叶根生。
　　　5. 叶线形，截面多圆形，多全缘；种子种皮网状，或具乳突 ········· 5. 景天属 Sedum
　　　5. 叶扁平，边缘有锯齿；种子种皮纵向具中脉，或近平滑 ········· 6. 费菜属 Phemus

（一）瓦松属 Orostachys Fischer

肉质草本。叶呈莲座状，线形，多具暗紫色腺点。花几无梗或有梗，排成密集的聚伞圆锥花序或伞房状聚伞花序；花5基数；萼片基部合生；花瓣黄色、绿色、白色、浅红色或红色，基部稍合生；雄蕊1轮或2轮，如为1轮，则与花瓣互生，如为2轮，则外轮对瓣；鳞片小；子房上位，心皮有柄；胚珠多数，侧膜胎座。蓇葖果，分离，先端有喙。种子多数。

约13种；我国10种；湖北1种；神农架1种，可供药用。

瓦松 Orostachys fimbriata (Turczaninow) A. Berger

草本。叶呈莲座状，互生，线形至披针形。总状花序，呈塔形；苞片线状渐尖；萼片5枚，卵形至披针形；花瓣5片，红色，披针形，基部稍合生；雄蕊10枚，与花瓣等长或稍短，花药紫色；心皮5个。蓇葖果。花期8~9月，果期9~10月。

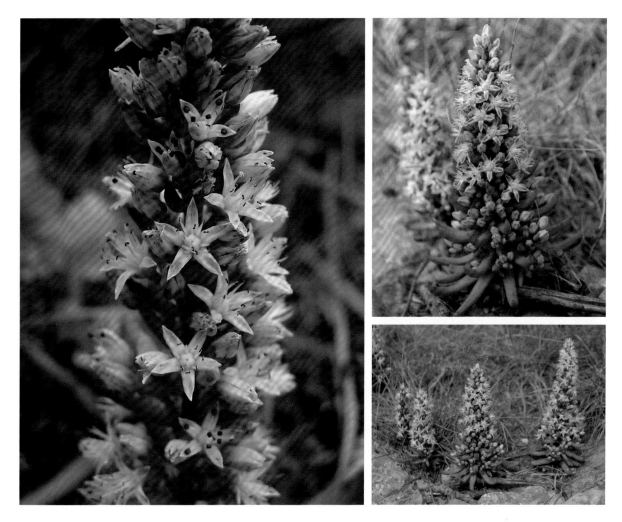

分布于神农架松柏、阳日，生于海拔 500~900m 的老瓦房瓦缝中或墙头上。罕见。

全草（瓦松）清热解毒，止血，利湿，消肿。

（二）八宝属 Hylotelephium H. Ohba

多年生草本。根状茎肉质。叶互生、对生或 3~5 叶轮生。伞房花序排列为多种类型；花两性，多 5 基数；萼片常较花瓣为短，基部多少合生；花瓣多离生，白色、粉红色、紫色，或淡黄色、绿黄色；雄蕊 10 枚，对瓣雄蕊着生于花瓣近基处；鳞片长圆状楔形至线状长圆形，先端圆或稍有微缺；心皮直立。蓇葖果。种子具狭翅。

约 30 种；我国 15 种；湖北 4 种；神农架 6 种，可供药用的 4 种。

■ 分种检索表

1. 叶圆扇形，3 叶轮生 ··1. 圆扇八宝 **H. sieboldii**

1. 叶卵状长圆形。

  2. 块根多数，胡萝卜状 ··2. 八宝 **H. erythrostictum**

2. 须根系，不具块根。

　　3. 叶互生；花紫色····················3. 紫花八宝 **H. mingjinianum**

　　3. 4~5叶轮生，下部的常为3叶轮生或对生·····················4. 轮叶八宝 **H. verticillatum**

---

1 圆扇八宝 Hylotelephium sieboldii var. chinense H. Ohba

　　多年生草本。茎高 10~15cm，匍匐上升。块根肉质。3 叶轮生，叶圆形至圆扇形，长 10~15mm，宽 12~20mm，先端钝急尖至钝圆，基部楔形，边缘稍呈波状或几全缘，几无柄。伞房花序，顶生；萼片 5 枚，基部合生；花瓣 5 片，浅红色；雄蕊 10 枚，花药黄色；鳞片 5 枚，长圆状匙形；心皮 5 个。花期 9 月。

　　分布于神农架高海拔地区，生于海拔 1800~3000m 的山坡石壁上。少见。

　　全草清热解毒，散瘀消肿，止血。

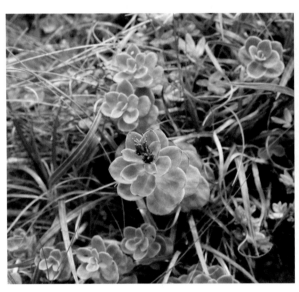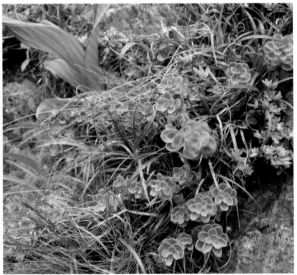

---

2 八宝 Hylotelephium erythrostictum (Miquel) H. Ohba

　　多年生草本。块根胡萝卜状。茎直立，高 30~70cm。叶对生，长圆形，长 4.5~7cm，宽 2~3.5cm，边缘具疏锯齿，无柄。伞房状花序，顶生；萼片 5 枚；花瓣 5 片，白色或粉红色；雄蕊 10 枚，花药紫色；鳞片 5 枚，长圆状楔形，先端有微缺；心皮 5 个，基部几分离。花期 8~10 月。

　　原产于我国，神农架有栽培。

　　全草清热解毒，散瘀消肿，止血。

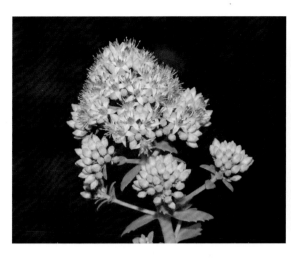 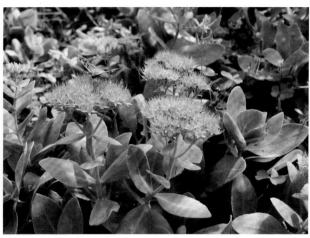

3 | 紫花八宝 Hylotelephium mingjinianum (S. H. Fu) H. Ohba

　　多年生草本，高 20~40cm。叶互生，上部的线形，下部的椭圆状倒卵形，长 8~9cm，宽 2.5~3.5cm，先端急尖，基部渐狭，叶缘上部具钝齿，下部全缘。伞房花序，顶生；萼片 5 枚；花瓣 5 片，紫色；雄蕊 10 枚；鳞片 5 枚，匙状长方形；心皮 5 个，分离，基部有柄。种子线形。果期 10 月。

　　分布于神农架高海拔地区，生于海拔 1800m 以上的山坡草丛中。少见。

　　全草活血生肌，止血解毒。

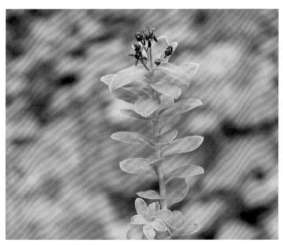 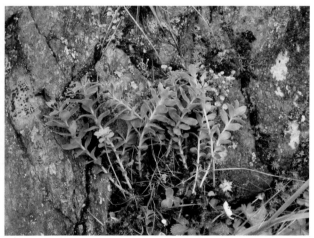

4 | 轮叶八宝 Hylotelephium verticillatum (Linnaeus) H. Ohba

　　多年生草本，茎高 40~500cm。常 4（5）叶轮生，下部常为 3 叶轮生或对生；叶片长圆状披针形至卵状披针形，长 4~8cm，宽 2.5~3.5cm，边缘具疏牙齿，叶下表面苍白色；叶具柄。聚伞状伞房花序，顶生；萼片 5 枚；花瓣 5 片，淡绿色至黄白色；雄蕊 10 枚；鳞片 5 枚，线状楔形；心皮 5 个。种子狭长圆形，淡褐色。花期 7~8 月，果期 9 月。

分布于神农架高海拔地区，生于海拔 1800m 以上的山坡林下草丛中。常见。

全草解毒消肿，止痛，止血。

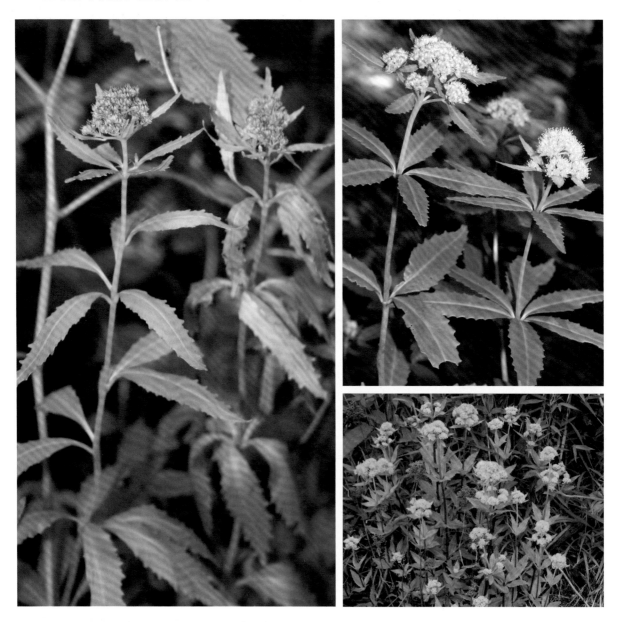

（三）红景天属 Rhodiola Linnaeus

多年生草本。根茎肉质，具基生叶或鳞片状叶。花茎发自基生叶或鳞片状叶的腋部。茎生叶互生。伞房花序，顶生；花两性或雌雄异株；花萼较花瓣为短，4 数；花瓣几分离，与萼片同数；雄蕊 2 轮，常为花瓣数的 2 倍，开花前花药紫色，花药开裂后黄色；心皮基部合生，与花瓣同数，子房上位。蓇葖果。种子有翅。

约 90 种；我国 73 种；湖北 3 种；神农架 2 种，均可供药用。

■ 分种检索表

---

1 小丛红景天 Rhodiola dumulosa (Franchet) S. H. Fu

多年生草本。根茎粗壮。花茎聚生于主轴顶端。叶互生，线形，全缘。聚伞状伞房花序；萼片5枚，线状披针形；花瓣5片，白或红色，先端渐尖，边缘平直，或多少呈流苏状；雄蕊10枚；鳞片5枚，先端微缺；心皮5个，基部合生。种子有乳头状突起，具狭翅。花期6~7月，果期8月。

分布于神农架高海拔地区，生于海拔 2900~3100m 的山顶石峰中。罕见。

全草养心安神，滋阴补肾，解热明目，调经活血。

本种为神农架名药，采集利用较多，其生境极其特殊，非高山山顶石缝不长，采挖后极难再生，故其资源极少，处于灭绝的境地。

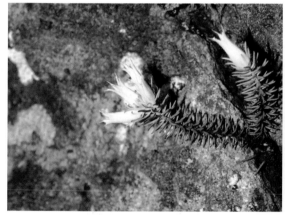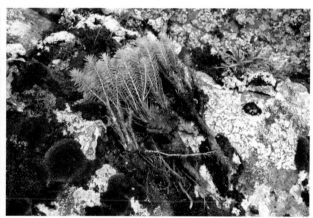

---

2 云南红景天 Rhodiola yunnanensis (Franchet) S. H. Fu

多年生草本。根茎粗壮。3叶轮生，卵状披针形、椭圆形至宽卵形，边缘有疏锯齿，顶端钝，无柄。聚伞圆锥花序；雌雄异株，稀两性花；雄花萼片4枚，花瓣4片，黄绿色，匙形，雄蕊8枚，较花瓣短，鳞片4枚，楔状四方形；雌花萼片4枚，花瓣4片，绿色或紫色，鳞片4枚，近半圆形，心皮4个，基部合生。蓇葖果。花期5~7月，果期7~8月。

分布于神农架高海拔地区，生于海拔 1500~3000m 的山顶石缝中。常见。

根（还阳草）清热解毒，散瘀止血，消肿。

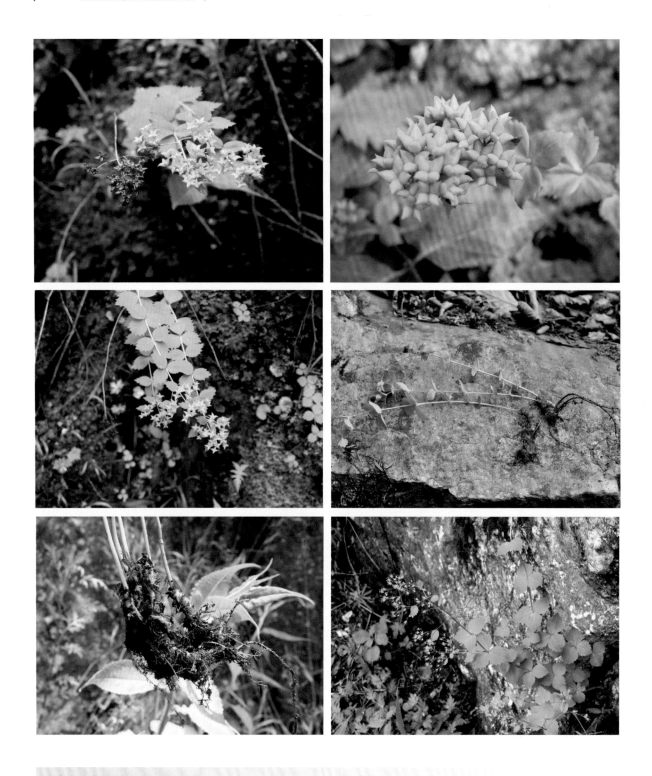

（四）石莲属 Sinocrassula A. Berger

多年生草本。具莲座状基生叶，多少遍布红棕色细条纹或斑点。叶厚。聚伞花序圆锥状，少数总状；花5基数；花萼合生，裂片三角形；花瓣上部向外弓状弯曲，有时在先端以下变厚而基部凹入；雄蕊5枚，着生于花瓣上；鳞片四方形或半圆形；心皮稍宽，柱头头状。种子多数。

约7种；我国6种；湖北1种；神农架1种，可供药用。

绿花石莲（变种）**Sinocrassula indica** var. **viridiflora** K. T. Fu

一年生草本。花茎高 10~20cm。基生叶呈莲座状，匙状长圆形，先端尖；茎生叶倒披针形，先端尖，基部渐狭，无柄。花序圆锥状或伞房状；萼片 5 枚，三角形至卵形；花瓣 5 片，绿黄色，先端钝或近尖；雄蕊 5 枚；鳞片 5 枚，近长方形，先端钝；心皮 5 个，基部稍合生。蓇葖果。种子有纵纹。花期 9 月，果期 10 月。

分布于神农架各地，生于海拔 800m 以上的山坡石壁上。少见。

全草清热解毒。

原变种石莲 *S. indica* 在神农架的标本记录皆是本变种的错误鉴定。

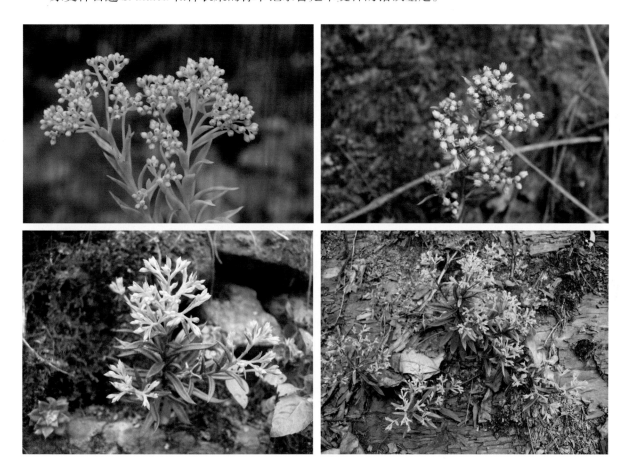

（五）景天属 **Sedum** Linnaeus

一年或多年生草本，肉质，直立或外倾，有时呈丛生或藓状。叶对生、互生或轮生，全缘或有锯齿。花序聚伞状或伞房状；花白色、黄色、红色、紫色；常为两性，稀退化为单性；常为不等 5 基数，少有 4~9 基数；花瓣分离或基部合生；雄蕊通常为花瓣数的 2 倍；鳞片全缘或有微缺；心皮分离，或基部合生，无柄，花柱短。蓇葖果。

470 种；我国 124 种；湖北 25 种；神农架 15 种，可供药用的 11 种。

■ 分种检索表

1. 花有梗，心皮直立，基部多少合生；蓇葖果腹面不呈浅囊状。
  2. 花紫色···3. 小山飘风 S. filipes
  2. 花黄色或白色。
    3. 植株被腺毛···1. 火焰草 S. stellariaefolium
    3. 植株不被腺毛。
      4. 心皮密被微乳头状突起，基部宽广············2. 细叶景天 S. elatinoides
      4. 心皮无毛，长圆形。
        5. 4 叶轮生，叶圆形至卵状圆形，1 对大，1 对常稍小或较小··········4. 山飘风 S. majur
        5. 3~4 叶轮生，叶倒卵形或近长圆形，等大·········5. 乳瓣景天 S. dielsii
1. 花无梗或几无梗，心皮基部合生，成熟时至少上部又开至星芒状；蓇葖果腹面浅囊状。
  6. 植株直立；叶通常不具距；萼不具距，花序有总苞片···········6. 大苞景天 S. oligospermum
  6. 植株多少为平卧的、上升的或外倾的；叶常有距；萼有距或无距，常不等。
    7. 叶狭，线形至椭圆状线形或披针状线形。
      8. 3 叶轮生···7. 佛甲草 S. lineare
      8. 4 叶轮生···8. 短蕊景天 S. yvesii
    7. 叶倒卵形至长圆形，无柄。
      9. 叶 3 枚轮生······································9. 垂盆草 S. sarmentosum
      9. 叶对生或互生。
        10. 植株叶腋不具珠芽·····················10. 凹叶景天 S. emarginatum
        10. 植株上部的叶腋有珠芽·················11. 珠芽景天 S. bulbiferum

1 | 火焰草 Sedum stellariaefolium Franchet

    一年生至二年生草本，被腺毛。茎高 10~15cm。叶互生，倒卵状菱形，长 7~15mm，宽 5~10mm，全缘。聚伞状总状花序；萼片 5 枚，披针形至长圆形；花瓣 5 片，黄色；雄蕊 10 枚；鳞片宽匙形至宽楔形，顶端微缺；心皮 5 个。蓇葖果，顶端略叉开。种子有纵纹。花期 6~7 月，果期 8~9 月。

    分布于神农架低海拔地区，生于海拔 1000m 以下的路边石壁上、墙上。常见。

    全草清热凉血，消肿解毒。

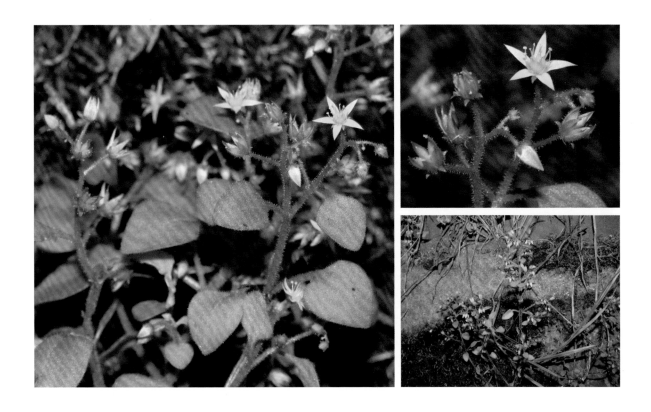

2 ｜ 细叶景天 **Sedum elatinoides** Franchet

　　草本，全株无毛。茎单生或丛生，高 5~30cm。3~6 叶轮生，叶狭倒披针形，长 8~20mm，宽 2~4mm，全缘，无柄或几无柄。花序圆锥状或伞房状；萼片 5 枚；花瓣 5 片，白色；雄蕊 10 枚，较花瓣短；鳞片 5 枚，宽匙形，顶端微缺；心皮 5 个。蓇葖果。花期 5~7 月，果期 8~9 月。

　　分布于神农架各地，生于海拔 800~1400m 的路边石缝中。常见。

　　全草（崖松）清热解毒，止痢。

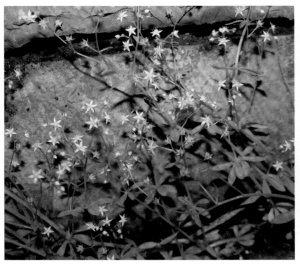
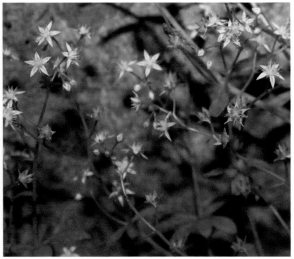

3 | 小山飘风 Sedum filipes Hemsley

草本，全株无毛。花茎常分枝，高 10~30cm。叶对生或 3~4 叶轮生，宽卵形至近圆形，长 1.5~3cm，宽 1.2~2cm，基部有距，全缘，具长达 1.5cm 的假叶柄。伞房花序；萼片 5 枚，披针状三角形；花瓣 5 片，淡红紫色；雄蕊 10 枚；鳞片 5 枚，匙形，微小，先端微缺；心皮 5 个。菁葖果。种子倒卵形，棕色。花期 8 月至 10 月初，果期 10 月。

分布于神农架红坪、木鱼、宋洛，生于海拔 1500~2400m 的山坡林缘石壁上。常见。

全草清热凉血；用于痢疾。

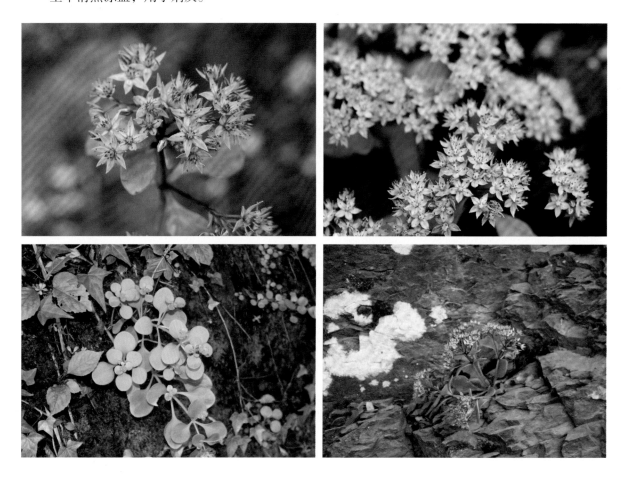

4 | 山飘风 Sedum majur (Hemsley) Migo

草本，高 10cm。4 叶轮生，叶圆形至卵状圆形，一对较大，长宽各约 4cm，一对稍小，全缘。伞房状花序；萼片 5 枚，近正三角形；花瓣 5 片，白色；雄蕊 10 枚；鳞片 5 枚，长方形；心皮 5 个，基部合生。种子少数。花期 7~10 月。

分布于神农架红坪、阳日，生于海拔 500~700m 的山坡林缘阴而干燥的石壁上。常见。

全草清热解毒。

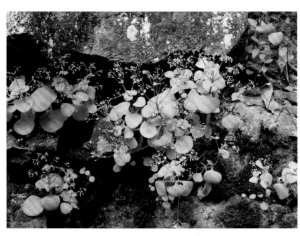
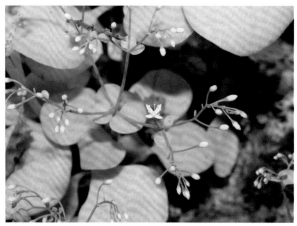

5 乳瓣景天 **Sedum dielsii** Raymond-Hamet

草本，高 6~18cm。叶 3~4 数轮生，倒卵形或近长圆形，有短钝距。花序伞房状；苞片近倒卵形；花为不等的 5 基数；萼片宽线形，不等长，先端钝，具长乳头状突起；花黄色，先端具乳头状突起；雄蕊 10 枚，2 轮，内轮的生于距花瓣基部 2~3mm 处；鳞片宽匙形，先端凹；心皮基部合生。种子多数，密被小乳头状突起。花期 9~10 月，果期 11 月。

分布于神农架松柏、宋洛，生于海拔 800~1350m 的山坡林下或岩石上。少见。

全草（小石板菜）清热解毒，活血止痛。

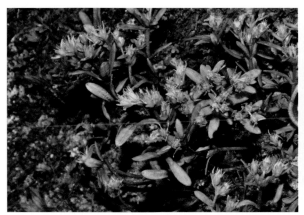
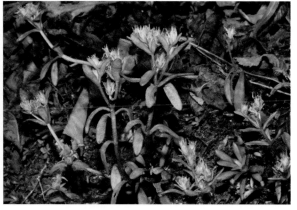

6 大苞景天 **Sedum oligospermum** Maire

草本。叶互生至 3 叶轮生，叶菱状椭圆形。聚伞花序；苞片圆形或稍长，与花略同长；萼片 5 枚，宽三角形，有钝头；花瓣 5 片，黄色；雄蕊 10 或 5 枚，较花瓣稍短；鳞片 5 枚，近长方形至长圆状匙形；心皮 5 个，略叉开，基部合生。蓇葖果。种子 1~2 枚，纺锤形，有微乳头状突起。花期 6~9 月，果期 8~11 月。

分布于神农架各地，生于海拔 1400~2800m 的山坡林下。常见。

全草（活血草）活血，止痛。

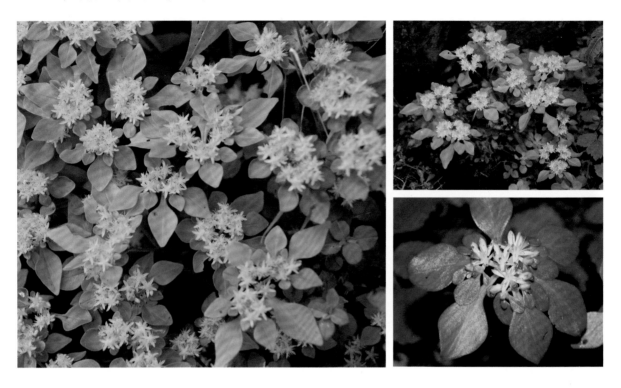

7 │ 佛甲草 **Sedum lineare** Thunberg

草本。3 叶轮生，稀 4 叶轮生或对生，叶线形，长 20~25mm，宽约 2mm，先端钝尖。聚伞状花序，顶生，中央有一朵具短梗的花，二至三歧分枝，分枝常再二歧分枝；萼片 5 枚，线状披针形，不等长，无距或具短距；花瓣 5 片，黄色；雄蕊 10 枚，较花瓣短；鳞片 5 枚，宽楔形至近四方形。蓇葖果，略叉开。花期 4~5 月，果期 6~7 月。

分布于神农架高海拔地区（神农谷），生于海拔 2800m 的山坡林下阴湿处。常见。

全草（佛甲草）清热，消肿，解毒。

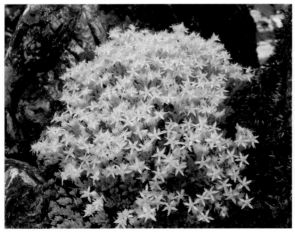
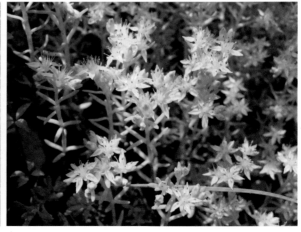

8 | 短蕊景天 **Sedum yvesii** Raymond-Hamet

草本。4 叶轮生，宽线形至倒披针状线形，长 5~10mm，宽 1~2mm，先端钝，基部有距，无柄，全缘。伞房状花序；苞片与叶相似；萼片 5 枚，宽线形至倒披针形，不等长；花瓣 5 片，黄色；雄蕊 10 枚，对萼的长 3mm，对瓣的长 2mm；鳞片 10 枚，长方状楔形；心皮 5 个，基部合生。蓇葖果，稍叉开，腹面浅囊状隆起。种子多数。被微乳头状突起。花期 4~5 月，果期 5 月。

分布于神农架红坪、木鱼、松柏、新华，生于海拔 1600~2200m 的沟谷潮湿岩石上。常见。

全草清热解毒，泻火。

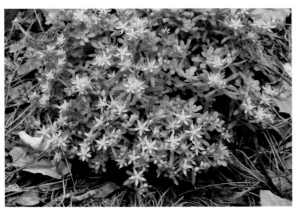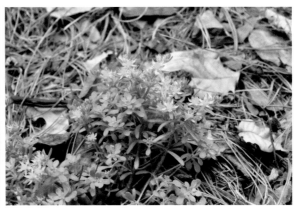

9 | 垂盆草 ^{石板菜} **Sedum sarmentosum** Bunge

匍匐草本。3 叶轮生，叶倒披针形至长圆形，长 15~28mm，宽 3~7mm，先端近急尖，基部急狭，有距。聚伞花序；萼片 5 枚，披针形至长圆形，先端钝；花瓣 5 片，黄色，先端有稍长的短尖；雄蕊 10 枚，较花瓣为短；鳞片 10 枚，楔状四方形，先端微缺；心皮 5 个，略叉开。种子卵形。花期 5~7 月，果期 8 月。

分布于神农架各地，生于海拔 400m 以上的山坡沟边潮湿石壁上。常见。

全草清热解毒，消肿排脓。

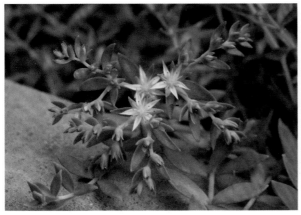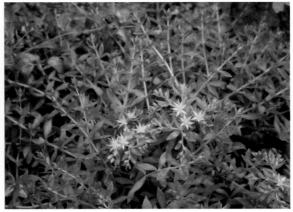

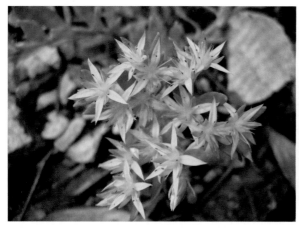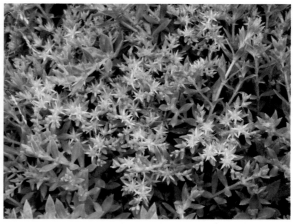

| 10 | 凹叶景天 **Sedum emarginatum** Migo |

　　草本。茎细弱。叶对生，匙状倒卵形至宽卵形，长 1~2cm，宽 5~10mm，先端圆，有微缺，基部渐狭，有短距。花序聚伞状，顶生；萼片 5 枚，披针形至狭长圆形，基部有短距；花瓣 5 片，黄色；鳞片 5 枚，长圆形；心皮 5 个，基部合生。蓇葖果，略叉开，腹面有浅囊状隆起。花期 5~6 月，果期 6 月。

　　分布于神农架各地，生于海拔 400m 以上的山坡沟边潮湿石壁上。少见。

　　全草清热解毒，散瘀消肿。

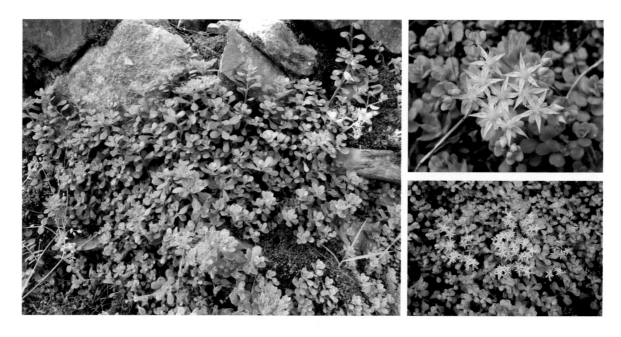

| 11 | 珠芽景天 **Sedum bulbiferum** Makino |

　　一年生草本。叶腋常具小珠芽；叶在基部常对生，在上部互生，下部叶卵状匙形，上部叶匙状倒披针形，先端钝，基部渐狭，有短距。聚伞花序常有分枝 3 个，再成二歧分枝；花无梗；萼片 5 枚，

有短距；花瓣5片，黄色，披针形；雄蕊10枚，较花瓣为短；心皮5个，基部合生，略叉开。蓇葖成熟后呈星芒状排列。花期4~5月。

分布于神农架各地，生于海拔400~1500m的山坡沟边的潮湿石壁上。

全草消炎解毒，散寒理气；用于疟疾、食积、腹痛等。

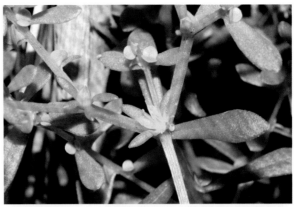

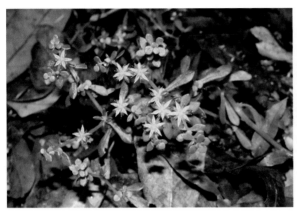

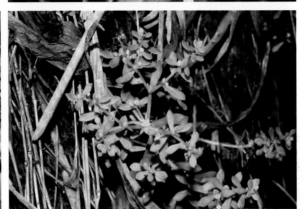

（六）费菜属 Phedimus Rafinesque

肉质草本。叶狭扁平或扁平，边缘有锯齿或圆齿；叶近革质。聚伞花序，不具总苞片；花5基数；鳞片5枚，近正方形；花瓣黄色；心皮5个，基部合生。蓇葖果。种子种皮纵向具中脉或近平滑。

约20种；我国8种；湖北2种；神农架2种，均可供药用。

■ 分种检索表

1. 叶互生；花5数·····································1. 费菜 **P. aizoon**

1. 叶对生或3叶轮生；花5~6数·····································2. 齿叶费菜 **P. odontophyllus**

1 费菜 Phedimus aizoon (Linnaeus)'t Hart

■ 分变种检索表

1. 叶多狭披针形，宽1.2~2cm·····································1a. 费菜 **P. aizoon** var. **aizoon**

1. 叶多宽倒卵形，宽达3cm·····································1b. 宽叶费菜 **P. aizoon** var. **latifolius**

1a 费菜（原变种）Phedimus aizoon var. aizoon

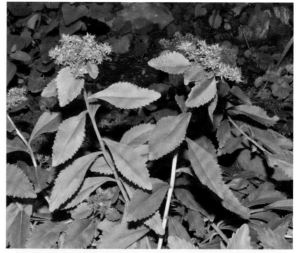

草本。叶互生，近革质，狭披针形、椭圆状披针形至卵状倒披针形，长3.5~8cm，宽1.2~2cm，先端渐尖，基部楔形，叶缘具齿。叶聚伞花序；萼片5枚，线形，不等长；花瓣5片，黄色；雄蕊10枚；鳞片5枚，近正方形；心皮5个，卵状长圆形，基部合生，腹面凸出，花柱长钻形。蓇葖果。花期6~7月，果期8~9月。

分布于神农架各地，生于海拔1000m以上的山坡林缘、路边、疏林下。常见。

全草散瘀止血，安神定痛。

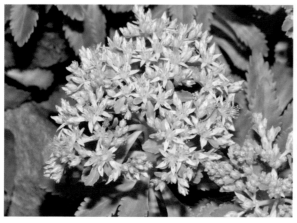

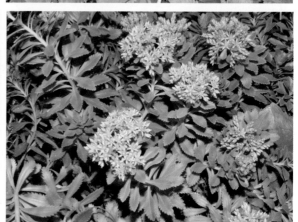

1b 宽叶费菜（变种）Phedimus aizoon var. latifolius (Maximowicz) H. Ohba et al.

本变种与费菜（原变种）的区别为叶宽倒卵形、椭圆形、卵形，有时稍呈圆形，先端圆钝，基部楔形，长2~7cm，宽达3cm。花期7月。

分布于神农架各地，生于海拔500m以上的山坡林缘、路边、疏林下。少见。

全草（土三七草）活血；用于疮疖。根（土三七）止血，活血，止痛。

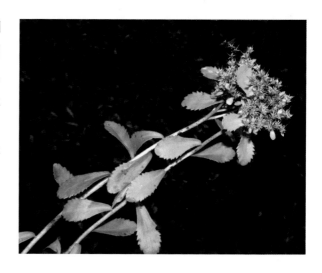

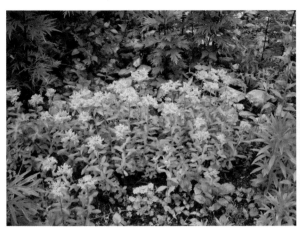 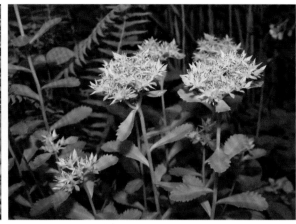

2 | 齿叶费菜 Phedimus odontophyllus (Fröderström) 't Hart

草本。不育枝斜升。叶对生或 3 叶轮生，卵形或椭圆形，长 2~5cm，宽 12~28mm，边缘具疏而不规则的牙齿，基部急狭。聚伞状花序，蝎尾状；萼片 5~6 枚，三角状线形；花瓣 5~6 片，黄色，披针状长圆形或几为卵形，基部稍狭；鳞片 5~6 枚，近四方形，先端稍扩大，有微缺；心皮 5~6 个，基部合生，腹面稍呈浅囊状。蓇葖果，腹面囊状隆起。花期 4~6 月，果期 6 月。

分布于神农架各地，生于海拔 300~1200m 的地方。少见。

全草活血散瘀。

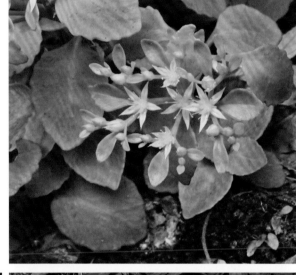

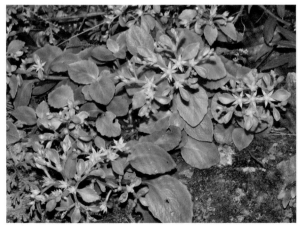 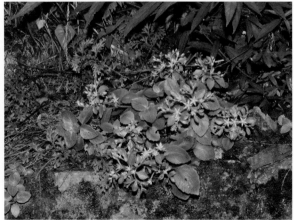

虎耳草科 Saxifragaceae

草本或木本。单叶或复叶，互生或对生，常无托叶。通常为聚伞状、圆锥状或总状花序；花两性，稀单性，常为重被；花被片4~5基数，稀6~10基数；萼片有时花瓣状；花冠辐射对称，稀两侧对称；雄蕊（4~）5~10枚，或多数，有时具退化雄蕊；心皮2个，稀3~5（~10）个，通常多少合生，子房上位、半下位至下位，中轴胎座或侧膜胎座，稀具顶生胎座，花柱离生或多少合生。蒴果、浆果、小蓇葖果或核果。

80属，1200种；我国29属，545种；湖北19属，80种；神农架18属，69种，可供药用的18属，54种。

■ 分属检索表

1. 草本。
  2. 叶顶端常具深刻的2裂片·······································1. 叉叶蓝属 Deinanthe
  2. 叶顶端不具深刻的2裂片。
    3. 叶为复叶。
      4. 叶为掌状复叶·······································2. 鬼灯檠属 Rodgersia
      4. 叶为二至四回羽状复叶·······························3. 落新妇属 Astilbe
    3. 叶为单叶。
      5. 花单生，雄蕊5枚发育，5枚退化·····················4. 梅花草属 Parnassia
      5. 花多数，常组成花序，少数单生，雄蕊8~10枚，均发育。
        6. 无花瓣。
          7. 茎肉质，常具匍匐茎；花序常具苞叶·········5. 金腰属 Chrysosplenium
          7. 茎非肉质茎，不具匍匐茎；花序无苞叶·········6. 扯根菜属 Penthorum
        6. 有花瓣。
          8. 花无装饰花。
            9. 基生叶掌状3~5浅裂·····················7. 黄水枝属 Tiarella
            9. 基生叶不分裂，稀极浅裂·················8. 虎耳草属 Saxifraga
          8. 花有装饰花·······························11. 草绣球属 Cardiandra
1. 乔木、灌木或木质藤本。
  10. 木质藤本。
    11. 花同型·······································9 冠盖藤属 Pileostegia
    11. 花异型·································10. 钻地风属 Schizophragma
  10. 乔木、灌木或亚灌木。
    12. 叶互生。
      13. 浆果·······································12. 茶藨子属 Ribes

（一）叉叶蓝属 Deinanthe Maximowicz

　　多年生草本。叶膜质，对生或 4 枚集生于茎顶部近轮生，顶端常 2 裂，边缘具粗锯齿。聚伞花序伞形或伞房状，顶生；总苞和苞片卵形或卵状披针形；花二型，不育花生于花序外侧，萼片 3~4 枚，绿白色或蓝色；可育花生于花序内侧，较大，花萼裂片 5 枚，花瓣状，白色或蓝色，宿存，花瓣 5~8 片，雄蕊极多，子房半下位，不完全 5 室，侧膜胎座，花柱 5 个，合生，顶部短 5 裂。蒴果。种子两端具翅。

　　2 种；我国 1 种；湖北 1 种；神农架 1 种，可供药用。

叉叶蓝 银梅草
Deinanthe caerulea Stapf

　　草本。于近基部节上有对生或近对生的膜质苞片。叶通常 4 枚聚集于茎顶部，近轮生，阔椭圆形、卵形或倒卵形，长 10~25cm，宽 6~16cm，先端不分裂或 2 裂，上表面被疏糙伏毛，下表面除叶脉部外，其他几乎无毛。伞房状聚伞花序顶生；萼片 3~4 枚，蓝色；可育花花梗粗壮；花萼和花冠蓝色或稍带红色；萼片 5 枚；花瓣 6~8 片；雄蕊极多，浅蓝色；子房半下位，柱头 5 裂。蒴果。花期 6~7 月。

　　分布于神农架新华、阳日，生于海拔 500~1400m 的山谷沟边阴湿处。少见。

　　根茎（银梅草）活血散瘀，止痛。

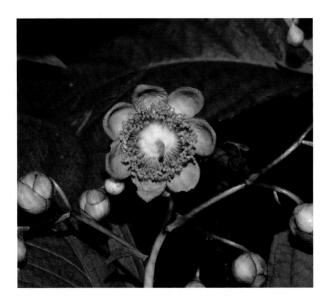

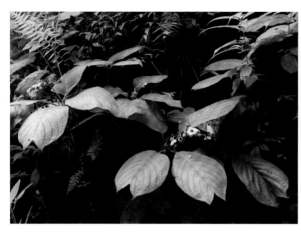
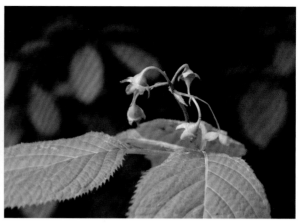

（二）鬼灯檠属 Rodgersia A. Gray

多年生草本。根茎粗壮，被鳞片。叶互生，掌状或一回羽状复叶；小叶 3~9（~10）枚，边缘具重锯齿，基部近无柄；托叶膜质。聚伞花序圆锥状，具花多数；萼片 5（4~7）枚，白色、粉红色或红色；花瓣通常不存在，稀 1~2 或 5 片；雄蕊 10（~14）枚；子房近上位，稀半下位，2~3 室，中轴胎座，胚珠多数，花柱 2~3 个。蒴果。

5 种；我国 4 种；湖北 1 种；神农架 1 种，可供药用。

七叶鬼灯檠 ^{牛角七}
Rodgersia aesculifolia Batalin

草本。茎具棱。掌状复叶，基部扩大，呈鞘状，具长柔毛；小叶 5~7 枚，倒卵形至倒披针形，边缘具重锯齿，上表面沿脉疏生近无柄的腺毛，下表面沿脉具长柔毛。多歧聚伞花序圆锥状，花序轴和花梗均被白色膜片状毛；萼片 5（~6）枚，近三角形，腹面疏生腺毛，背面和边缘具柔毛和短腺毛；雄蕊 10 枚；子房上位，花柱 2 个。蒴果，具喙。种子微扁。花、果期 5~10 月。

分布于神农架各地，生于海拔 1100~3100m 的林下。常见。

根茎清热解毒，止血生肌，止痛消瘿。

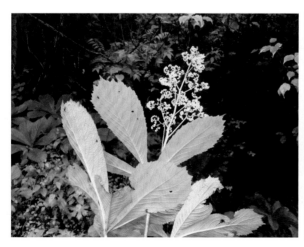
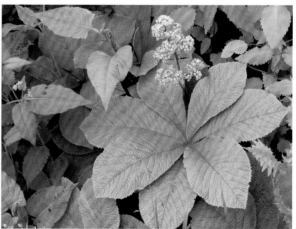

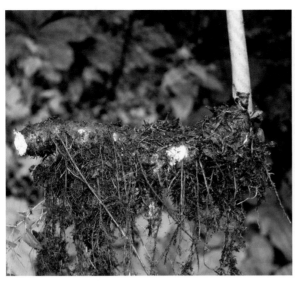
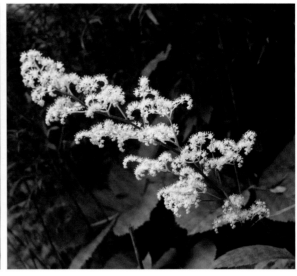

（三）落新妇属 Astilbe Buchanan-Hamilton ex D. Don

草本。茎基部具褐色膜质鳞片状毛或长柔毛。叶互生，二至四回三出复叶，稀单叶；小叶片披针形、卵形、阔卵形至阔椭圆形，边缘具齿；托叶膜质。圆锥花序顶生，具苞片；花白色、淡紫色或紫红色，两性或单性，稀杂性或雌雄异株；萼片5枚，稀4枚；花瓣通常1~5片；雄蕊通常8~10枚，稀5枚；心皮2（~3）个，多少合生或离生，子房上位或半下位，中轴胎座或边缘胎座。蒴果或蓇葖果。

约18种；我国7种；湖北5种；神农架4种，可供药用的3种。

■ 分种检索表

1. 花序轴无腺毛·······················2. 落新妇 A. chinensis
1. 花序轴被腺毛。
  2. 萼片背面无腺毛··················3. 大落新妇 A. grandis
  2. 萼片背面被腺毛··················1. 腺萼落新妇 A. rubra

1　腺萼落新妇 Astilbe rubra J. D. Hooker & Thomson

多年生草本。茎疏生褐色卷曲长腺毛。基生叶为三回三出复叶，小叶椭圆形、卵形至阔卵形，长2~9cm，宽1~5cm，边缘具重锯齿，两面和边缘均具腺毛；茎生叶与基生叶相似，但较小。圆锥花序；花序轴被褐色卷曲长腺毛；萼片5枚，腹面无毛，背面和边缘具腺毛；花瓣5片，粉红色至红色，线形；雄蕊10枚；心皮2个，子房半下位。花期6~7月。

分布于神农架高海拔地区，生于海拔2400m左右的林缘。少见。

根舒筋活络。

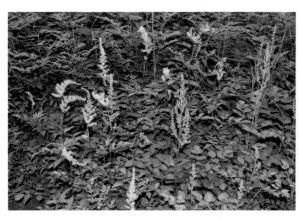 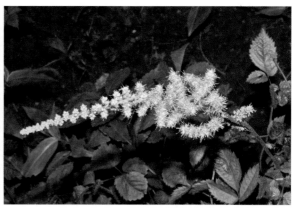

2 | 落新妇 Astilbe chinensis (Maximowicz) Franchet & Savatier

多年生草本。根茎暗褐色。茎无毛。基生叶为二至三回三出羽状复叶，顶生小叶菱状椭圆形，侧生小叶卵形至椭圆形，上表面沿脉生硬毛，下表面沿脉疏生硬毛和小腺毛，叶轴仅于叶腋部具褐色柔毛；茎生叶 2~3 枚，较小。圆锥花序，花序轴密被褐色卷曲长柔毛；苞片卵形；萼片 5 枚，边缘中部以上生微腺毛；花瓣 5 片，淡紫色至紫红色，线形；雄蕊 10 枚；心皮 2 个。蒴果。花、果期 6~9 月。

分布于神农架各地，生于海拔 700~2500m 的山坡林下。常见。

根茎散瘀止痛，祛风除湿，清热止咳。

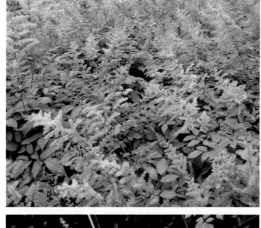

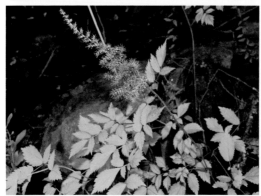

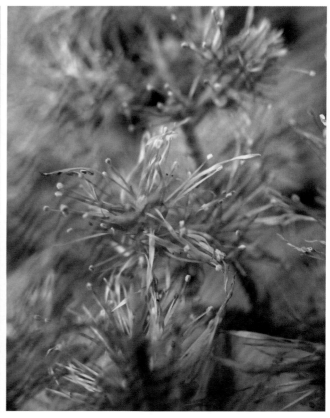

3 大落新妇 Astilbe grandis Stapf ex Wilson

多年生草本。茎被褐色长柔毛和腺毛。二至三回三出复叶至羽状复叶，叶轴与小叶柄均多少被腺毛，叶腋近旁具长柔毛，小叶片卵形、狭卵形至长圆形，中央小叶长 5~10cm，宽 3~7cm，侧生小叶小，下表面被糙伏腺毛，沿脉生短腺毛。圆锥花序顶生；花序轴与花梗均被腺毛；小苞片狭卵形；萼片 5 枚，两面无毛；花瓣 5 片，白色或紫色；雄蕊 10 枚；心皮 2 个，基部合生，子房半下位。花、果期 6~9 月。

分布于神农架红坪、木鱼、新华，生于 1300~1900m 的林下阴湿处及路边草丛中。常见。

根茎散瘀止痛，祛痰止咳。

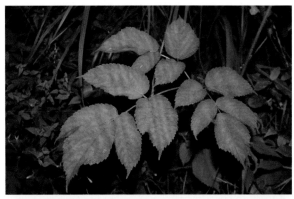
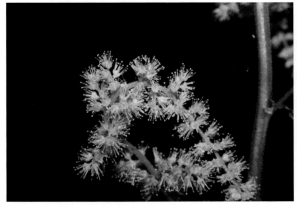
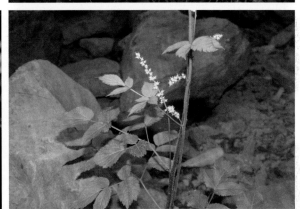

（四）梅花草属 Parnassia Linnaeus

草本。具根茎。茎单一或分枝。基生叶具长柄，有托叶，全缘；茎生叶无柄，常半抱茎。花单生茎顶；萼 5 枚，离生或下半部与子房合生；花瓣 5 片，白色或淡黄色，边缘流苏状或啮蚀状，或下部全缘；雄蕊 5 枚，退化雄蕊 5 枚，形状多样；子房 3~4 室，上位或半下位。蒴果。种子多数，褐色。

70 余种；我国约 60 种；湖北 3 种；神农架 3 种，均可供药用。

■ 分种检索表

1. 茎单一；雄蕊具伸长的药隔······1. 突隔梅花草 P. delavayi
1. 茎多条；雄蕊不具伸长的药隔。
　2. 茎近中部或偏上具单枚茎生叶······2. 鸡肫草 P. wightiana
　2. 茎通常具 4~8 枚茎生叶······3. 白耳菜 P. foliosa

1 突隔梅花草 Parnassia delavayi Franchet

草本。茎单一。基生叶 3~4（~7）枚，叶片肾形或近圆形，全缘；叶柄长达 16cm，具窄膜质边缘；托叶膜质，边缘有褐色流苏状毛。茎生叶 1 枚，着生于茎中部或以下，与基生叶同形，半抱茎。花单生于茎顶；萼片有明显褐色小点；花瓣白色，基部渐窄成爪，上半部 1/3 有疏流苏状毛，通常有 5 条紫褐色脉，密被紫褐色斑点；雄蕊 5 枚，花丝不等长，退化雄蕊 5 枚；子房上位。蒴果。花期 7~8 月，果期 9 月。

分布于神农架各地，生于海拔 1800~2300m 的沟边疏林中或林下阴湿处。常见。

全草清热润肺，消肿止痛。

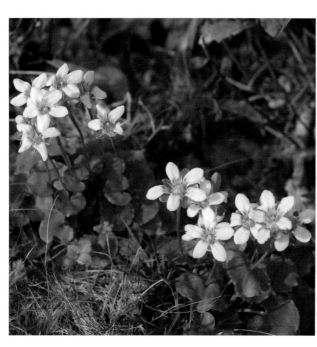 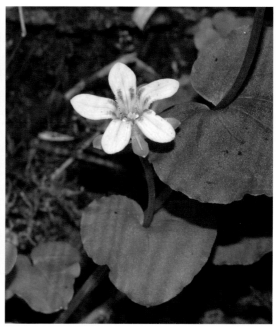

2 鸡肫草 Parnassia wightiana Wallich ex Wight & Arnott

草本。基生叶 2~4 枚，叶片宽心形，长 4~6cm，宽 4~7cm；叶柄扁平，长 10~20cm；托叶膜质，边有疏流苏状毛。茎 2~4（~7）条，近中部或偏上具单枚茎生叶，与基生叶同形。花单生于茎顶；萼片密被紫褐色小点，基部常具 2~3 条铁锈色附属物；花瓣白色，基部具爪，具长流苏状毛；雄蕊 5 枚，退化雄蕊 5 枚；子房被褐色小点。蒴果。花期 7~8 月，果期 9 月。

分布于神农架各地，生于海拔 2100~2500m 的山坡疏林下。常见。

全草补虚益气，利水除湿，活血调经。

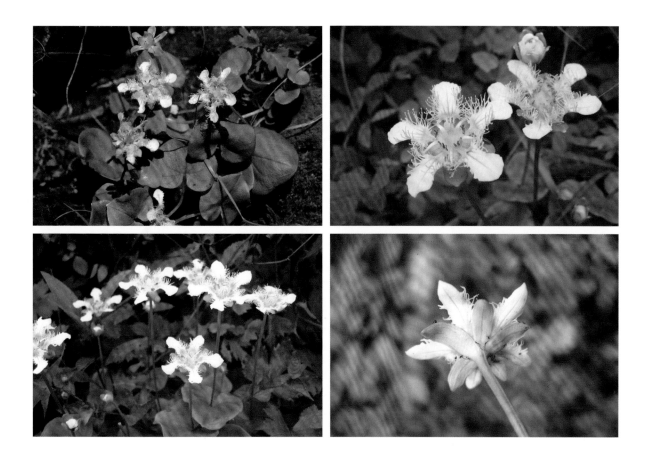

3 白耳菜 *Parnassia foliosa* J. D. Hooker & Thomson

草本。基生叶 3~6 枚，叶片肾形；叶柄两侧有窄翼；托叶膜质。茎 1~4 条，具 4~8 枚茎生叶，肾形，稀卵状心形。花单生于茎顶；萼片有窄膜质边；花瓣白色，基部楔形，渐窄成长约 1mm 的爪，边缘除爪和楔形基部无毛外，其余处均被长流苏状毛，有明显紫色脉纹和小斑点；雄蕊 5 枚，退化雄蕊 5 枚，顶端具球形腺体；子房被紫色小点。蒴果。花期 8~9 月，果期 9 月。

分布于神农架各地，生于海拔 1100~2000m 的山坡水沟边或路边潮湿处。少见。

全草解热利尿，清肺镇咳，止血，利湿，止泻。

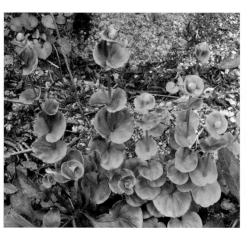
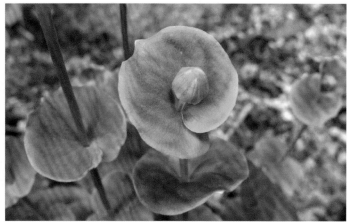

（五）金腰属 Chrysosplenium Linnaeus

多年生肉质小草本。单叶互生或对生。常为聚伞花序；花绿色、黄色、白色或带紫色；萼片4~5枚；无花瓣；花盘极不明显或无，或明显（4）8裂；雄蕊4~10枚；2个心皮，子房近上位、半下位或近下位，1室，胚珠多数，侧膜胎座，花柱2个，离生，柱头具斑点。蒴果。种子多数。

65种；我国35种；湖北12种；神农架11种，可供药用的5种。

■ 分种检索表

1. 叶互生。
　　2. 叶大，长可达20cm ···1. 大叶金腰 **C. macrophyllum**
　　2. 叶小，长在5cm以下 ···2. 绵毛金腰 **C. lanuginosum**
1. 叶对生。
　　3. 蒴果的两个果瓣明显不等大，其夹角约90°。
　　　　4. 花盘明显 ···3. 滇黔金腰 **C. cavaleriei**
　　　　4. 花盘极不明显或无 ···4. 中华金腰 **C. sinicum**
　　3. 蒴果的两个果瓣近等大，近水平叉开 ·························5. 肾萼金腰 **C. delavayi**

1 大叶金腰 Chrysosplenium macrophyllum Oliver

草本。不育枝具互生叶，阔卵形至近圆形，边缘具11~13枚圆齿，腹面及叶柄具褐色柔毛。基生叶革质，全缘或具不明显微波状小圆齿，上表面疏生褐色柔毛；茎生叶通常1枚，狭椭圆形，边缘通常具13枚圆齿，上表面和边缘疏生褐色柔毛。多歧聚伞花序；苞叶卵形，边缘通常具9~15枚圆齿；子房半下位。蒴果。种子黑褐色，密被微乳头突起。花、果期4~6月。

分布于神农架各地，生于海拔700~1700m的山坡林下阴湿地。常见。

全草（虎皮草）清热，平肝，解毒。

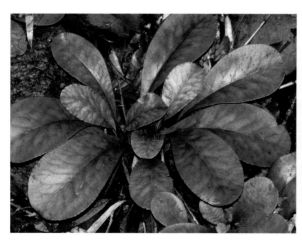
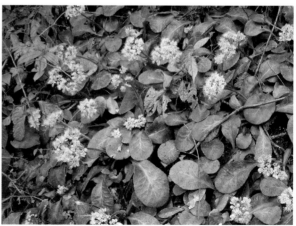

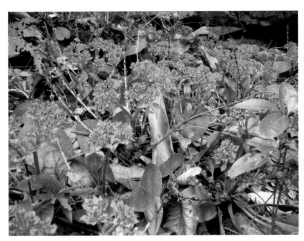 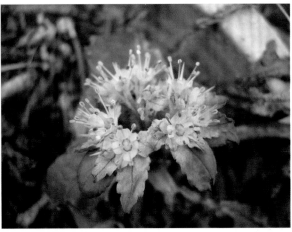

2 绵毛金腰 **Chrysosplenium lanuginosum** Hooker f. & Thomson

　　草本。不育枝具褐色长柔毛，具互生叶，叶片卵形、阔卵形，边缘具 5~12 枚圆齿，具褐色长柔毛。基生叶卵形、阔卵形，被褐色柔毛；茎生叶 1~3 枚，互生，阔卵形至椭圆形，边缘具 5~9 枚圆齿，两面多少具褐色柔毛，叶柄密被褐色柔毛。聚伞花序；花绿色；萼片具褐色斑点；雄蕊 8 枚；子房近下位；花盘退化，周围具 1 圈褐色乳头突起。蒴果。种子黑褐色，具微乳头突起。花、果期 4~6 月。

　　分布于神农架宋洛、新华，生于海拔 1100~1600m 的山谷流水阴湿处。常见。

　　全草解毒生肌。

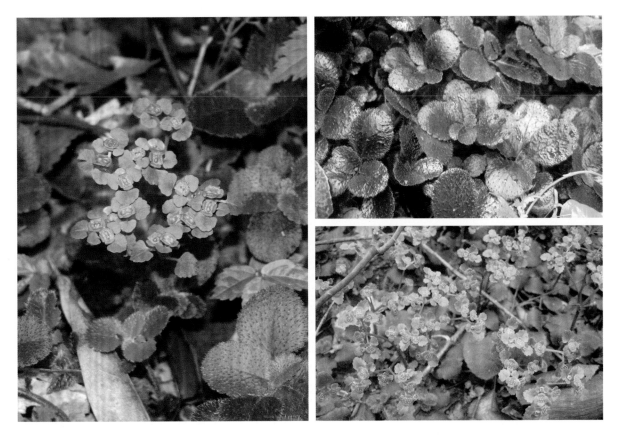

3 滇黔金腰 **Chrysosplenium cavaleriei** Léveillé & Vaniot

草本。不育枝具对生叶，边缘具 15~23 枚钝齿，两面疏生盾状腺毛，叶腋具褐色乳头突起，边缘具 19~25 枚钝齿。茎生叶对生，边缘具 14~19 枚钝齿，疏生褐色乳头突起。多歧聚伞花序；苞叶阔卵形，边缘具 5~15 枚钝齿；花黄绿色；雄蕊 8 枚；子房半下位；花盘明显。蒴果，2 个果瓣不等大，喙长约 0.2mm。种子黑褐色，密生微乳头突起。花、果期 4~7 月。

分布于神农架红坪，生于海拔 1900~2300m 的潮湿林下。少见。

全草清热泻火，解毒。

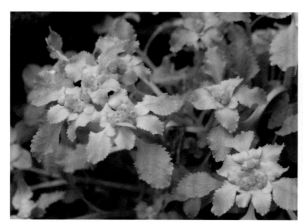 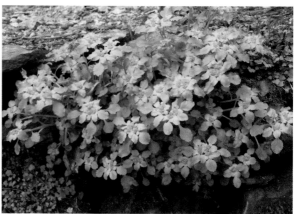

4 中华金腰 **Chrysosplenium sinicum** Maximowicz

草本。不育枝发达，其叶对生，顶生叶的叶腋具褐色髯毛。叶对生，近圆形至阔卵形，先端钝圆，边缘具钝齿，基部宽楔形。花茎无毛。聚伞花序；苞叶阔卵形、卵形至近狭卵形，基部宽楔形至偏斜形，近苞腋部具褐色乳头突起；花黄绿色；萼片在花期直立，阔卵形至近阔椭圆形；雄蕊 8 枚；子房半下位；无花盘。蒴果，2 个果瓣明显不等大。种子黑褐色，被微乳头突起。花、果期 4~8 月。

分布于神农架红坪、宋洛，生于海拔 1700~2500m 的山坡林中或沟谷边。常见。

全草（华金腰子）清热退黄。

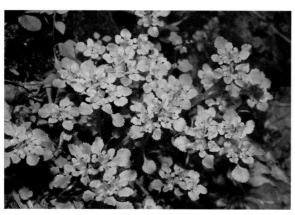 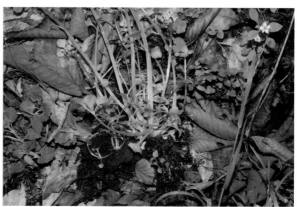

5 | 肾萼金腰 **Chrysosplenium delavayi** Franchet

草本。不育枝出自茎下部叶腋，其叶对生，边缘具 8 枚圆齿，叶腋具褐色乳头突起，背面疏生褐色乳头突起。叶片阔卵形至扇形，边缘具不明显的 7~12 枚圆齿，下表面疏生褐色乳头突起。单花或聚伞花序；苞叶边缘具 6~9 枚圆齿，背面疏生褐色乳头突起；花黄绿色；萼片先端微凹，具 1 个褐色乳头突起；雄蕊 8 枚；子房下位；花盘周围疏生褐色乳头突起。蒴果，2 个果瓣水平状叉开。种子黑褐色。花、果期 3~6 月。

分布于神农架各地，生于海拔 1500~2800m 的林下阴湿处。少见。

全草清热解毒，生肌。

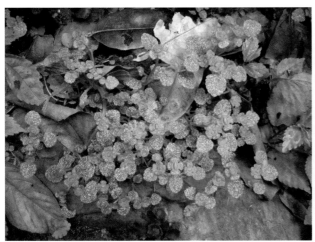 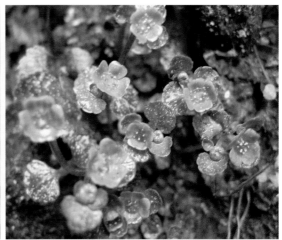

（六）扯根菜属 **Penthorum** Linnaeus

草本。叶互生，狭披针形或披针形。聚伞花序；萼片 5（~8）枚；花瓣 5（~8）片或不存在；雄蕊 2 轮，10（~16）枚；心皮 5（~8）个，下部合生，胚珠多数。蒴果，裂瓣先端喙形，成熟后喙下呈环状横裂。

2 种；我国 1 种；湖北 1 种；神农架 1 种，可供药用。

扯根菜 **Penthorum chinense** Pursh

草本。根茎分枝。茎上部疏生黑褐色腺毛。叶互生，无柄或近无柄，披针形至狭披针形，边缘具细重锯齿。聚伞花序，花序分枝与花梗均被褐色腺毛；苞片卵形至狭卵形；花黄白色；萼片 5 枚，三角形；无花瓣；雄蕊 10 枚；心皮 5（~6）个，下部合生。蒴果，红紫色。种子表面具小丘状突起。花、果期 7~10 月。

分布于神农架松柏、宋洛、新华、阳日，生于海拔 500~900m 的稻田或水塘边。常见。

全草利水除湿，祛瘀止痛。

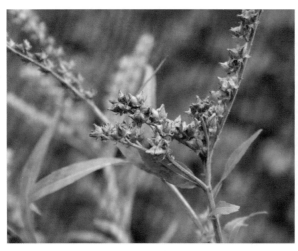
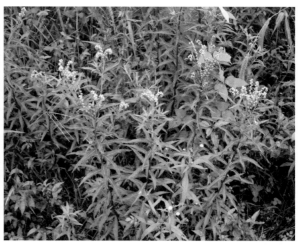

（七）黄水枝属 Tiarella Linnaeus

草本。根茎短，具鳞片。叶多基生，为掌状分裂单叶或三出复叶；茎生叶少；托叶小型。花序总状或圆锥状；花小；托杯内壁下部与子房愈合；萼常呈花瓣状；花瓣5片，或缺；雄蕊10枚；心皮2个，大部合生，子房1室，花柱丝状。蒴果，具不等大的2个果瓣。

5种；我国1种；湖北1种；神农架1种，可供药用。

黄水枝 Tiarella polyphylla D. Don

草本。茎密被腺毛。基生叶具长柄，叶片心形，3~5掌状浅裂，边缘具不规则浅齿，两面密被腺毛；叶柄基部扩大，呈鞘状，密被腺毛；托叶褐色。茎生叶通常2~3枚，与基生叶同形。总状花序，密被腺毛；萼片卵形，背面和边缘具短腺毛；花瓣缺；花丝钻形；心皮2个，下部合生，子房近上位，花柱2个。蒴果。种子黑褐色。花、果期4~11月。

分布于神农架各地，生于海拔400~2800m的林下阴湿地或山坡草丛。常见。

全草清热解毒，活血祛瘀，消肿止痛。

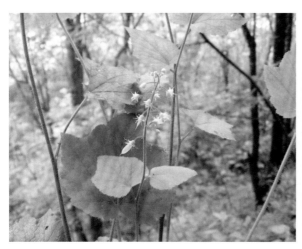
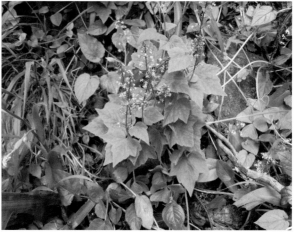

（八）虎耳草属 Saxifraga Linnaeus

草本。单叶全部基生或兼茎生，茎生叶常互生。花两性，稀单性，多辐射对称；多组成聚伞花序，有时单生，具苞片；花托杯状（内壁完全与子房下部愈合），或扁平；萼片5枚；花瓣5片；雄蕊10枚，花丝棒状或钻形；心皮2个，通常下部合生，有时近离生，子房近上位至半下位，中轴胎座，稀边缘胎座，胚珠多数。蒴果，稀蓇葖果。

400余种；我国203种；湖北7种；神农架6种，可供药用的5种。

■ 分种检索表

1. 植株无茎生叶；花两侧对称。
  2. 植株具鞭匐枝；花盘半环状，具小瘤突 ·················1. 虎耳草 S. stolonifera
  2. 植株无鞭匐枝；花无明显花盘 ·····················2. 红毛虎耳草 S. rufescens
1. 植株具莲座叶丛和茎生叶；花辐射对称。
  3. 花瓣黄色 ·······························4. 秦岭虎耳草 S. giraldiana
  3. 花瓣白色
    4. 植株基部无鳞茎 ····················5. 鄂西虎耳草 S. unguipetala
    4. 植株基部具鳞茎 ·····················3. 球茎虎耳草 S. sibirica

1 | 虎耳草 Saxifraga stolonifera Curtis

草本。鞭匐枝细长，密被卷曲长腺毛，具鳞片状叶。茎被长腺毛，具1~4枚苞片状叶。基生叶近心形、肾形至扁圆形，浅裂，裂片边缘具不规则齿牙，叶两面均有腺毛，沿各脉常有白色斑纹；植株无茎生叶或茎生叶极度变小而呈披针形。聚伞花序；萼片卵形，3条脉于先端汇合成1个疣点；花瓣白色，具羽状脉序，基部具爪；花盘半环状，边缘具瘤突；2个心皮下部合生。花、果期4~11月。

分布于神农架各地，生于海拔500~800m的沟谷、林下阴湿岩上。常见。

全草（虎耳草）清热解毒，凉血止血。

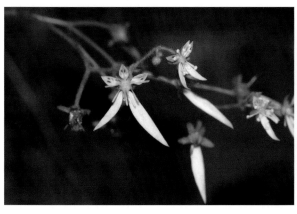
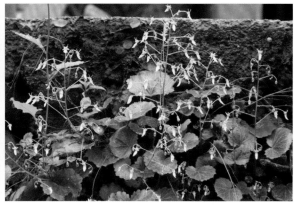

2 红毛虎耳草 Saxifraga rufescens I. B. Balfour

■ 分变种检索表

1. 叶基部心形·····················2a. 红毛虎耳草 S. rufescens var. rufescens

1. 叶基部通常楔形至截形·····················2b. 扇叶虎耳草 S. rufescens var. flabellifolia

2a 红毛虎耳草（原变种）Saxifraga rufescens var. rufescens

多年生草本。叶基生，肾形或心形，基部楔形至截形，9~11浅裂，两面和边缘均被腺毛；叶柄被红褐色长腺毛。花葶密被红褐色长腺毛。多歧聚伞花序；萼片背面和边缘具腺毛，3脉于先端汇合；花瓣白色至粉红色，5枚，通常4枚较短，边缘多少具腺睫毛，基部具爪，弧曲脉序；子房上位。蒴果弯垂。

分布于神农架下谷、新华、阳日，生于海拔450~700m的流水石壁上。少见。

民间以鲜草煎汤外洗，或以干品研末，调花椒油外敷患处；用于黄水疮。

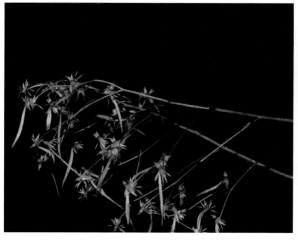 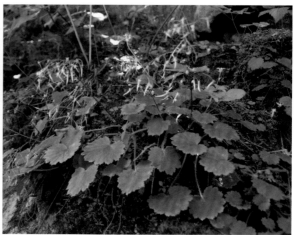

2b 扇叶虎耳草（变种）Saxifraga rufescens var. flabellifolia C. Y. Wu & J. T. Pan

多年生草本。本变种与红毛虎耳草（原变种）的区别为叶片基部通常楔形至截形，花瓣具3~5（~8）条脉。

分布于神农架大九湖、红坪、木鱼、下谷，生于海拔1200~2800m的流水石壁上。常见。

全草用于头晕、胃痛、腹痛、中耳炎。

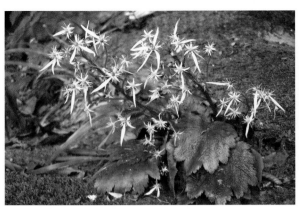
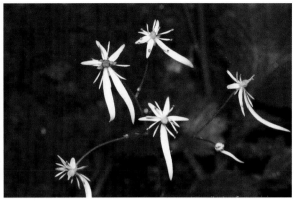

3 | 球茎虎耳草 Saxifraga sibirica Linnaeus

草本。具鳞茎。茎密被柔腺毛。基生叶肾形，7~9浅裂，两面和边缘均具柔腺毛，叶柄基部扩大，被柔腺毛；茎生叶肾形至阔卵形，5~9浅裂，两面和边缘均具腺毛。伞房状聚伞花序；萼片背面和边缘具腺柔毛；花瓣白色，基部渐狭成爪，3~8条脉，无痂体；花丝钻形；心皮2个。花、果期5~11月。

分布于神农架各地，生于海拔1400~3100m的冷杉林下石壁上。少见。

全草清热解毒。

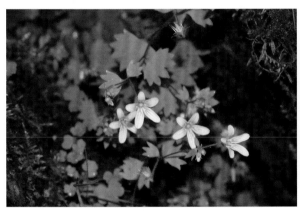
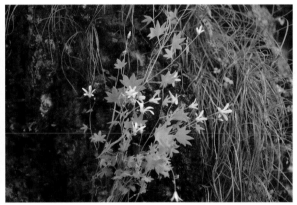

4 | 秦岭虎耳草 Saxifraga giraldiana Engler

草本，丛生。茎被褐色卷曲长柔毛。基生叶和下部茎生叶于花期枯凋，中部以上茎生叶全部具柄，卵形至线状长圆形，边缘疏生褐色卷曲长腺毛。伞房状聚伞花序；花单生于茎顶；萼片背面和边缘多少具柔腺毛，3~5条脉于先端不汇合；花瓣黄色，具褐色斑点，基部具爪，侧脉旁具痂体；花丝钻形；子房上位。花、果期7~10月。

分布于神农架高海拔地区，生于海拔2400~3100m的山坡草丛、石隙。少见。

全草清热解毒。

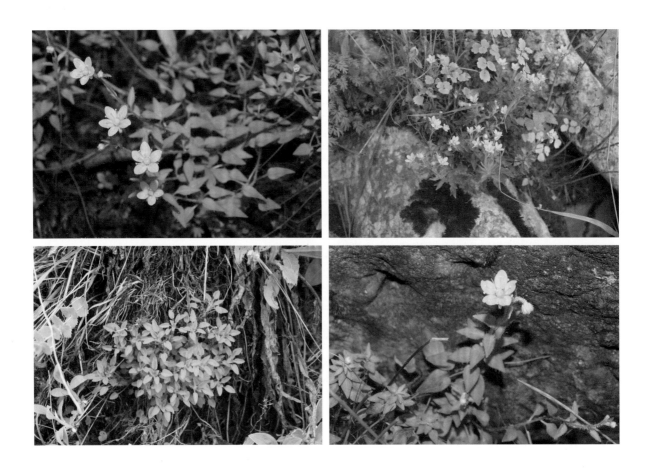

5 鄂西虎耳草 Saxifraga unguipetala Engler & Irmscher

草本。小主轴多分枝，呈坐垫状。花茎密被腺毛。小主轴之叶密集，呈莲座状，肉质，近长圆状匙形，长 7.3~9.5mm，宽约 2mm，先端急尖，两面无毛，具羽状脉 5~10 条，脉端具分泌钙质之窝孔；茎生叶狭长圆形至长圆状匙形，边缘具腺睫毛，具 1~5 个分泌钙质之窝孔。花白色，单生于茎顶；萼片革质；花瓣基部渐狭成短爪；花丝钻形；花盘不明显；子房半下位。花期 7~8 月。

分布于神农架红坪（神农谷、金丝燕垭）等地，生于海拔 2800m 地区的岩壁石隙中。常见。

全草清热解毒。

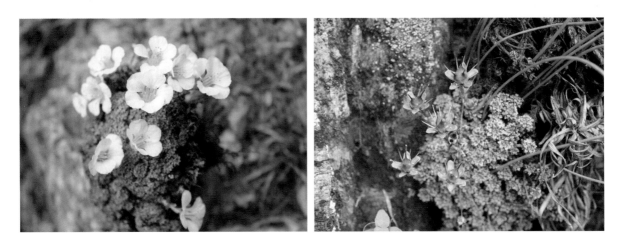

（九）冠盖藤属 Pileostegia J. D. Hooker & Thomson

木质藤本，具气生根。叶对生，革质，全缘或具波状锯齿。圆锥花序；花两性；花冠同型，无不孕花，常数朵聚生；花萼裂片 4~5 枚；花瓣 4~5 片，花蕾时呈覆瓦状排列；雄蕊 8~10 枚；子房下位，4~6 室，柱头圆锥状，4~6 浅裂。蒴果陀螺状，具宿存花柱，沿棱脊间开裂。种子纺锤状，一端或两端具膜质翅。

2 种；我国 2 种；湖北 1 种；神农架 1 种，可供药用。

冠盖藤 Pileostegia viburnoides J. D. Hooker & Thomson

木质藤本。叶对生，椭圆状倒披针形或长椭圆形，先端渐尖或急尖，基部楔形或阔楔形，全缘或稍波状，常稍背卷，主脉和侧脉交接处具长柔毛。圆锥花序顶生，无毛或稍被褐锈色微柔毛；苞片和小苞片线状披针形；花白色；花萼裂片三角形；花瓣卵形；雄蕊 8~10 枚。蒴果陀螺状，具 5~10 条肋纹或棱。花期 7~8 月，果期 9~12 月。

分布于神农架低海拔地区，生于海拔 800m 以下的山坡林中，缠于树上或石上。少见。

根、藤、叶、花补肾，接骨，活血散瘀，消肿解毒。

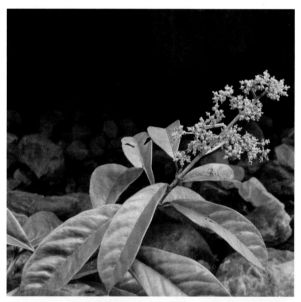

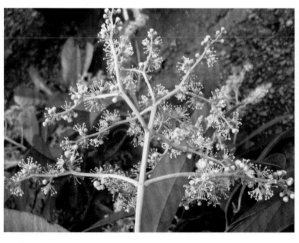

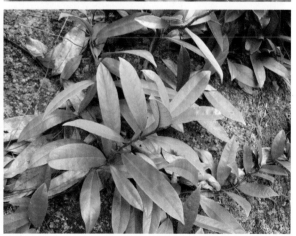

（十）钻地风属 Schizophragma Siebold & Zuccarini

木质藤本。冬芽栗褐色，被柔毛。叶对生，全缘或稍具小齿或锯齿。聚伞花序顶生，花二型或一型，不育花存在或缺，花萼花瓣状。孕性花小；萼筒与子房贴生，萼齿三角形，宿存；花瓣分离；雄蕊 10 枚；子房下位，倒圆锥状或陀螺状，4~5 室，胚珠多数，中轴胎座，柱头 4~5 裂。蒴果具棱，顶端突出于萼筒外或截平，突出部分常呈圆锥状，果爿与中轴分离。种子纺锤状，两端具狭长翅。

10 种；我国 9 种；湖北 1 种；神农架 1 种，可供药用。

1　钻地风 Schizophragma integrifolium Oliver

■ **分变种检索表**

1. 叶片下表面绿色，沿脉被疏短柔毛······1a. 钻地风 S. integrifolium var. integrifolium
1. 叶片下表面呈粉绿色，脉腋间常有髯毛······1b. 粉绿钻地风 S. integrifolium var. glaucescens

1a　钻地风（原变种）Schizophragma integrifolium var. integrifolium

木质藤本。叶椭圆形或阔卵形，先端渐尖或急尖，具阔短尖头，基部阔楔形至浅心形，叶全缘或有极疏的小齿，下表面有时沿脉被疏短柔毛，后渐变成近无毛，脉腋间常具髯毛。聚伞花序；不育花萼片卵状披针形、披针形或阔椭圆形，黄白色；孕性花绿色，萼片 4~5 枚，花瓣 4~5 片，雄蕊 10 枚。蒴果钟状或陀螺状，顶端突出部分短圆锥形。种子两端具翅。花期 6~7 月，果期 10~11 月。

分布于神农架松柏、宋洛、新华，生于海拔 1200~1600m 的山坡林中。少见。

根皮（钻地风）祛风活血，舒筋通络。

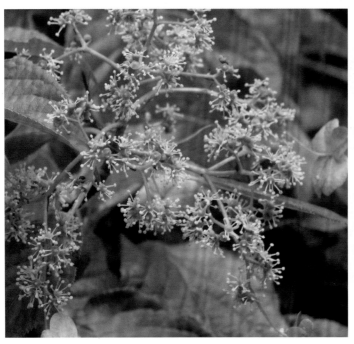
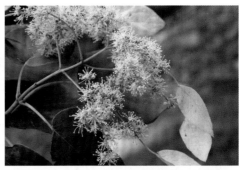
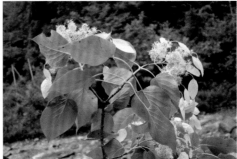

1b **粉绿钻地风**（变种）Schizophragma integrifolium var. glaucescens Rehder

本变种与钻地风（原变种）的主要区别为叶片下表面呈粉绿色，脉腋间常有髯毛。

分布于神农架木鱼（官门山），生于海拔 1400m 的山坡林中。少见。

根皮（钻地风）祛风活血，舒筋通络。

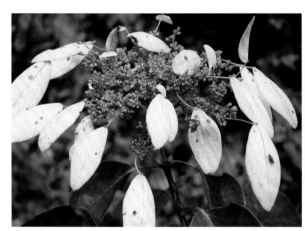 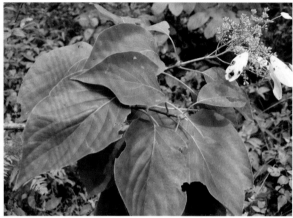

（十一）草绣球属 Cardiandra Siebold & Zuccarini

　　亚灌木或灌木。叶互生。伞房状聚伞花序，花二型。不育花生于花序外侧；萼片 2~3 枚，花瓣状。孕性花小，生于花序内侧；花萼杯状；花瓣 5 片；雄蕊多数，花药倒心形；子房下位，具不完全的 2~3 室，花柱 2~3 个。蒴果卵球形，顶端具宿存的萼齿。种子多数，表面具脉纹，两端具翅。

　　5 种；我国 3 种；湖北 1 种；神农架 1 种，可供药用。

草绣球 Cardiandra moellendorffii (Hance) Migo

　　亚灌木。叶互生，椭圆形或倒长卵形，先端渐尖，基部沿叶柄两侧下延成楔形，边缘具粗长牙齿状锯齿，上表面被短糙伏毛，下表面疏被短柔毛或仅脉上有疏毛。伞房状聚伞花序顶生，苞片和小苞片宿存。不育花萼片 2~3 枚，白色或粉红色。孕性花淡红色或白色；萼齿 4~5 枚；雄蕊 15~25 枚；子房下位，花柱 3 个。蒴果近球形或卵球形。种子棕褐色，两端具翅。花期 7~8 月，果期 9~10 月。

　　分布于神农架各地，生于海拔 400~1700m 的林下水沟旁。常见。

　　根茎活血祛瘀。

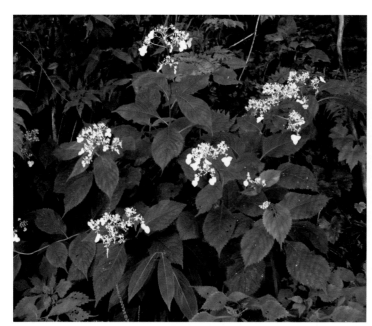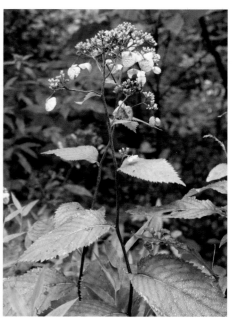

（十二）茶藨子属 Ribes Linnaeus

灌木，有刺或无刺。单叶互生，常掌状分裂。花两性或单性异株，5 数，稀 4 数；多为总状花序，或花数朵簇生，稀单生；萼筒辐状、碟形、盆形、杯形、钟形、圆筒形或管形，与子房合生，萼片多与花瓣同色；花瓣（4~）5 片，小，稀缺；雄蕊（4~）5 枚，与花瓣互生；花柱先端 2 裂，子房下位，极稀半下位，侧膜胎座。浆果。

160 余种；我国 59 种；湖北 13 种；神农架 13 种，可供药用的 10 种。

■ 分种检索表

1. 花两性。
  2. 枝具刺·······························1. 大刺茶藨子 R. alpestre var. giganteum
  2. 枝无刺。
    3. 总状花序疏松，长 15~25（~30）cm···········2. 长序茶藨子 R. longiracemosum
    3. 总状花序较紧密，长 5~12（~16）cm·············3. 宝兴茶藨子 R. moupinense
1. 花单性，雌雄异株。
  4. 伞形花序··························4. 华蔓茶藨子 R. fasciculatum var. chininese
  4. 总状花序。
    5. 常绿灌木；枝无刺；叶不分裂·················5. 华中茶藨子 R. henryi
    5. 落叶灌木；枝无刺或在节上具 2 枚小刺；叶分裂。
      6. 花萼外面无毛。
        7. 叶基部圆形至近截形；萼筒浅杯形·············6. 冰川茶藨子 R. glaciale
        7. 叶基部截形至心脏形；萼筒碟形··············7. 细枝茶藨子 R. tenue

6. 花萼外面具柔毛。

  8. 果实无毛·······························8. 渐尖茶藨子 R. takare

  8. 果实具柔毛和腺毛；叶两面均被长柔毛。

    9. 雄花序长 6~7cm，具 10~15 朵疏松排列的花············9. 鄂西茶藨子 R. franchetii

    9. 雄花序长 7~15cm，具 15~30 余朵密集排列的花···10. 华西茶藨子 R. maximowiczii

---

1 | **大刺茶藨子**（变种）**Ribes alpestre** Wallich ex Decaisne var. **giganteum** Janczewski

  灌木。小枝节上具 3 枚粗刺。叶宽卵圆形，不育枝上的叶宽大。花两性，2~3 朵组成总状花序或单生；苞片成对着生，宽卵圆形或卵状三角形；花萼绿褐色或红褐色；萼筒钟形；花白色；雄蕊超出花瓣，花丝白色。浆果，紫红色。花期 4~6 月，果期 6~9 月。

  分布于神农架大九湖、红坪、木鱼，生于海拔 1500~2800m 的山坡林下。少见。

  果实（刺李）用于萎缩性胃炎、胆汁缺乏病。

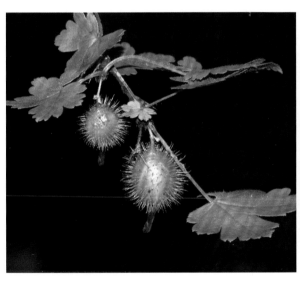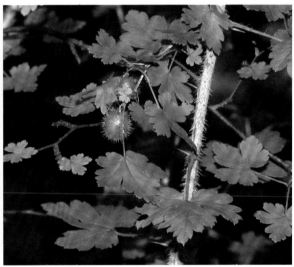

---

2 | **长序茶藨子 Ribes longiracemosum** Franchet

  灌木。叶卵圆形，基部深心形，极稀在下表面基部脉腋间稍有短柔毛，掌状 3 裂，稀 5 裂。花两性；总状花序，花排列疏松，间隔大于或等于 1cm；萼筒钟状短圆筒形，带红色；花瓣近扇形，长约为萼片的 1/2；雄蕊长于萼片。浆果，黑色。花期 4~5 月，果期 7~8 月。

  分布于神农架各地，生于海拔 1600~2500m 的山坡林下或灌丛中。常见。

  根（铁青胆）祛风湿，止痛。

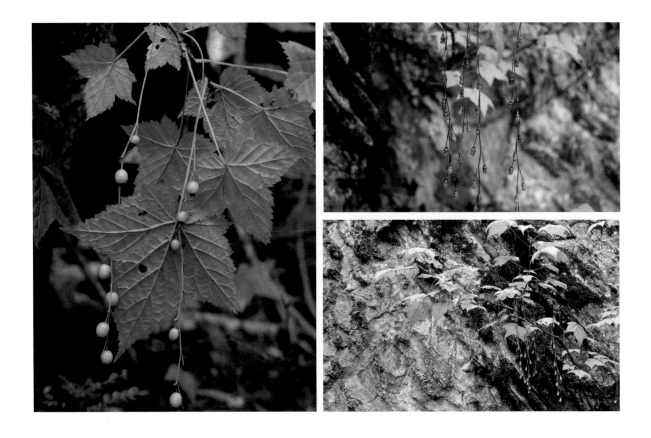

3 宝兴茶藨子 Ribes moupinense Franchet

　　灌木。叶卵圆形或宽三角状卵圆形，基部心形，稀近截形，上表面无柔毛或疏生粗腺毛，下表面沿叶脉或脉腋间具短柔毛或混生少许腺毛，常 3~5 裂。花两性；总状花序，下垂，具 9~25 朵疏松排列的花；萼筒钟形；花瓣倒三角状扇形；花柱短于雄蕊，先端 2 裂。果实球形，黑色，无毛。花期 5~6 月，果期 7~8 月。

　　分布于神农架各地，生于海拔 1500~2500m 的林下。常见。

　　根（宝兴茶藨）祛风除湿，活血调经。

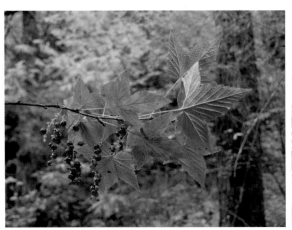

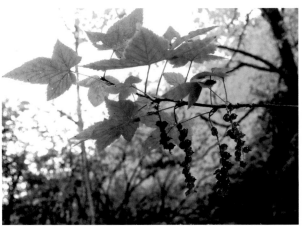

4 | 华蔓茶藨子（变种） **Ribes fasciculatum** Siebold & zuccarini var. **chininese** Maximowicz

灌木。嫩枝被柔毛。叶近圆形，基部截形至浅心形，两面密生柔毛，掌状 3~5 裂；叶柄密生柔毛。花单性，雌雄异株，组成几乎无总梗的伞形花序；雄花序具花 2~9 朵；雌花 2~4（~6）朵簇生，稀单生；花萼黄绿色；花瓣近圆形或扇形；雄蕊长于花瓣，花丝极短；花柱 2 裂。果实近球形，红褐色。花期 4~5 月，果期 7~9 月。

分布于神农架大九湖（东溪）、新华、松柏，生于海拔 950~1100m 的山沟林下。常见。

果实（茶刺泡）清热，生津，止渴。

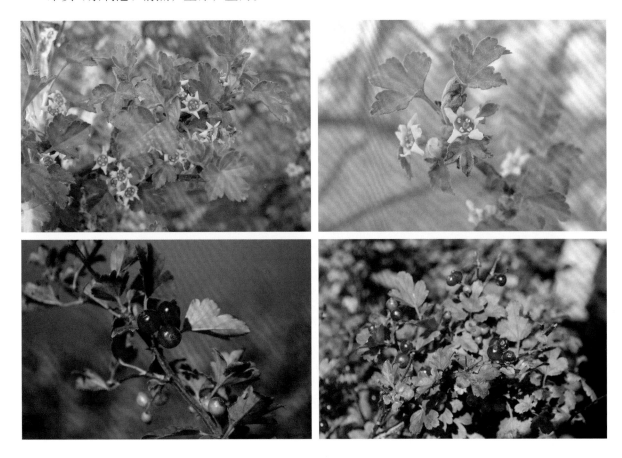

5 | 华中茶藨子 **Ribes henryi** Franchet

小灌木。枝顶端具 2~3 枚叶。叶片椭圆形或倒卵状椭圆形，先端急尖，基部楔形，边缘疏生锯齿和腺毛；叶柄密被腺毛。花单性，雌雄异株；总状花序，雄花序具花 5~10 朵，雌花序具花 3~5 朵；花萼浅绿白色；花瓣楔状匙形或近扇形；子房密被腺毛。果实倒卵状长圆形，被腺毛。种子多数。花期 5~6 月，果期 7~8 月。

分布于神农架宋洛，生于海拔 600~1300m 的山坡林中或岩石上。少见。

根舒筋活络，祛瘀止血。

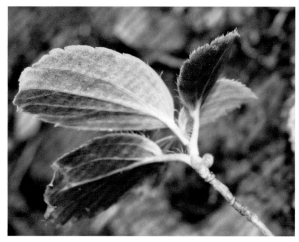
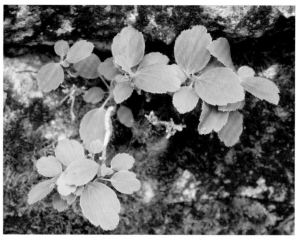

6 | 冰川茶藨子 **Ribes glaciale** Wallich

　　灌木。叶长卵圆形，掌状 3~5 裂，边缘具粗大锯齿或混生少数重锯齿。花单性，雌雄异株；总状花序，雄花序长于雌花序，花萼红褐色；萼筒浅杯形；花瓣近扇形或楔状匙形，短于萼片；雄蕊稍长于花瓣或几乎与花瓣近等长，雌花的雄蕊退化；子房倒卵状长圆形，雄花的子房退化。果实红色。花期 4~6 月，果期 7~9 月。

　　分布于神农架各地，生于海拔 1500~2800m 的沟边林下灌丛中。常见。

　　根（冰川茶藨）清虚热，调经止痛。

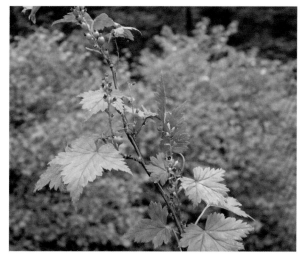
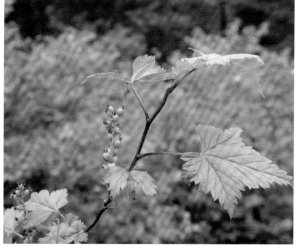

7 | 细枝茶藨子 **Ribes tenue** Janczewski

　　灌木。叶长卵圆形，掌状 3~5 裂，顶生裂片比侧生裂片长 1~2 倍，侧生裂片卵圆形或菱状卵圆形。花单性，雌雄异株；总状花序，雄花序具花 10~20 朵，雌花序较短，具花 5~15 朵；花萼红褐色，无毛，萼筒碟形；花瓣楔状匙形或近倒卵圆形，暗红色；雄蕊短，雌花的花药不发育。果实暗红色。花期5~6月，果期8~9月。

　　分布于神农架各地，生于海拔1400~2000m的山坡林中或林缘。常见。

　　根除热健胃，活血调经。

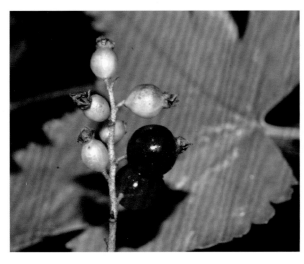
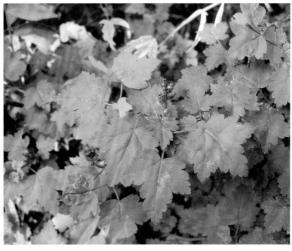

8	渐尖茶藨子 **Ribes takare** D. Don

　　灌木。叶宽卵圆形或近圆形，常疏生腺毛，掌状3~5裂。花单性，雌雄异株；总状花序，雄花序长于雌花序；花萼红褐色，外面微具短柔毛；萼筒杯形或盆形；花瓣小；雄蕊的花药超出花瓣之上，雌花的退化雄蕊细弱；子房倒卵圆形，无毛或微被短柔毛，花柱先端2裂。果实浅黄绿色转红褐色，稀幼时微具短柔毛。花期4~5月，果期7~8月。

　　分布于神农架红坪，生于海拔2200~2800m的山坡林下或沟边草丛中。少见。

　　果实（山麻子）除热止渴。

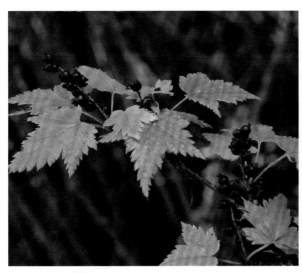
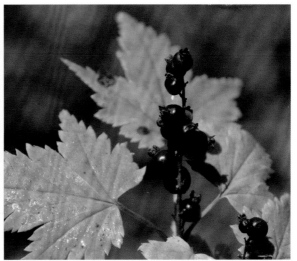

9 鄂西茶藨子 Ribes franchetii Janczewski

　　小灌木。叶宽卵圆形或近圆形，掌状 3~5 浅裂，边缘具深裂粗大锐锯齿或重锯齿。花单性，雌雄异株；总状花序，雄花序长 6~7cm，具花 10~15 朵，疏松排列，雌花序花排列较密集；花萼外面红色，被长柔毛；花瓣红色；雄蕊稍长于花瓣，花药近圆形；雌花花丝短于花药，子房密被长柔毛和腺毛，花柱先端 2 裂。果实红褐色，具长柔毛和腺毛。花期 5~6 月，果期 7~8 月。

　　分布于神农架红坪，生于海拔 1400~2100m 的山坡阴丛中、林边或岩石上。少见。

　　根祛风湿。

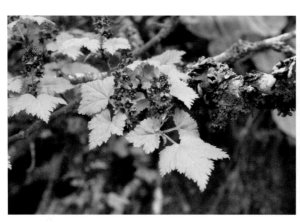
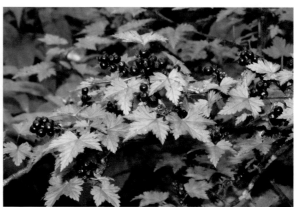

10 华西茶藨子 Ribes maximowiczii Batalin

　　灌木。枝较粗壮。叶宽卵圆形，被长柔毛，通常掌状 3 浅裂，稀 5 裂，边缘具不整齐粗大钝锯齿。花单性，雌雄异株；总状花序，雄花序长 7~15cm，具花 15~30 朵，密集排列，雌花序长 4~10cm；花萼黄绿色略带红色，被长柔毛或长腺毛；雄蕊稍长于花瓣；子房球形，密被长柔毛和长腺毛。果实密被长柔毛和长腺毛。花期 6~7 月，果期 8 月。

　　分布于神农架红坪、木鱼，生于海拔 1800~2000m 的山坡灌丛中。常见。

　　根（华西茶藨）祛风湿。

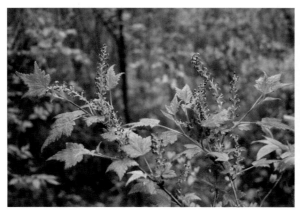
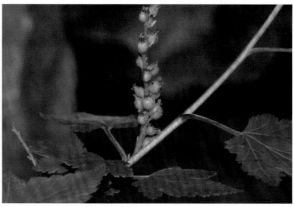

（十三）鼠刺属 Itea Linnaeus

灌木或乔木。单叶互生，托叶早落。花小，白色，辐射对称，两性或杂性；总状花序或圆锥花序；萼筒杯状，基部与子房合生，萼片5枚，宿存；花瓣5片，宿存；雄蕊5枚，着生于花盘边缘而与花瓣互生；子房上位或半下位，具2（~3）个心皮，柱头头状，胚珠多数，中轴胎座。蒴果先端2裂。种子多数。

约27种；我国15种；湖北1种；神农架1种，可供药用。

冬青叶鼠刺 Itea ilicifolia Oliver

常绿灌木。叶厚革质，阔椭圆形至长圆形，边缘具较疏而坚硬的刺状锯齿，下表面脉腋具簇毛。总状花序，顶生；花序轴被短柔毛；苞片钻形；萼筒浅钟状，萼片三角状披针形；花瓣黄绿色，顶端具硬小尖；雄蕊长约为花瓣的1/2；子房半下位，心皮2个，柱头头状。蒴果。花期5~6月，果期7~11月。

分布于神农架低海拔地区，生于海拔500~800m的山坡沟边林中。常见。

根（月月青）用于劳伤咳嗽、肾虚腰痛。

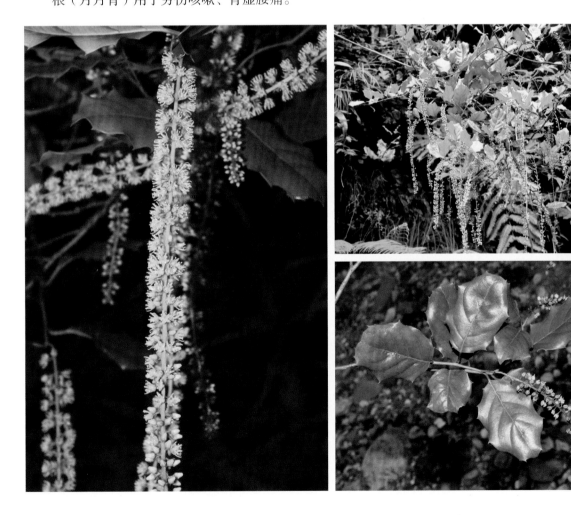

（十四）常山属 Dichroa Loureiro

灌木。叶对生，稀上部互生。花两性，伞房状圆锥花序或聚伞花序；萼筒倒圆锥形，贴生于子房上，花萼裂片 5~6 枚；花瓣 5~6 片，分离；雄蕊 4~5 枚或 10~（~20）枚；子房半下位，上部 1 室，下部有不连接或近连接的隔膜 4~6 层，侧膜胎座，花柱（2~）3~6 个，分离或仅基部合生。浆果。种子具网纹。

12 种；我国 6 种；湖北 1 种；神农架 1 种，可供药用。

常山 Dichroa febrifuga Loureiro

常绿灌木。叶常椭圆形至披针形，先端渐尖，基部楔形，边缘具锯齿或粗齿，无毛或仅叶脉被皱卷短柔毛，稀下表面被长柔毛。伞房状圆锥花序顶生，花蓝色或白色；花萼倒圆锥形，4~6 裂；花瓣长圆状椭圆形，稍肉质，花后反折；雄蕊 10~20 枚；花柱 4（~6）个，棒状，子房下位。浆果蓝色，干时黑色。种子具网纹。花期 2~4 月，果期 5~8 月。

分布于神农架低海拔地区，生于海拔 500~1400m 的山坡沟边林中。

根截疟，解热，催吐。

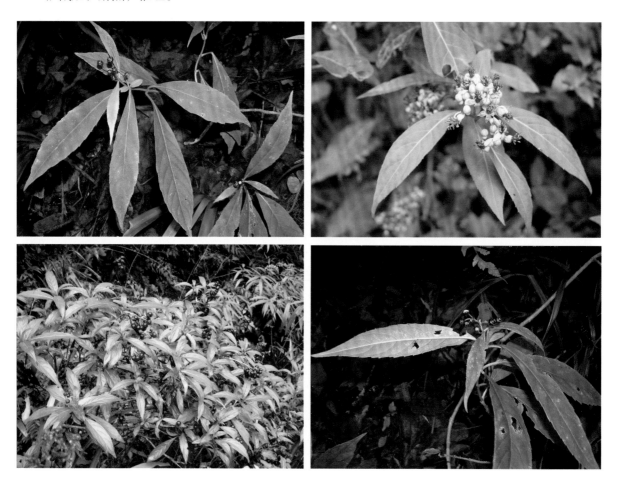

（十五）绣球属 Hydrangea Linnaeus

亚灌木、灌木或小乔木。叶对生。聚伞花序，顶生；花二型，极少一型。不育花存在或缺，生于花序外侧；花瓣和雄蕊缺或极退化；萼片花瓣状，分离，偶有基部稍连合。孕性花较小，生于花序内侧；花萼筒状，与子房贴生，萼齿4~5枚；花瓣4~5片，或少数种类连合成冠盖状；雄蕊通常10枚，着生于花盘边缘；子房上位或下位，2~5室，胚珠多数，花柱2~5个，分离或基部连合，宿存。蒴果。种子具翅或无翅。

73种；我国46种；湖北15种；神农架11种，可供药用的10种。

■ 分种检索表

1. 子房1/3~2/3上位；蒴果顶端突出。
  2. 蒴果顶端突出部分非圆锥形；种子具网状脉纹，通常无翅或罕有极短的翅。
    3. 二年生小枝或老枝灰白色，树皮不剥落‥‥‥‥‥‥1. 绣球 H. macrophylla
    3. 二年生小枝或老枝红褐色或褐色，树皮呈薄片状剥落。
      4. 蒴果顶端突出部分稍长于萼筒‥‥‥‥‥2. 中国绣球 H. chinensis
      4. 蒴果顶端突出部分等长于萼筒‥‥‥‥‥3. 西南绣球 H. davidii
  2. 蒴果顶端突出部分圆锥形；种子具纵脉纹，两端具长翅。
    5. 叶下表面有密集的颗粒状腺体‥‥‥‥‥4. 白背绣球 H. hypoglauca
    5. 叶下表面无腺体。
      6. 二年生或一年生小枝均无皮孔‥‥‥‥‥5. 东陵绣球 H. bretschneideri
      6. 二年生小枝具皮孔，有时一年生小枝亦具皮孔‥‥‥‥‥6. 挂苦绣球 H. xanthoneure
1. 子房完全下位；蒴果顶端截平。
  7. 花瓣连合成冠盖状；种子周边具翅；攀缘藤本‥‥‥‥‥7. 冠盖绣球 H. anomala
  7. 花瓣分离，基部截平；种子两端具翅。
    8. 叶下表面密被颗粒状腺体‥‥‥‥‥8. 蜡莲绣球 H. strigosa
    8. 叶下表面无颗粒状腺体。
      9. 花序分枝密集，紧靠，彼此间隔短‥‥‥‥‥9. 莼兰绣球 H. longipes
      9. 花序分枝疏散，远离，彼此间隔较长‥‥‥‥‥10. 粗枝绣球 H. robusta

1 绣球 Hydrangea macrophylla (Thunberg) Seringe

灌木。叶纸质或近革质，倒卵形或阔椭圆形，先端骤尖，边缘于基部以上具粗齿。伞房状聚伞花序，花二型。不育花萼片4枚，粉红色、淡蓝色或白色。孕性花极少数；花瓣长圆形；雄蕊10枚，不突出或稍突出，花药长圆形；子房下位，花柱3个，半环状。蒴果长陀螺状。花期6~8月。

原产于我国，神农架各地均有栽培。常见。

根、叶、花清热，截疟，杀虫。花、叶用于疟疾、心悸烦躁。根用于喉痹胸闷、阴囊湿疹。叶用于头晕。

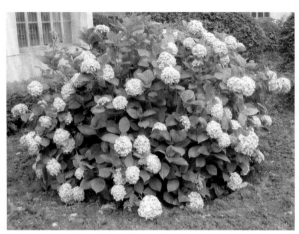
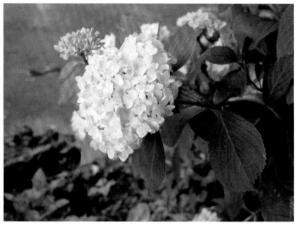

2 中国绣球 Hydrangea chinensis Maximowicz

灌木。叶纸质，长圆形或狭椭圆形，有时近倒披针形，先端渐尖，基部楔形，边缘近中部以上具疏钝齿或小齿，两面被疏短柔毛或仅脉上被毛，下表面脉腋间常有髯毛。聚伞花序顶生。不育花萼片3~4枚。孕性花萼筒杯状；花瓣黄色，基部具短爪；雄蕊10~11枚，花蕾时不内折；子房半下位，花柱3~4个。蒴果顶端突出，稍长于萼筒。种子淡褐色，具网状脉纹。花期5~6月，果期9~10月。

分布于神农架各地，生于溪边或林下。少见。

根利尿，抗疟，祛瘀止痛，活血生新。

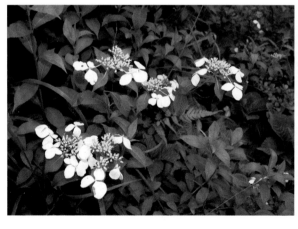
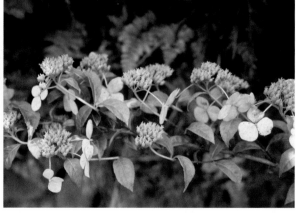

3 西南绣球 Hydrangea davidii Franchet

灌木。叶纸质，长圆形或狭椭圆形，先端渐尖，具尾状长尖头，基部楔形或略钝，边缘于基部以上具粗齿或小锯齿。聚伞花序顶生。不育花萼片 3~4 枚。孕性花深蓝色；萼筒杯状；花瓣基部具短爪；雄蕊 8~10 枚，近等长；子房半下位，花柱 3~4 个，外弯。蒴果顶端突出。种子淡褐色，具网状脉纹。花期 4~6 月，果期 9~10 月。

分布于神农架各地，生于山坡灌丛下。少见。

根、叶、花清热，截疟，杀虫。花、叶用于疟疾、心悸烦躁。根用于喉痹胸闷、阴囊湿疹。叶用于头晕。

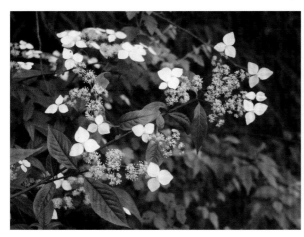
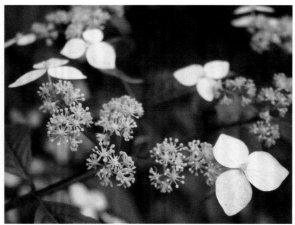

4　白背绣球 **Hydrangea hypoglauca** Rehder

灌木。叶卵形或长卵形，脉上有稀疏紧贴的短粗毛，下表面灰绿白色，具密集的颗粒状小腺体。伞房状聚伞花序。不育花萼片 4 枚，少有 3 枚，白色。孕性花密集；萼筒钟状；花瓣白色；雄蕊不等长，短的与花瓣近等长；子房半下位，花柱 3 个。蒴果顶端突出部分圆锥形，等于或略短于萼筒。种子淡褐色，具纵脉纹，两端具狭翅。花期 6~7 月，果期 9~10 月。

分布于神农架各地，生于海拔 1200~2300m 的山坡、沟谷灌木丛中。常见。

果（白背绣球）除风痰，截疟。

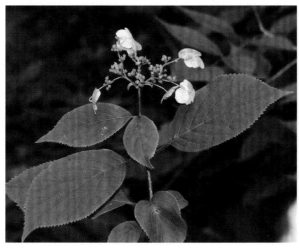
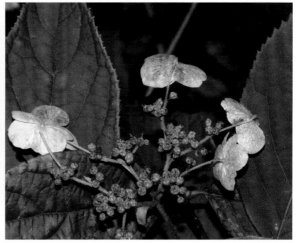

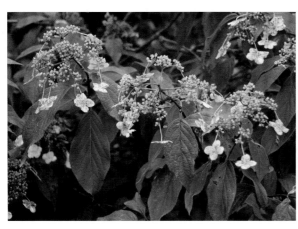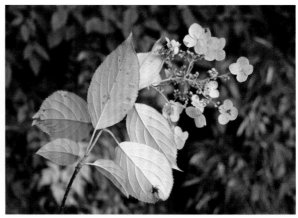

| 5 | **东陵绣球** **Hydrangea bretschneideri** Dippel |

灌木。叶薄纸质或纸质，卵形至长卵形、倒长卵形或长椭圆形，上表面无毛或有少许散生短柔毛，下表面密被柔毛或后变近无毛。伞房状聚伞花序。不育花萼片 4 枚。孕性花萼筒杯状；花瓣白色；雄蕊 10 枚，不等长；子房半下位，花柱 3 个。蒴果顶端突出部分圆锥形，稍短于萼筒。种子淡褐色，具纵脉纹，两端各具狭翅。花期 6~7 月，果期 9~10 月。

分布于神农架木鱼（千家坪）、红坪、宋洛，生于海拔 1200~2800m 的山坡密林中。常见。

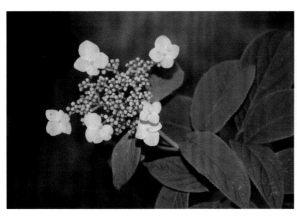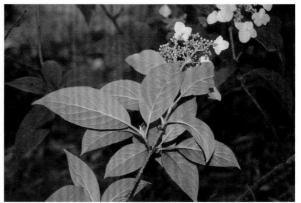

| 6 | **挂苦绣球** **Hydrangea xanthoneure** Diels |

灌木至小乔木。小枝常具皮孔。叶纸质至厚纸质，椭圆形、长椭圆形、长卵形或倒长卵形，叶脉淡黄色，脉上被小糙伏毛或灰白色短柔毛，脉腋间常有髯毛。聚伞花序顶生。不育花萼片 4 枚，偶有 5 枚，淡黄绿色。孕性花萼筒浅杯状；花瓣白色或淡绿色；雄蕊 10~13 枚，不等长；子房半下位，花柱 3~4 个。蒴果顶端突出部分圆锥形。种子具纵脉纹，两端各具狭翅。花期 7 月，果期 9~10 月。

分布于神农架红坪、松柏、宋洛、新华，生于海拔 700~1500m 的山坡。少见。

根（挂苦绣球）截疟。

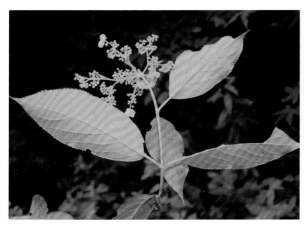 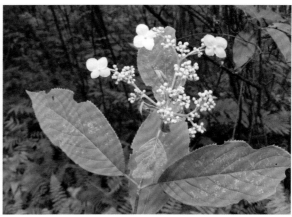

7 | 冠盖绣球 Hydrangea anomala D. Don

藤本。叶椭圆形、长卵形，基部楔形、近圆形或有时浅心形。聚伞花序。不育花萼片4枚。孕性花多数，密集，萼筒钟状；花瓣连合成冠盖状；雄蕊9~18枚；子房下位，花柱2个，少有3个。蒴果坛状，顶端截平。种子淡褐色，周边具薄翅。花期5~6月，果期9~10月。

分布于神农架各地，生于海拔1800m的沟谷林下。常见。

叶除胀截疟。

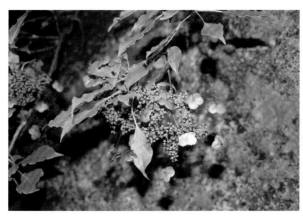 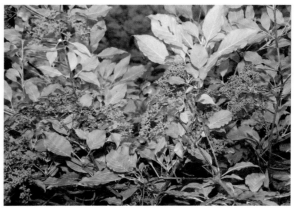

8 | 蜡莲绣球 Hydrangea strigosa Rehder

灌木。叶长圆形、卵状披针形，上表面被稀疏糙伏毛或近无毛，密被灰棕色颗粒状腺体和灰白色糙伏毛。聚伞花序。不育花萼片4~5枚，基部具爪，边全缘或具数齿，白色或淡紫红色。孕性花淡紫红色，萼筒钟状；花瓣初时顶端稍连合，后分离，早落；雄蕊不等长；子房下位，花柱2个。蒴果坛状，顶端截平。种子褐色，具纵脉纹，两端具翅。花期7~8月，果期11~12月。

分布于神农架各地，生于海拔600~1500m的山坡林下。常见。

根（土常山）涤痰结，散肿毒，疗项瘿瘤，截疟。

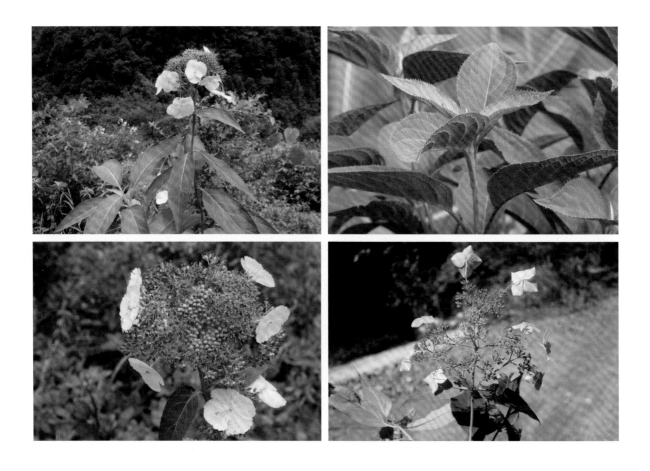

9 | 钝兰绣球 **Hydrangea longipes** Franchet

灌木。叶膜质或薄纸质，卵形，上表面疏被糙伏毛，下表面被短而近贴伏的细柔毛。伞房状

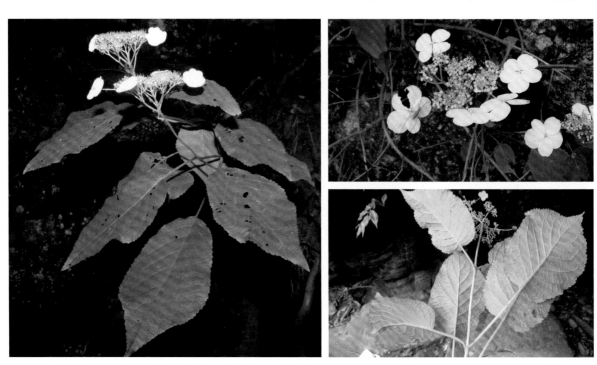

聚伞花序顶生，密集，密被短粗毛。不育花白色，萼片 4 枚，具短爪。孕性花白色，早落；雄蕊 10 枚，不等长；子房下位，花柱 2 个。蒴果杯状，顶端截平；种子淡棕色，具凸起的纵脉纹，两端具短翅。花期 7~8 月，果期 9~10 月。

分布于神农架各地，生于海拔 1000~2100m 的山坡林下、沟边和路旁。常见。

叶（长柄绣球）止血。

10 粗枝绣球 *Hydrangea robusta* J. D. Hooker & Thomson

灌木或小乔木。叶纸质，阔卵形至长卵形或椭圆形至阔椭圆形，上表面疏被糙伏毛，下表面密被灰白色短柔毛或淡褐色短疏粗毛。伞房状聚伞花序，密被灰黄色或褐色粗毛。不育花淡紫色或白色，萼片 4~5 枚。孕性花瓣紫色；雄蕊 10~14 枚，不等长；子房下位，花柱 2 个。蒴果杯状，顶端截平。种子红褐色，具稍凸起的纵脉纹，两端具翅。花期 7~8 月，果期 9~11 月。

分布于神农架大九湖、红坪、木鱼、松柏、新华，生于海拔 1400~1900m 的山坡、沟谷杂林中。常见。

根（八仙花根）用于半身不遂、跌打损伤。叶（八仙花叶）清热，抗疟。

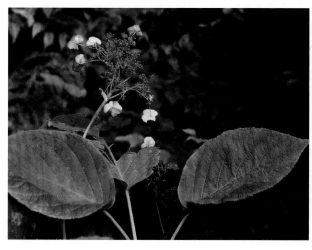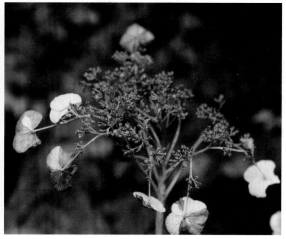

（十六）赤壁木属 **Decumaria** Linnaeus

常绿攀缘灌木，常具气生根。叶对生，易脱落，具柄。伞房花序，顶生；花两性；萼片 7~10 枚；花瓣 7~10 片；雄蕊 20~30 枚，花药 2 室，药室纵裂；子房下位，5~10 室，胚珠多数。蒴果室背棱脊间开裂。种子两端有膜翅。

2 种；我国 1 种；湖北 1 种；神农架 1 种，可供药用。

赤壁木 Decumaria sinensis Oliver

攀缘灌木。嫩枝疏被长柔毛，节稍肿大。叶薄革质，倒卵形或椭圆形，全缘或叶缘上部有时具疏锯齿或波状，嫩叶疏被长柔毛。伞房花序；花白色；萼筒陀螺形；花瓣长圆状椭圆形；雄蕊20~30枚；柱头扁盘状，7~9裂。蒴果具宿存花柱和柱头，有隆起的脉纹或棱条。种子两端尖，有白翅。花期3~5月，果期8~10月。

分布于神农架阳日，生于海拔700m的湿润石壁或沟边林下。常见。

叶消肿，止血。全草祛风湿，强筋骨。

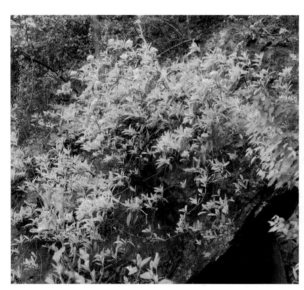 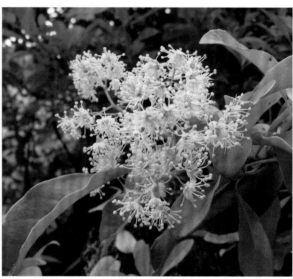

（十七）山梅花属 Philadelphus Linnaeus

灌木。叶对生，离基出脉3或5条。总状花序，常下部分枝呈聚伞状或圆锥状排列，稀单花；花白色，芳香；萼片4（~6）枚；花瓣4（~6）片；雄蕊13~90枚；子房下位或半下位，4（~5）室，胚珠多数，中轴胎座，花柱（3~）4（~5）个，合生，稀部分或全部离生。蒴果4（~5）个，瓣裂，外果皮纸质，内果皮木栓质。种子极多，种皮前端冠以白色流苏，末端延伸成尾或渐尖。

约75种；我国22种；湖北3种；神农架2种，均可供药用。

■ 分种检索表

1. 叶下表面密被白色长粗毛···1. 山梅花 P. incanus
1. 叶下表面仅沿主脉和脉腋被长硬毛·································2. 绢毛山梅花 P. sericanthus

1 山梅花 Philadelphus incanus Koehne

灌木。叶卵形或阔卵形，边缘具疏锯齿，上表面被刚毛，下表面密被白色长粗毛，叶脉离基出脉 3~5 条。总状花序，疏被长柔毛或无毛；花萼外面密被紧贴糙伏毛；花冠盘状，花瓣白色；雄蕊 30~35 枚；具花盘；花柱先端稍分裂，柱头棒形。蒴果。种子具短尾。花期 5~6 月，果期 7~8 月。

分布于神农架各地，生于海拔 500~1900m 的山沟林下或灌丛中。常见。

茎、叶清热，利湿，泻火。

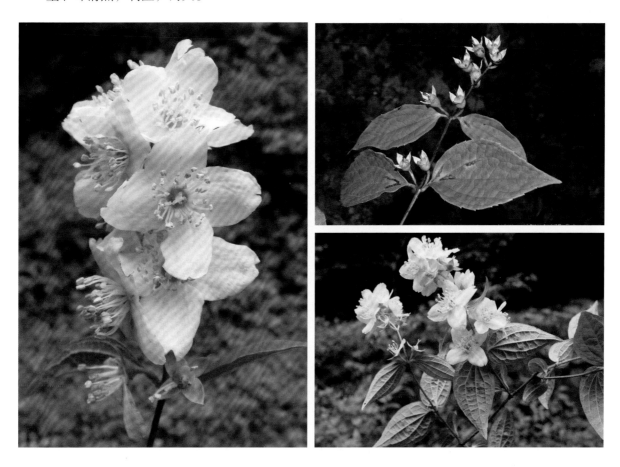

2 绢毛山梅花 Philadelphus sericanthus Koehne

灌木。叶椭圆形或椭圆状披针形，边缘具锯齿，齿端具角质小圆点，上表面疏被糙伏毛，下表面仅沿主脉和脉腋被长硬毛。总状花序，疏被毛；花萼褐色，外面疏被糙伏毛；花冠盘状；花瓣白色，外面基部常疏被毛；雄蕊 30~35 枚；花盘和花柱均无毛或稀疏被白色刚毛，花柱上部稍分裂，柱头桨形或匙形。蒴果。种子具短尾。花期 5~6 月，果期 8~9 月。

分布于神农架木鱼、松柏，生于海拔 1300~1900m 的山坡灌丛中。常见。

根皮用于疟疾、头痛、挫伤、腰胁疼痛及胃痛。

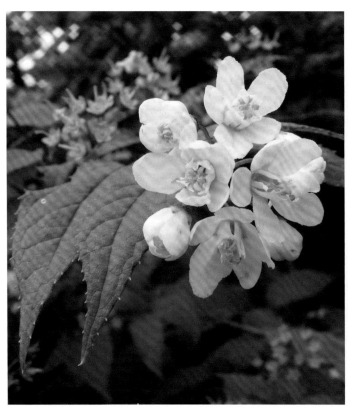
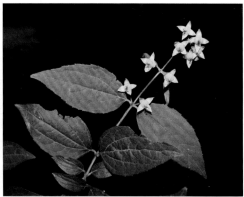
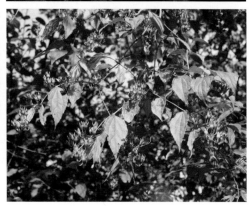

（十八）溲疏属 Deutzia Thunberg

灌木，通常被星状毛。叶对生，边缘具锯齿。花两性，组成圆锥花序、伞房花序、聚伞花序或总状花序；萼筒钟状，与子房壁合生，裂片 5 枚，果时宿存；花瓣 5 片，白色、粉红色或紫色；雄蕊 10（12~15）枚，常排成形状和大小不等的两轮，花丝常具翅，先端齿状；子房下位，3~5 室，中轴胎座；花柱 3~5 个，离生。蒴果室背开裂。种子极多。

60 多种；我国 50 种；湖北 11 种；神农架 10 种，可供药用的 5 种。

■ 分种检索表

1. 圆锥花序···1. 宁波溲疏 **D. ningpoensi**s

1. 伞房花序或聚伞花序。

  2. 花序具花 1~3 朵，花大，花冠直径 2~2.5cm·······················2. 大花溲疏 **D. grandiflora**

  2. 花序有多花，至少 3 朵以上。

    3. 叶下表面无毛，具白粉·······································3. 粉背溲疏 **D. hypoglauca**

    3. 叶下表面具毛。

      4. 叶下表面被 10~20 个分枝的星状毛·······················4. 异色溲疏 **D. discolor**

      4. 叶下表面被 4~8 个分枝的星状毛·······················5. 四川溲疏 **D. setchuenensis**

1 | 宁波溲疏 **Deutzia ningpoensis** Rehder

灌木。叶厚纸质，卵状长圆形或卵状披针形，边缘具疏离锯齿或近全缘。聚伞状圆锥花序，疏被星状毛；萼筒杯状，均密被星状毛；花瓣白色，外面被星状毛；外轮雄蕊长 3~4mm，内轮雄蕊较短，两轮形状相同，花丝先端具 2 枚短齿，花药球形，具短柄，从花丝裂齿间伸出；花柱 3~4 个。蒴果半球形，密被星状毛。花期 5~7 月，果期 9~10 月。

分布于神农架新华。生于海拔 800m 的山坡灌丛中。少见。

叶、根退热，利尿。

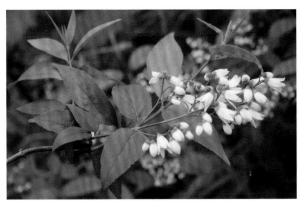 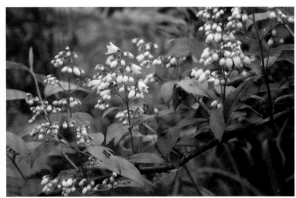

2 | 大花溲疏 **Deutzia grandiflora** Bunge

灌木。叶纸质，卵状菱形或椭圆状卵形。聚伞花序，具花（1~）2~3 朵；萼筒浅杯状，密被灰黄色星状毛，有时具中央长辐线，裂片线状披针形，较萼筒长，被毛较稀疏；花瓣白色，外面被星状毛；外轮雄蕊花丝先端具 2 枚齿，齿平展或下弯成钩状，花药具短柄，内轮雄蕊较短，形状与外轮相同；花柱 3（~4）个，约与外轮雄蕊等长。蒴果半球形，被星状毛，具外弯的宿存萼裂片。花期 4~6 月，果期 9~11 月。

分布于神农架阳日，生于丘陵或低山山坡灌丛中。少见。

果实清热利尿，下气。

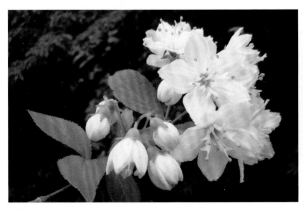 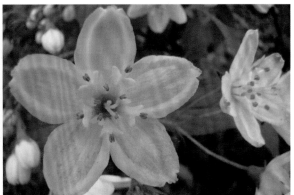

3 | 粉背溲疏 **Deutzia hypoglauca** Rehder

灌木。叶卵状披针形或椭圆状披针形，上表面疏被3~5个辐线星状毛，下表面具白粉。伞房花序，具花5~15朵；萼筒杯状，被星状毛，裂片较萼筒短，外面被毛；花瓣白色或先端稍粉红色，外面被星状毛；外轮雄蕊花丝先端具2枚齿，花药具短柄，生于花丝内侧裂齿间或稍下，较花丝齿短或等长，内轮雄蕊线形，先端钝或浅2裂，花药生于花丝内侧近中部；花柱3个。蒴果半球形，被毛。花期5~7月，果期8~10月。

分布于神农架红坪、阳日，生于海拔1750~2400m的山坡灌丛中。常见。

枝、叶清热利尿，除烦。

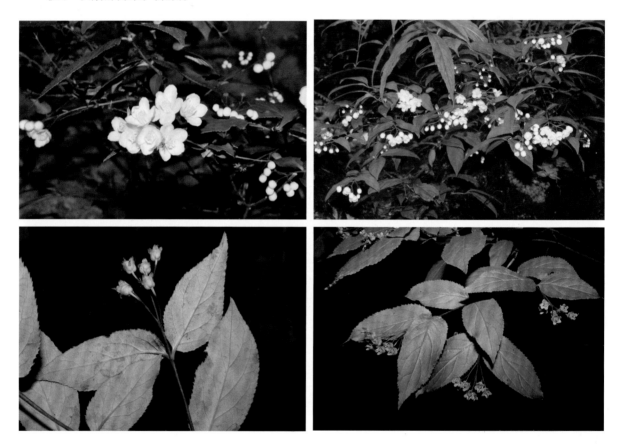

4 | 异色溲疏 **Deutzia discolor** Hemsley

灌木。叶纸质，椭圆状披针形，上表面绿色，疏被4~6个辐线星状毛，下表面灰绿色，密被10~13（~20）个辐线星状毛。聚伞花序，具花12~20多朵；萼筒杯状，密被10~12个辐线星状毛，被毛较稀疏；花瓣白色，外面疏被星状毛；外轮雄蕊长5.5~7mm，花丝先端具2枚齿，花药具长柄，药隔常被星状毛，内轮雄蕊长3.5~5mm，形状与外轮相似；花柱3~4个，与雄蕊等长或稍长。蒴果半球形，宿存萼裂片外反。花期6~7月，果期8~10月。

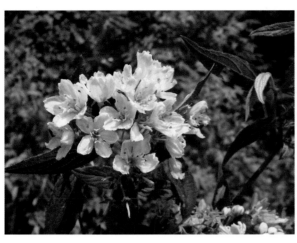 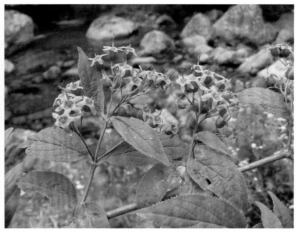

分布于神农架各地，生于海拔 1400~2200m 的山坡灌丛中。常见。

枝、叶清热，除烦利尿。

5 四川溲疏 **Deutzia setchuenensis** Franchet

灌木。叶卵形、卵状披针形，被 3~5（~6）个辐线星状毛，沿叶脉稀具中央长辐线，下表面被 4~7（~8）个辐线星状毛。聚伞花序，具花 6~20 朵；花瓣白色，萼筒杯状，密被 10~12 个辐线星状毛，外面密被星状毛；外轮雄蕊长 5~6mm，花丝先端具 2 枚齿，花药具短柄，从花丝裂齿间伸出，内轮雄蕊较短，花丝先端 2 浅裂；花柱 3 个。蒴果，宿存萼裂片内弯。花期 4~7 月，果期 6~9 月。

分布于神农架红坪、新华，生于海拔 900~2100m 的山坡灌丛中。常见。

枝叶（川溲疏）清热除烦，利尿。

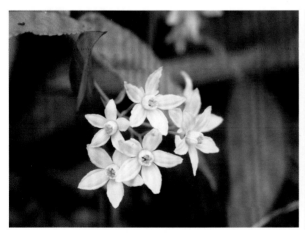 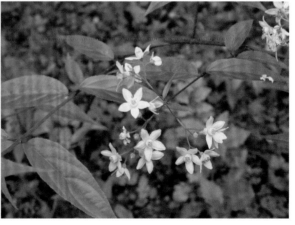

海桐花科 Pittosporaceae

常绿灌木或小乔木。枝条近轮生。单叶互生，有时在枝顶簇生，全缘，边缘反卷，厚革质，表面浓绿有光泽。花白色或淡黄色，排成顶生伞形花序；花5基数；花萼钟状或辐状；雄蕊与花瓣对生；子房上位。蒴果或浆果，成熟时3瓣裂。种子红色。

9属，约200种；我国1属，约40种；湖北1属，9种；神农架1属，8种，可供药用的1属，4种。

海桐花属 Pittosporum Banks ex Gaertner

乔木或灌木，被毛或秃净。叶互生，全缘或有波状浅齿。花两性，单生或排成伞形花序、伞房花序或圆锥花序，生于枝顶或枝顶叶腋；萼片5枚；雄蕊5枚；子房上位，心皮2~3个，胚珠1至多数。蒴果。种子有黏质或油状物包着。

约160种；我国约40种；湖北9种；神农架有9种，可供药用的4种。

■ 分种检索表

1. 蒴果中部或上部最宽，倒卵形、梨形或圆柱形，裂片革质，里面橙黄色或黄色；种子大。
  2. 子房无毛·····················1. 狭叶海桐 **P. glabratum** var. **neriifolium**
  2. 子房被毛·····················2. 柄果海桐 **P. podocarpum**
1. 蒴果中部最宽，为有棱角的椭圆形，裂片木质或薄，里面棕色；种子小，暗红色。
  3. 子房无毛·····················3. 厚圆果海桐 **P. rehderianum**
  3. 子房被毛；果裂片薄，厚1mm·····················4. 海金子 **P. illicioides**

1 狭叶海桐（变种）Pittosporum glabratum Lindley var. neriifolium Rehder & Wilson

灌木。叶散生或聚生于枝顶，呈假轮生，狭披针形或披针形，先端渐尖，基部楔形，全缘，叶脉不明显，中脉在上表面微凹，下表面隆起。伞房花序生于枝顶；花淡黄色；萼片5枚，三角形；花瓣5片；雄蕊5枚；雌蕊无毛。蒴果梨形或椭圆球形，成熟时裂为3瓣。种子黄红色。

分布于神农架红坪、木鱼、大九湖，生于海拔1200~1800m的山谷沟边林下灌丛中。少见。

种子、叶清热除湿。

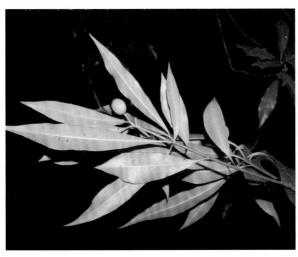
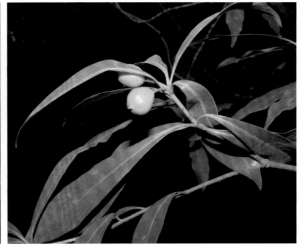

2　柄果海桐 **Pittosporum podocarpum** Gagnepain

灌木。叶多簇生于小枝近顶端，倒披针形或长椭圆形，顶端长渐尖或渐尖，基部楔形，侧脉及网脉上下两面均不明显，全缘。顶生伞形花序；花淡黄色，2至数朵；花瓣倒披针形；花丝丝状，花药黄色；子房密被淡褐色柔毛，2~3个心皮，子房柄长。蒴果3瓣裂开，单生或2~3个丛生。种子红色，花柱宿存。花期4~5月，果期5~12月。

分布于神农架松柏、宋洛、红坪、木鱼，生于海拔500~1300m的山坡林下。常见。

根皮、种子清热收敛，补虚弱，止咳喘。

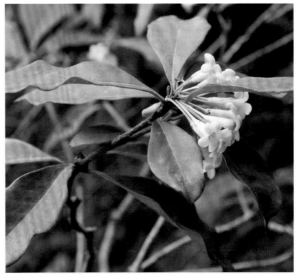

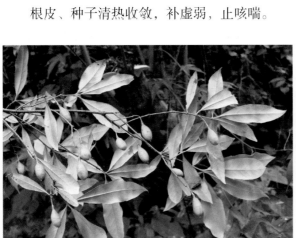
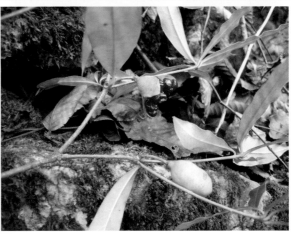

3 厚圆果海桐 Pittosporum rehderianum Gowda

灌木。老枝有皮孔。叶簇生于枝顶，4~5 枚排成假轮生状，革质，倒披针形，先端渐尖，基部楔形，侧脉 6~9 对，干后在上表面不明显，在下表面略能见，网脉在上下两面均不明显，边缘平展。伞形花序顶生；苞片细小，卵形；萼片三角状卵形；花黄色；雄蕊比花瓣短；侧膜胎座，胚珠多数。蒴果有棱，3 瓣裂开，果瓣木质。种子红色。

分布于神农架红坪、木鱼、松柏、新华、阳日，生于海拔 500~1200m 的山谷林下灌丛中。少见。
根皮祛风胜湿。

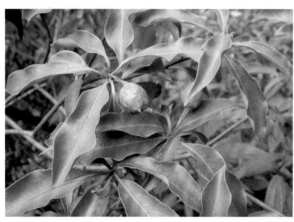 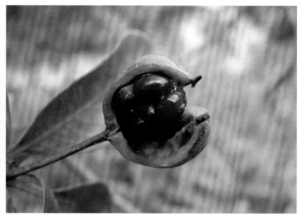

4 海金子 Pittosporum illicioides Makino

灌木。老枝有皮孔。叶生于枝顶，3~8 枚簇生，呈假轮生状，倒卵状披针形或倒披针形，先端渐尖，基部窄楔形，常向下延，侧脉 6~8 对，边缘平展，或略皱折。伞形花序顶生，具花 2~10 朵；苞片细小，早落；萼片卵形；子房被糠秕或有微毛，子房柄短，侧膜胎座，胚珠 5~8 枚。蒴果有纵沟 3 条，3 瓣裂开，果瓣薄木质。

分布于神农架各地，生于海拔 400~1400m 的山坡沟边林下灌丛中。常见。
根皮祛风活络，散瘀止痛。叶解毒。种子涩肠固精。

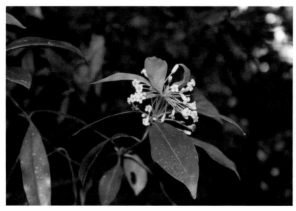 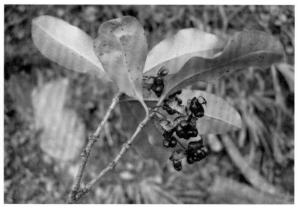

金缕梅科 Hamamelidaceae

　　乔木和灌木。单叶互生，具羽状脉或掌状脉，全缘或具锯齿，基部常偏斜，常被星状或鳞片状毛，具托叶。头状花序、穗状花序或总状花序；花两性，辐射对称，少数无花被；萼裂片 4~5 数；花瓣与萼裂片同数；雄蕊 4~5 数，亦有为不定数的，退化雄蕊存在或缺；子房半下位或下位，2 室，胚珠多数，中轴胎座。蒴果。

　　24 属，124 种；我国 14 属，61 种；湖北 8 属，22 种；神农架 8 属，12 种，可供药用的 7 属，8 种。

■ 分属检索表

1. 花有花瓣。
　2. 花瓣线形。
　　3. 叶全缘，常绿 ·· 4. 檵木属 Loropetalum
　　3. 叶缘有齿，落叶 ·· 5. 金缕梅属 Hamamelis
　2. 花瓣匙形或退化为针状。
　　4. 花瓣匙形 ·· 3. 蜡瓣花属 Corylopsis
　　4. 花瓣退化为针状 ······································ 2. 牛鼻栓属 Fortunearia
1. 花无花瓣。
　5. 长穗状花序 ·· 6. 山白树属 Sinowilsonia
　5. 穗状、头状或柔荑花序。
　　6. 蒴果包被在头状果序内 ·································· 1. 枫香树属 Liquidambar
　　6. 果序总状或圆锥状，蒴果裸露 ·························· 7. 蚊母树属 Distylium

（一）枫香树属 Liquidambar Linnaeus

　　乔木。叶互生，有长柄，掌状分裂，具掌状脉，边缘具锯齿；托叶早落。花单性，雌雄同株，无花瓣。雄花多数，排成头状或穗状花序，再排成总状花序；每个雄花头状花序有苞片 4 枚，无萼片及花瓣；雄蕊多而密集，花丝与花药等长。雌花多数，聚生在圆球形头状花序上；萼筒与子房合生，萼裂针状，宿存，有时或缺；子房半下位，柱头线形，胚珠多数，中轴胎座。蒴果木质。

　　5 种；我国 2 种；湖北 3 种；神农架 2 种，均可供药用。

■ 分种检索表

1. 小枝及嫩叶有毛 ·· 1. 枫香树 L. formosana
1. 小枝及嫩叶无毛 ·· 2. 缺萼枫香树 L. acalycina

1 枫香树 Liquidambar formosana Hance

　　乔木。树皮呈方块状剥落。叶阔卵形，边缘具锯齿；叶柄常有短柔毛；托叶线形，早落。雄性短穗状花序常多个排成总状，雄蕊多数，花丝不等长。雌性头状花序具花 24~43 朵；子房下半部藏在头状花序轴内，有柔毛，花柱先端常卷曲。头状果序圆球形，木质蒴果下半部藏于花序轴内，有宿存花柱及针刺状萼齿。种子褐色，多角形或有窄翅。

　　分布于神农架各地，生于海拔 800m 以下的山坡或村寨边。常见。

　　树脂解毒止痛，止血生肌。根、叶及果实祛风除湿，通络活血。

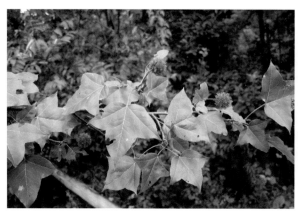
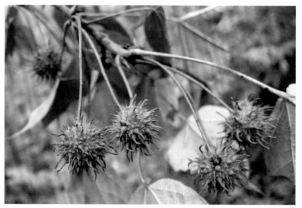

2 缺萼枫香树 Liquidambar acalycina H. T. Chang

　　落叶乔木。小枝无毛。叶阔卵形，掌状 3 裂，中央裂片较长，先端尾状渐尖，两侧裂片三角状卵形，稍平展，上下两面均无毛，暗晦而无光泽，或幼嫩时基部有柔毛，下表面有时稍带灰色，掌状脉 3~5 条。雌性头状花序单生于短枝的叶腋内，萼齿不存在，或为鳞片状，有时极短，花柱先端卷曲。头状果序的宿存花柱粗而短. 稍弯曲，不具萼齿。

　　分布于神农架各地，生于海拔 800m 以上的山坡或村寨边。少见。

　　根、叶及果实祛风除湿，通络活血。

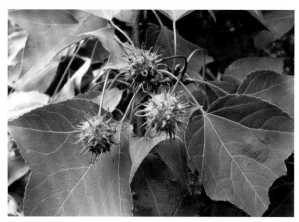
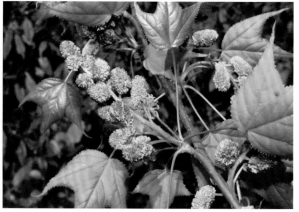

（二）牛鼻栓属 Fortunearia Rehder & Wilson

灌木或小乔木。小枝有星毛。叶互生，具羽状脉；托叶细小，早落。花单性或杂性，总状花序。两性花的总状花序顶生；苞片及小苞片细小，早落；萼筒被毛，萼齿5裂；花瓣5片，退化为针状；雄蕊5枚；子房半下位，2室，胚珠1枚。雄花柔荑花序无总苞，有退化子房。蒴果木质，具柄，宿存萼筒与蒴果合生。

1种，我国特有，神农架有分布，可供药用。

牛鼻栓 Fortunearia sinensis Rehder & E. H. Wilson

本种特征同牛鼻栓属。花期3~5月，果期8~9月。

分布于神农架阳日，生于海拔500m的山坡林中。少见。

果实祛风通络，利水除湿。

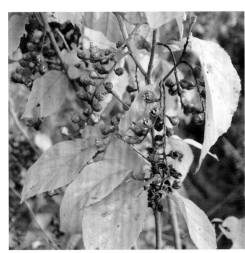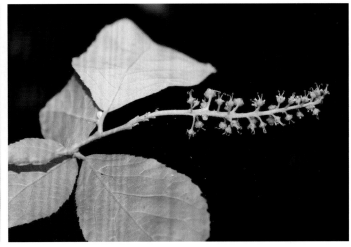

（三）蜡瓣花属 Corylopsis Siebold & Zuccariui

灌木或小乔木。叶互生，革质，羽状脉，边缘具锯齿，齿尖突出；托叶叶状，早落。花两性，先叶开放，总状花序常下垂，苞片大；萼筒与子房合生或稍分离，萼齿5枚，卵状三角形，宿存或脱落；花瓣5片，黄色；雄蕊5枚，互生，退化雄蕊5枚；子房半下位，少数上位并与萼筒分离，2室，花柱2个，胚珠每室1枚，垂生。蒴果木质，卵圆形，室间及室背裂开为4瓣，具宿存花柱。

约29种；我国20种；湖北6种；神农架5种，可供药用的2种。

■ 分种检索表

1. 子房与萼筒分离……………………………………………………………2. 鄂西蜡瓣花 **C. henryi**

1. 子房与萼筒合生……………………………………………………………1. 蜡瓣花 **C. sinensis**

1 | 蜡瓣花 Corylopsis sinensis Hemsley

　　灌木。嫩枝有柔毛。叶互生，密生柔毛；托叶窄长；叶片卵形或倒卵状椭圆形，先端短尖，基部心形或斜心形，边缘具锐锯齿，下表面被星状毛，侧脉7~9对，齿尖刺毛状。总状花序，下垂；花先叶开放，淡黄色，有香气，花两性，各花基部有1枚卵形苞片；萼筒具星状毛，萼齿5枚；花瓣5片，匙形；雄蕊5枚，退化雄蕊2裂；子房半下位，具星状毛，2室。蒴果卵圆形，熟时开裂为4瓣。

　　分布于神农架木鱼、红坪、宋洛，生于海拔900~1400m的山坡或沟边。常见。

　　根皮用于恶寒发热、呕逆心烦、烦乱昏迷。

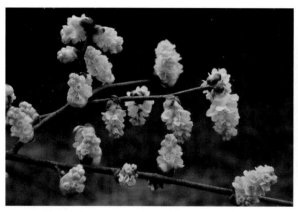
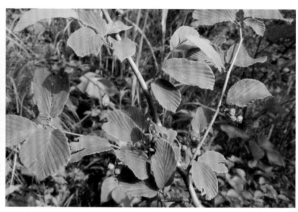

2 | 鄂西蜡瓣花 Corylopsis henryi Hemsley

　　落叶灌木。叶倒卵圆形，先端短急尖，基部心形，不等侧，下表面脉上有稀疏短柔毛或近秃净，侧脉8~10对。总状花序；总苞状鳞片4~5枚，卵形；苞片卵形；小苞片矩圆形；花序柄基部有叶片1~2枚；萼筒无毛；花瓣窄匙形，黄色。蒴果卵圆形。种子黑色，种脐白色，种皮骨质，发亮。

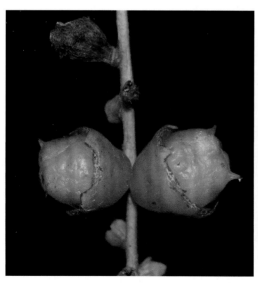
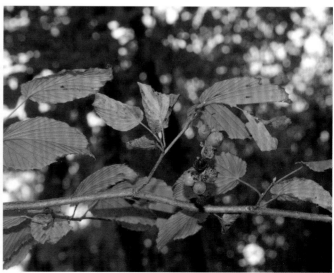

分布于神农架各地，生于海拔1200m以上的山坡林中。常见。

根皮和果实入药。

（四）檵木属 Loropetalum R. Brown

常绿乔木，全体被星状毛。叶脉羽状，全缘；有短柄；托叶膜质，早落。花两性，组成近头状花序；萼筒与子房合生，萼齿脱落；花瓣4片，条形；花丝极短，花药瓣裂，药隔突起；子房半下位，花柱钻形。蒴果木质，开裂为2瓣，果梗极短。种子2枚，黑色，有光泽。

4种；我国3种；湖北1种；神农架1种，可供药用。

1 檵木 Loropetalum chinense (R. Brown) Oliver

■ 分变种检索表

1. 叶下表面灰绿色；花白色 ···1a. 檵木 L. chinense var. chinense
1. 叶下表面淡紫色或深紫色；花红色 ·······················1b. 红花檵木 L. chinense var. rubrum

1a 檵木（原变种）Loropetalum chinense var. chinense

常绿乔木。叶革质，卵形，先端尖锐，基部钝，不等侧，下表面被星状毛，稍带灰白色，全缘。花3~8朵簇生，有短花梗；萼筒杯状，被星状毛；花瓣4片，带状，白色；雄蕊4枚，花丝极短，药隔突出，呈角状。蒴果卵圆形，被褐色星状绒毛，萼筒长为蒴果的2/3。花期3~4月，果期8~10月。

分布于神农架各地，生于海拔800m以下的山坡灌丛中或林缘。

花、叶、根入药。

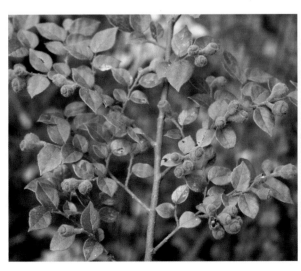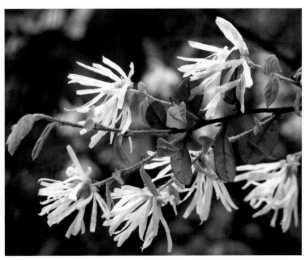

1b　**红花檵木**（变种）*Loropetalum chinense* var. *rubrum* Yieh

常绿灌木。本变种与檵木（原变种）的区别为新叶红色，叶下表面紫红色；花瓣淡红色至紫红色。原产于湖南，神农架各地均有栽培。

花、叶、根入药。

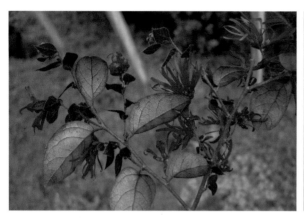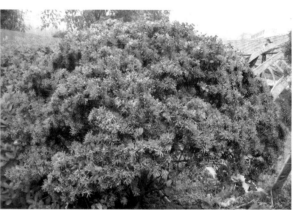

（五）金缕梅属　**Hamamelis** Linnaeus

落叶灌木或小乔木。叶阔卵形，薄革质或纸质，不等侧，常为心形，羽状脉；托叶披针形，早落。花聚成头状或短穗状花序，两性，4数；萼筒与子房多少合生；花瓣带状，4片，黄色或淡红色，在花芽时皱折；雄蕊4枚，花药卵形，2室，单瓣裂开，退化雄蕊4枚，鳞片状，与雄蕊互生。蒴果木质，卵圆形，上半部2瓣裂开，每瓣2浅裂；内果皮骨质。

6种；我国2种；湖北1种；神农架1种，可供药用。

金缕梅　**Hamamelis mollis** Oliver

落叶灌木或小乔木。嫩枝及芽被绒毛。叶阔倒卵形，基部歪斜，具羽状脉，基部1对侧脉明显，叶全缘或具波状齿。花两性，先叶开放，4数；花序近头状；萼筒常与子房合生，被星状毛；花瓣

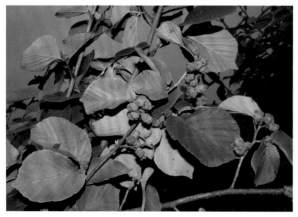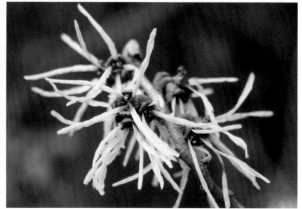

狭条形，金黄色；子房有绒毛。蒴果卵圆形，密被黄褐色星状绒毛，萼筒长为蒴果的1/3。花期3~4月，果期7~8月。

分布于神农架各地，生于海拔1200m以上的山坡林中。少见。

根入药。

（六）山白树属 Sinowilsonia Hemsley

落叶灌木或小乔木。叶纸质或膜质，倒卵形，稀为椭圆形，先端急尖，基部圆形或微心形，稍不等侧，下表面有柔毛，侧脉7~9对；托叶线形，早落。雄花总状花序无正常叶片；雌花穗状花序，基部具1~2枚叶子；苞片披针形，小苞片窄披针形，均有星状绒毛；萼筒壶形，有星毛。蒴果无柄，卵圆形，被灰黄色长丝毛。种子长黑色，有光泽，种脐灰白色。

1种，神农架有分布，可供药用。

山白树 Sinowilsonia henryi Hemsley

本种特征同山白树属。花期3~5月，果期8~9月。

分布于神农架阳日，生于海拔500~1000m的山坡林中。少见。

本品花粉含有丰富的淀粉、油脂和蛋白质，脂肪酸中又有较高的油酸和亚油酸，同时又含有人体必需的氨基酸及维生素、微量元素和黄酮类，具有良好的食用及保健功能。

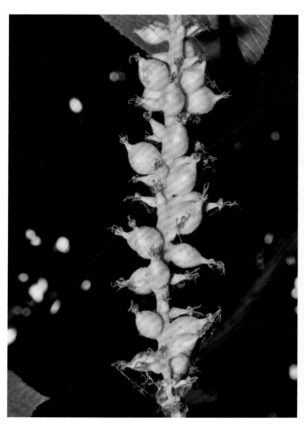
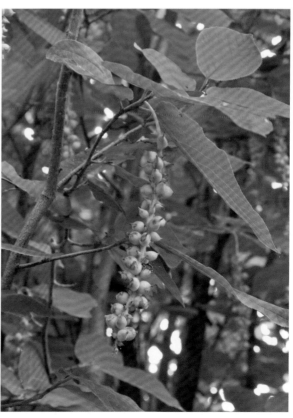

（七）蚊母树属 **Distylium** Siebold & Zuccarini

常绿灌木或小乔木，嫩枝有星状绒毛或鳞毛，芽体裸露无鳞苞。叶革质，互生，羽状脉，全缘，偶有小齿密，托叶早落。花单性或杂性，雄花常与两性花同株，排成腋生穗状花序；萼筒极短，花后脱落，萼齿 2~6 个，稀不存在，花无花瓣；雄蕊花丝线形，花药药隔突出；雌花及两性花的子房上位，2 室，有鳞片或星状绒毛，花柱 2，胚珠每室 1 个。蒴果木质，卵圆形，有星状绒毛，上半部 2 片裂开，基部无宿存萼筒。

18 种；我国 12 种；湖北 4 种；神农架 2 种，可供药用的 1 种。

蚊母树 **Distylium racemosum** Siebold & Zuccarini

常绿灌木或中乔木，嫩枝有鳞垢，老枝秃净；芽体裸露无鳞状苞片，被鳞垢。叶革质，椭圆形或倒卵状椭圆形，长 3~7cm，宽 1.5~3.5cm，基部阔楔形，下面初时有鳞垢，以后变秃净，侧脉 5~6 对，边缘无锯齿。总状花序，花序轴无毛，总苞 2~3 枚，卵形，苞片披针形，花雌雄同在一个花序上，雌花位于花序的顶端，花药红色，子房有星状绒毛。蒴果卵圆形，先端尖，外面有褐色星状绒毛。

原产于我国及朝鲜、日本，神农架木鱼（官门山，实验室后坡）有栽培。

根（蚊母树根）用于水肿、手足浮肿、风湿骨节疼痛、跌打损伤。

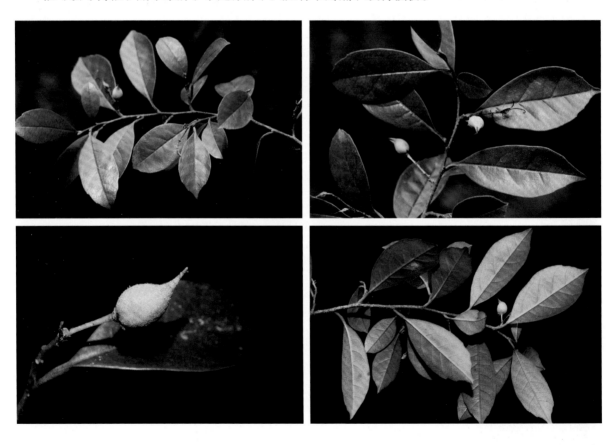

杜仲科 Eucommiaceae

落叶乔木。叶互生，单叶，边缘具锯齿，无托叶。花雌雄异株，无花被，先叶开放或与新叶同时从鳞芽长出。雄花簇生，具小苞片；雄蕊 5~10 枚，线形，花丝极短，纵裂。雌花单生于小枝下部，有苞片；子房 1 室，由合生心皮组成，有子房柄，柱头 2 裂，胚珠 1 枚。翅果，先端 2 裂。种子 1 枚。

1 属，1 种，我国特有；湖北 1 种；神农架 1 种，可供药用。

杜仲属 Eucommia Oliver

本属特征同杜仲科。

1 种，我国特有，神农架有分布，可供药用。

杜仲 Eucommia ulmoides Oliver

本种特征同杜仲科。花期 3~5 月，果期 6~11 月。

神农架为杜仲原产地之一，现野生种处于灭绝状态，各地多有栽培。常见。

干燥树皮（杜仲）补益肝肾，强筋壮骨，调理冲任，固经安胎。叶补肝肾，强筋骨。

野生种为国家二级重点保护野生植物。

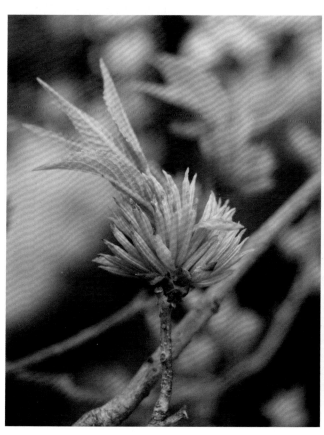
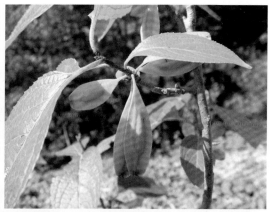
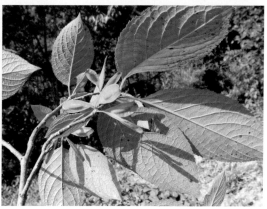

悬铃木科 Platanaceae

乔木。树皮薄片状剥落。侧芽被膨大的叶柄基部包藏。嫩枝密生灰黄色绒毛，老枝秃净。单叶互生，掌状分裂，裂片边缘有缺刻状粗齿；托叶边缘开展，基部鞘状，早落。花单性同株，各排成雌雄花序，花序头状，仅雌性的有苞片；萼片 3~8 枚；花瓣与萼片同数；雄花有 3~8 枚雄蕊，花丝短，药隔顶端增大成圆盾状鳞片；雌花有 3~8 枚离生心皮，子房长卵形，花柱伸出花序外。聚花果，含多个聚合坚果，坚果呈狭长倒锥形，基部围以长毛。

1 属，约 11 种；我国栽培 3 种；湖北栽培 2 种；神农架栽培 1 种，可供药用。

悬铃木属 Platanus Linnaeus

本属特征同悬铃木科。

约 11 种；我国栽培 3 种；湖北栽培 2 种；神农架栽培 1 种，可供药用。

二球悬铃木 Platanus acerifolia (Aiton) Willdenow

嫩枝密生灰黄色绒毛，老枝秃净。叶阔卵形，两面嫩时有灰黄色毛被，以后仅在背脉腋内有毛，基部截形或微心形，上部掌状 5~7 深裂，裂片全缘或有 1~2 个粗锯齿，中央裂片阔三角形，离基三出脉；托叶长约 1.5cm，上部开裂。花常 4 数；雄花萼片卵形；花瓣矩圆形，长为萼片的 2 倍。果枝有直径约 2.5cm 的头状果序 1~2 个，常下垂；坚果具刺状宿存花柱。

原产于欧洲，神农架各地均有栽培。

二球悬铃木早春修剪鲜叶的粗蛋白含量是稻谷的 2 倍，可提取叶蛋白，用于中药原料。

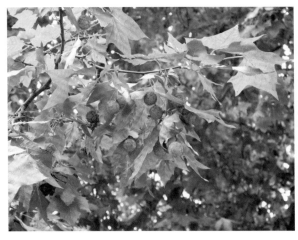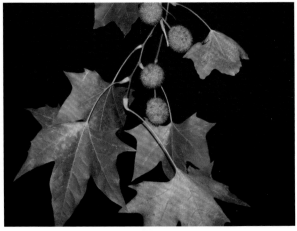